注射用丹参多酚酸现代研究

主　编　张艳军　闫凯境　鞠爱春

副主编　李德坤　石江伟　张密霞　李遇伯

　　　　苏智刚　庄朋伟　张　晗　岳洪水

编　委　（按姓氏拼音排序）

陈美玲　丰　博　郭　虹　何前松

胡利民　李海燕　李　莉　李　智

吕　欣　马萌萌　潘桂湘　尚献召

宋丽丽　宋美珍　苏小琴　万梅绪

王富江　王少峡　王蕴华　肖　辉

徐杨杨　杨　彬　杨　珍　张　磊

张　娜　张　鹏　张彦明　张燕欣

科学出版社

北　京

内 容 简 介

本书是以注射用丹参多酚酸为研究对象，结合现代科学技术进行深入研究，并将研究成果汇编而成。本书共包括绪论与正文共五章，分别从品种基本情况、药效物质基础研究、作用机制研究、质量控制研究及临床应用与文献研究方面对注射用丹参多酚酸进行详细介绍，研究结果对阐释其药效物质组，阐明其作用特点，建立健全全面质控体系及临床定位均有帮助。值得一提的是，本书综合"物质－药效－机制"研究成果使药效非临床研究证据成链，借助质量标志物理念搭建其质控体系，依据临床试验文献研究更进一步确证注射用丹参多酚酸在临床使用中的有效性。本书为注射用丹参多酚酸的临床实践及推广应用提供了重要的科学依据，并为其他中药注射剂研究提供可参考的思路。

本书适用于从事中药研发、教学、生产和临床工作者使用。

图书在版编目（CIP）数据

注射用丹参多酚酸现代研究 / 张艳军，闫凯境，鞠爱春主编 . —北京：科学出版社，2022.8

ISBN 978-7-03-073061-9

Ⅰ. ①注… Ⅱ. ①张… ②闫… ③鞠… Ⅲ. ①丹参－注射剂－研究 Ⅳ. ①R944.1

中国版本图书馆 CIP 数据核字（2022）第 161449 号

责任编辑：李 杰 鲍 燕 / 责任校对：刘 芳
责任印制：肖 兴 / 封面设计：蓝正设计

科 学 出 版 社 出版
北京东黄城根北街 16 号
邮政编码：100717
http://www.sciencep.com

北京九天鸿程印刷有限责任公司 印刷
科学出版社发行 各地新华书店经销
*
2022 年 8 月第 一 版 开本：787×1092 1/16
2022 年 8 月第一次印刷 印张：22 1/4
字数：660 000
定价：218.00 元
（如有印装质量问题，我社负责调换）

序

　　药品是有生命周期的，或长或短，是依照其自身的临床价值、安全性、有效性及卫生经济学统筹考量来决定的。药品上市后再评价已经被纳入2019年8月经十三届全国人大常委会第十二次会议表决通过的《中华人民共和国药品管理法》，为保障药品的品质和临床价值提供了法律依据。我们团队在21世纪初开拓的中药大品种培育和二次开发研究方向及关键技术已经取得了重要进展。建立了中药大品种培育及开发的多种模式及工程的关键技术体系，并在数以百计的品种上得到广泛应用，培育了中药大品种群，市场销售过亿品种由数十个增加到数百个，过十亿品种也达到数十个，促进了传统中药从机械化制药到数字化制药的技术迭代升级，为我国医改提供了有效保障，推动了中药现代化进程，并获得了2014年度国家科技进步奖一等奖。注射用丹参多酚酸就是其中的一个典型应用案例。

　　注射用丹参多酚酸是天津天士力之骄药业有限公司独家产品，以丹参酚酸类物质为活性成分制成的冻干粉针剂，用于中风瘀血阻络证（缺血性脑梗死）的治疗。注射用丹参多酚酸于2011年获得生产批件，虽然前期研发阶段进行了系统研究，达到了药品标准，上市销售并取得较好的社会及经济效益，但随着科技进步及上市后再评价的要求，还要不断拓展研究深度和广度，将其努力培育成为高品质的中药大品种。为了更好发挥临床价值及临床合理用药，同时说清楚其作用机制，有必要持续开展深入系统的研究。

　　作者团队围绕注射用丹参多酚酸大品种培育的关键问题，开展多项研究并取得诸多成果。该专著通过化学物质组的辨识、药代动力学及血脑屏障研究，阐释了注射用丹参多酚酸的药效物质基础；通过脑梗死相关动物模型及细胞模型的研究，阐释了药效作用及作用机制；通过药物代谢酶研究，分析了药物相互作用特点；建立全面质控体系，引入过程分析技术及生物学质控手段；对注射用丹参多酚酸的临床应用文献进行总结，结合Meta分析进一步确证其有效性。

　　该书介绍的研究成果为培育注射用丹参多酚酸成为高品质的大品种提供了较扎实的科学基础，为其临床合理使用及推广提供了重要的科学依据，并为其他中药注射剂研究提供了可借鉴的思路和方法。适合从事中药研究、生产、临床和教学的工作者参考使用。

　　书将付梓，谨以上文为序。

"重大新药创制"国家科技重大专项技术副总师

中国工程院院士，中国中医科学院名誉院长

2022年7月于天津团泊湖畔

目　　录

第一节　注射用丹参多酚酸现代化研究背景及概况

据国务院办公厅文件《中医药发展战略规划纲要（2016～2030年）》（国发[2016]15号）（简称《纲要》），中医药学在社会发展及国民经济中具有较强发展优势和广阔市场前景。但总体上看，我国中药质量标准体系还不够完善，质量检测方法及控制技术比较落后，中药生产工艺及制剂技术水平较低；中药研究开发技术平台不完善，创新能力较弱，市场竞争力弱。随着时代发展，中医药现代化迫切需要充分吸收现代科技成果，揭示和丰富其科学内涵，实现中医药科技进步、技术创新的现代化势在必行。《纲要》指出现代化发展的基本原则为"继承与创新相结合""与中医现代化协同发展"，中药的现代化研究主要包括以下几点内容：①优质中药材生产技术规范体系的建立，包括药材优良品种研究、药材的农药及重金属污染研究、中药材质量标准研究等技术及方法研究；②中药的现代化研究、国际化研究，又包括剂型现代化、中药制剂质量控制技术及方法研究、生产技术及工艺过程化研究及中成药优良品种国际化研究等方面；③中药的物质基础研究，包括中药药效物质基础研究、药物药性理论研究、药物作用机制研究、药物临床应用及不良反应研究。中药的现代化研究是对中医理论及中药临床应用原理进一步丰富和完善的过程。通过现代的科学技术手段及方法、客观指标和实验证据阐明其药效物质基础和作用机制，在此基础上建立科学的质量控制方法，并指导临床实践。制药过程改进和提升是中药现代化研究重要内容之一，制药过程的优化和技术升级、质量溯源的体系、优化的工艺参数、在线监测的升级技术可以提升药物的质量标准，建立与疗效高度关联的质量控制系统和质量标准具有重要意义。另外，通过对中药复杂体系疗效特点的研究，建立反映中医方证对应、病症兼顾、功能和主治均具的药效学模型尤为重要，中药的作用机制研究仍处于研究探索阶段，系统生物学、生物信息学仍发挥重要作用。

注射用丹参多酚酸是天津天士力之骄药业有限公司独家产品，是继承和发扬中医药特色及优势、充分利用科学理论和先进技术手段、借鉴现代医药开发经验、不断创新、积极开发具有自主知识产权的中药创新产品。以丹参中提取的水溶性有效部位——丹参多酚酸为活性成分制成的冻干粉针剂。具有活血通络功能，用于中风中经络瘀血阻络证（轻中度脑梗死）。

20世纪80年代，中国医学科学院药物研究所黎莲娘、张均田等专家立项进行该产品的研究，首次从丹参中分离得到丹酚酸B单体，并陆续得到其他酚酸类成分十余个。20世纪90年代初，中国医学科学院药物研究所立项开始了对该产品的研究。2001年，天士力控股集团从中国医学科学院药物研究所引入该项目。项目引进后，对工艺开展了系统性研究，在工艺中引入聚酰胺层析技术以保证鞣质的有效去除，并于2002年按新工艺进行补充申请，2003年获得临床批件。2005年完成Ⅰ、Ⅱ、Ⅲ期临床研究，并申请新药生产注册。2011年4月2日获得注射用丹参多酚酸药品注册批件，并于2011年10月12日正式上市销售。

注射用丹参多酚酸为《中药、天然药物注射剂基本技术要求》（国食药监注[2007]743号）实施后首个获得生产批件的中药注射剂产品，鉴于其稳定、作用迅速、疗效确切的粉针剂型的优势，在全国各大医院心脑血管领域得到广泛的应用。同时，"注射用丹参总酚酸（冻干）的研究与开发"项目于2008年获科技部"重大新药创制"专项支持，已进行的临床前以及Ⅱ、Ⅲ期临床试验结果表明其安全性高，不良反应发生率低，针对轻中度脑梗死疗效明确。目前该品种大类化学成分已经明确90%，结构清楚成分已达到总固体成分的80%以上，药效物质基本明确。虽然注射用丹参多酚酸产品质量完全超出国家规定的质量标准，并且其化学物质基础研究有一定的进展，但是丹参多酚酸类成分同分异构体较多，化学成分鉴定难度较大，需要更加深入系统研究其药效物质基础，深入开展药效模型的研究及临床研究，明确临床定位，引进先进的智能化系统提高产品生产效率，增强市场竞争力，为注射用丹参多酚酸的市场拓展提供充分的理论依据和现代研究证据，因此本书对注射用丹参多酚酸的物质基础、作用机理、质量优势、临床使用过程中的合理性与必要性，以及其与同类药物的区别、特点、临床优势进行现代科学阐述。

第二节　注射用丹参多酚酸现代化研究的思路和方法

目前注射用丹参多酚酸年销售额超3亿元，且呈上升趋势，仍具有巨大上升空间。为了进一步挖掘注射用丹参多酚酸的临床价值和临床定位，阐述其作用特点、临床优势，提升产品科技核心竞争力，扩大市场容量，有必要对其进行系统研究。

通过对注射用丹参多酚酸的系统研究，包括药效物质基础、作用特点分析、药效作用系统研究、临床价值挖掘及优势分析、"药材—提取物—制剂"一体化质量控制体系，全面提升该产品的科技含量，增强其与同类产品的竞争力，为市场营销、临床医生用药及患者安全用药提供理论和试验依据。研究具体路线如下。

一、药效物质基础研究

1）采用超高效液相色谱法（UPLC）对注射用丹参多酚酸所含化学成分进行表征，并采用超高效液相色谱–四极杆–飞行时间质谱法（UPLC-Q-TOF-MS）对注射用丹参多酚酸所含化学成分进行辨识，阐明注射用丹参多酚酸主要化学物质组。

2）采用有机溶剂萃取技术、硅胶柱色谱、凝胶柱色谱、反相C18柱色谱、制备型高效液相色谱法（HPLC）对注射用丹参多酚酸的主要化学成分进行分离制备。并运用紫外光谱（UV）、红外光谱（IR）、质谱（MS）、氢-1核磁共振波谱（^{1}H-NMR）、碳-13核磁共振波谱（^{13}C-NMR）、异核多键相关谱（HMBC）、异核单量子相干谱（HSQC）等现代波谱技术，对获得的单体成分进行结构确证。对于构型较复杂的化学成分，采用计算电子捕获解离（ECD）方式、水解验证、核磁化学位移分析等方法对其构型进行判别。

3）对注射用丹参多酚酸进行体内过程药代动力学研究，探索注射用丹参多酚酸的药代动力学的特点。

本书在以上研究基础上，全面、系统阐释该药的药效物质基础和作用机理。

二、注射用丹参多酚酸药效作用及作用机制研究

注射用丹参多酚酸具有活血通络功效，用于中风中经络（轻中度脑梗死）恢复期瘀血阻络证。根据《中国脑梗死中西医结合诊治指南（2017）》，抗脑缺血药主要分为抗血小板聚集药、抗凝血药、溶栓药、脑保护剂、神经保护药、血管扩张剂和炎症反应抑制药等。本书主要通过以下几个方面研究注射用丹参多酚酸的药效作用及其作用机制。

1）体内外给药，比浊法分别检测丹参多酚酸对二磷酸腺苷（adenosine diphosphate，ADP）、胶原、花生四烯酸（arachidonic acid，AA）等不同诱导剂诱导血小板聚集的影响。

2）通过检测血小板数量、凝血酶原时间及纤维蛋白原浓度，研究丹参多酚酸对凝血系统功能的影响。

3）复制局灶性脑缺血、大脑中动脉血栓等模型，通过脑梗死面积、神经症状评分、脑组织形态学观察、脑含水量的测定，检测丹参多酚酸对脑缺血的保护作用。

4）复制大脑中动脉凝闭合并同侧颈总动脉结扎模型，以氢气清除法测定缺血前后中动脉供血区血流变化，观察丹参多酚酸对脑缺血区血流供应的影响。

5）复制脑缺血再灌注模型，以跳台实验检测丹参多酚酸对学习记忆功能的改善作用；以断头后张口呼吸持续时间检测丹参多酚酸对耐缺氧能力的影响。

6）复制正常及糖尿病大鼠脑缺血再灌注损伤模型，培养脑神经瘤细胞及脑微血管内皮细胞，从抑制炎症因子水平、抑制小胶质细胞活化、调节脑自噬作用、改善脑组织对葡萄糖的摄取率、促进神经元再生和血管新生、抑制神经元凋亡等方面阐述丹参多酚酸的作用机理。并以注射用丹参多酚酸中各酚酸的含量与脑微血管内皮细胞保护作用的关系考察各酚酸类成分的贡献度。

7）通过检测注射用丹参多酚酸对细胞色素P450（CYP450）酶各个亚型及P-糖蛋白（P-GP）的影响，为注射用丹参多酚酸的联合用药提供依据。

三、注射用丹参多酚酸质量标准控制的深入研究

以提高产品疗效和制剂质量为目的，对注射用丹参多酚酸质量标准进行全面提升。主要包括以下几个方面：

（一）注射用丹参多酚酸原料药材丹参质量标准提升研究

1）建立DNA条形码鉴定丹参药材检测方法。

2）建立丹参药材HPLC指纹图谱质量控制方法，并通过相似度评价系统建立丹参药材对

照指纹图谱，同时确定其共有峰，采用对照品方法对其共有峰进行指认。

3）建立丹参药材总酚酸含量测定方法，建立鲜丹参药材中丹酚酸B含量测定方法。

（二）注射用丹参多酚酸提取物丹参多酚酸质量标准提升研究

1）建立丹参多酚酸HPLC指纹图谱质量控制方法，并通过相似度评价系统建立对照指纹图谱，确定其共有峰，采用对照品方法对其共有峰进行指认。

2）建立多指标成分的一测多评（QAMS）方法。

3）开展残留溶剂、重金属及有害元素、细菌内毒素等安全指标定量检测，聚酰胺树脂残留、大孔树脂残留、可水解鞣质等排除性研究，从而保障产品的质量和安全。

（三）注射用丹参多酚酸成品制剂质量标准提升研究

1）建立注射用丹参多酚酸HPLC指纹图谱质量控制方法，并通过相似度评价系统对照指纹图谱，确定其共有峰，采用对照品方法对其共有峰进行指认。

2）建立测定注射用丹参多酚酸多指标成分的一测多评方法。

3）开展大分子量物质、重金属及有害元素、细菌内毒素等安全性方面研究，从而保障产品的使用安全。

4）采用高效液相色谱−蒸发光散射检测（HPLC-ELSD）法对辅料甘露醇进行定量研究，以监控工艺稳定性。

（四）过程分析技术研究

1. 注射用丹参多酚酸提取工序过程分析技术（PAT）应用

在丹参多酚酸水提、聚酰胺树脂洗脱、大孔树脂洗脱、浓缩四个工序处建立在线近红外光谱分析系统，分别对生产过程中多指标成分进行实时监测。可以实现实时监测提取工艺过程药液丹酚酸B等成分的含量变化，为明确提取过程中成分变化规律，提高产品批次间一致性提供参考。

2. 注射用丹参多酚酸制剂工序 PAT 应用

丹参多酚酸制剂生产车间在除炭、超滤、除菌三个工序处建立离线近红外光谱分析系统，实现对丹酚酸B等多个关键指标的快速检测。采用近红外光谱技术实施快速检测将有助于缩短生产周期，提高产品的安全性。

四、注射用丹参多酚酸临床应用研究

我国脑卒中每年发病率为0.219%，致残率为75.0%。所以，脑卒中的防治意义重大，处理上应强调早期诊断、早期治疗、早期康复和早期预防再发。临床上注射用丹参多酚酸广泛用于缺血性脑卒中的治疗。中医辨证和诊断依据分别是瘀血阻络证和缺血性中风，而西医诊断标准为动脉粥样硬化性血栓性脑梗死。疗效评判标准依据国际或国内通用准则等进行比对，现临床常用的疗效标准有脑卒中患者临床神经功能缺损评分、中医证候、神经系统体征、运动功能恢复及日常生活活动能力等。临床研究报道显示注射用丹参多酚酸能有效改善缺血性脑卒中和急性脑梗死患者神经功能缺损情况，提高患者日常生活能力，减轻患者残疾程度，显著改善脑卒中后认知功能等，使患者生活质量得到了很大程度提高。本书主要从以下三个方面进行阐述。

1. 注射用丹参多酚酸临床治疗脑卒中、脑梗死的研究

由于血液、氧气等供应不足，缺血性脑卒中患者脑组织往往会出现充血、肿胀或坏死，其生理功能、生化代谢以及形态等会发生很大改变，致使患者的神经功能和日常生活都出现不同程度的障碍。临床多样本量研究分析注射用丹参多酚酸对患者神经功能及生活能力障碍的改善作用。

2. 注射用丹参多酚酸治疗急性脑梗死的临床疗效及药理学研究

急性脑梗死起病急且病情进展快，发病后体内诸多因子会发生明显改变，包括神经营养因子、炎性因子、氧化应激分子等，其变化程度与病损或转归程度密切相关。目前推荐治疗急性缺血性脑卒中的最有效原则是越早治疗越好。因此对注射用丹参多酚酸治疗急性脑梗死的临床疗效及药理学研究尤为重要。

3. 其他疾病及不良反应的研究

随着注射用丹参多酚酸的应用范围越来越广，大样本、多中心、多区域的安全性评价工作也得到全面开展。

第二章
注射用丹参多酚酸药效物质基础研究

　　注射用丹参多酚酸是利用串联柱层析等现代分离技术得到的以丹参中水溶性部位为原料制成的现代中药粉针剂，主要药效物质是以丹酚酸B为代表的水溶性酚酸类成分。

　　本章首先采用HPLC对注射用丹参多酚酸所含主要化学成分进行表征，在此基础上，采用UPLC-Q-TOF-MS，对注射用丹参多酚酸主要化学成分进行辨识，从注射用丹参多酚酸中共鉴定出20种化合物，包括3种单体酚酸、3种二聚体酚酸、7种三聚体酚酸和7种四聚体酚酸。进一步采用化学分离的方法，对注射用丹参多酚酸的主要化学成分进行化学分离，获得15种单体化学成分，采用电喷雾电离质谱（ESI-MS）、^{1}H-NMR、^{13}C-NMR等方法，最终确定了15个化学成分的结构，包括2种单体酚酸、3种二聚体酚酸、6种三聚体酚酸和4种四聚体酚酸。通过以上研究可以基本明确注射用丹参多酚酸的化学物质组。

　　在明确注射用丹参多酚酸化学物质组的基础上，采用专属性好、灵敏、快速、高效的UPLC-Q-TOF-MS的定量分析方法，系统考察丹酚酸B、丹酚酸D、紫草酸、丹酚酸A、迷迭香酸及丹参素6种活性成分在健康受试者与轻中度脑梗死患者体内的血浆药动学特征、暴露量和效应关系及肾排泄特征。据考察发现健康受试者单次和多次静脉滴注注射用丹参多酚酸，血液中有暴露的成分为丹酚酸B、丹酚酸D、紫草酸、迷迭香酸，曲线下面积（AUC$_{0-t}$）大小依次为丹酚酸B＞紫草酸＞丹酚酸D＞迷迭香酸，半衰期（$t_{1/2}$）大小依次为丹酚酸D＞紫草酸＞丹酚酸B＞迷迭香酸。尿液中有暴露的成分为丹酚酸B、丹酚酸D、紫草酸、迷迭香酸、丹参素，累积排泄率大小依次为丹酚酸D＞迷迭香酸＞丹酚酸B＞紫草酸＞丹参素。单次给药50 mg（低）、100 mg（中）、200 mg（高）三个剂量组，丹酚酸B、丹酚酸D、紫草酸、迷迭香酸$t_{1/2}$无显著性差异；低、中、高剂量组的药峰浓度（C_{max}）、AUC$_{0-t}$、尿累积排泄率有显著性差异，剂量与药动学参数基本呈线性关系。中剂量单次和多次给药的$t_{1/2}$、C_{max}、AUC$_{0-t}$、尿累积排泄率无显著性差异。患者单次静脉滴注注射用丹参多酚酸，药代动力学特征与健康受试者十分相似。血液中各化合物吸收迅速，在2 h左右均可以达到峰值，丹酚酸B、迷迭香酸消除较快，丹酚酸D、紫草酸消除则相对较慢。尿液中丹酚酸B、迷迭香酸、丹参素排泄迅速，而丹酚酸D、紫草酸排泄相对缓慢，6 h排出总量的50%左右。

　　最后选择7种成分（丹酚酸B、丹参素、丹酚酸D、紫草酸、阿魏酸、咖啡酸、迷迭香酸）为药代标志物，用模型犬模拟临床给药，以及正常犬静脉注射给药后用腰椎穿刺置管的方法于不同时间点采集脑脊液，并分析脑脊液中的成分以初步研究丹参多酚酸中有哪些成分能进入脑组织，为明确注射用丹参多酚酸药效作用特点及机制做铺垫。

第一节 丹参化学成分研究

丹参的化学成分主要有两大类：脂溶性的丹参酮类化合物和水溶性的酚酸类化合物[1-7]。

一、脂溶性成分

丹参的脂溶性成分大多为二萜醌类成分，包括邻醌型丹参酮类二萜和对醌型罗列酮类二萜，还有一些含量低的其他类二萜成分。

邻醌型丹参酮类二萜成分有丹参酮Ⅰ（**1**）、二氢丹参酮Ⅰ（**2**）、丹参酮ⅡA（**3**）、3α-羟基丹参酮ⅡA（**4**）、丹参酮ⅡB（**5**）、丹参酸甲酯（**6**）、隐丹参酮（**7**）、次甲丹参醌（**8**）、丹参新酮（**9**）、红根草邻醌（**10**）、1，2-二氢丹参醌（**11**）、降丹参酮（**12**）、1，2，15，16-四氢丹参醌（**13**）、紫丹参甲素、紫丹参乙素、紫丹参丙素、紫丹参丁素、紫丹参戊素、紫丹参己素。

对醌型罗列酮类二萜类成分包括异丹参酮Ⅰ（**14**）、二氢异丹参酮Ⅰ（**15**）、异丹参酮ⅡA（**16**）、异隐丹参酮（**17**）、丹参新醌甲（**18**）、丹参新醌乙（**19**）、丹参新醌丙（**20**）、丹参新醌丁（**21**）等。

其他类二萜包括新隐丹参酮、丹参酚、丹参螺旋缩酮内酯、鼠尾草卡偌醇、阿罗卡二醇等。

目前已分离得到的部分脂溶性化合物及结构式见图2-1。

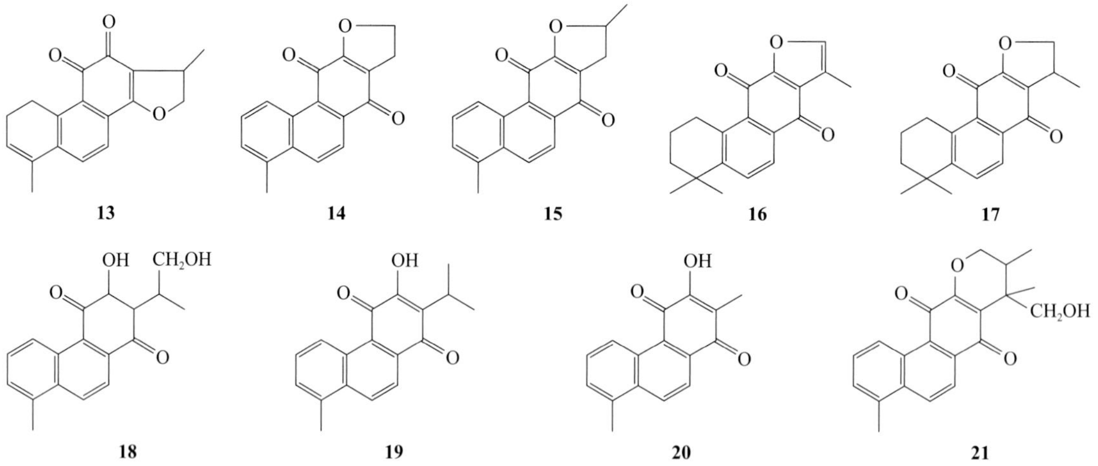

图 2-1　丹参中脂溶性化合物结构式

二、水溶性成分

　　丹参中水溶性酚酸类成分基本结构单元是丹参素和咖啡酸，例如1分子丹参素和2分子咖啡酸可缩合得到丹酚酸A，3分子丹参素和1分子咖啡酸可缩合得到丹酚酸B，2分子丹参素可缩合得到丹酚酸C。依据聚合的结构单元可以将丹参水溶性酚酸类成分分为单体、二聚体、三聚体、四聚体四类。单体包括丹参素（**1**）、原儿茶醛（**2**）、咖啡酸（**3**）。二聚体包括迷迭香酸（**4**）、丹酚酸F（**5**）、丹酚酸D（**6**）、丹酚酸G（**7**）。三聚体包括丹酚酸A（**8**）、紫草酸（**9**）、丹酚酸C（**10**）、异丹酚酸C（**11**）、丹酚酸Ⅰ（**12**）、丹酚酸H（**13**）、丹酚酸J（**14**）。四聚体包括丹酚酸B（**15**）、丹酚酸E（**16**）。

　　目前已分离得到的水溶性化合物及结构式见图 2-2。

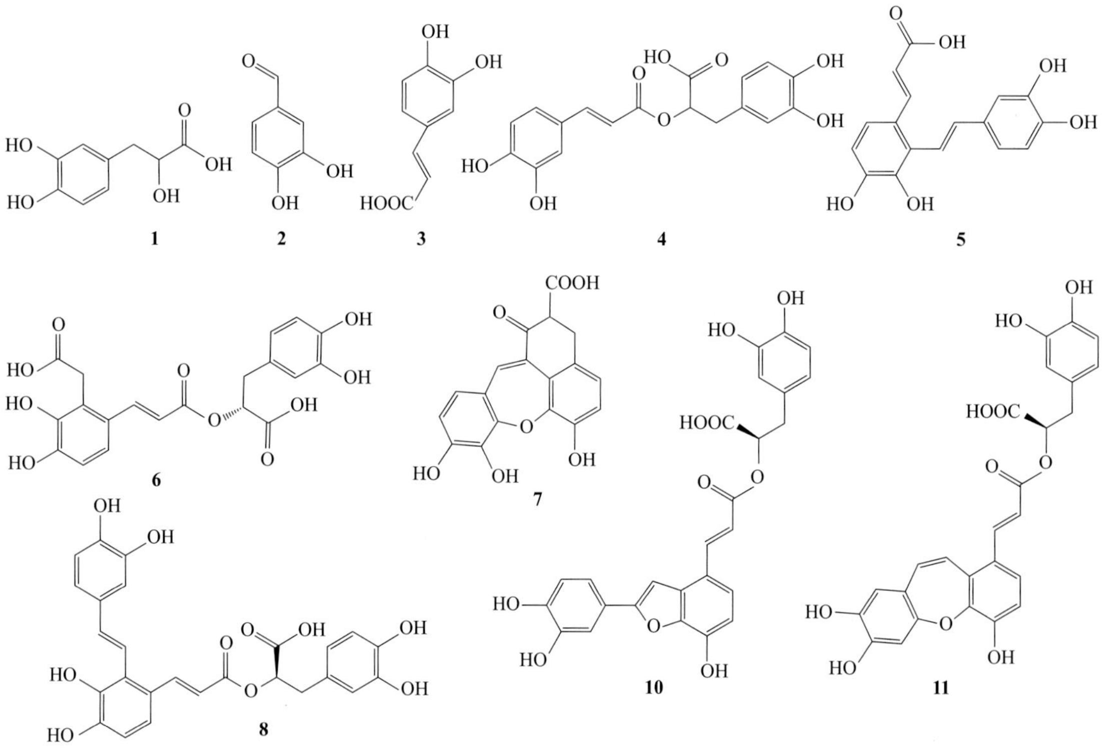

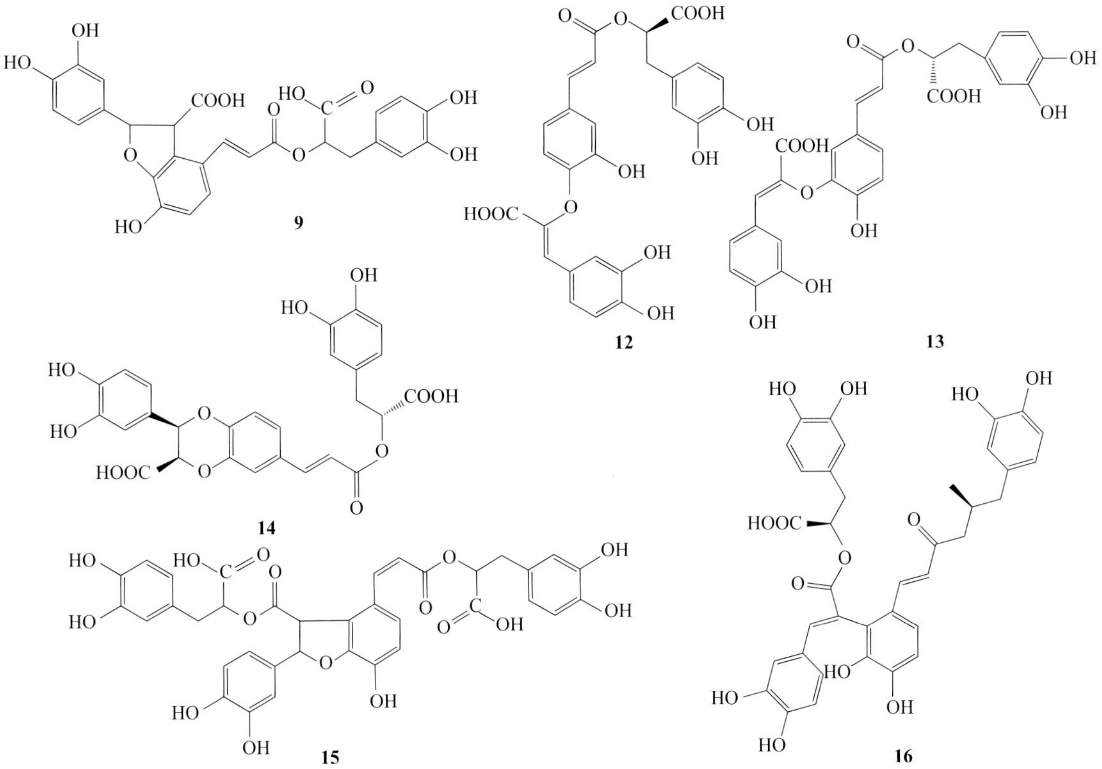

图 2-2 丹参中水溶性酚酸类成分结构式

参 考 文 献

[1] 曹春泉，孙隆儒，娄红祥，季梅. 白花丹参化学成分与药理作用研究进展[J]. 中药材，2008，（6）：938-939.

[2] 孔德云. 丹参的化学成分[J]. 中国医药工业杂志，1989，（6）：279-285.

[3] 吴春艳，姚尧，杨兴伟，李海洲，李蓉涛，许刚. 滇丹参的化学成分与药理活性研究进展[J]. 中药材，2012，35（2）：330-335.

[4] 刘天宝，彭艳芬，刘四运，伍光辉. 丹参中化学成分的提取研究进展[J]. 资源开发与市场，2008，（8）：677-679.

[5] 曹冬，黄喜茹，王建华，刘伟娜，侯海妮. 丹参的化学成分及其制剂的指纹图谱与质量标准研究进展[J]. 中国药房，2005，（17）：1339-1341.

[6] 杜冠华，张均田. 丹参现代研究概况与进展[J]. 医药导报，2004，（6）：355-360.

[7] 刘慧，开金龙. 丹参的现代研究进展[J]. 甘肃中医，2010，23（2）：70-72.

第二节　注射用丹参多酚酸化学物质组表征与辨识

液相色谱-质谱联用（LC-MS）是近些年出现的最有效的分离和鉴定化学组分的方法之一，因为其可以将高效分离和高灵敏检测相结合，快速获取分子母离子及子离子碎片信息，从而推断未知化合物的结构，是分析复杂中药体系物质基础的重要检测工具，UPLC-Q-TOF-MS具有分析速度快、灵敏度高的特点。在复杂样品分析中，可以有效地降低机体干扰，提高检测的准确性，适用于中药中各种复杂组分的同时测定。同时，UPLC-Q-TOF-MS不仅能提供保留时间、母离子分子量和分子式，也能对选择的目标母离子进一步活化碰撞，测定母离子和碎片离子的精确分子量，提供MS信息。因此，该技术被广泛用来确定物质的结构。

　　本部分研究采用UPLC-Q-TOF-MS，建立了一种高效的鉴别注射用丹参多酚酸中化学物质组的方法，并使用该技术对注射用丹参多酚酸指纹图谱中各色谱峰进行了指认，采用文献比对、对照品比对、碎片裂解规律推导等方法，共鉴定出20种成分，包括3种单体酚酸、3种二聚体酚酸、7种三聚体酚酸和7种四聚体酚酸。通过本部分内容的研究，可以明确注射用丹参多酚酸的化学物质基础，为进一步明确其药效物质基础提供了实验依据。

一、实验材料

（一）仪器

　　Acquity UPLC串联Xevo qTOF质谱仪（美国Waters公司），Agilent ZORBAX Eclipse Plus C18（150 mm×2.1 mm，1.8 μm）（美国Agilent公司），XS105型十万分之一电子天平（瑞士Mettler Toledo公司）。

（二）试剂与试药

　　注射用丹参多酚酸（天津天士力之骄药业有限公司）；丹参素钠（批号：110855-200809）、原儿茶醛（批号：110810-101007）、丹酚酸B（批号：111562-201212）、迷迭香酸（批号：111871-201203）、咖啡酸（批号：110885-200102）（中国食品药品检定研究院）；紫草酸（批号：AB114L）、丹酚酸D（批号：BP002S）、丹酚酸A（批号：AB140S）（天津一方科技有限公司）；丹酚酸U/T（自制）；甲醇（质谱级）、乙腈（质谱级）（德国Merck公司）；甲酸（质谱级）（美国Sigma公司）。

二、实验方法

（一）色谱条件

　　液相色谱柱：Agilent ZORBAX Eclipse Plus C18（150 mm×2.1 mm，1.8 μm）；流动相中A相：0.2%甲酸水溶液；B相：2%甲醇–乙腈溶液；柱温：40℃；进样量3 μL；检测波长：288 nm和330 nm；流速：0.3 mL/min。实验采用梯度洗脱模式，洗脱程序见表2-1。

表 2-1　流动相梯度洗脱程序表

时间（min）	流速（mL/min）	A（%）	B（%）
0	0.3	88	12
3	0.3	82	18
15	0.3	82	18
17	0.3	80	20
25	0.3	80	20

续表

时间（min）	流速（mL/min）	A（%）	B（%）
28	0.3	77	23
35	0.3	77	23
40	0.3	60	40
45	0.3	5	95
50	0.3	5	95

（二）质谱检测条件

采用ESI负离子模式扫描，雾化气为高纯氮气，碰撞气为高纯氩气；扫描范围100～1200 Da；碰撞能量6 eV，MS^{E}梯度裂解能量20～40 eV；数据采用Masslynxv 4.1软件处理。

（三）供试品溶液的制备

取注射用丹参多酚酸约10 mg，精密称定，置于5 mL量瓶中，加水使溶解并稀释至刻度，摇匀，过微孔滤膜（0.22 μm），取续滤液，即得质量浓度为2.0 g/L的供试溶液。

（四）对照品溶液的制备

分别称取丹酚酸B对照品约15 mg，迷迭香酸、紫草酸对照品约8 mg，丹参素钠、原儿茶醛、咖啡酸、丹酚酸D、丹酚酸A、丹酚酸U/T对照品约5 mg，置于20 mL量瓶中，加水使溶解，并稀释至刻度，摇匀，过0.22 μm微孔滤膜，取续滤液，即得丹酚酸B、迷迭香酸、紫草酸、丹参素钠、原儿茶醛、咖啡酸、丹酚酸D、丹酚酸A和丹酚酸U/T质量浓度分别为0.750 g/L、0.400 g/L、0.400 g/L、0.250 g/L、0.250 g/L、0.250 g/L、0.250 g/L、0.250 g/L、0.250 g/L的混合对照溶液。

三、实验结果

（一）注射用丹参多酚酸 UPLC-Q-TOF-MS 检测结果

对注射用丹参多酚酸样品的液相色谱及质谱条件进行了全面优化，确立了样品的最佳液相色谱–质谱条件，其一级质谱图见图2-3。

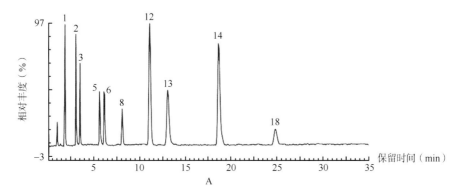

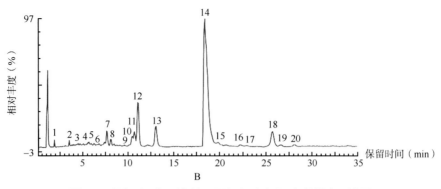

图 2-3　混标（A）和注射用丹参多酚酸（B）的总离子流图

注：图中所示峰号见表 2-2。

（二）注射用丹参多酚酸 UPLC-Q-TOF-MS/MS 检测结果

在使用 UPLC-Q-TOF-MS 对注射用丹参多酚酸化学物质组进行一级质谱检测后，可以得到 39 个物质准分子离子峰的相关信息，在此基础上，以准分子离子为母离子在相应的模式下进行二级碎片的确定，根据二级质谱结构信息、对照品比对以及结合相关文献的报道，对注射用丹参多酚酸化学物质组进行了鉴定分析，共鉴定出 20 种化合物。因与丹参酚酸结构类似的同分异构体，较难鉴定其准确结构，例如有多个分子离子峰[质荷比（m/z）717]的化合物在色谱图中可以获得很好分离，但其多级质谱裂解碎片与丹酚酸 B 完全一致，无法准确鉴定其结构，只能确定为丹酚酸 B 的同分异构体。具体鉴定结果见表 2-2，结构式见图 2-4。

表 2-2　注射用丹参多酚酸化学物质组鉴定结果

峰号	保留时间（min）	[M−H]⁻	MS/MS	鉴别	化学式
1	1.850	197.0443	197，135	丹参素	$C_9H_9O_5$
2	3.039	137.0231	137，109	原儿茶醛	$C_7H_5O_3$
3	3.478	179.0338	179，135	咖啡酸	$C_9H_7O_4$
4	4.718	313.0715	269，159，109	丹酚酸 F	$C_{17}H_{13}O_6$
5	5.649	537.1037	493，295，339，313	丹酚酸 U	$C_{27}H_{21}O_{12}$
6	6.139	537.1050	493，295，339，313	丹酚酸 T	$C_{27}H_{21}O_{12}$
7	7.688	537.1028	493，295，339，313，321	丹酚酸 H/I	$C_{27}H_{21}O_{12}$
8	8.129	417.0818	373，339，237，197，175	丹酚酸 D	$C_{20}H_{17}O_{10}$
9	10.168	537.1036	339，337，321	丹酚酸 J/H/I	$C_{27}H_{21}O_{12}$
10	10.399	717.1465	519，475，339，321	丹酚酸 B 异构体	$C_{36}H_{29}O_{16}$
11	10.658	717.1469	519，475，339，321	丹酚酸 B 异构体	$C_{36}H_{29}O_{16}$
12	11.020	359.0759	197，179，161	迷迭香酸	$C_{18}H_{15}O_8$
13	13.138	537.1001	383，313，295	紫草酸	$C_{27}H_{21}O_{12}$
14	18.589	717.1459	519，475，339，321	丹酚酸 B	$C_{36}H_{29}O_{16}$
15	19.778	493.1138	383，313，295	丹酚酸 A 异构体	$C_{26}H_{21}O_{10}$
16	22.179	717.1462	519，475，339，321	丹酚酸 B 异构体	$C_{36}H_{29}O_{16}$
17	22.799	715.1301	519，321	脱氢丹酚酸 B/ 异构体	$C_{36}H_{27}O_{16}$
18	25.227	493.1140	313，295	丹酚酸 A	$C_{26}H_{21}O_{10}$
19	25.667	717.1455	519，475，339，321	丹酚酸 B 异构体	$C_{36}H_{29}O_{16}$
20	28.017	731.1610	533，335	4- 甲氧基丹酚酸 B	$C_{37}H_{31}O_{16}$

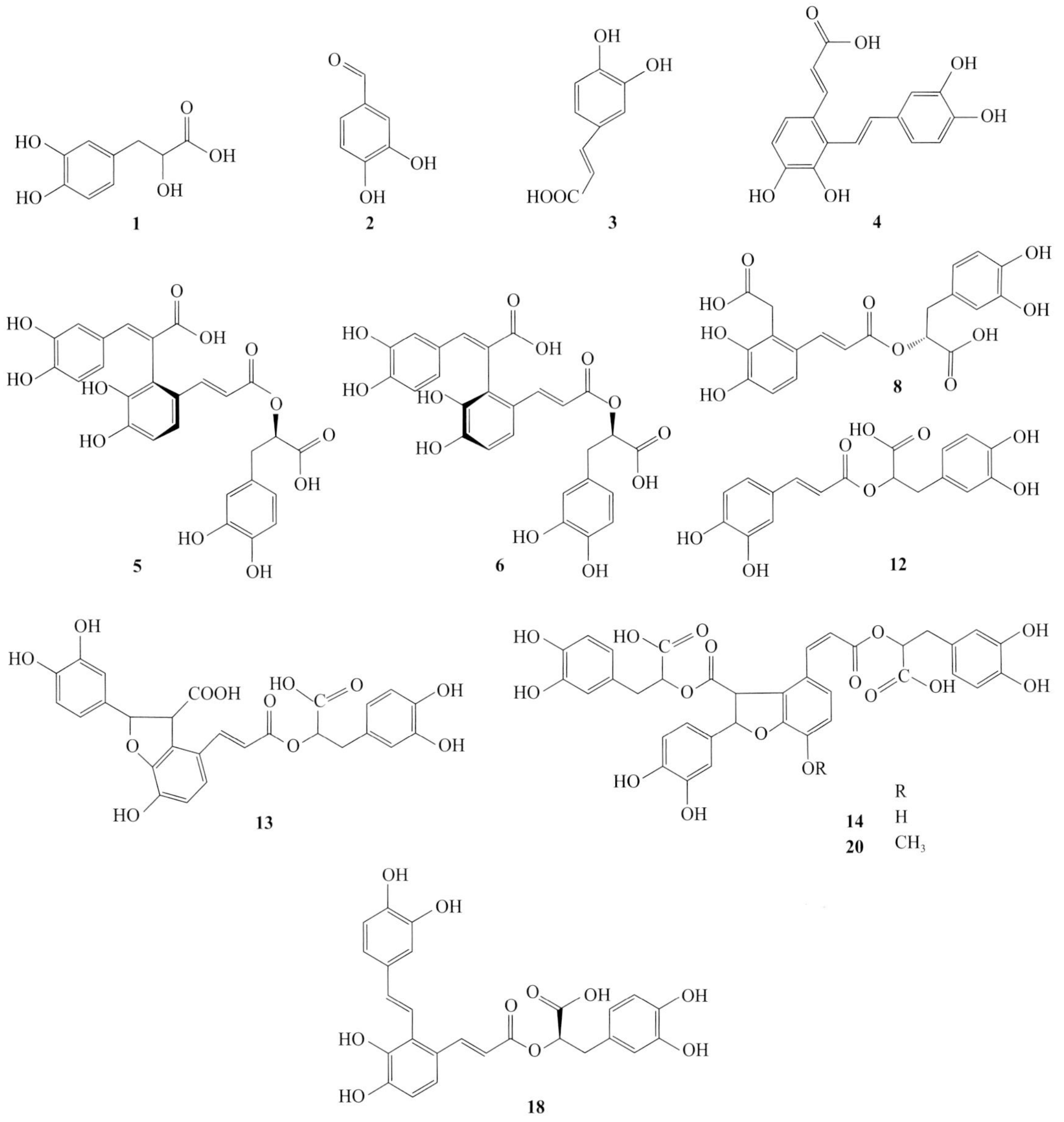

图 2-4　注射用丹参多酚酸物质组结构式

第三节　注射用丹参多酚酸主要化学成分分离和结构鉴定

在注射用丹参多酚酸化学物质组辨识基础上，进一步采用柱色谱分离及制备型HPLC技术，对丹参多酚酸提取物主要化学成分进行分离制备。对丹参多酚酸提取物进行化学成分分离制备，分离得到15种成分。运用UV、IR、MS、^{1}H-NMR、^{13}C-NMR等现代波谱技术，对获得的单体成分进行结构鉴定，由于丹参多酚酸类成分构型较多，进而采用水解实验和计算ECD等方式进一步对其构型进行确定，包括2种单体酚酸、3种二聚体酚酸、6种三聚体酚酸和4种四聚体酚酸。确定为丹酚酸B（salvianolic acid B，**1**）、丹酚酸Y（salvianolic acid Y，**2**）、（7′R，8′R，8″R，8‴R）-epi-丹酚酸B[（7′R，8′R，8″R，8‴R）-epi-salvianolic acid B，**3**]、丹酚酸T（salvianolic acid T，**4**）、丹酚酸U（salvianolic acid U，**5**）、（2R）-2-[（7-羟基-2-羰基-2，3-二氢苯并呋喃基)-(4→3)-2-(2*E*)-烯丙酰氧基]-3-(3,4-二羟基苯基)-丙酸(2*R*)-2-[(7-hydroxy-2-oxo-2,3-dihydrobenzofuran)-(4→3)-2-(2*E*)-acryloyl)oxy]-3-(3,4-dihydroxyphenyl)-propanoic acid,**6**)、丹酚酸D(salvianolic acid D,**7**)、丹酚酸A(salvianolic acid A,**8**)、迷迭香酸(rosmarinic acid,**9**)、丹酚酸E(salvianolic acid E,**10**)、紫草酸(lithospermic acid,**11**)、(7'*S*,8'*R*,8''*R*)-epi-紫草酸[(7'*S*,8'*R*,8''*R*)-epi-lithospermic acid,**12**]、紫草酸甲酯(methyl lithospermate,**13**)、原儿茶醛(protocatechuic aldehyde,**14**)、咖啡酸(caffeic acid,**15**)。

一、实验材料

(一)仪器

Bruker Avance 400/500型核磁共振仪(德国Bruker公司),Waters UPLC-Q-TOF-MS(美国Waters公司),Acquity UPLC系统(美国Waters公司),岛津高效液相色谱系统(日本Shimadzu公司),Waters Pre 150Q制备液相(美国Waters公司),Buchi旋转蒸发仪(瑞士Buchi公司),LC 80轴向加压制备色谱(法国Novasep公司),PerkinElmer Lambda35紫外可见分光光度计(美国Perkin Elmer公司),Hitachi F-7000型荧光分光光度计(日本Hitachi公司),KQ-500DE型数控超声波清洗器(昆山市超声仪器有限公司),XS205DU电子天平(瑞士Mettler Toledo公司),XS105型十万分之一天平(瑞士Mettler Toledo公司),Christ ALPHA 1-4 LSC冷冻干燥机(德国Marin Christ公司)。

(二)试剂与试药

Sephadex LH20凝胶(美国GE公司),ODS填料(日本YMC公司),D 101大孔吸附树脂(天津市海光化工有限公司),硅胶(青岛海洋化工有限公司),Acquity UPLC HSS T3色谱柱(100 mm×2.1 mm,1.8 μm)(美国Waters公司),无水乙醇(天津市康科德科技有限公司),氘代试剂(德国Merck公司),Milli-Q型超纯水系统(美国Millipore公司),甲醇、乙腈(色谱纯)(德国Merck公司),甲醇、乙腈(质谱纯)、氯仿(德国Merck公司),甲酸(色谱纯)(上海阿拉丁试剂公司),甲酸(质谱纯)(美国Sigma公司),丹参多酚酸提取物(天津天士力之骄药业有限公司)。

二、丹参多酚酸中酚酸类化合物分离制备

取丹参多酚酸提取物500 g,用D101柱色谱进行分离,用水、75%乙醇水溶液进行洗脱,弃去水部分,收集75%乙醇水溶液部分。75%乙醇水溶液部分经过硅胶柱色谱分离,用氯仿-甲醇为洗脱剂进行梯度洗脱,流分收集之后采用薄层色谱法(TLC)及HPLC进行分析,得到7个流分Fr.1～Fr.7。各部分经过硅胶柱色谱、Sephadex LH-20凝胶色谱、十八烷基硅烷键合硅胶(ODS)色谱柱、制备高效液相等方法分离纯化后分别得到15种化合物。分离纯化过程详见图2-5。

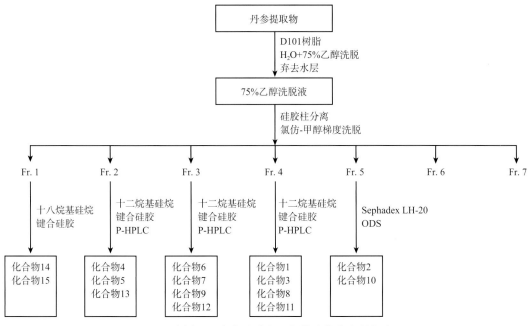

图2-5 注射用丹参多酚酸主要化学成分分离制备流程

三、结构鉴定

（一）化合物名称和结构式

分离得到化合物后分别运用UV、ESI-MS、NMR、薄层色谱（TLC）等手段对其进行鉴定并与现有文献相对照，最终确定了它们的结构（表2-3）。

表2-3 化合物名称和结构式

编号	中文名/英文名	结构式
1	丹酚酸 B/salvianolic acid B	
2	丹酚酸 Y/salvianolic acid Y	

编号	中文名 / 英文名	结构式
3	（7′R，8′R，8″R，8‴R）-epi- 丹酚酸 B/（7′R，8′R，8″R，8‴R）-epi-salvianolic acid B	
4	丹酚酸 T/salvianolic acid T	
5	丹酚酸 U/salvianolic acid U	
6	（2R）-2-[（7- 羟基 -2- 羰基 -2，3- 二氢苯并呋喃基）-（4 → 3）-2-（2E）- 烯丙酰氧基]-3-（3，4- 二羟基苯基）- 丙酸 （2R）-2-[（7-hydroxy-2-oxo-2，3-dihydrobenzofuran）-（4 → 3）-2-（2E）-acryloyl）oxy]-3-（3，4-dihydroxyphenyl）-propanoic acid	
7	丹酚酸 D/salvianolic acid D	

续表

编号	中文名 / 英文名	结构式
8	丹酚酸 A/salvianolic acid A	
9	迷迭香酸 /rosmarinic acid	
10	丹酚酸 E/salvianolic acid E	
11	紫草酸 /lithospermic acid	
12	（7′S，8′R，8″R）-epi- 紫草酸 / （7′S，8′R，8″R）-epi-lithospermic acid	

编号	中文名/英文名	结构式
13	紫草酸甲酯/methyl lithospermate	
14	原儿茶醛/protocatechuic aldehyde	
15	咖啡酸/caffeic acid	

（二）结构解析

1. 化合物 1

白色粉末，三氯化铁显色呈阳性，提示其为酚酸类化合物。ESI-MS m/z: 717 [M–H]⁻，提示其分子量为720；结合 ¹H-NMR 和 ¹³C-NMR 数据推测其分子式为 $C_{36}H_{32}O_{16}$。其化学结构见图2-6。

¹H-NMR（400 MHz，CD₃OD）谱中显示32个氢信号，其中 δ_H 6.83（1H，d，$J = 8.4$ Hz，H-5）、7.15（1H，d，$J = 8.4$ Hz，H-6）为苯环上邻位氢耦合信号，δ_H 7.52（1H，d，$J = 16.0$ Hz，H-7）、6.20（1H，d，$J = 16.0$ Hz，H-8）为反式烯烃信号，δ_H 6.51（1H，d，$J = 2.0$ Hz，H-2′）、6.54（1H，d，$J = 8.0$ Hz，H-5′）、6.30（1H，dd，$J = 8.0$，2.0 Hz，H-6′）、6.76（1H，d，$J = 2.0$ Hz，H-2″）、6.69（1H，d，$J = 8.0$ Hz，H-5″）、6.65（1H，dd，$J = 8.0$，2.0 Hz，H-6″）、6.74（1H，d，$J = 1.6$ Hz，H-2‴）、6.74（1H，d，$J = 8.0$ Hz，H-5‴）、6.61（1H，dd，$J = 8.4$，1.6 Hz，H-6‴）为苯环上三组ABX耦合系统的氢信号，δ_H 2.83（1H，dd，$J = 14.4$，9.6 Hz，H-7′a）、3.07（1H，dd，$J = 14.4$，4.8 Hz，H-7′b）、5.17（1H，overlapped，H-8′）、5.85（1H，d，$J = 5.0$ Hz，H-7″）、4.35（1H，d，$J = 5.0$ Hz，H-8″）、3.00（2H，overlapped，H-7‴）、5.18（1H，overlapped，H-8‴）为亚甲基和次甲基氢信号。

¹³C-NMR（100 MHz，CD₃OD）谱中显示36个碳信号。其中低场区显示4个羰基碳信号，26个烯碳信号；高场区显示4个次甲基碳信号，2个亚甲基碳信号。

综合上述信息，并与文献[1]报道的丹酚酸B数据对比，数据见表2-4。化合物1的 ¹H（400 MHz）和 ¹³C（100 MHz）数据所示，其氢谱、碳谱数据基本一致，故鉴定化合物1为丹酚酸B。其化学结构见图2-6。

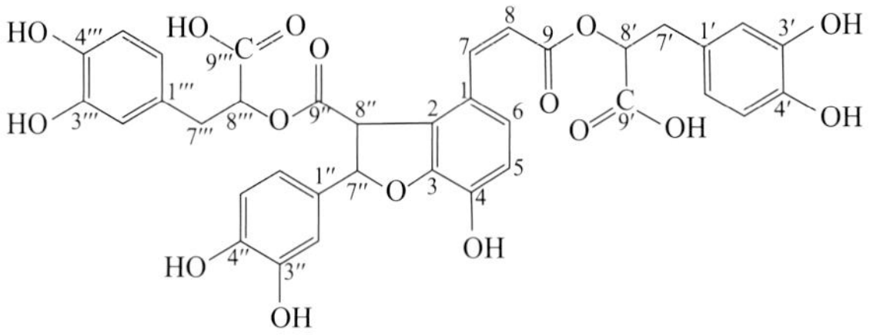

图 2-6　化合物 **1** 的化学结构式

表 2-4　化合物 **1** 的 ^{1}H（400 MHz）和 ^{13}C（100 MHz）数据

编号	实测值（CD₃OD）			文献值（DMSO-d_6）		
	δ_C（ppm）	δ_H（ppm）	J_{H-H}（Hz）	δ_C（ppm）	δ_H（ppm）	J_{H-H}（Hz）
1	124.7			124.55		
2	126.4			126.07		
3	146.7			146.16		
4	149.1			148.57		
5	118.5	6.83	1H, d, J = 8.4	118.18	6.90	1H, d, J = 8.4
6	121.9	7.15	1H, d, J = 8.4	121.61	7.24	1H, d, J = 8.4
7	143.6	7.52	1H, d, J = 16.0	142.84	7.62	1H, d, J = 15.9
8	117.7	6.20	1H, d, J = 16.0	117.14	6.28	1H, d, J = 15.9
9	168.1			166.64		
1'	129.0			128.69		
2'	116.6	6.51	1H, d, J = 2.0	116.11	6.67	1H, brs
3'	146.6			145.95		
4'	146.0			145.52		
5'	116.6	6.54	1H, d, J = 8.0	116.08	6.65	1H, d, J = 8.0
6'	122.2	6.30	1H, dd, J = 8.0, 2.0	121.71	6.45	1H, dd, J = 8.0, 1.5
7'	37.9	2.83	1H, dd, J = 14.4, 9.6	37.41	3.06	2H, m
		3.07	1H, dd, J = 14.4, 4.8			
8'	74.7	5.17	1H, overlapped	73.87	5.21	1H, d, J = 8.7
9'	173.7			171.63		
1"	133.7			133.28		
2"	113.5	6.76	1H, d, J = 2.0	113.21	6.82	1H, d, J = 1.9
3"	145.9			145.47		
4"	145.2			144.66		
5"	116.5	6.69	1H, d, J = 8.0	115.95	6.80	1H, d, J = 8.1
6"	117.4	6.65	1H, dd, J = 8.0, 2.0	117.14	6.83	1H, dd, J = 6.3, 1.8
7"	88.3	5.85	1H, d, J = 5.0	87.54	5.87	1H, d, J = 3.9
8"	57.9	4.35	1H, d, J = 5.0	57.06	4.47	1H, d, J = 4.6
9"	172.6			171.20		
1‴	129.3			129.11		
2‴	116.6	6.74	1H, d, J = 1.6	116.79	6.71	1H, d, J = 1.7

续表

编号	实测值（CD₃OD）			文献值（DMSO-d₆）		
	δ_C（ppm）	δ_H（ppm）	J_{H-H}（Hz）	δ_C（ppm）	δ_H（ppm）	J_{H-H}（Hz）
3‴	145.0			144.63		
4‴	145.0			144.36		
5‴	118.5	6.74	1H, d, $J = 8.0$	117.31	6.74	1H, d, $J = 8.0$
6‴	122.4	6.61	1H, dd, $J = 8.4, 1.6$	121.80	6.70	1H, dd, $J = 8.6, 1.6$
7‴	37.5	3.00	2H, overlapped	37.05	3.06	2H, m
8‴	75.6	5.18	1H, overlapped	74.87	5.22	1H, d, $J = 9.0$
9‴	172.4			170.77		

2. 化合物 2

白色粉末，三氯化铁显色呈阳性，提示其为酚酸类化合物。比旋光度为 $[\alpha]_D^{10} = -42°$（$c = 0.87$，MeOH）；HR-ESI-MS m/z：717.1338 [M−H]⁻，其分子量为720，结合 ¹H-NMR 和 ¹³C-NMR 数据推测其分子式为 $C_{36}H_{32}O_{16}$。在该化合物的紫外光谱中，207 nm、255 nm、289 nm 和 307 nm 处表现出吸收峰，与文献报道的丹酚酸B的紫外吸收基本一致。在红外光谱中，3357 cm⁻¹ 处的吸收峰表明有 —OH 的存在；1721 cm⁻¹ 处的吸收峰表明有羧基的存在；1611 cm⁻¹，1527 cm⁻¹ 和 1448 cm⁻¹ 处的吸收峰表明有苯环的存在。

经NMR测试，在 ¹H-NMR 谱中存在三个ABX耦合系统，分别为 I：δ_H 6.71（1H，d，$J = 1.9$ Hz，H-2‴），6.64（1H，d，$J = 8.0$，H-5‴）和 6.57（1H，dd，$J = 8.0$ Hz，1.9，H-6‴）；II：δ_H 6.48（1H，d，$J = 1.9$ Hz，H-2″），6.56（1H，d，$J = 8.0$ Hz，H-5″）和 6.33（1H，dd，$J = 8.1$ Hz，1.9，H-6″）；III：δ_H 6.90（1H，s，H-2′）和 6.68（2H，overlapped，H-5′/H-6′）。还存在两个AB耦合系统，分别为 I：δ_H 7.11（1H，d，$J = 8.5$ Hz，H-5）和 6.77（1H，d，$J = 8.4$ Hz，H-6）；II：δ_H 5.90（1H，d，$J = 9.2$ Hz，H-2）和 4.77（1H，d，$J = 8.0$ Hz，H-3）。存在两个AX₂耦合系统，分别为 I：δ_H 4.35（1H，t，$J = 6.3$ Hz，H-8″），2.54（1H，dd，$J = 14.0$ Hz，6.1，H-7″α），2.45（1H，dd，$J = 14.0$ Hz，6.6，H-7″β）；II：δ_H 5.11（1H，t，$J = 6.7$ Hz，H-8‴），3.02（1H，dd，$J = 14.3$ Hz，4.8，H-7‴α），2.98（1H，dd，$J = 14.2$ Hz，6.9，H-7‴β）。

在 ¹³C-NMR 谱中表现出36个碳信号，再根据无畸变极化转移增强（DEPT）谱可知，包括2个亚甲基碳、17个次甲基碳和17个季碳。进一步研究发现这36个碳信号分别为：4个羧基碳信号、13个芳香季碳信号、17个次甲基碳信号、2个亚甲基碳信号。

在 ¹H-¹H 化学位移相关谱（COSY）和异核多量子相关谱（HMQC）中给出如下相关单元：CH（H-2）—CH（H-3），CH（H-5） ＝ CH（H-6），CH（H-11‴） ＝ CH（H-12‴），CH（H-5″） ＝ CH（H-6″），CH（H-8″）—CH₂（H-7″），CH（H-8‴）—CH₂（H-7‴）和 CH（H-5‴） ＝ CH（H-6‴）。

在2D-NMR的HMBC中，δ_H 5.90（H-2）与 δ_C 127.8（C-1′）/113.4（C-2′）/118.4（C-6′）/53.2（C-3）/170.0（C-10″）有相关信号；δ_H 4.77（H-3）与 δ_C 87.0（C-2）/170.0（C-10″）/148.2（C-8）/126.8（C-9）/123.2（C-4）有相关信号；δ_H 4.35（H-8″）与 δ_C 171.0（C-9″）/170.0（C-10″）/36.1（C-7″）/126.9（C-1″）有相关信号；δ_H 2.54（H-7″α），2.45（H-7″β）与 δ_C 74.4（C-8″）/171.0（C-9″）/120.7（C-6″）/116.4（C-2″）/126.9（C-1″）有相关信号；δ_H 6.48（H-2″）与 δ_C 36.1（C-7″）/120.7（C-6″）/143.8（C-3″）/143.7（C-4″）有相关信号；δ_H 7.53（H-12‴）与 δ_C 123.2（C-4）/121.3（C-5）/126.8（C-9）/115.5（C-11‴）/166.7（C-10‴）有相关信号；δ_H 6.25（H-11‴）与 δ_C 123.2（C-4）/166.7

（C-10‴）有相关信号；δ_H 5.11（H-8‴）与 δ_C 166.7（C-10‴）/171.2（C-9‴）/36.4（C-7‴）/127.7（C-1‴）有相关信号；δ_H 3.02（H-7″α），2.98（H-7″β）与 δ_C 73.3（C-8″）/171.2（C-9″）/127.7（C-1″）/116.4（C-2″）/120.8（C-6″）有相关信号；δ_H 6.77（H-6）与 δ_C 123.2（C-4）/148.2（C-8）有相关信号。相关图见图 2-7。

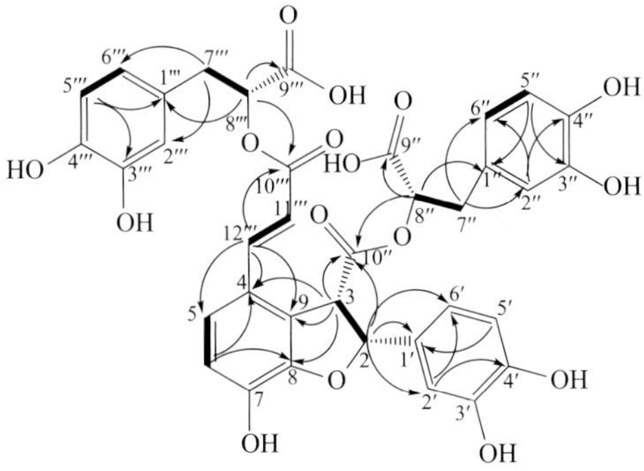

图 2-7　化合物 2 的 ^{1}H-^{1}H COSY 和 HMBC 相关关系图

^{1}H-^{1}H COSY ━━ HMBC ⤿

综合 1D/2D-NMR 图谱，可以解析出该化合物的平面结构。该化合物与丹酚酸 B 的平面结构相同。与文献 [1] 报道的丹酚酸 B 的 ^{1}H-NMR 和 ^{13}C-NMR 数据进行比较，发现两者的大部分 NMR 数据基本吻合，存在较大差异的地方为：在 ^{13}C-NMR 中，该化合物的 C-3 位碳的化学位移明显比丹酚酸 B 的 C-3 位向高场位移了 3.86 ppm（1ppm=1×10^{-6}）；在 ^{1}H-NMR 中，该化合物的 H-2 和 H-3 位的耦合常数为 9.2 Hz，而丹酚酸 B 中的 H-2 和 H-3 位的耦合常数只为 3.9 Hz。以上两个方面的差异同一指向 C-2 和 C-3 位，说明该化合物为丹酚酸 B 的差向异构体且在 C-2 位或（和）C-3 位发生了手性反转；并且耦合常数的大小表明在该化合物中 H-2 和 H-3 处于顺式，而在丹酚酸 B 中 H-2 和 H-3 处于反式。

丹酚酸 Y 的绝对立体构型通过圆二色谱（CD）法确定。该化合物结构中实际存在 4 个手性中心。其中 8″ 和 8‴ 位因直接来源于天然（R）-丹参素，故通常直接默认为（8″R，8‴R），并且通过文献比对确认为（8″R，8‴R）。将（2R/3S/8″R/8‴R）构型用量子化学的计算方法含时密度泛函数（TD-SCF）法进行计算，然后将计算 ECD 图谱与实测 CD 谱图进行比较（图 2-8），发现两者具有较好的一致性，故确认该化合物的绝对构型为 2R/3S/8″R/8‴R。数据见表 2-5 所示，最终命名化合物 **2** 为丹酚酸 Y。

3. 化合物 3

该化合物的红外光谱 IR（KBr）ν_{max}：3366 cm^{-1}，2636 cm^{-1}，1726 cm^{-1}，1610 cm^{-1}，1522 cm^{-1}，1447 cm^{-1}，1288 cm^{-1}，1263 cm^{-1}，1177 cm^{-1}。3366 cm^{-1} 处的吸收峰表明有—OH 的存在；1726 cm^{-1} 处的吸收峰表明有羰基的存在；1610 cm^{-1}，1522 cm^{-1} 和 1447 cm^{-1} 处的吸收峰表明有苯环的存在。其化学结构见图 2-9。

^{1}H-NMR（400 MHz，DMSO-d_6）中低场区显示一组反式双键质子信号：δ_H 7.60（1H，d，J = 15.8 Hz），6.36（1H，d，J = 15.8 Hz）；另外 δ_H 7.31（1H，d，J = 8.4 Hz），6.82（1H，d，J = 8.4 Hz）组成一对苯环 AB 系统；^{1}H-NMR 中还给出 δ_H 5.75（1H，d，J = 4.2 Hz），4.50（1H，d，J = 4.2 Hz）为一组二氢苯并呋喃环上质子信号。δ_H 5.05（1H，m），4.96（1H，m），2.92（2H，m），2.89（2H，m）显示两组—CH（O—）—CH$_2$—信号。

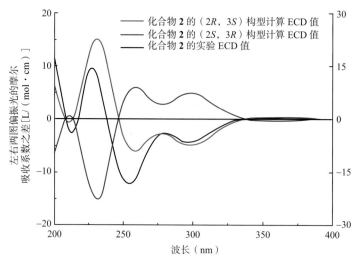

图 2-8　化合物 **2** 的实验 ECD 谱及其两种构型的计算 ECD 图谱

表 2-5　化合物 **2** 的 ^{1}H（400 MHz）和 ^{13}C（100 MHz）数据

编号	实测值（CD$_3$OD）			文献值（DMSO-d_6）		
	δ_C（ppm）	δ_H（ppm）	J_{H-H}（Hz）	δ_C（ppm）	δ_H（ppm）	J_{H-H}（Hz）
2	87.0	5.90	1H, d, $J = 9.2$	87.54	5.87	1H, d, $J = 3.9$
3	53.2	4.77	1H, d, $J = 8.0$	57.06	4.47	1H, d, $J = 4.6$
4	123.2			124.55		
5	121.3	7.11	1H, d, $J = 8.5$	121.61	7.24	1H, d, $J = 8.4$
6	116.9	6.77	1H, d, $J = 8.4$	118.18	6.90	1H, d, $J = 8.4$
7	145.4			148.57		
8	148.2			146.16		
9	126.8			126.07		
1′	127.8			133.28		
2′	113.4	6.90	1H, s	113.21	6.82	1H, d, $J = 1.9$
3′	144.4			145.47		
4′	143.9			144.66		
5′	114.7	6.68	1H, overlapped	115.95	6.80	1H, d, $J = 8.1$
6′	118.4	6.68	1H, overlapped	117.14	6.83	1H, dd, $J = 6.3, 1.8$
1″	126.9			129.11		
2″	116.4	6.48	1H, d, $J = 1.9$	116.79	6.71	1H, d, $J = 1.7$
3″	143.8			144.63		
4″	143.7			144.36		
5″	114.9	6.56	1H, d, $J = 8.0$	117.31	6.74	1H, d, $J = 8.0$
6″	120.7	6.33	1H, dd, $J = 8.1, 1.9$	121.80	6.70	1H, dd, $J = 8.6, 1.6$
7″α	36.1	2.54	1H, dd, $J = 14.0, 6.1$	37.05	3.06	2H, m
7″β	—	2.45	1H, dd, $J = 14.0, 6.6$			
8″	74.4	4.35	1H, t, $J = 6.3$	74.87	5.22	1H, d, $J = 9.0$

续表

编号	实测值（CD₃OD）			文献值（DMSO-d_6）		
	δ_C（ppm）	δ_H（ppm）	J_{H-H}（Hz）	δ_C（ppm）	δ_H（ppm）	J_{H-H}（Hz）
9″	171.0			170.77		
10″	170.0			166.64		
1‴	127.7			128.69		
2‴	116.4	6.71	1H, d, J = 1.9	116.11	6.67	1H, brs
3‴	144.8			145.95		
4‴	144.6			145.52		
5‴	114.9	6.64	1H, d, J = 8.0	116.08	6.65	1H, d, J = 8.0
6‴	120.8	6.57	1H, dd, J = 8.0, 1.9	121.71	6.45	1H, dd, J = 8.0, 1.5
7‴α	36.4	3.02	1H, dd, J = 14.3, 4.8	37.41	3.06	2H, m
7‴β	—	2.98	1H, dd, J = 14.2, 6.9			
8‴	73.3	5.11	1H, t, J = 6.7	73.87	5.21	1H, d, J = 8.7
9‴	171.2			171.63		
10‴	166.7			166.64		
11‴	115.5	6.25	1H, d, J = 16.0	117.14	6.28	1H, d, J = 15.9
12‴	142.4	7.53	1H, d, J = 16.0	142.84	7.62	1H, d, J = 15.9

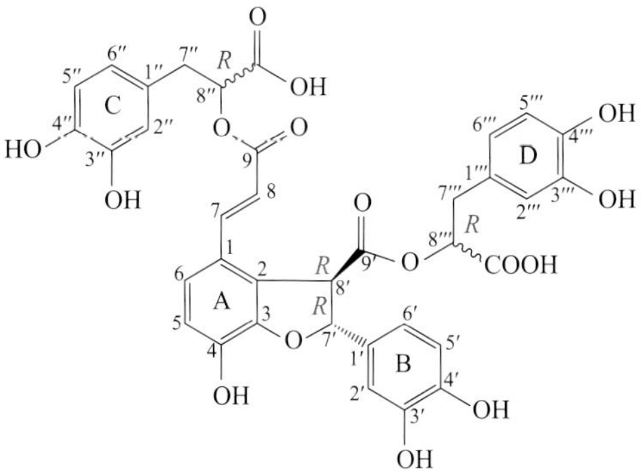

图 2-9 化合物 3 的化学结构式

^{13}C-NMR（100 MHz，DMSO-d_6）中低场显示 δ_C 170.9、170.3、170.4、165.7 为羧基或酯基碳信号，δ_C 110～150 区间显示 21 个碳信号，除去一对反式双键碳信号 δ_C 142.3、115.4 外，还存在 24 个碳信号，提示可能存在 4 个苯环，其中 8 个 δ_C 140～150 碳信号，提示可能存在 4 个邻二氧取代的苯环。

HMBC 中 δ_H 7.31（1H，d，J = 8.4 Hz，H-6）与 δ_C 125.1（C-2），144.0（C-3），147.1（C-4）相关；δ_H 6.82（1H，d，J = 8.5 Hz，H-5）与 δ_C 122.6（C-1），144.0（C-3），147.1（C-4）相关。δ_H 6.66（1H，brs，H-2″）与 δ_C 36.1（C-7″）相关；δ_H 6.44（1H，J = 7.8，H-6″）与 δ_C 73.4（C-8″），36.1（C-7″）相关；证明 7″-CH$_2$ 连在 C 苯环上。δ_H 6.69（1H，brs，H-2′）与 δ_C 85.9（C-7′），145.4（C-3′），131.3（C-1′）相关；δ_H 6.66（1H，brs，H-2‴）与 δ_C 116.6（C-6‴），144.9（C-3‴）相关。

化合物 3 的 NMR 数据与文献[1] 报道丹酚酸 B 一致，推测该化合物为丹酚酸 B 或其同分异构体，其平面结构与丹酚酸B一致。又综合采用手性及非手性色谱法、核磁共振Mosher法和圆二色谱法三种不同的方法对7号峰的绝对构型进行了研究，结果如下：手性色谱法研究结果表明构型为（7′R，8′R，8″R，8‴R）；核磁共振Mosher法的苯基甘氨酸二甲酯（PGME）反应研究结果表明构型为（8″R，8‴R）；圆二色谱法结果表明构型为（7′R，8′R）。每个手性位点均通过至少2种方法进行构型确证，使得证据成链；同时引入同分异构体丹酚酸B进行平行研究，验证了上述方法是稳定、准确的。核磁数据见表2-6，最终将化合物 **3** 确定为（7′R，8′R，8″R，8‴R）-epi-丹酚酸B。

表2-6 化合物 **3** 的 ^{1}H（400 MHz）和 ^{13}C（100 MHz）数据

编号	实测值（DMSO-d_6）			文献值（DMSO-d_6）		
	δ_C（ppm）	δ_H（ppm）	J_{H-H}（Hz）	δ_C（ppm）	δ_H（ppm）	J_{H-H}（Hz）
1	122.6			124.55		
2	125.1			126.07		
3	144.0			146.16		
4	147.1			148.57		
5	117.3	6.82	1H, d, J = 8.4	118.18	6.90	1H, d, J = 8.4
6	120.6	7.31	1H, d, J = 8.4	121.61	7.24	1H, d, J = 8.4
7	142.3	7.60	1H, d, J = 15.8	142.84	7.62	1H, d, J = 15.9
8	115.4	6.36	1H, d, J = 15.8	117.14	6.28	1H, d, J = 15.9
9	165.7			166.64		
1′	131.3			133.28		
2′	112.4	6.69	1H, brs	113.21	6.82	1H, d, J = 1.9
3′	145.4			145.47		
4′	144.9			144.66		
5′	115.4	6.70	1H, d, J = 8.2	115.95	6.80	1H, d, J = 8.1
6′	115.4	6.70	1H, d, J = 8.2	117.14	6.83	1H, dd, J = 6.3, 1.8
7′	85.9	5.75	1H, d, J = 4.2	87.54	5.87	1H, d, J = 3.9
8′	55.0	4.50	1H, d, J = 4.2	57.06	4.47	1H, d, J = 4.6
9′	170.4			171.20		
1″	127.4			128.69		
2″	115.3	6.66	1H, brs	116.11	6.67	1H, brs
3″	144.0			145.95		
4″	145.4			145.52		
5″	115.5	6.60	1H, m	116.08	6.65	1H, d, J = 8.0
6″	120.1	6.44	1H, J = 7.8	121.71	6.45	1H, dd, J = 8.0, 1.5
7″	36.1	2.89 2.94	2H, m	37.41	3.06	2H, m
8″	73.4	4.96	1H, m	73.87	5.21	1H, d, J = 8.7
9″	170.9			171.63		
1‴	126.8			129.11		
2‴	115.3	6.66	1H, brs	116.79	6.71	1H, d, J = 1.7

续表

编号	实测值（DMSO-d_6）			文献值（DMSO-d_6）		
	δ_C（ppm）	δ_H（ppm）	J_{H-H}（Hz）	δ_C（ppm）	δ_H（ppm）	J_{H-H}（Hz）
3‴	144.9			144.63		
4‴	144.9			144.36		
5‴	116.6	6.51	1H, d, $J = 7.7$	117.31	6.74	1H, d, $J = 8.0$
6‴	116.6	6.44	1H, d, $J = 7.8$	121.80	6.70	1H, dd, $J = 8.6, 1.6$
7‴	35.8	2.97, 2.92	2H, m	37.05	3.06	2H, m
8‴	74.3	5.05	1H, m	74.87	5.22	1H, d, $J = 9.0$
9‴	170.4		—	170.77		

4. 化合物 4

该化合物为黄色粉末，比旋光度 $[\alpha]_D^{25} = +196.6$（$c = 0.25$，MeOH）。红外光谱显示存在羟基（3150 cm^{-1}）和芳香环（1600 cm^{-1}、1519 cm^{-1} 和 1445 cm^{-1}），紫外最大值（220 nm，326 nm）表明存在高度共轭体系。HR-ESI-MS [M−H]$^-$ m/z：537.1027（计算值 537.1038）。推测其分子式为 $C_{27}H_{22}O_{12}$。其化学结构式见图 2-10。

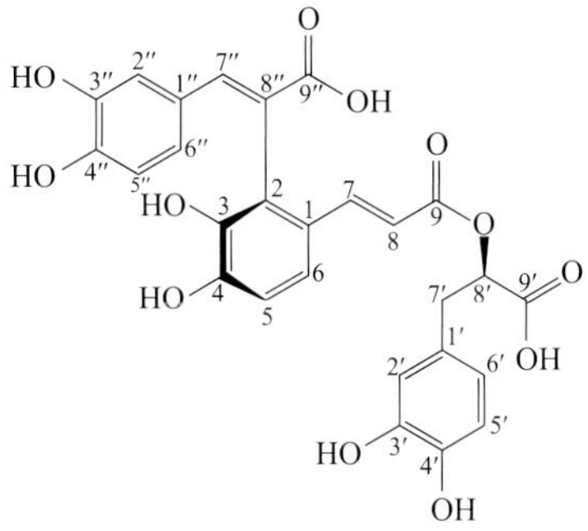

图 2-10　化合物 **4** 的化学结构式

^{1}H-NMR 谱图（DMSO-d_6，500 MHz）显示了两个 ABX 耦合 [δ_H 6.62（1H, d, $J = 2.0$ Hz），6.47（1H, dd, $J = 8.0, 2.0$ Hz）和 6.63（1H, d, $J = 8.0$ Hz）；δ_H 6.44（1H, d, $J = 2.0$ Hz），6.43（1H, dd, $J = 8.5, 2.0$ Hz），6.55（1H, d, $J = 8.5$ Hz）] 一个邻位芳香氢 [δ_H 6.85（1H, d, $J = 8.5$ Hz），7.31（1H, d, $J = 8.5$ Hz）]、一个反式烯烃信号 [δ_H 7.41（1H, d, $J = 15.5$ Hz）、6.27（1H, d, $J = 15.5$ Hz）]、一个三元取代烯质子 [δ_H 7.69（1H, s）] 和三个脂肪烃信号 [δ_H 2.85（1H, dd, $J = 14.0, 8.0$ Hz）、2.91（1H, dd, $J = 14.0, 4.5$ Hz）和 4.93（1H, dd, $J = 8.0, 4.5$ Hz）]。

^{13}C-NMR 谱图（DMSO-d_6，125 MHz）显示 27 个碳信号，包括 3 个羰基信号、22 个芳香碳或烯烃、2 个脂肪碳信号。

上述结果表明，化合物 **4** 是一种三聚咖啡酸衍生物。此外，HMBC 实验表明，H-7″（δ_H 7.69）与 C-9″（δ_C 168.4）相关，因而—COOH 连接在 C-8″ 上。^{1}H-^{1}H COSY 谱图显示 H-7′（δ_H 2.91）/H-8′（δ_H 4.93）相关，H-5（δ_H 6.85）/H-6（δ_H 7.31）相关，H-5′（δ_H 6.63）/H-6′（δ_H 6.47）/H-2′（δ_H 6.62）相关，H-5″（δ_H 6.55）/H-6″（δ_H 6.43）/H-2″（δ_H 6.44）相关。

对NMR数据（表2-7）分析，并结合文献[2]及与化合物**10**的数据进行对比，化合物**4**除C8″—COOH取代不同，其余结构与丹参酚酸E相同，化合物**4**的化学结构式见图2-10。

表2-7　化合物**4**的 ^{1}H（500 MHz）和 ^{13}C（125 MHz）数据

编号	实测值（DMSO-d_6）			丹酚酸E（CD$_3$OD）		
	δ_C（ppm）	δ_H（ppm）	J_{H-H}（Hz）	δ_C（ppm）	δ_H（ppm）	J_{H-H}（Hz）
1	123.7			124.9		
2	126.4			129.2		
3	142.9			142.5		
4	147.7			150.2		
5	115.0	6.85	1H, d, $J = 8.5$	115.9	6.91	1H, d, $J = 8.8$
6	118.4	7.31	1H, d, $J = 8.5$	120.7	7.36	1H, d, $J = 8.8$
7	143.7	7.41	1H, d, $J = 15.5$	143.1	7.23	1H, d, $J = 15.8$
8	113.9	6.27	1H, d, $J = 15.5$	115.8	6.25	1H, d, $J = 15.8$
9	166.0			167.9		
1′	127.1			130.6		
2′	116.5	6.62	1H, d, $J = 2.0$	116.9	6.72	1H, d, $J = 1.8$
3′	143.9			145.0		
4′	144.8			143.6		
5′	115.5	6.63	1H, d, $J = 8.0$	115.7	6.59	1H, d, $J = 7.7$
6′	120.0	6.47	1H, dd, $J = 8.0, 2.0$	121.2	6.53	1H, dd, $J = 7.7, 1.8$
7′	36.0	2.85	1H, dd, $J = 14.0, 8.0$	37.4	2.77	1H, dd, $J = 13.7, 10.7$
		2.91	1H, dd, $J = 14.0, 4.5$		2.96	1H, dd, $J = 13.7, 2.2$
8′	72.8	4.93	1H, dd, $J = 8.0, 4.5$	76.9	4.83	1H, dd, $J = 10.7, 2.2$
9′	170.6			176.4		
1″	126.0			126.9		
2″	117.3	6.44	1H, d, $J = 2.0$	118.2	6.50	1H, d, $J = 1.8$
3″	144.8			144.7		
4″	147.2			147.5		
5″	115.3	6.55	1H, d, $J = 8.5$	116.4	6.48	1H, d, $J = 8.4$
6″	122.9	6.43	1H, dd, $J = 8.5, 2.0$	124.2	6.38	1H, dd, $J = 8.4, 1.8$
7″	141.1	7.69	1H, s	143.7	7.73	1H, s
8″	123.4			123.0		
9″	168.4			168.0		
—OH		8.63 ~ 9.93				
—COOH		12.53				
1‴				129.9		
2‴				117.0	6.44	1H, d, $J = 1.8$
3‴				144.5		
4‴				143.5		
5‴				115.7	6.51	1H, d, $J = 7.1$

续表

编号	实测值（DMSO-d_6）			丹酚酸 E（CD₃OD）		
	δ_C（ppm）	δ_H（ppm）	J_{H-H}（Hz）	δ_C（ppm）	δ_H（ppm）	J_{H-H}（Hz）
6‴				121.5	6.01	1H, dd, $J = 7.7, 1.8$
7‴				37.5	2.43	1H, dd, $J = 13.5, 11.3$
					2.88	1H, dd, $J = 13.5, 1.9$
8‴				77.2	4.81	1H, dd, $J = 11.3, 1.9$
9‴				176.4		

化合物4的^{1}H-和^{13}C-NMR数据与化合物5基本一致，进一步分析2D-NMR谱数据，化合物4和5具有相同的分子结构。但是两者的旋光方向和CD色谱是不同的。

通过化合物4与化合物5的水解反应（图2-11）表明，其水解产物降解片段中的手性中心（C8′）均为R构型，但是CD色谱结果表明两者构型不同，猜测手性轴是其手性因素。因此对其结构进行了构象搜索，结果表明存在两种稳定构象，一种是C₇″—C₈″—C₂—C₁夹角是65.9°的构象（构象A），另一种是C₇″—C₈″—C₂—C₁夹角是66.1°的构象（构象C），两者构象能量差为0.53 kJ/mol。取代基的空间体积和分子内氢键形成足以阻止这两种构象在室温下的相互转化。结果表明，构象A和构象C在室温下可以稳定共存，这与水解反应结果相一致。在此基础上，利用软件对构象A和构象C的ECD谱进行了理论计算与拟合，通过与化合物4和5的ECD实验值比较（图2-12），最终确定化合物4和5的构型。

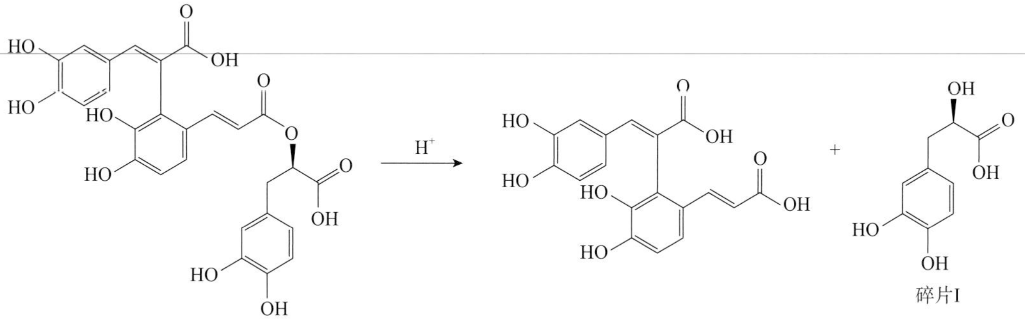

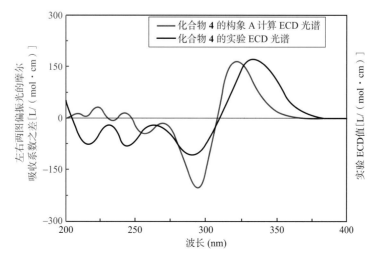

图2-11　丹参酚酸T与U的水解反应

图2-12　化合物4的ECD图谱与构象A的ECD图谱比较

在上述证据的基础上，确定了化合物 **4** 的结构为（ *P*，*R* ）-3-（3，4-二羟基苯基）-2-{（ *E* ）-3-[（ *E* ）-1-羧基-2-（3，4-二羟基苯基）乙烯基-3，4-二羟基苯基]丙-2-烯醇}氧丙酸，命名为丹酚酸 T。

5. 化合物 5

该化合物为黄色粉末，比旋光度 $[\alpha]_D^{25} = -157.6$（ $c = 0.16$，MeOH）。红外光谱显示存在羟基（3306 cm^{-1}）和芳香环（1602 cm^{-1}、1519 cm^{-1} 和 1445 cm^{-1}），紫外最大值（225 nm，325 nm）表明存在高度共轭体系。HR-ESI-MS [M−H]$^-$ m/z：537.1034（计算值 537.1038）。推测其分子式为 $C_{27}H_{22}O_{12}$。其化学结构式见图 2-13。

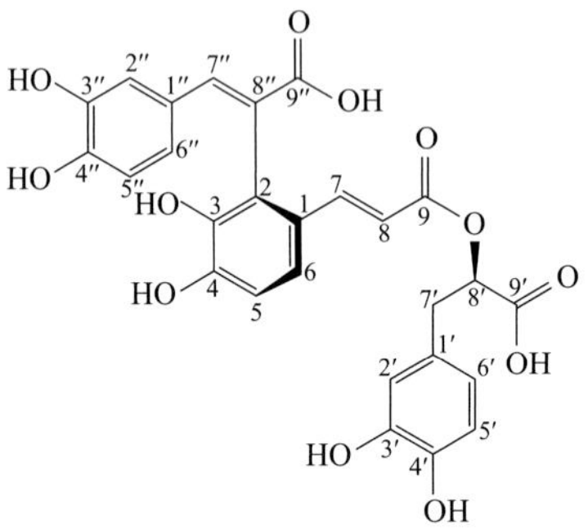

图 2-13　化合物 **5** 的化学结构式

^{1}H- 和 ^{13}C-NMR 数据（表 2-8）与化合物 **4** 基本一致，进一步分析 2D-NMR 谱数据，化合物 **4** 和 **5** 具有相同的分子结构。但是两者的旋光方向与 CD 色谱是不同的。

表 2-8　化合物 **5** 的 ^{1}H（500 MHz）和 ^{13}C（125 MHz）数据

编号	实测值（DMSO-d_6）			丹酚酸 E（CD$_3$OD）		
	δ_C（ppm）	δ_H（ppm）	J_{H-H}（Hz）	δ_C（ppm）	δ_H（ppm）	J_{H-H}（Hz）
1	123.8			124.9		
2	126.3			129.2		
3	142.9			142.5		
4	147.7			150.2		
5	115.0	6.85	1H，d，$J = 8.5$	115.9	6.91	1H，d，$J = 8.8$
6	118.4	7.29	1H，d，$J = 8.5$	120.7	7.36	1H，d，$J = 8.8$
7	143.7	7.41	1H，d，$J = 15.5$	143.1	7.23	1H，d，$J = 15.8$
8	114.0	6.27	1H，d，$J = 15.5$	115.8	6.25	1H，d，$J = 15.8$
9	165.9			167.9		
1′	127.2			130.6		
2′	116.5	6.62	1H，d，$J = 2.0$	116.9	6.72	1H，d，$J = 1.8$
3′	143.9			145.0		
4′	144.9			143.6		
5′	115.5	6.63	1H，d，$J = 8.0$	115.7	6.59	1H，d，$J = 7.7$
6′	120.1	6.45	1H，dd，$J = 8.0$，2.0	121.2	6.53	1H，dd，$J = 7.7$，1.8

续表

编号	实测值（DMSO-d_6）			丹酚酸 E（CD$_3$OD）		
	δ_C（ppm）	δ_H（ppm）	J_{H-H}（Hz）	δ_C（ppm）	δ_H（ppm）	J_{H-H}（Hz）
7′	36.1	2.83	1H, dd, $J = 14.0, 8.0$	37.4	2.77	1H, dd, $J = 13.7, 10.7$
		2.91	1H, dd, $J = 14.0, 4.5$		2.96	1H, dd, $J = 13.7, 2.2$
8′	72.9	4.92	1H, dd, $J = 8.0, 4.5$	76.9	4.83	1H, dd, $J = 10.7, 2.2$
9′	170.6			176.4		
1″	126.0			126.9		
2″	117.3	6.43	1H, d, $J = 2.0$	118.2	6.50	1H, d, $J = 1.8$
3″	144.8			144.7		
4″	147.2			147.5		
5″	115.3	6.55	1H, d, $J = 8.5$	116.4	6.48	1H, d, $J = 8.4$
6″	122.9	6.43	1H, dd, $J = 8.5, 2.0$	124.2	6.38	1H, dd, $J = 8.4, 1.8$
7″	141.1	7.69	1H, s	143.7	7.73	1H, s
8″	123.3			123.0		
9″	168.4			168.0		
—OH		8.64 ~ 9.91				
—COOH		12.46				
1‴				129.9		
2‴				117.0	6.44	1H, d, $J = 1.8$
3‴				144.5		
4‴				143.5		
5‴				115.7	6.51	1H, d, $J = 7.1$
6‴				121.5	6.01	1H, dd, $J = 7.7, 1.8$
7‴				37.5	2.43	1H, dd, $J = 13.5, 11.3$
					2.88	1H, dd, $J = 13.5, 1.9$
8‴				77.2	4.81	1H, dd, $J = 11.3, 1.9$
9‴				176.4		

通过化合物 4 与化合物 5 的水解反应（图 2-11）表明，其水解产物降解片段中的手性中心（C8′）均为 R 构型，但是 CD 色谱结果表明两者构型不同，猜测可能手性轴是其手性因素。因此对其结构进行了构象搜索，结果表明存在两种稳定构象，一种是 C$_7$″—C$_8$″—C$_2$—C$_1$ 夹角是 65.9°的构象（构象 A），另一种是 C$_7$″—C$_8$″—C$_2$—C$_1$ 夹角是 66.1°的构象（构象 C），两者构象能量差为 0.53 kJ/mol。取代基的空间体积和分子内氢键形成足以阻止这两种构象在室温下的相互转化。结果表明，构象 A 和构象 C 在室温下可以稳定共存，这与水解反应结果相一致。在此基础上，利用软件对构象 A 和构象 C 的 ECD 谱进行了理论计算与拟合，通过与化合物 4 和 5 的 ECD 实验值比较（图 2-14），最终确定化合物 4 和 5 的构型。

最后确定化合物 5 为（M，R）-3-（3，4-二羟基苯基）-2-{（E）-3-[（E）-1-羧基-2-（3，4-二羟基苯基）乙烯基-3，4-二羟基苯基]丙 -2-烯醇}氧丙酸，命名为丹酚酸 U。

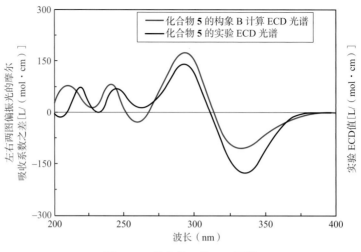

图 2-14　化合物 **5** 的 CD 图谱

6. 化合物 6

白色粉末，三氯化铁显色呈阳性，提示其可能为酚酸类化合物。HR-ESI-MS m/z：399.0734（计算值399.0716）[M−H]⁻，m/z：423.0742（计算值423.0687）[M+Na]⁺，结合 ¹H-NMR 和 ¹³C-NMR 数据推测其分子式为 $C_{20}H_{16}O_9$，不饱和度为13。其化学结构式见图2-15。

¹H-NMR（400 MHz，DMSO-d_6）谱中显示16个氢信号，其中δ_H 6.34（1H，d，$J = 16.0$ Hz），δ_H 7.49（1H，d，$J = 16.0$ Hz）为1组反式烯氢信号；δ_H 6.87（1H，d，$J = 8.6$ Hz），δ_H 7.43（1H，d，$J = 8.6$ Hz）为1组相互耦合的苯环上的邻位氢信号；δ_H 6.64（1H，d，$J = 8.0$ Hz），δ_H 6.54（1H，dd，$J = 2.0$，8.0 Hz），6.68（1H，d，$J = 2.0$ Hz）为苯环上一组ABX耦合系统的氢信号；δ_H 8.77（1H，brs），8.81（1H，brs），10.61（1H，brs）为3个酚羟基活泼氢信号；δ_H 13.10（1H，brs）为1个羧基活泼氢信号。

¹³C-NMR（100 MHz，DMSO-d_6）数据可知化合物**6**的结构中具有2个苯环片段和1个碳碳双键片段。将化合物**6**的核磁共振数据和丹酚酸D（化合物**7**）的核磁共振数据进行比较发现两者的差别主要在于A片段（图2-15）。2个化合物A片段各个碳和氢的核磁共振数据均有轻微差别，而B片段两者几乎一致（图2-15），表明这两个化合物的A片段的结构有所差别，再结合化合物**6**和丹酚酸D的质谱数据以及不饱和度推测化合物**6**的C11位羧基和C3位羟基脱水形成了内酯。由于化合物**6**和丹酚酸D（化合物**7**）的HMBC谱并无明显差别，不能通过HMBC谱判断化合物**6**的C11位羧基和C3位羟基是否脱水形成了内酯。通过观察2个化合物的活泼氢6发现化合物**6**相较于化合物**7**的化学位移值为δ_H 10.01（1H，brs）的酚羟基活泼氢消失，化学位移值为δ_H 13.10（1H，brs）的羧基活泼氢的数目由2个变为1个，间接证明化合物**6** C11位羧基和C3位羟基脱水形成了内酯。此外化合物**6** C11的化学位移值由δ_C 172.4向低场位移到了δ_C 173.8（推测其原因可能为内酯环形成后由于苯环和碳碳双键共轭体系的存在，使得C11位羰基的电子得到分散，化学位移值向低场位移）也是化合物**6**的C11位羧基和C3位羟基脱水形成内酯的依据。

综合上述信息，并用2D-NMR数据进一步验证（图2-16），并与丹酚酸D（化合物**7**）数据对比见表2-9所示，故鉴定化合物**6**为（2R）-2-[（7-羟基-2-羧基-2，3-二氢苯并呋喃基）-（4→3）-2-（2E）-烯丙酰氧基]-3-（3，4-二羟基苯基）-丙酸，命名为丹酚酸D内酯。

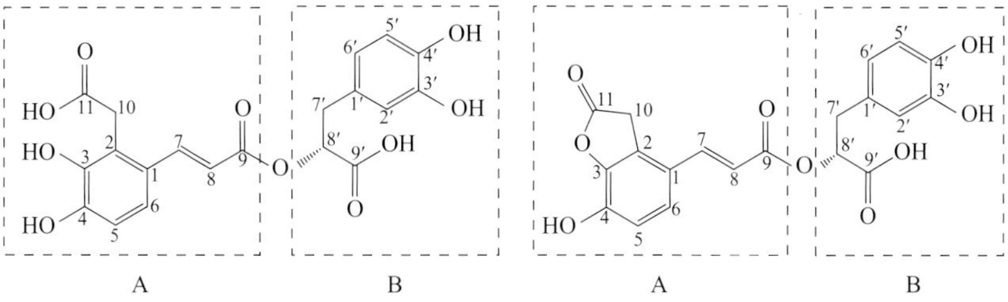

图 2-15 化合物 6 和丹酚酸 D 的化学结构式

—— ¹H-¹H COSY 相关
——→ HMBC 相关

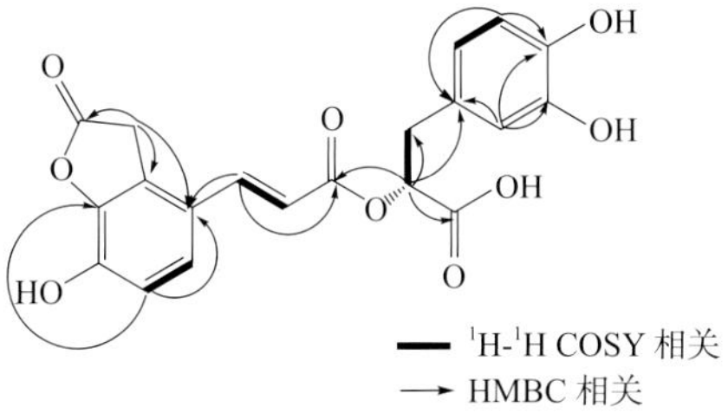

图 2-16 化合物 6 关键的 ¹H-¹H COSY 相关和 HMBC 相关

表 2-9 化合物 6 和丹酚酸 D 的 ¹H（400 MHz）和 ¹³C（100 MHz）数据

编号	实测值（DMSO-d_6）			丹酚酸 D（DMSO-d_6）		
	δ_C（ppm）	δ_H（ppm）	J_{H-H}（Hz）	δ_C（ppm）	δ_H（ppm）	J_{H-H}（Hz）
1	121.1			124.8		
2	126.1			123.1		
3	141.5			143.7		
4	143.3			147.4		
5	116.7	6.87	1H, d, $J = 8.6$	114.0	6.75	1H, d, $J = 8.4$
6	125.0	7.43	1H, d, $J = 8.6$	118.3	7.19	1H, d, $J = 8.4$
7	142.2	7.49	1H, d, $J = 16.0$	143.2	7.72	1H, d, $J = 15.7$
8	116.0	6.34	1H, d, $J = 16.0$	114.8	6.30	1H, d, $J = 15.7$
9	165.7			165.9		
10	32.9	4.16	2H, s	31.3	3.69	2H, s
11	173.8			172.4		
1′	127.2			127.3		
2′	116.5	6.68	1H, d, $J = 2.0$	116.6	6.67	1H, d, $J = 2.0$
3′	144.9			145.0		
4′	144.0			144.1		
5′	115.4	6.64	1H, d, $J = 8.0$	115.4	6.64	1H, d, $J = 8.1$
6′	120.0	6.54	1H, dd, $J = 8.0, 2.0$	120.1	6.53	1H, dd, $J = 8.1, 2.0$
7′	36.1	2.91	1H, dd, $J = 14.4, 8.5$	36.1	2.89	1H, dd, $J = 14.3, 8.3$
		3.00	1H, dd, $J = 14.4, 4.3$		2.98	1H, dd, $J = 14.3, 4.3$
8′	73.0	5.05	1H, dd, $J = 8.5, 4.3$	73.0	5.01	1H, dd, $J = 8.3, 4.3$
9′	170.6			170.8		

续表

编号	实测值（DMSO-d_6）			丹酚酸 D（DMSO-d_6）		
	δ_C（ppm）	δ_H（ppm）	J_{H-H}（Hz）	δ_C（ppm）	δ_H（ppm）	J_{H-H}（Hz）
—OH		8.77	1H, brs		8.75	1H, overlapped
		8.81	1H, brs		8.75	1H, overlapped
		10.61	1H, brs		10.01	1H, brs
					10.59	1H, brs
—COOH		13.10	1H, brs		12.79	2H, brs

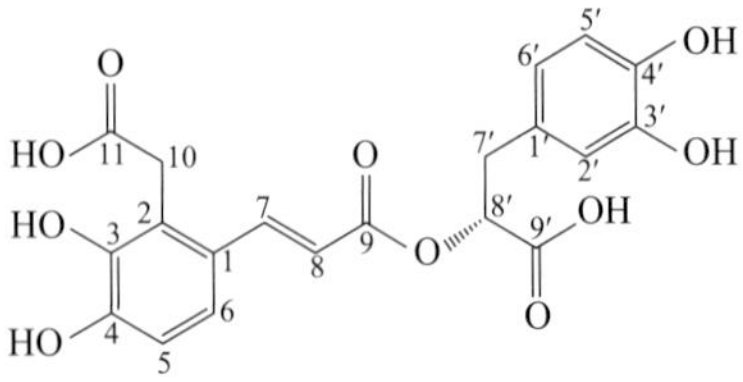

图 2-17　化合物 7 的化学结构式

7. 化合物 7

白色粉末，三氯化铁显色呈阳性，提示其为酚酸类化合物。ESI-MS m/z：417 [M−H]⁻，提示其相对分子质量为418。结合 ¹H-NMR 和 ¹³C-NMR 数据推测其分子式为 $C_{20}H_{18}O_{10}$。其化学结构式见图2-17。

¹H-NMR（400 MHz，DMSO-d_6）谱中显示18个氢信号，其中δ_H 6.30（1H，d，$J=15.7$ Hz），δ_H 7.72（1H，d，$J=15.7$ Hz）为1组反式烯氢信号；δ_H 6.75（1H，d，$J=8.4$ Hz），δ_H 7.19（1H，d，$J=8.4$ Hz）为1组相互耦合的苯环上的邻位氢信号；δ_H 6.64（1H，d，$J=8.1$ Hz），6.53（1H，dd，$J=2.0$，8.1 Hz），6.67（1H，d，$J=2.0$ Hz）为苯环上1组ABX耦合系统的氢信号；δ_H 8.75（2H，overlapped，brs），10.01（1H，brs），10.59（1H，brs）为4个酚羟基活泼氢信号；δ_H 12.79（2H，brs）为2个羧基活泼氢信号。

¹³C-NMR（100 MHz，DMSO-d_6）谱中显示共有20个碳信号，其中低场区显示3个羰基碳信号，14个烯碳信号；高场区显示1个次甲基碳信号，2个亚甲基碳信号。

综合上述信息，并与文献[3]报道的丹酚酸D数据对比，数据见表2-10所示，其氢谱、碳谱数据基本一致，故鉴定化合物7为丹酚酸D。

表 2-10　化合物 7 的 ¹H（400 MHz）和 ¹³C（100 MHz）数据

编号	实测值（DMSO-d_6）			文献值（CD₃OD）		
	δ_C（ppm）	δ_H（ppm）	J_{H-H}（Hz）	δ_C（ppm）	δ_H（ppm）	J_{H-H}（Hz）
1	124.8			127.2		
2	123.1			123.8		
3	143.7			145.5		
4	147.4			145.0		
5	114.0	6.75	1H, d, $J=8.4$	115.1	6.75	1H, d, $J=8.5$
6	118.3	7.19	1H, d, $J=8.4$	119.8	7.14	1H, d, $J=8.5$
7	143.2	7.72	1H, d, $J=15.7$	148.7	7.89	1H, d, $J=15.8$
8	114.8	6.30	1H, d, $J=15.7$	116.7	6.28	1H, d, $J=15.8$
9	165.9			168.5		
10	31.3	3.69	2H, s	32.2	3.84	2H, s
11	172.4			175.7		
1'	127.3			129.6		
2'	116.6	6.67	1H, d, $J=2.0$	117.6	6.74	1H, s

续表

编号	实测值（DMSO-d_6）			文献值（CD$_3$OD）		
	δ_C（ppm）	δ_H（ppm）	J_{H-H}（Hz）	δ_C（ppm）	δ_H（ppm）	J_{H-H}（Hz）
3′	145.0			146.3		
4′	144.1			145.4		
5′	115.4	6.64	1H, d, $J = 8.1$	116.4	6.70	1H, d, $J = 8.0$
6′	120.1	6.53	1H, dd, $J = 8.1, 2.0$	122.0	6.62	1H, d, $J = 8.0$
7′	36.1	2.89	1H, dd, $J = 14.3, 8.3$	38.1	3.09	1H, m
		2.98	1H, dd, $J = 14.3, 4.3$		2.99	1H, m
8′	73.0	5.01	1H, dd, $J = 8.3, 4.3$	75.3	5.14	1H, m
9′	170.8			173.4		
—OH		8.75	1H, overlapped			
		8.75	1H, overlapped			
		10.01	1H, brs			
		10.59	1H, brs			
—COOH		12.79	2H, brs			

8. 化合物 8

该化合物为白色粉末，易溶于水、甲醇等溶剂。紫外254 nm下有很强的暗斑，说明结构中可能含有较多大的共轭基团。ESI-MS m/z：517 [M+Na]$^+$，故推断分子量为494。结合 ^{1}H-NMR 和 ^{13}C-NMR 数据推测其分子式为 $C_{26}H_{22}O_{10}$。其化学结构式见图2-18。

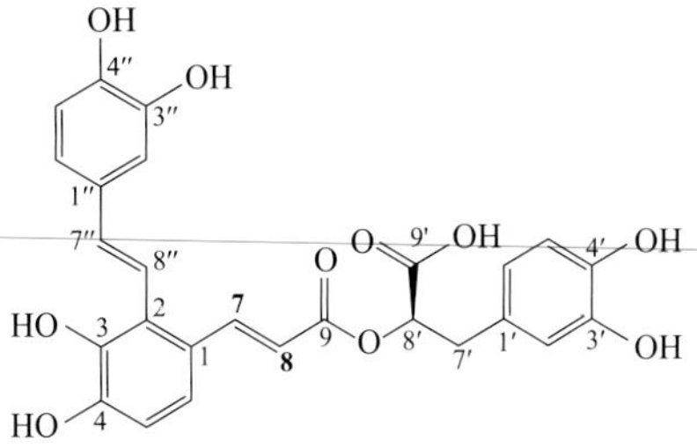

在 ^{1}H-NMR（400 MHz，CD$_3$OD）谱中：δ_H 3.09处显示2个质子信号为B-7位的2个质子；δ_H 3.09处的质子信号为B-8位的质子；δ_H 7.52（1H，d，$J = 12.8$ Hz）和6.21（1H，d，$J = 12.8$ Hz）为两个相互耦合的双键氢信号，参照咖啡酸的化学位移值归属为A-7和A-8位的质子信号；δ_H 6.55～7.10处的10个质子信号为A、B、C苯环上及C-7和C-8处的质子信号。

^{13}C-NMR谱显示该化合物含有26个碳信号，其中12个双键次甲基碳，10个双键季碳，2个羰基碳，1个连氧叔碳，1个亚甲基碳。

综合上述信息，并与文献[4]报道的丹酚酸A数据对比，数据见表2-11所示，其氢谱、碳谱数据基本一致，故鉴定化合物**8**为丹酚酸A。

图 2-18　化合物 **8** 的化学结构式

表 2-11　化合物 **8** 的 ^{1}H（400 MHz）和 ^{13}C（100 MHz）数据

编号	实测值（CD$_3$OD）			文献值 [（CD$_3$）$_2$CO]		
	δ_C（ppm）	δ_H（ppm）	J_{H-H}（Hz）	δ_C（ppm）	δ_H（ppm）	J_{H-H}（Hz）
1	125.9			126.1		
2	130.9			131.3		
3	146.1			146.7		
4	147.4			147.7		
5	116.0	6.83	1H, d, $J = 8.7$	116.1	6.76	1H, d, $J = 8.3$

编号	实测值（CD₃OD）			文献值 [（CD₃）₂CO]		
	δ_C（ppm）	δ_H（ppm）	J_{H-H}（Hz）	δ_C（ppm）	δ_H（ppm）	J_{H-H}（Hz）
6	121.7	7.21	1H, d, $J = 8.4$	122.0	7.03	1H, d, $J = 8.3$
7	145.8	8.06	1H, d, $J = 15.8$	145.6	7.94	1H, d, $J = 15.9$
8	116.1	6.33	1H, d, $J = 15.8$	116.6	6.23	1H, d, $J = 15.9$
9	166.9			168.6		
1′	129.1			131.2		
2′	117.1	6.82	1H, d, $J = 2.4$	117.5	6.50	1H, brs
3′	144.7			144.6		
4′	143.9			144.3		
5′	114.8	6.71	1H, d, $J = 8.0$	115.0	6.58	1H, d, $J = 7.8$
6′	120.3	6.62	1H, dd, $J = 8.0, 2.0$	120.7	6.76	1H, brd, $J = 7.8$
7′	37.5	3.10	1H, dd, $J = 14.3, 4.2$	38.5	3.04	1H, brs
		2.99	1H, dd, $J = 14.3, 8.7$		2.81	1H, brs
8′	73.7	5.21	1H, dd, $J = 8.7, 4.2$		5.06	1H, brs
9′	171.1					
1″	127.6			127.5		
2″	119.8	7.13	1H, d, $J = 2.0$	120.2	7.07	1H, brs
3″	145.7			145.8		
4″	146.4			146.7		
5″	113.7	6.85	1H, d, $J = 8.4$	114.3	6.84	1H, d, $J = 7.8$
6″	120.2	6.93	1H, dd, $J = 8.2, 1.9$	120.2	6.76	1H, brd, $J = 7.8$
7″	137.4	7.16	1H, d, $J = 16.4$	137.4	7.09	1H, d, $J = 16.0$
8″	116.2	6.72	1H, d, $J = 16.4$	117.4	6.67	1H, d, $J = 16.0$

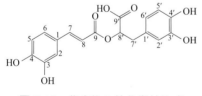

图 2-19　化合物 9 的化学结构式

9. 化合物 9

白色粉末，三氯化铁显色呈阳性，提示其为酚酸类化合物。ESI-MS m/z：359 [M-H]⁻，提示其相对分子质量为 360，结合 ¹H-NMR 和 ¹³C-NMR 数据推测其分子式为 $C_{18}H_{16}O_8$。其化学结构式见图 2-19。

¹H-NMR（400 MHz，DMSO-d_6）谱中显示 16 个氢信号，其中，δ_H 7.05（1H，brs，H-2），6.67（1H，d，$J = 7.5$，H-5），6.98（1H，d，$J = 7.5$ Hz，H-6）为苯环上一组 ABX 耦合系统的氢信号；δ_H 6.76（1H，brs，H-2′），6.62（1H，d，$J = 8.0$ Hz，H-5′），6.52（1H，d，$J = 8.0$ Hz，H-6′）为苯环上一组 ABX 耦合系统的氢信号；δ_H 7.43（1H，d，$J = 16.0$ Hz，H-7），6.22（1H，d，$J = 16.0$ Hz，H-8）为烯氢信号；δ_H 2.99（1H，dd，$J = 14.2, 4.3$ Hz，H-7′a），2.88（1H，dd，$J = 14.2, 8.6$ Hz，H-7′b），4.98（1H，dd，$J = 8.6, 4.3$ Hz，H-8′）为亚甲基和次甲基氢信号。

¹³C-NMR（100 MHz，DMSO-d_6）谱中显示共有 18 个碳信号，其中低场区有 2 个羰基碳信号，14 个芳香碳信号；高场区有 1 个亚甲基碳信号和 1 个次甲基碳信号。

综合上述信息，并与文献 [5] 报道的迷迭香酸数据对比，数据见表 2-12 所示，其氢谱、碳谱数据基本一致，故鉴定化合物 **9** 为迷迭香酸。

表 2-12 化合物 9 的 ^{1}H（400 MHz）和 ^{13}C（100 MHz）数据

编号	实测值（DMSO-d_6）			文献值（CD$_3$OD）		
	δ_C（ppm）	δ_H（ppm）	J_{H-H}（Hz）	δ_C（ppm）	δ_H（ppm）	J_{H-H}（Hz）
1	125.3			127.7		
2	113.6	7.05	1H, brs	115.2	7.04	1H, d, J = 1.92
3	144.8			146.8		
4	148.5			149.7		
5	115.7	6.67	1H, d, J = 7.5	116.3	6.77	1H, d, J = 8.16
6	121.3	6.98	1H, d, J = 7.5	123.1	6.95	1H, dd, J = 8.24, 1.96
7	145.5	7.43	1H, d, J = 16.0	147.7	7.55	1H, d, J = 15.88
8	114.8	6.22	1H, d, J = 16.0	114.4	6.26	1H, d, J = 15.92
9	165.8			168.4		
1′	127.9			129.3		
2′	116.6	6.76	1H, brs	117.6	6.75	1H, d, J = 1.76
3′	145.4			146.1		
4′	143.8			145.2		
5′	115.3	6.62	1H, d, J = 8.0	116.5	6.70	1H, d, J = 8.04
6′	119.8	6.52	1H, d, J = 8.0	121.8	6.61	1H, d, J = 8.04, 1.84
7′	36.3	2.99	1H, dd, J = 14.2, 4.3	37.9	3.00	1H, dd, J = 14.36, 4.32
		2.88	1H, dd, J = 14.2, 8.6		3.09	1H, dd, J = 14.28, 8.32
8′	72.2	4.98	1H, dd, J = 8.6, 4.3	74.6	5.19	1H, dd, J = 8.24, 4.28
9′	170.2			173.6		

10. 化合物 10

该化合物为白色粉末，易溶于水、甲醇等溶剂。紫外 254 nm 下有很强的暗斑，说明结构中可能含有较多大的共轭基团。因 ^{1}H 谱中 δ_H 5-8 处显示较多的烯氢信号，推测结构中含有多个苯环，且谱图与丹酚酸 A 的相似，推测该化合物仍为丹参多酚酸类物质；在 ESI-MS 图中，给出 [M−H]$^-$ 峰为 717.12，结合 ^{1}H-NMR 和 ^{13}C-NMR 得出分子式为 C$_{36}$H$_{30}$O$_{16}$。其化学结构式见图 2-20。

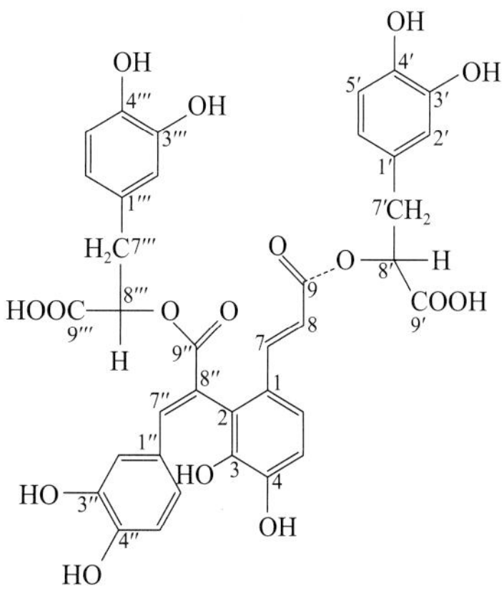

^{1}H-NMR 中，芳香区给出 14 个质子信号，包括一组反式环外双键质子信号 δ_H 7.15（1H，d，J = 12.0 Hz）、δ_H 5.88（1H，d，J = 12.0 Hz），一个双键质子信号 δ_H 7.48（1H，d，J = 16.0 Hz）以及另外 11 个芳香环质子信号，为 ABX 型耦合，

图 2-20 化合物 **10** 的化学结构式

重叠峰。δ_H 2.46（2H，m）和 3.01（2H，m）处的两组峰分别为 B-7 和 D-7 处的质子信号。δ_H 4.72（1H，m）和 4.74（1H，m）处的两组峰分别为 B-8 和 D-8 处的质子信号。

^{13}C-NMR 共给出 35 个碳信号，其中包括 2 个—CH$_2$、16 个 CH 和 17 个羰基季碳信号。结合 ^{1}H-NMR 和 DEPT 推测该化合物中含有 2 组丹参素结构和 2 组咖啡酸结构，与丹参多酚酸

结构类似；尤其是 ^{13}C-NMR 中，存在丹参多酚酸结构中特有的 33.79—CH$_2$、56.84—CH、75.67—CH 和 88.02—CH 信号，进一步证实该化合物的骨架结构为丹参多酚酸类成分。将化合物 **10** 的核磁共振数据（表 2-13）与文献 [6] 进一步比对，发现与文献报道碳谱数据相一致，因此确定化合物 **10** 为丹酚酸 E。

表 2-13　化合物 **10** 的 ^{1}H（400 MHz）和 ^{13}C（100 MHz）数据

编号	实测值（CD$_3$OD）			文献值 [（CD）$_3$CO+D$_2$O+DCl]
	δ_C（ppm）	δ_H（ppm）	J_{H-H}（Hz）	δ_C（ppm）
1	124.9 s			124.4
2	129.2 s			128.5
3	142.5 s			143.5
4	150.2 s			148.5
5	115.9 d	6.91	1H, d, J = 8.8	115.9
6	120.7 d	7.36	1H, d, J = 8.8	167.1
7	143.1 d	7.23	1H, d, J = 15.8	128.6
8	115.8 d	6.25	1H, d, J = 15.8	116.9
9	167.9 s			167.1
1′	130.6 s			128.6
2′	116.9 d	6.72	1H, d, J = 1.8	116.9
3′	145.0 s			145.2
4′	143.6 s			144.1
5′	115.7 d	6.59	1H, d, J = 7.7	116.0
6′	121.2 d	6.53	1H, dd, J = 7.7, 1.8	121.5
7′	37.4 t	2.77	1H, dd, J = 13.7, 10.7	36.9
		2.96	1H, dd, J = 13.7, 2.2	
8′	76.9 d	4.83	1H, dd, J = 10.7, 2.2	73.7
9′	176.4 s			172.7
1″	126.9 s			125.9
2″	118.2 d	6.50	1H, d, J = 1.8	118.1
3″	144.7 s			144.4
4″	147.5 s			147.9
5″	116.4 d	6.48	1H, d, J = 8.4	117.1
6″	124.2 d	6.38	1H, dd, J = 8.4, 1.8	124.5
7″	143.7 d	7.73	1H, s	144.3
8″	123.0 s			122.2
9″	168.0 s			167.5
1‴	129.9 s			128.4
2‴	117.0 d	6.44	1H, d, J = 1.8	118.0
3‴	144.5 s			144.8
4‴	143.5 s			144.9
5‴	115.7 d	6.51	1H, d, J = 7.1	115.3

续表

编号	实测值（CD₃OD）			文献值 [（CD)₃CO+D₂O+DCl]
	δ_C（ppm）	δ_H（ppm）	J_{H-H}（Hz）	δ_C（ppm）
6‴	121.5 d	6.01	1H, dd, J = 7.7, 1.8	121.8
7‴	37.5 t	2.43	1H, dd, J = 13.5, 11.3	37.0
		2.88	1H, dd, J = 13.5, 1.9	
8‴	77.2 d	4.81	1H, dd, J = 11.3, 1.9	74.4
9‴	176.4 s			171.9

11. 化合物 11

白色粉末，三氯化铁显色呈阳性，提示其为酚酸类化合物。ESI-MS m/z：537 [M−H]⁻，提示其相对分子质量为538。结合 ¹H-NMR 和 ¹³C-NMR 数据推测其分子式为 $C_{27}H_{22}O_{12}$。其化学结构见图2-21。

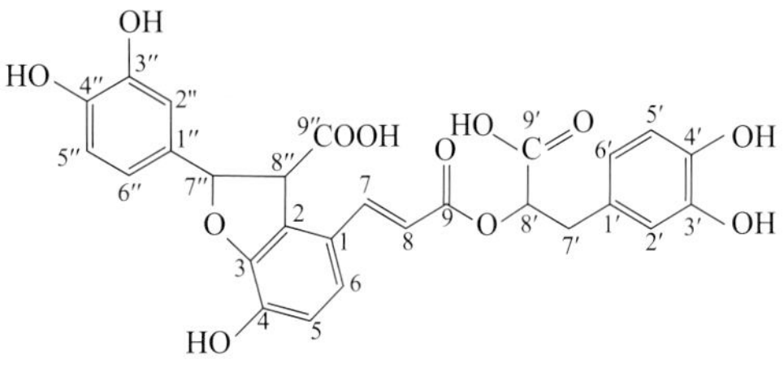

¹H-NMR（400 MHz，CD₃OD）谱中显示22个氢信号，其中，δ_H 6.81（1H，d，J = 8.4 Hz，H-5），7.21（1H，d，J = 8.4 Hz，H-6）为苯环上邻位氢

图 2-21　化合物 11 的化学结构

耦合信号；δ_H 7.81（1H，d，J = 15.9 Hz，H-7），6.34（1H，d，J = 15.9 Hz，H-8）为反式烯烃信号；δ_H 6.79（1H，d，J = 2.0 Hz，H-2′），6.67（1H，d，J = 8.1 Hz，H-5′），6.61（1H，dd，J = 8.1，2.0 Hz，H-6′），6.75（1H，overlapped，H-2″），6.75（1H，overlapped，H-5″），6.72（1H，dd，J = 8.3，2.0 Hz，H-6″）为苯环上两组ABX耦合系统的氢信号；δ_H 2.98（1H，dd，J = 14.6，8.6 Hz，H-7′a），3.08（1H，dd，J = 14.6，4.5 Hz，H-7′b），5.13（1H，dd，J = 8.6，4.5 Hz，H-8′），5.89（1H，d，J = 4.9 Hz，H-7″），4.35（1H，d，J = 4.9 Hz，H-8″）为亚甲基和次甲基氢信号。

¹³C-NMR（100 MHz，CD₃OD）谱中显示27个碳信号，其中低场区显示3个羰基碳信号，20个烯碳信号；高场区显示3个次甲基碳信号，1个亚甲基碳信号。

综合上述信息，并与文献[5]报道的紫草酸数据对比，数据见表2-14，其氢谱、碳谱数据基本一致，故鉴定化合物 **11** 为紫草酸。

表 2-14　化合物 **11** 的 ¹H（400 MHz）和 ¹³C（100 MHz）数据

编号	实测值（CD₃OD）			文献值（CD₃OD）		
	δ_C（ppm）	δ_H（ppm）	J_{H-H}（Hz）	δ_C（ppm）	δ_H（ppm）	J_{H-H}（Hz）
1	124.7			124.6		
2	127.6			127.6		
3	148.8			148.8		
4	145.2			145.2		
5	118.4	6.81	1H, d, J = 8.4	118.3	6.81	1H, d, J = 8.44
6	121.8	7.21	1H, d, J = 8.4	121.7	7.21	1H, d, J = 8.5
7	144.1	7.81	1H, d, J = 15.9	144.1	7.82	1H, d, J = 15.92
8	116.5	6.34	1H, d, J = 15.9	116.4	6.34	1H, d, J = 15.96

编号	实测值（CD₃OD）			文献值（CD₃OD）		
	δ_C（ppm）	δ_H（ppm）	J_{H-H}（Hz）	δ_C（ppm）	δ_H（ppm）	J_{H-H}（Hz）
9	168.3			168.1		
1′	129.4			129.2		
2′	117.6	6.79	1H, d, J = 2.0	117.6	6.65 ~ 6.79	1H, m
3′	146.6			146.6		
4′	145.2			145.2		
5′	116.5	6.67	1H, d, J = 8.1	116.3	6.65 ~ 6.79	1H, m
6′	121.8	6.61	1H, dd, J = 8.1, 2.0	121.9	6.62	1H, dd, J = 8.08, 1.96
7′	37.9	2.98	1H, dd, J = 14.6, 8.6	37.9	3.00	1H, dd, J = 14.32, 8.08
		3.08	1H, dd, J = 14.6, 4.5		3.07	1H, dd, J = 14.36, 4.36
8′	74.9	5.13	1H, dd, J = 8.6, 4.5	74.7	5.17	1H, dd, J = 7.96, 4.28
9′	173.5			173.4		
1″	133.8			133.8		
2″	113.6	6.75	1H, overlapped	113.4	6.65 ~ 6.79	1H, m
3″	146.7			146.7		
4″	146.1			146.0		
5″	118.3	6.75	1H, overlapped	118.3	6.65 ~ 6.79	1H, m
6″	116.4	6.72	1H, dd, J = 8.3, 2.0	116.0	6.65 ~ 6.79	1H, m
7″	88.9	5.89	1H, d, J = 4.9	88.7	5.90	1H, d, J = 4.6
8″	57.5	4.35	1H, d, J = 4.9	57.5	4.37	1H, d, J = 4.6
9″	175.2			173.4		

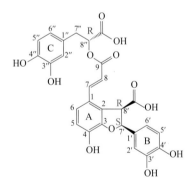

图 2-22 化合物 **12** 的化学结构式

12. 化合物 12

红外光谱 IR（KBr）v_{max}：3369，2988，1726，1610，1510，1448，1287，1263，1184 cm⁻¹；ESI-MS m/z：537 [M-H]⁻，提示其相对分子质量为538。结合 ¹H-NMR 和 ¹³C-NMR 数据推测其分子式为 $C_{27}H_{22}O_{12}$。其化学结构式见图2-22。

¹H-NMR（400 MHz，DMSO-d_6）中低场区显示一组反式双键质子信号：δ_H 7.52（1H，d，J = 15.8 Hz），6.22（1H，d，J = 15.8 Hz）；一组AB偶合系统质子信号 δ_H 7.22（1H，d，J = 8.3 Hz），6.81（1H，d，J = 8.3 Hz）；两组芳香环ABX偶合系统质子信号：δ_H 6.66（1H，d，J = 2.0 Hz），6.70（1H，d，J = 8.0 Hz），6.55（1H，dd，J = 8.0，2.0 Hz）和 δ_H 5.69（1H，d，J = 3.6 Hz），6.31（1H，dd，J = 8.0，2.0 Hz），6.53（1H，d，J = 8.0 Hz）。¹H-NMR中还给出 δ_H 5.69（1H，d，J = 3.6 Hz），4.37（1H，d，J = 3.6 Hz）为一组二氢苯并呋喃环上质子信号；另外 δ_H 5.00（1H，m），2.07（1H，dd，m）显示一组—CH（O—）—CH₂—信号。

¹³C-NMR（100 MHz，DMSO-d_6）中低场区 δ_C 169.8，169.6，167.3 为羧基或酯基碳信号，δ_C 110~150区间显示19个碳信号，除去一对反式双键碳信号 δ_C 143.1，116.9外，还存在

17个碳信号，提示可能存在3个苯环。结合氢谱，δ_C 85.4，59.4为二氢苯并呋喃环上碳信号。^{13}C-NMR高场区还显示1个连氧碳信号δ_C 73.5。^{1}H-NMR和^{13}C-NMR核磁数据见表2-15，与化合物**11**（紫草酸）一致，判断为紫草酸的异构体。

在通过常规波谱方法确定化合物**12**的平面结构后又综合采用手性及非手性色谱法、核磁共振Mosher法和圆二色谱法三种不同的方法对化合物**12**的绝对构型进行了研究，结果如下：手性色谱研究确定绝对构型为（7'*S*，8'*R*，8″*R*）；核磁共振Mosher法的PGME反应研究确定绝对构型为（8'*R*，8″*R*）；圆二色谱法确定绝对构型为（7'*S*，8'*S*）。其中圆二色谱法中通过核磁共振耦合常数推断8'位构型为*S*型，与另外两种方法的判定结果相反。若化合物**12**的8'位为*S*构型，那么化合物**12**与紫草酸的绝对构型完全一致，这显然是不对的。综合考虑认为手性色谱和核磁共振Mosher方法判断8'位构型更为直接、准确，而圆二色谱法中耦合常数的判据仅为经验性推断，且耦合常数的测定容易受到分子空间构象、测定方法等多种因素的影响，因此认为应当以这三种方法判定结果为准。最终将化合物**12**的绝对构型确证为（7'*S*，8'*R*，8″*R*）-epi-紫草酸。

表 2-15 化合物 **12** 的 ^{1}H（400 MHz）和 ^{13}C（100 MHz）数据

编号	实测值（DMSO-d_6）			文献值（CD$_3$OD）		
	δ_C（ppm）	δ_H（ppm）	J_{H-H}（Hz）	δ_C（ppm）	δ_H（ppm）	J_{H-H}（Hz）
1	124.1	—		124.7		
2	126.4	—		127.6		
3	145.2	—		148.8		
4	146.8	—		145.2		
5	119.7	6.81	1H, d, $J = 8.3$	118.4	6.81	1H, d, $J = 8.4$
6	120.2	7.22	1H, d, $J = 8.3$	121.8	7.21	1H, d, $J = 8.4$
7	143.1	7.52	1H, d, $J = 15.8$	144.1	7.81	1H, d, $J = 15.9$
8	116.9	6.22	1H, d, $J = 15.8$	116.5	6.34	1H, d, $J = 15.9$
9	167.3		—	168.3		
1'	130.9		—	133.8		
2'	112.1	6.66	1H, d, $J = 1.5$	113.6	6.75	1H, overlapped
3'	143.6		—	146.7		
4'	146.8		—	146.1		
5'	115.0	6.70	1H, d, $J = 8.0$	118.3	6.75	1H, overlapped
6'	115.1	6.55	1H, dd, $J = 8.0$, 2.0	116.4	6.72	1H, dd, $J = 8.3$, 2.0
7'	85.4	5.69	1H, d, $J = 3.6$	88.9	5.89	1H, d, $J = 4.9$
8'	59.4	4.37	1H, d, $J = 3.6$	57.5	4.35	1H, d, $J = 4.9$
9'	169.8		—	175.2		
1″	130.9		—	129.4		
2″	116.4	6.66	1H, d, $J = 2.0$	117.6	6.79	1H, d, $J = 2.0$
3″	145.0		—	146.6		
4″	144.5		—	145.2		
5″	116.1	6.53	1H, d, $J = 8.0$	116.5	6.67	1H, d, $J = 8.1$

编号	实测值（DMSO-d_6）			文献值（CD$_3$OD）		
	δ_C（ppm）	δ_H（ppm）	J_{H-H}（Hz）	δ_C（ppm）	δ_H（ppm）	J_{H-H}（Hz）
6″	122.6	6.31	1H, dd, $J = 8.0,\ 2.0$	121.8	6.61	1H, dd, $J = 8.1,\ 2.0$
7″	35.4	2.07	1H, m	37.9	2.98	1H, dd, $J = 14.6,\ 8.6$
					3.08	1H, dd, $J = 14.6,\ 4.5$
8″	73.5	5.00	1H, m	74.9	5.13	1H, dd, $J = 8.6,\ 4.5$
9″	169.6	—		173.5		

13. 化合物 13

该化合物为淡黄色粉末，ESI-MS：551 [M−H]⁻，575 [M+Na]⁺，提示化合物分子量为552，结合 ¹H-NMR 和 ¹³C-NMR 得出分子式为 $C_{28}H_{24}O_{12}$。其化学结构式见图2-23。

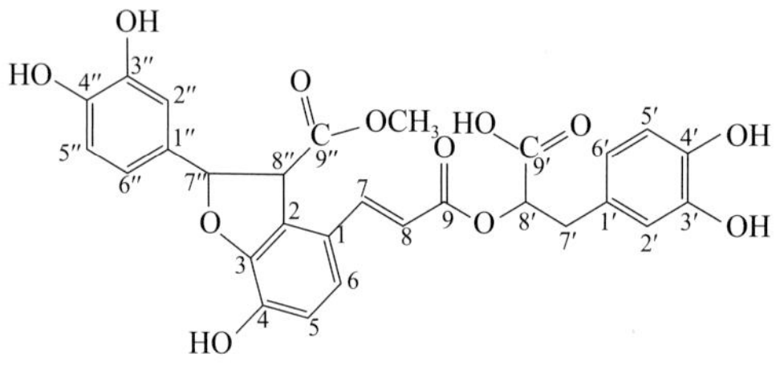

图2-23　化合物 **13** 的化学结构式

¹H-NMR中，芳香区给出10个质子信号，包括一组反式环外双键质子信号：δ_H 7.66（1H，d，$J = 16.0$ Hz），δ_H 6.26（1H，d，$J = 16.0$ Hz）以及另外8个芳香环质子信号，为ABX型耦合，重叠峰。同时，在低场区观察到2组连氧—OCH—质子信号，δ_H 5.88（1H，d，$J = 4.0$ Hz）和 δ_H 5.20（1H，brs）；除此之外，在 δ_H 4.39（1H，d，$J = 4.0$ Hz）存在一连接吸电子基团—CH—质子信号；在高场区存在一组—OCH$_3$质子信号和一组裂分的—CH$_2$—质子信号，δ_H 3.66（3H，s），δ_H 2.97～3.13（2H，m）。

¹³C-NMR共给出28个碳信号，其中包括1个OCH$_3$，1个CH$_2$，13个CH和13个季碳信号。结合 ¹H-NMR 和 DEPT 推测该化合物中含有2组羟基苯丙酸结构和1组咖啡酸结构，与丹参多酚酸结构类似；尤其是 ¹³C-NMR中，存在丹参多酚酸结构中特有的33.79 —CH$_2$，56.84—CH，75.67 —CH 和88.02 —CH信号，进一步证实该化合物的骨架结构为丹参多酚酸类成分。

—OCH$_3$取代基位置有HMBC谱确定，δ_H 3.66（3H，s）—OCH$_3$质子信号与 δ_C 173.5 有明确相关点，提示甲氧基连接于9位羧基成酯。核磁数据（表2-16）与文献[7]报道相一致。因此确定化合物**13**为紫草酸甲酯。

表2-16　化合物 **13** 的 ¹H（400 MHz）和 ¹³C（100 MHz）数据

编号	实测值（CD$_3$OD）			文献值（DMSO-d_6）		
	δ_C（ppm）	δ_H（ppm）	J_{H-H}（Hz）	δ_C（ppm）	δ_H（ppm）	J_{H-H}（Hz）
1	124.6 s			124.6 s		
2	125.6 s			125.6 s		
3	148.2 s			148.2 s		
4	145.9 s			145.9 s		
5	117.1 d	6.90	1H, d, $J = 8.4$	117.1 d	6.90	1H, d, $J = 8.4$
6	121.4 d	7.26	1H, d, $J = 8.4$	121.4 d	7.26	1H, d, $J = 8.4$
7	142.9 d	7.72	1H, d, $J = 15.6$	142.9 d	7.72	1H, d, $J = 15.6$
8	115.7 d	6.16	1H, d, $J = 15.6$	115.7 d	6.16	1H, d, $J = 15.6$

续表

编号	实测值（CD₃OD）			文献值（DMSO-d_6）		
	δ_C（ppm）	δ_H（ppm）	J_{H-H}（Hz）	δ_C（ppm）	δ_H（ppm）	J_{H-H}（Hz）
9	166.2 s			166.2 s		
1′	128.3 s			128.3 s		
2′	118.0 d	6.82	1H, d, J = 2.4	118.0 d	6.79	1H, d, J = 2.0
3′	145.7 s			145.7 s		
4′	144.5 s			144.5 s		
5′	116.1 d	6.71	1H, d, J = 8.0	116.1 d	6.74	1H, d, J = 8.0
6′	120.5 d	6.62	1H, dd, J = 8.0, 2.0	120.5 d	6.62	1H, dd, J = 8.0, 2.0
7′	37.4 t	3.03	1H, dd, J = 14.3, 4.2	37.4 t	3.03	1H, m
		2.98	1H, dd, J = 14.3, 8.7		2.98	1H, m
8′	74.1 d	5.16	1H, dd, J = 8.7, 4.6	74.1 d	5.16	1H, dd, J = 8.7, 4.6
9′	174.8 s			174.8 s		
1″	133.7 s			133.7 s		
2″	113.0 d	6.79	1H, d, J = 2.0	113.0 d	6.79	1H, d, J = 2.0
3″	145.3 s			145.3 s		
4″	144.5 s			144.5 s		
5″	115.8 d	6.76	1H, d, J = 8.0	115.8 d	6.76	1H, d, J = 8.0
6″	118.1 d	6.72	1H, dd, J = 8.0, 2.0	118.1 d	6.72	1H, dd, J = 8.0, 2.0
7″	87.2 d	5.80	1H, d, J = 4.0	87.2 d	5.80	1H, d, J = 4.0
8″	57.2 d	4.46	1H, d, J = 4.0	57.2 d	4.46	1H, d, J = 4.0
9″	170.3 s			170.3 s		
10″	52.3 s	3.67	3H, s	52.3	3.67	3H, s

14. 化合物 14

　　白色粉末，三氯化铁显色呈阳性，提示其为酚酸类化合物。ESI-MS m/z：139 [M+H]⁺，提示其相对分子质量为138，结合 ¹H-NMR 和 ¹³C-NMR 数据推测其分子式为 $C_7H_6O_3$。其化学结构式见图 2-24。

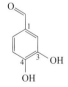

图 2-24　化合物 **14** 的化学结构

　　¹H-NMR（400 MHz，CD₃OD）谱中显示有6个氢信号，其中，δ_H 7.29（1H，overlapped，H-2），6.91（1H，m，H-5），7.31（1H，overlapped，H-6）为苯环上一组ABX耦合系统的氢信号。δ_H 9.69（1H，brs，H-7）为醛基氢信号。

　　¹³C-NMR（100 MHz，CD₃OD）谱中显示7个碳信号，其中低场区显示1个羰基碳信号，6个芳香碳信号，即 δ_C：131.0（C-1），115.5（C-2），147.3（C-3），153.9（C-4），116.4（C-5），126.5（C-6），193.2（C-7）。

　　综合上述信息，并与文献[8]报道的原儿茶醛数据对比，数据见表2-17所示，其氢谱、碳谱数据基本一致，故鉴定化合物**14**为原儿茶醛。

表 2-17　化合物 **14** 的 ^{1}H（400 MHz）和 ^{13}C（100 MHz）数据

编号	实测值（CD$_3$OD）			文献值（CD$_3$OD）		
	δ_C（ppm）	δ_H（ppm）	J_{H-H}（Hz）	δ_C（ppm）	δ_H（ppm）	J_{H-H}（Hz）
1	131.0			131.6		
2	115.5	7.29	1H, overlapped	116.2	7.28	1H, d, J = 1.41
3	147.3			148.0		
4	153.9			154.5		
5	116.4	6.91	1H, m	117.0	6.90	1H, d, J = 8.1
6	126.5	7.31	1H, overlapped	127.2	7.30	1H, dd, J = 9.48, 1.70
—CHO	193.2	9.69	1H, brs	193.8	9.68	

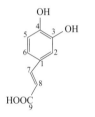

图 2-25　化合物 **15** 的化学结构式

15. 化合物 15

该化合物为白色粉末，易溶于水、甲醇等溶剂。紫外 254 nm 下有较强的暗斑，说明结构中可能含有较大的共轭基团。ESI-MS m/z：179 [M−H]$^-$，提示其相对分子质量为180；结合 ^{1}H-NMR 和 ^{13}C-NMR 数据推测其分子式为 C$_9$H$_8$O$_4$。其化学结构式见图2-25。

在 ^{1}H-NMR（400 MHz，CD$_3$OD）谱中，给出两个质子信号 δ_H 7.52（1H，d，J = 12.8 Hz）和 6.21（1H，d，J = 12.8 Hz），可知为 7、8 位双键氢信号，且处于反式；δ_H 6.92（1H，dd，J = 6.8，1.6 Hz）为 6 位质子信号，因受 2 位和 5 为质子耦合影响裂分为双二重峰；δ_H 7.03（1H，d，J = 1.6 Hz）由耦合常数知为 5 位质子信号，因与 6 位质子邻位耦合产生较小的耦合常数；δ_H 6.77（1H，d，J = 6.8 Hz）由耦合常数知为 2 位质子信号，因与 6 位质子间位耦合而产生较大的耦合常数。

^{13}C-NMR（100 MHz，CD$_3$OD）谱中给出 9 个 C 信号，再结合 DEPT 可知包含 5 个 CH 和 4 个季碳，其中一个季碳为羰基碳，两个为苯环上的季碳，5 个 CH 分别为 2 个双键次甲基碳和 3 个苯环次甲基碳。

综合上述信息，并与文献[9]报道的咖啡酸数据对比，数据见表2-18所示，其氢谱、碳谱数据基本一致，故鉴定化合 **15** 为咖啡酸。

表 2-18　化合物 **15** 的 ^{1}H（400 MHz）和 ^{13}C（100 MHz）数据

编号	实测值（CD$_3$OD）			文献值（DMSO-d_6）		
	δ_C（ppm）	δ_H（ppm）	J_{H-H}（Hz）	δ_C（ppm）	δ_H（ppm）	J_{H-H}（Hz）
1	127.4 s			125.1		
2	116.1 d	6.77	1H, d, J = 6.8	114.9	7.01	1H, brs
3	149.0 s			145.0		
4	146.4 s			143.6		
5	115.2 d	7.03	1H, d, J = 1.6	115.1	6.75	1H, d, J = 7.8
6	114.7 d	6.92	1H, dd, J = 6.8, 1.6	120.4	6.95	1H, brd, J = 7.8
7	146.6 d	7.52	1H, d, J = 12.8	147.5	7.39	1H, d, J = 16.2
8	122.5 d	6.21	1H, d, J = 12.8	114.0	6.16	1H, d, J = 16.2
9	170.8 s			167.5		

参 考 文 献

[1] Sun Y，Zhu H，Wang J，Liu Z，Bi J. Isolation and purification of salvianolic acid A and salvianolic acid B from *Salvia miltiorrhiza* by high-speed counter-current chromatography and comparison of their antioxidant activity[J]. J Chromatogr B Analyt Technol Biomed Life Sci，2009，877（8-9）：733-737.

[2] Ai CB，Li LN. Salvianolic acids D and E：two new depsides from *Salvia miltiorrhiza*[J]. Planta Med，1992，58（2）：197-199.

[3] Lee HJ，Cho JY，Moon JH. Chemical conversions of salvianolic acid B by decoction in aqueous solution[J]. Fitoterapia，2012，83（7）：1196-1204.

[4] 周长新，罗厚蔚，丹羽正武. 丹参水溶性化学成分的研究[J]. 中国药科大学学报，1999，（6）：13-18.

[5] 刘生生，韩飞，许卉，刘珂. 丹酚酸B热解产物化学成分的分离与鉴定[J]. 中草药，2011，42（2）：247-250.

[6] 程建明，葛婷婷，帅维维，朱丹凤，彭国平，郑云枫. 丹参滴注液中酚酸类有效成分分离研究[J]. 南京中医药大学学报，2012，28（6）：567-569.

[7] 王敏，梁敬钰，陈雪英. 肾茶的水溶性成分（英文）[J]. 中国天然药物，2007，（1）：27-30.

[8] Kang HS，Choi JH，Cho WK，Park JC，Choi JS. A sphingolipid and tyrosinase inhibitors from the fruiting body of *Phellinus linteus*[J]. Arch Pharm Res，2004，27（7）：742-750.

[9] 刘珊珊，周兴清，梁彩霞，张启伟，闫利华，王智民. 吴茱萸水提取物化学成分研究[J]. 中国实验方剂学杂志，2016，22（8）：58-64.

第四节　注射用丹参多酚酸在健康人体的药代动力学研究

临床药代动力学是一门研究临床用药过程中人体（健康人和患者）对药物的处置，即药物在人体内的吸收、分布、代谢和排泄的动力学过程以及人体在不同的生理病理条件对这一动力学过程的影响的科学。近年来，在健康志愿者或患者中进行临床药代动力学研究，已逐渐成为我国临床药理学发展的一个活跃领域，对促进临床合理用药起到了积极的指导作用。但中药制剂组分较为复杂，作用靶点较多，中药复杂组分体内过程的研究一直是中药药代动力学研究的难点与热点，也是制约中药现代化研究进程的重要因素。临床药代动力学旨在阐明药物在人体内的吸收、分布、代谢和排泄等动态规律，为提供高效、长效且不良反应少的药物或优化制订合理的给药方案提供依据。

本研究采用UPLC-MS/MS定量分析技术，系统考察健康受试者静脉滴注注射用丹参多酚酸后，人体内6种酚酸活性成分的药代动力学特征、药物体内暴露量以及肾排泄特征；考察在连续多次给药情况下丹参多酚酸成分体内暴露量的变化情况；考察目标适应证患者体内丹参多酚酸活性成分的血浆药动学特征及体内暴露量关系、肾排泄特征，从而为优化临床给药方案提供参考和依据。

一、实验材料

（一）仪器与试剂

Waters Xevo TQ-S三重串联四极杆质谱（美国Waters公司），Waters ACQUITY UPLC

I-Class超高效液相色谱（美国Waters公司），AX205十万分之一天平（瑞士Mettler Toledo公司），3K15低温高速离心机（美国Sigma公司），MiniSpin Plus小型高速离心机（德国Eppendorf公司），Concentrator Plus真空浓缩机（德国Eppendorf公司），Mill-QII型超纯水器（美国Millipore公司）。

乙腈、甲醇（色谱纯）（美国Honeywell公司），甲酸（色谱纯）（美国Tedia公司），乙酸乙酯（分析纯）（天津科密欧化学试剂有限公司），超纯水（Milipore超纯水机制备）。

（二）试药

注射用丹参多酚酸由天津天士力之骄有限公司提供，紫草酸、丹酚酸A、丹酚酸D、木犀草苷购买于天津一方科技有限公司，迷迭香酸、丹酚酸B、丹参素钠购买于中国食品药品鉴定研究院。

二、实验方法

（一）UPLC-MS/MS方法建立考察

1. 色谱条件

Waters ACQUITY UPLC超高效液相色谱系统：二元泵、自动进样器、柱温箱。CORTECS UPLC C18分析柱（2.1 mm×50 mm，1.6 μm，美国Waters公司），CORTECS UPLC C18保护柱（2.1 mm×5 mm，1.6 μm，美国Waters公司），流动相A相为乙腈（含0.1%甲酸），B相为水（含0.2%甲酸），梯度线性洗脱程序见表2-19。流速0.5 mL/min，柱温40℃，进样量2 μL。

表 2-19　UPLC-MS/MS 色谱洗脱条件参数表

时间（min）	A（%）	B（%）
0	5	95
0.30	5	95
0.40	18	82
1.70	18	82
2.20	30	70
2.40	95	5
2.80	95	5
2.81	5	95
4.00	5	95

2. 质谱条件

Waters Xevo TQ-S三重串联四极杆质谱，ESI离子源，负离子分析模式，多反应监测（MRM）扫描方式，参数设置：毛细管电压Capillary 2.4 kV，锥孔电压Cone 30 V，喷雾器压力Nebuliser 7 Bar，脱溶剂气温度Desolvation Temp 400℃，脱溶剂气流量Desolvation Gas Flow 800 L/h，锥孔气流量Cone Gas Flow 150 L/h，碰撞气流量Collision Gas Flow 0.14 mL/min，流

路切换（血浆样品）：0～1 min切换到废液，1～3 min切换进离子源，3～4 min切换到废液。流路切换（尿液样品）：0～0.35 min切换到废液，0.35～3 min切换进离子源，3～4 min切换到废液。MRM方法参数见表2-20所示。

表2-20　质谱MRM方法参数表

化合物	Q1	Q3	驻留时间（s）	锥孔电压（V）	碰撞能（eV）
DSS	196.95	178.92	0.264	36	8
SAB	717.31	519.23	0.130	60	16
SAD	417.13	175.11	0.129	44	16
LA	537.21	493.24	0.127	34	8
SAA	493.22	295.19	0.130	54	12
RA	359.09	161.07	0.127	58	12
Lue	447.15	285.07	0.129	82	24

注：Q1、Q3皆为单位分辨率。DSS——丹参素；SAB——丹酚酸B；SAD——丹酚酸D；LA——紫草酸；SAA——丹酚酸A；RA——迷迭香酸；Lue——木犀草苷

3. 对照品溶液配制

储备液的配制：分别精密称取一定量的迷迭香酸、紫草酸、丹酚酸A、丹酚酸B、丹酚酸D、木犀草苷置于10 mL棕色瓶中，加入一定量的甲醇将各标准品配制成500 μg/mL的标准品储备液；另精密称取一定量的丹参素钠，先加入1 mL 30%甲醇–水溶液（含4 μg/mL的维生素C，0.2%的甲酸），再加入一定量的甲醇配制成500 μg/mL的标准品储备液。

系列混合对照品溶液的配制：精密移取一定量的迷迭香酸、紫草酸、丹酚酸A、丹酚酸B、丹酚酸D，丹参素钠的储备液，用50%甲醇–水溶液（0.1%甲酸）稀释，配制迷迭香酸25 ng/mL、50 ng/mL、100 ng/mL、200 ng/mL、500 ng/mL、1000 ng/mL、2000 ng/mL、4000 ng/mL系列浓度，紫草酸200 ng/mL、500 ng/mL、750 ng/mL、1000 ng/mL、2500 ng/mL、5000 ng/mL、10000 ng/mL、20000 ng/mL系列浓度，丹酚酸A 25 ng/mL、50 ng/mL、100 ng/mL、150 ng/mL、200 ng/mL、300 ng/mL、400 ng/mL、500 ng/mL系列浓度，丹酚酸B 25 ng/mL、50 ng/mL、500 ng/mL、1000 ng/mL、5000 ng/mL、10000 ng/mL、25000 ng/mL、50000 ng/mL系列浓度，丹酚酸D 25 ng/mL、50 ng/mL、250 ng/mL、500 ng/mL、1000 ng/mL、2500 ng/mL、5000 ng/mL、10000 ng/mL系列浓度，丹参素25 ng/mL、50 ng/mL、100 ng/mL、200 ng/mL、1000 ng/mL、2000 ng/mL、5000 ng/mL、1000ng/mL的系列浓度的混合标准品溶液。

内标溶液的配制：精密移取一定量木犀草苷标准品母液，用50%甲醇–水溶液（含0.1%甲酸）将其稀释成浓度为1 μg/mL的内标溶液。

所有配制的标准品溶液均保存在4℃冰箱中，备用。

4. 血浆及尿液处理方法

取100 μL血浆样品，加入20 μL HCl溶液（1 mol/L）和10 μL内标溶液，涡旋2 min，1600 r/min离心3 min。加入800 μL乙酸乙酯，涡旋5 min，14000 r/min离心10 min，取出上清液700 μL，置于真空浓缩仪中挥干有机溶剂。继而加入100 μL50%的甲醇–水溶液（含0.1%的甲酸）复溶，涡旋1 min，14000 r/min离心5 min，取上清液2 μL，进样分析。

取100 μL尿液样品，加入20 μL HCl溶液（1 mol/L）、10 μL内标溶液和10 μL的50%甲醇–水溶液（含0.1%甲酸），涡旋2 min，14000 r/min离心10 min，取上清液2 μL，进样分析。

5. 方法学考察

（1）专属性

取6个人的空白血样或尿液、待测物（丹参素、丹酚酸B、丹酚酸D、紫草酸、丹酚酸A、迷迭香酸）及内标（木犀草苷）供试品溶液，按照上述色谱条件进样，测得的色谱图峰形良好，与相邻组分分离良好。

（2）线性关系考察

取空白血浆或尿液样品100 μL，加入20 μL HCl溶液（1 mol/L）、10 μL内标溶液，系列浓度混合对照品溶液10 μL，按"血浆及尿液处理方法"项下操作，进样2 μL进行测定。同时随行空白生物样品（处理过的不含分析物和内标的基质样品）和零浓度生物样品（处理过的仅含内标的基质样品）用于干扰评价。应用MassLynx V4.1数据处理软件，对待测物（丹参素、丹酚酸B、丹酚酸D、紫草酸、丹酚酸A、迷迭香酸）和内标（木犀草苷）进行峰面积积分。以待测物浓度（X）为横坐标，待测物与内标的峰面积比值（Y）为纵坐标，用加权最小二乘法（权重为$1/X^2$）进行回归运算，求得的直线回归方程即为血浆校正曲线，见表2-21。每批测试样品均随行标准曲线，并按血浆/尿液中各待测物的测定方法，对低、中、高三种不同浓度质量控制（QC）样品进行质量控制。

取100 μL空白血浆6份，分别加入内标溶液10 μL和最低浓度待测物对照品溶液10 μL，按"血浆及尿液处理方法"项下操作，进行测定，结果显示各化合物信噪比（S/N）≥10，相对标准偏差（RSD）小于20%。取100 μL空白尿液6份，分别加入内标溶液10 μL和最低浓度待测物对照品溶液10 μL，按"血浆及尿液处理方法"项下操作，进行测定，结果显示各化合物S/N≥10，RSD值小于20%，结果见表2-21。

表2-21 各待测成分的线性方程、相关系数、线性范围及最低定量限

基质	成分	线性方程	R	线性范围（ng/mL）	最低定量限（ng/mL）
血浆	丹酚酸B	$Y = 1.68 \times 10^{-3}X + 1.12 \times 10^{-3}$	0.9976	2.5 ～ 5000	2.5
	丹酚酸D	$Y = 1.08 \times 10^{-3}X - 2.95 \times 10^{-4}$	0.9988	2.5 ～ 1000	2.5
	紫草酸	$Y = 3.70 \times 10^{-4}X - 1.06 \times 10^{-3}$	0.9964	20 ～ 2000	20
	丹酚酸A	$Y = 1.76 \times 10^{-3}X - 4.62 \times 10^{-3}$	0.9971	2.5 ～ 50	2.5
	迷迭香酸	$Y = 2.19 \times 10^{-3}X + 3.10 \times 10^{-4}$	0.9983	2.5 ～ 400	2.5
尿液	丹酚酸B	$Y = 2.70 \times 10^{-3}X + 0.35 \times 10^{-3}$	0.9959	2.5 ～ 5000	2.5
	丹酚酸D	$Y = 2.37 \times 10^{-3}X - 0.73 \times 10^{-2}$	0.9965	20 ～ 5000	20
	紫草酸	$Y = 5.97 \times 10^{-4}X - 2.79 \times 10^{-3}$	0.9975	20 ～ 2000	20
	丹酚酸A	$Y = 2.17 \times 10^{-3}X - 0.69 \times 10^{-3}$	0.9970	2.5 ～ 1000	2.5
	迷迭香酸	$Y = 6.32 \times 10^{-3}X + 1.87 \times 10^{-3}$	0.9969	2.5 ～ 2500	2.5
	丹参素	$Y = 4.33 \times 10^{-4}X + 6.10 \times 10^{-4}$	0.9978	2.5 ～ 1000	2.5

（3）提取回收率与基质效应

取空白血浆或尿液配制含待测物低、中、高三个浓度的血浆样品各6份，按"血浆及尿

液处理方法"项下操作，进样 2 μL 进行测定，记录各待测物峰面积为 A_{sample}；另取空白血浆或尿液按"血浆及尿液处理方法"项下操作，得含空白基质的残渣，再分别加入 100 μL 50% 的甲醇 – 水溶液（含 0.1% 甲酸）配制的待测物低、中、高对照品溶液，制备含空白基质的复合溶液，进样 2 μL 进行测定，记录峰面积为 A_{matrix}，另取 50% 甲醇 – 水溶液（含 0.1% 的甲酸）配制的待测物低、中、高对照品溶液直接进样测定，记录峰面积为 $A_{solution}$。根据提取回收率计算公式 $R = A_{sample}/A_{matrix} \times 100\%$，基质效应计算公式 $R' = A_{matrix}/A_{solution} \times 100\%$，计算丹参素、丹酚酸 B、丹酚酸 D、紫草酸、丹酚酸 A、迷迭香酸和内标（木犀草苷）的提取回收率和基质因子（MF），并将待测物回收率（RE）除以内标的 RE，计算经内标归一化的 RE，将待测物的 MF 除以内标的 MF，计算经内标归一化的 MF，结果见表 2-22。

表 2-22　各待测成分提取回收率及基质效应

基质	成分	已知浓度（ng/mL）	提取回收率（%）	内标归一回收率（%）	基质效应（%）	内标归一基质效应（%）
血浆	丹酚酸 B	5	73.7	99.6	116.9	120.2
		500	76.6	107.4	100.7	100.9
		3750	80.0	106.5	101.2	96.2
	丹酚酸 D	5	73.1	98.8	119.3	122.7
		100	75.1	105.3	107.3	107.5
		750	76.3	101.6	106.6	101.3
	紫草酸	50	72.0	97.3	108.8	111.9
		250	75.9	106.5	104.9	105.1
		1500	78.5	104.5	103.3	98.1
	丹酚酸 A	5	70.2	94.9	109.3	112.4
		20	76.4	107.2	100.7	100.9
		37.5	73.4	97.8	102.2	97.1
	迷迭香酸	5	74.8	101.1	109.1	112.2
		50	79.3	111.2	105.5	105.7
		300	81.3	108.2	105.3	100.1
尿液	丹酚酸 B	5	80.8	95.2	78.1	137.8
		500	75.4	94.3	97.6	149.7
		3750	71.0	91.2	98.0	143.0
	丹酚酸 D	50	71.4	84.9	78.3	138.2
		500	74.8	93.5	92.1	141.3
		3750	71.1	91.4	95.1	138.8
	紫草酸	50	74.4	84.9	96.3	170.0
		250	78.2	97.8	93.2	142.9
		1500	73.0	93.9	87.0	127.0
	丹酚酸 A	5	70.4	82.9	53.6	94.7
		100	65.9	82.3	63.9	97.9
		750	60.8	78.1	74.1	108.1

续表

基质	成分	已知浓度 （ng/mL）	提取回收率 （%）	内标归一 回收率（%）	基质效应 （%）	内标归一 基质效应（%）
尿液	迷迭香酸	5	82.5	97.2	65.5	115.6
		100	77.2	96.5	86.4	132.5
		1875	79.0	101.6	106.4	155.3
	丹参素	5	74.7	88.0	64.2	113.3
		100	76.3	95.4	53.7	82.3
		750	72.5	93.2	55.8	81.4

（4）精密度和准确度

取空白血浆，配制含待测物最低定量限（LLOQ）和低（LQC）、中（MQC）、高（HQC）浓度血浆样品各6份，按"血浆及尿液处理方法"项下操作，测定、记录待测物峰面积和内标峰面积，计算其比值，代入随行标准曲线中计算浓度。精密度为测得浓度的变异值，以RSD表示，准确度用测得的浓度与真实浓度比值的百分数表示。处理、测定3批血浆样品，分别计算批次内与批次间的精密度和准确度，结果见表2-23。

取空白尿液，配制含待测物最低定量限（LLOQ）和低（LQC）、中（MQC）、高（HQC）浓度尿液样品各6份，按"血浆及尿液处理方法"项下操作，测定、记录待测物峰面积和内标峰面积，计算其比值，代入随行标准曲线中计算浓度。精密度为测得浓度的变异值，以RSD表示，准确度用测得的浓度与真实浓度比值的百分数表示。处理，测定3批尿液样品，分别计算批次内与批次间的精密度和准确度。结果见表2-24。

表 2-23　血浆样品批次内与批次间精密度和准确度

成分	已知浓度 （ng/mL）	批内（n = 6）			批间（n = 18）	
		实测值（ng/mL）	RSD（%）	准确度（%）	RSD（%）	准确度（%）
丹酚酸 B	2.5	2.38	16.2	95.0	14.1	97.8
		2.14	3.6	85.7		
		2.82	4.1	112.7		
	5	4.26	9.1	85.1	13.0	94.3
		4.48	2.1	89.5		
		5.42	6.0	108.3		
	500	511	3.3	102.3	5.6	105.6
		510	2.9	102.1		
		562	4.2	112.5		
	3750	3438	2.9	91.7	1.9	89.8
		3313	2.1	88.3		
		3355	3.7	89.5		
丹酚酸 D	2.5	2.64	9.2	105.7	3.0	104.2
		2.52	11.9	100.6		
		2.65	11.8	106.1		

续表

成分	已知浓度（ng/mL）	批内（$n=6$）			批间（$n=18$）	
		实测值（ng/mL）	RSD（%）	准确度（%）	RSD（%）	准确度（%）
丹酚酸 D	5	4.93	7.1	98.6	5.1	94.1
		4.46	3.0	89.1		
		4.74	10.1	94.7		
	100	97.2	2.6	97.2	4.9	101.6
		101	3.2	100.6		
		107	3.7	107.1		
	750	777	2.5	103.6	1.3	102.1
		757	7.1	101.0		
		762	9.9	101.6		
紫草酸	20	19.9	5.5	99.3	7.1	105.7
		20.8	8.5	103.8		
		22.8	5.5	114.0		
	50	45.5	5.5	101.2	2.3	100.7
		44.2	2.7	98.2		
		46.2	6.9	102.7		
	250	236	3.9	94.5	6.1	98.1
		237	3.7	94.7		
		262	6.9	104.9		
	1500	1651	2.7	110.1	3.6	105.6
		1551	4.3	103.4		
		1551	7.5	103.4		
丹酚酸 A	2.5	2.73	7.9	109.0	13.7	99.1
		2.09	2.5	83.7		
		2.62	3.4	104.7		
	5	4.58	6.1	91.5	6.0	90.9
		4.26	2.5	85.1		
		4.80	3.4	96.0		
	20	19.4	4.8	97.0	9.3	98.1
		17.9	2.5	89.5		
		21.5	5.1	107.7		
	37.5	39.6	4.5	105.7	5.3	100.7
		35.7	3.6	95.1		
		38.0	4.1	101.2		
迷迭香酸	2.5	2.37	3.6	94.7	5.2	99.4
		2.46	6.0	98.5		
		2.62	6.4	104.9		

续表

成分	已知浓度（ng/mL）	批内（n＝6）			批间（n＝18）	
		实测值（ng/mL）	RSD（%）	准确度（%）	RSD（%）	准确度（%）
迷迭香酸	5	4.52	2.9	90.5	8.8	95.6
		4.55	3.8	91.0		
		5.26	5.2	105.3		
	50	47.0	3.8	94.0	5.1	99.4
		50.1	3.1	100.3		
		52.0	2.7	104.0		
	300	298	3.0	99.2	3.7	103.6
		318	3.1	105.9		
		317	3.5	105.7		

表 2-24　尿液样品批次内与批次间精密度和准确度

成分	已知浓度（ng/mL）	批内（n＝6）			批间（n＝18）	
		实测值（ng/mL）	RSD（%）	准确度（%）	RSD（%）	准确度（%）
丹酚酸 B	2.5	2.88	3.5	115.2	2.2	114.9
		2.81	6.4	112.2		
		2.93	2.3	117.2		
	5	4.76	9.0	95.3	4.8	90.4
		4.35	2.3	87.1		
		4.44	2.8	88.9		
	500	484	3.7	96.8	3.6	101.0
		513	2.9	102.5		
		519	3.1	103.7		
	3750	4198	1.0	112.0	0.4	111.8
		4175	2.3	111.3		
		4207	1.2	112.2		
丹酚酸 D	2.5	21.0	3.0	105.0	2.9	108.1
		22.2	4.0	111.2		
		21.6	1.8	108.1		
	5	46.0	2.5	92.0	1.3	93.4
		47.0	2.4	93.9		
		47.1	1.9	94.2		
	100	486	4.5	97.2	2.0	99.5
		501	3.7	100.3		
		505	3.8	101.0		
	750	4092	2.2	109.1	0.8	109.0
		4118	2.8	109.8		
		4055	3.4	108.1		

续表

成分	已知浓度（ng/mL）	批内（n=6）			批间（n=18）	
		实测值（ng/mL）	RSD（%）	准确度（%）	RSD（%）	准确度（%）
紫草酸	20	21.8	9.2	108.9	3.9	104.6
		20.1	1.2	100.7		
		20.8	4.1	104.1		
	50	47.7	4.4	106.0	2.7	104.8
		45.7	4.3	101.6		
		48.1	4.1	107.0		
	250	252	5.0	100.8	1.8	102.7
		261	4.2	104.5		
		257	5.5	102.9		
	1500	1610	3.0	107.3	2.1	105.5
		1592	4.0	106.1		
		1544	3.5	103.0		
丹酚酸 A	2.5	2.84	6.0	113.6	13.3	103.7
		2.74	4.5	109.6		
		2.20	8.7	87.9		
	5	4.91	8.2	98.1	6.4	97.3
		5.16	7.6	103.1		
		4.54	6.3	90.7		
	20	102	8.2	101.8	2.4	104.7
		107	3.7	106.5		
		106	5.4	105.6		
	37.5	837	4.9	111.6	2.1	110.0
		833	2.7	111.1		
		805	6.1	107.3		
迷迭香酸	2.5	2.54	6.3	101.5	6.6	98.8
		2.59	2.7	103.6		
		2.28	4.9	91.3		
	5	4.97	2.1	99.4	2.5	101.4
		5.21	2.4	104.2		
		5.02	2.8	100.5		
	50	105	2.9	104.6	4.0	109.6
		113	0.9	112.5		
		112	3.0	111.6		
	300	1731	2.0	92.3	4.1	95.6
		1874	2.6	99.9		
		1775	3.0	94.6		

续表

成分	已知浓度（ng/mL）	批内（$n=6$）			批间（$n=18$）	
		实测值（ng/mL）	RSD（%）	准确度（%）	RSD（%）	准确度（%）
丹参素	2.5	2.34	15.7	93.4	8.2	100.8
		2.48	10.6	99.2		
		2.74	7.6	109.7		
	5	4.83	7.4	96.5	4.4	99.8
		4.90	8.2	98.0		
		5.24	6.4	104.8		
	100	104	7.4	104.0	1.7	102.7
		101	4.3	100.7		
		104	5.9	103.5		
	750	794	3.5	105.9	3.9	101.8
		734	4.1	97.9		
		762	6.1	101.6		

（5）稳定性

取空白血浆、空白尿液，分别配制成含待测物低、高浓度的血浆样品和尿液样品，分别考察血浆样品和尿液样品在不同放置条件下的稳定性：样品处理后10℃放置12 h的稳定性，室温放置24 h的稳定性，−70℃到室温反复冻融3次的稳定性，−70℃冷冻保存24 h的短期稳定性及保存45 d的长期稳定性。结果表明：样品处理后10℃放置12 h，室温放置24 h，−70℃到室温反复冻融3次的稳定性，−70℃冷冻保存24 h及45 d，血样和尿液的RSD值均小于15%，符合生物样品测定关于稳定性的要求。

（二）临床药理试验

1. 健康受试者选择标准

（1）纳入标准

1）健康志愿者，男女各半。年龄在18～35岁，同批受试者年龄不宜相差10岁以上。

2）所有受试者的体重需大于50 kg，体重指数不超过理想值的15%。体重指数＝体重（kg）/身高（m）的平方（体重指数在19～24）。

3）一般体格检查及实验室、理化检查均正常。

4）根据药品优良临床试验规范（GCP）规定，获取知情同意，志愿受试。

（2）排除标准

1）心、肝、肾等重要脏器有原发性疾病，有消化道疾病病史，有代谢性疾病病史，神经系统疾病病史者。

2）精神或躯体上的残疾患者。

3）体检、生化、血尿便常规及心电图、胸透、超声检查异常，且具有临床意义者。

4）有药物依赖史、滥用药物史、乙醇中毒史患者。

5）对丹参成分或产品（丹参注射液、含丹参的注射液）等过敏及过敏体质受试者。

6）1周内使用含有丹参（唇形科丹参属）及同属植物的药品、保健营养品、药膳等的受试者。

7）3个月内用过已知对某脏器有损害的药物，近2周内曾服用过各种药物，4周内曾服用过研究用药或对照用药者。

8）有出血倾向者。

9）经期、妊娠期、哺乳期妇女及育龄期妇女服用避孕药者。

10）生命体征异常者（收缩压＜90 mmHg或＞140 mmHg，舒张压＜50 mmHg或＞90 mmHg；心率＜50次/min或＞100次/min）。

11）试验前6个月内经常饮酒者，即每周饮酒超过14单位乙醇（1单位＝360 mL啤酒或45 mL乙醇量为40%的烈酒或150 mL葡萄酒）；试验前3个月每日吸烟量多于1支者。

12）试验前3个月服用软性毒品（如：大麻）或试验前一年服用硬性毒品（如：可卡因、苯环己哌啶等）者。

13）有其他可能影响药物吸收、分布、排泄和代谢的因素。

14）最近3个月献血者。

15）根据研究者的判断，不宜入组者（如体弱等）。

（3）终止试验标准

1）在拟用的治疗剂量下，出现了严重不良事件（危及生命，或影响正常的一般性工作和生活），应终止全部试验。

2）在拟用的治疗剂量下，多数受试者出现中度不良事件，应终止全部试验。

（4）剔除标准

1）出现严重不良反应者。

2）依从性差、不能按时按量用药者。

3）受试者不愿意继续进行临床试验，向主管医生提出退出者。

4）试验期间因身体状况不良或经临床医师认可需服用其他药物者。

5）试验期间不遵守临床医师和试验人员的要求，吸烟、喝酒者。

6）不符合纳入标准者。

7）符合排除标准者。

8）一次药未用者。

9）无任何记录者。

10）试验期间出现与受试药物明显相关的不良反应，未完成试验者。

11）采血时间错误者。

12）用药剂量与方法错误者。

13）采血后处理、保藏、运输方法失误者。

14）使用了影响药动学结果药物者。

2. 轻中度脑梗死患者选择标准

（1）纳入标准

1）既往诊断为脑梗死（中风中经络）患者[CT或磁共振成像（MRI）]。
2）病程在2周到2个月之间。
3）年龄在18～70岁，男女均可。
4）受试者知情，并签署知情同意书。

（2）排除标准

1）有凝血功能障碍疾病及出血倾向者或12周内发生过严重出血者。
2）有抑郁、痴呆或其他意识障碍者，脑梗死后并发脑出血者。
3）合并有心、肝、肾、造血系统、内分泌系统等严重疾病及骨关节病、精神病者。
4）4周内使用过已知对主要脏器有损害的药物者。
5）1周内使用任何含有丹参、藜芦的药品、食品、保健营养品、药膳等者。
6）对丹参成分或产品过敏及过敏体质受试者。
7）1个月内参加过其他药物试验的受试者。
8）经期、妊娠期、哺乳期妇女及育龄期妇女服用避孕药者。
9）具有认为不适合进入试验的任何其他因素的受试者。

（3）剔除标准

1）用药剂量与方法错误者。
2）无任何记录者。
3）采血时间错误者。

（4）终止试验标准

1）受试者依从性差，研究者要求终止，或受试者要求撤回知情同意书者。
2）出现不良事件，根据研究者意见需要终止试验者。
3）发生较严重不良反应者，必须立即停药终止试验。

3. 签署知情同意书

按《赫尔辛基宣言》（*Declaration of Helsinki*）原则，由试验主持人（研究者）、志愿者和见证人三方签订知情同意书。

4. 健康受试者例数及分组服药剂量

（1）单次给药

1）剂量与分组
受试者36人分成三组（设为A、B、C组），每组12人（男女各半）。其中B组的6名男性从第二天开始进入累积给药D组。

A组、B组、C组分别每人静脉给药50 mg、100 mg、200 mg注射用丹参多酚酸，先以适量0.9%氯化钠注射液溶解，分别加入0.9%氯化钠注射液250 mL稀释后缓慢静脉滴注（40滴/分），一日1次。

受试者于试验前一日晚上进入Ⅰ期临床试验病房，于次日晨7点统一早餐、8点排空膀胱后给药。所有受试者统一低脂膳食，试验期间避免剧烈运动及长时间卧床。试验前一天及试验期间禁止使用含乙醇、咖啡因、茶、柑橘类饮料或食品，禁止吸烟。

2）血样采集

在给药前（0 min），静脉滴注开始后5 min、15 min、30 min、60 min和125 min（拔针前，记录实际操作时间），拔针后10 min、30 min、1.5 h、3 h、6 h、10 h、22 h，通过肘前静脉埋管取血约1 mL。所取血样于4℃ 3000 r/min离心10 min后，取上清血浆，分装冻存。

每个受试者血样标本采取分段法编号：例如B-06-A-I-b-02。其中B代表血样标本，06为受试者编号，A表示分组，I代表给药1天，b表示拔针前（a表示拔针后），02为第2个采血点。

3）尿样采集

按0、0~2、2~6、6~10、10~24 h时间段收集完整尿样。记录各段尿样体积，并分装冻存。

尿样编号：每个受试者尿样标本采取分段法编号：例如U-05-C-I-03，其中U表示尿样标本，05为受试者编号，C表示分组，I代表给药1天，03为第3个采尿时间段。

（2）多次给药

1）剂量与分组：12名男性受试者（设为累积给药D组），注射用丹参多酚酸100 mg/d，先以适量0.9%氯化钠注射液溶解，再加入0.9%氯化钠注射液250 mL稀释后缓慢静脉滴注（40滴/分），一日1次（统一早餐后）。单次给药人体试验中B组（100 mg/d）中6名男性受试者，单次给药人体试验给药日（第1天）起的第2天开始连续6天静脉滴注注射用丹参多酚酸100 mg/（人·d），分别在第1、7天采集血样和尿样，其他时间采取每天输注前、拔针前的血样。试验期间受试者避免剧烈运动及长时间卧床。试验前一天及试验期间禁止使用含有乙醇、咖啡因、茶、柑橘类饮料或食品的受试者，禁止吸烟。

2）血样采集：在试验第1、7天采集血样。在给药前（0 min），静脉滴注开始后5 min、15 min、30 min、60 min和125 min（拔针前，记录实际操作时间），拔针后10 min、30 min、1.5 h、3.5 h、6 h、10 h、22 h，通过肘前静脉埋管取血1 mL。其他时间采取每天输注前及拔针前的血样。3000 r/min、4℃离心10 min，离心结束后取上清，分装-20℃条件冻存。血样编号：第1天编号为B-13-D-I-b-02，其中B代表血样标本，13为受试者编号，D表示分组，I表示第1天，b表示拔针前（a表示拔针后），02为第2个采血点。第2~6天编号为B-13-D-Ⅱ-02，其中13为受试者编号，D表示分组，Ⅱ表示第2天，02表示第2个采血点。第7天编号为B-13-D-Ⅶ-b-02，其中13为受试者编号，D表示分组，Ⅶ为第7天，b表示拔针前（a表示拔针后），02为第2个采血点。

3）尿样采集：在试验第1、7天采集尿样。按0 h、0~2 h、2~6 h、6~10 h、10~24 h时间段收集完整尿样。记录各段尿样体积，并分装冻存。尿样编号第7天加入"Ⅶ"字样，如U-05-D-Ⅶ-02。

5. 轻中度脑梗死患者例数及服药剂量

（1）给药

符合脑梗死（中风中经络）诊断标准的目标适应证受试者31例。静脉滴注给药100 mg注射用丹参多酚酸，先以适量0.9%氯化钠注射液溶解，再加入0.9%氯化钠注射液250 mL，稀释混匀，缓慢滴注（40滴/min），一日1次，单次给药。试验期间，详细询问记录每位受试者合并用药、吸烟、饮食习惯等协变量，并考察各因素对群体药动学模型的影响。

（2）血样采集

稀疏采血点的设计，参考健康志愿者Ⅰ期临床密集数据分布特征（给药前0 min，静脉滴注开始后5 min、15 min、30 min、60 min和125 min，拔针后10 min、30 min、1.5 h、3.5 h、6 h、10 h和22 h），依据随机、均匀原则，分别从每位受试者样本中抽取5个采血点，以确保在吸收相、分布相和消除相都至少有1个点。结合临床实际情况，每位受试者分别于给药前（0 min）和拔针时（125 min，峰浓度点），各从肘静脉取血3 mL。另外3个数据点根据入组顺序随机抽样，抽样原则是在静脉滴注开始后（5 min、15 min、30 min、1 h）、拔针后（10 min、30 min、1.5 h、3.5 h）、拔针后（6 h、10 h、22 h）中各随机抽取1点，模拟稀疏采样过程，最终获得一组稀疏采样数据，采血量同上。血样编号为B-05-b-02，其中B代表血标本，05为受试者编号，b表示拔针前（a表示拔针后），02为第2个采血点。

每个采样时间点收集的血样，3500 r/min离心10 min，取上清液置于1.5 mL的EP管中，−70℃低温避光保存，备测。

（3）尿样采集

结合临床实际，参考Ⅰ期尿样收集时间段的设计特征（0～2 h、2～6 h、6～10 h、10～24 h）。每位受试者从上述4个时间段随机选择1～3个时间段，收集尿样。记录各段尿样体积，混匀，并取5 mL分装，−70℃低温避光保存，备测。尿样编号为U-05-03，其中U表示尿样标本，05为受试者编号，03为第3个采尿时间段。

三、实验结果

采用LC-MS/MS测定丹酚酸B、丹酚酸D、紫草酸、丹酚酸A、迷迭香酸及丹参素，血浆及尿液中内源性物质不干扰样品测定，方法学符合生物样品分析要求，可用于注射用丹参多酚酸健康受试者及脑梗死患者的血样及尿样药动学研究。

（一）健康受试者

1. 血样测定结果

单次、多次静脉滴注注射用丹参多酚酸，各待测物的平均血药浓度–时间曲线见图2-26～图2-30，将各待测物的血药浓度–时间数据用DAS软件处理，得到各待测物的药动学参数，见表2-25。采用Phoenix WinNonlin 6.3软件，选择幂函数模型，对受试者血浆中各待测成分的AUC_{0-t}进行体内暴露程度与给药剂量的线性关系评价，结果见图2-31。

其中丹酚酸A仅在个别受试者零星采血点检测到，故未报道。

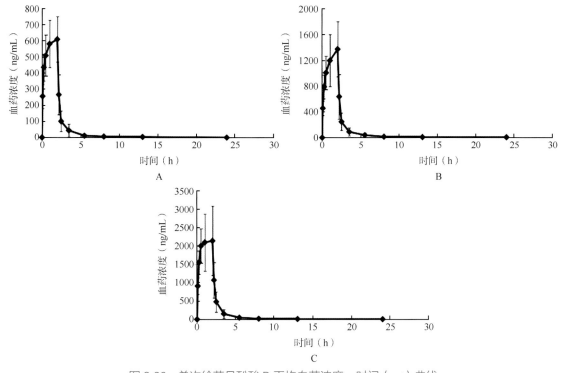

图 2-26　单次给药丹酚酸 B 平均血药浓度 – 时间（*c-t*）曲线

注：A——低剂量组，B——中剂量组，C——高剂量组。

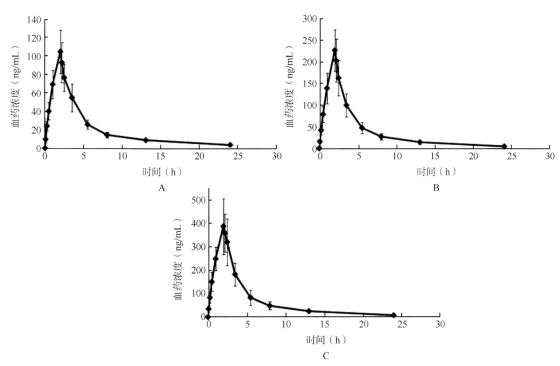

图 2-27　单次给药丹酚酸 D 平均血药浓度 – 时间（*c-t*）曲线

注：A——低剂量组，B——中剂量组，C——高剂量组。

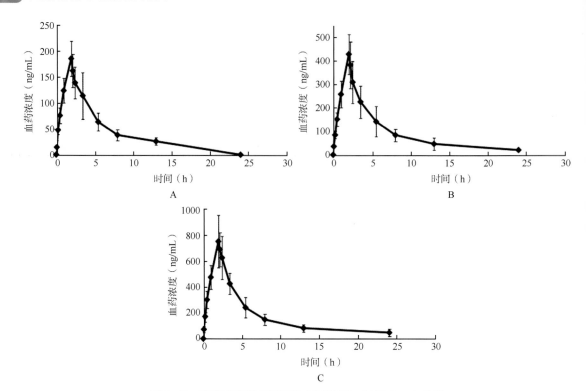

图 2-28　单次给药紫草酸平均血药浓度 – 时间（*c-t*）曲线

注：A——低剂量组，B——中剂量组，C——高剂量组。

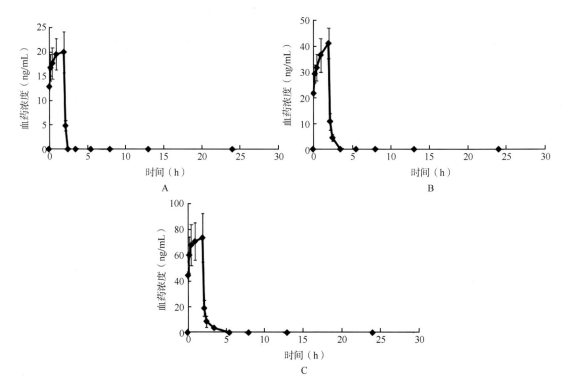

图 2-29　单次给药迷迭香酸平均血药浓度 – 时间（*c-t*）曲线

注：A——低剂量组，B——中剂量组，C——高剂量组。

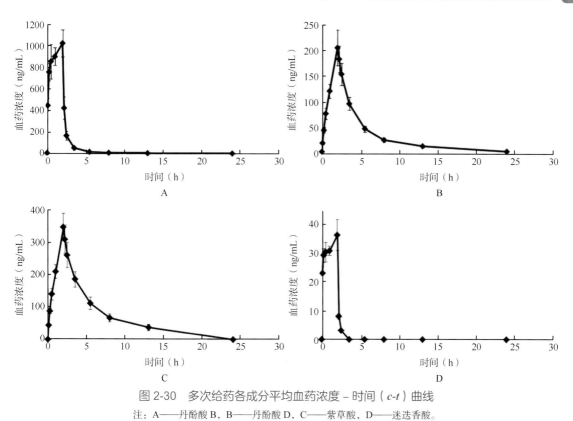

图 2-30　多次给药各成分平均血药浓度 – 时间（*c-t*）曲线

注：A——丹酚酸 B，B——丹酚酸 D，C——紫草酸，D——迷迭香酸。

表 2-25　单次给药低、中、高剂量组及多次给药各成分的主要药动学参数

成分	剂量	药峰浓度（C_{max}）（ng/mL）	达峰时间（T_{max}）（h）	半衰期（$t_{1/2}$）（h）	平均驻留时间（MRT）（h）	清除率（CL）[L/（kg·h）]	表观分布容积（Vd）（L/kg）	$AUC_{0\sim24h}$（μg·h/L）	$AUC_{0\sim\infty}$（μg·h/L）
丹酚酸 B	低	621	1.7	1.08	1.55	0.61	0.95	1354	1364
	中	1371	2.0	1.27	1.83	0.56	1.03	2948	2962
	高	2325	1.3	1.14	1.65	0.66	1.08	5066	5082
	多次	1033	1.9	1.11	1.60	0.75	1.20	2206	2225
丹酚酸 D	低	104	2.0	3.36	4.85	1.70	8.26	460	489
	中	228	2.0	3.51	5.07	1.74	8.83	927	955
	高	392	2.1	3.44	4.97	1.93	9.61	1668	1724
	多次	208	2.0	3.72	5.37	1.75	9.40	907	951
紫草酸	低	189	2.1	2.61	3.77	0.90	3.39	809	927
	中	431	2.0	3.15	4.55	0.76	3.48	1951	2181
	高	763	2.1	3.21	4.63	0.81	3.75	3645	4110
	多次	354	2.1	2.99	4.32	0.98	4.23	1560	1701
迷迭香酸	低	20.6	1.6	0.78	1.13	5.88	6.65	38.7	141.8
	中	41.1	1.8	0.84	1.22	17.39	21.19	76.2	95.9
	高	76.2	1.3	0.83	1.19	21.67	25.81	149.0	153.8
	多次	36.5	1.8	0.81	1.17	16.60	19.47	67.6	100.4

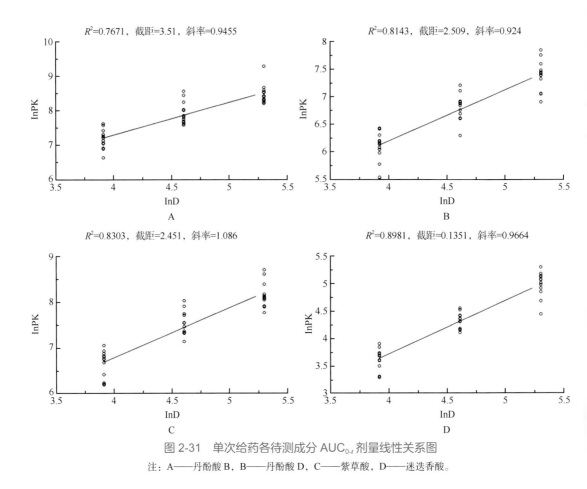

图 2-31   单次给药各待测成分 AUC_{0-t} 剂量线性关系图

注：A——丹酚酸 B，B——丹酚酸 D，C——紫草酸，D——迷迭香酸。

2. 尿样测定结果

健康受试者单次和多次静脉滴注注射用丹参多酚酸，各待测物的 24 h 尿药平均累积排泄量–时间曲线见图 2-32～图 2-35，24 h 尿药累积排泄量见表 2-26。其中丹酚酸 A 未在受试者尿样中检测到。

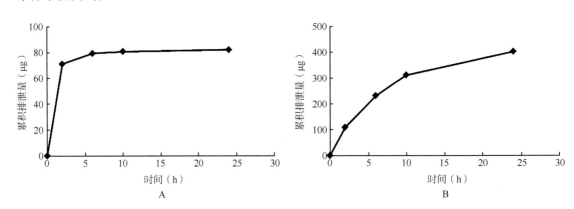

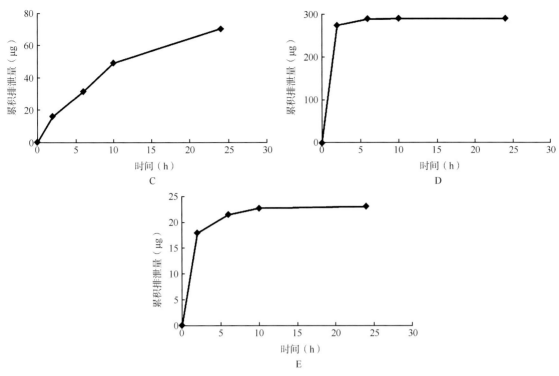

图 2-32 单次给药低剂量组各待测成分平均累积排泄量 – 时间曲线

注：A——丹酚酸 B；B——丹酚酸 D；C——紫草酸；D——迷迭香酸；E——丹参素。

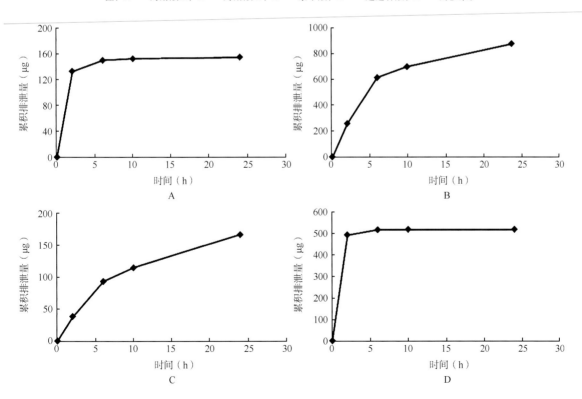

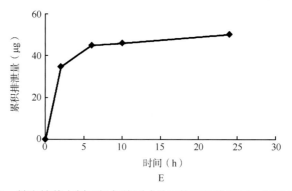

图 2-33 单次给药中剂量组各待测成分平均累积排泄量 – 时间曲线

注：A——丹酚酸 B；B——丹酚酸 D；C——紫草酸；D——迷迭香酸；E——丹参素。

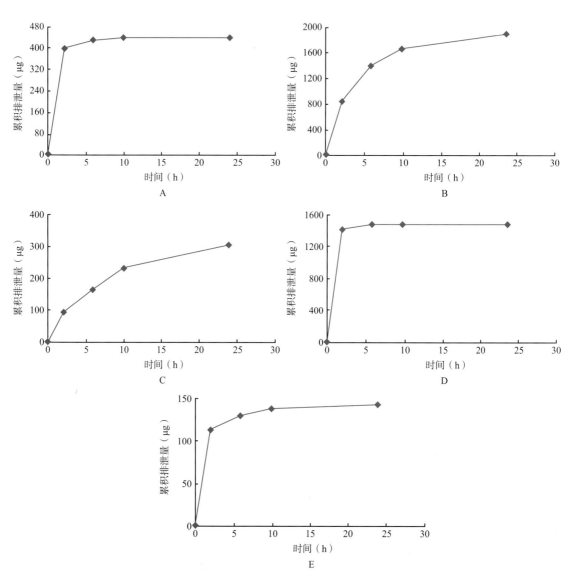

图 2-34 单次给药高剂量组各待测成分平均累积排泄量 – 时间曲线

注：A——丹酚酸 B；B——丹酚酸 D；C——紫草酸；D——迷迭香酸；E——丹参素。

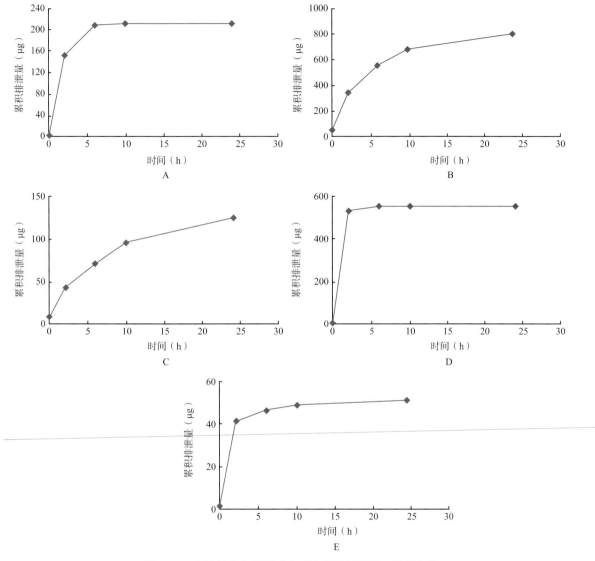

图 2-35　多次给药各待测成分平均累积排泄量 – 时间曲线

注：A——丹酚酸 B；B——丹酚酸 D；C——紫草酸；D——迷迭香酸；E——丹参素。

表 2-26　单次及多次给药各待测成分的尿药累积排泄率

成分	单次给药累积排泄率（%）			多次给药累积排泄率（%）
	低剂量组	中剂量组	高剂量组	中剂量组
丹酚酸 B	0.16	0.16	0.22	0.21
丹酚酸 D	0.80	0.88	0.94	0.84
紫草酸	0.14	0.17	0.15	0.13
迷迭香酸	0.58	0.52	0.73	0.55
丹参素	0.046	0.050	0.072	0.053

（二）轻中度脑梗死患者

1. 血样测定结果

患者单次静脉滴注注射用丹参多酚酸，各待测物的平均血药浓度–时间曲线见图2-36，与健康受试者类似，丹酚酸A仅在个别受试者零星采血点检测到，故未在列表中报道。

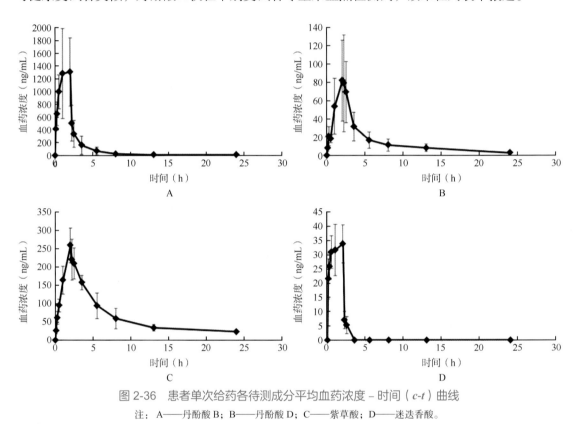

图2-36　患者单次给药各待测成分平均血药浓度 – 时间（c-t）曲线

注：A——丹酚酸B；B——丹酚酸D；C——紫草酸；D——迷迭香酸。

2. 尿样测定结果

患者单次静滴注射用丹参多酚酸，各待测物的尿药浓度数据和各时间段的排泄量见图2-37，24 h尿药累积排泄率见表2-27，其中丹酚酸A未在受试者尿样中检测到。

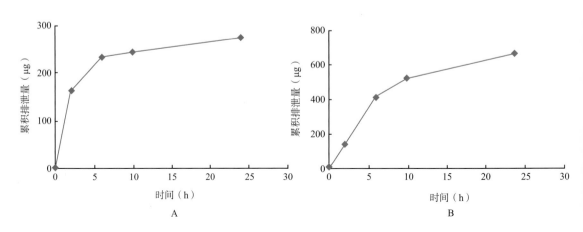

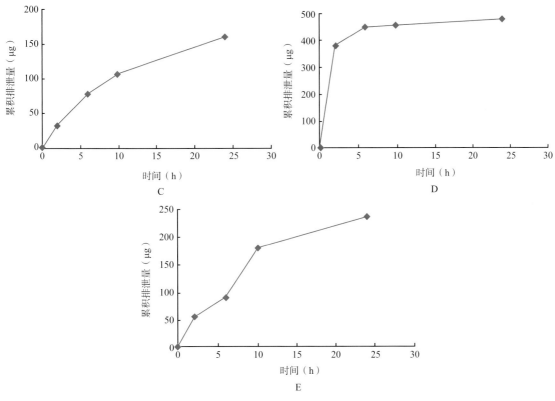

图 2-37　患者单次给药后各待测成分 24 h 平均累积排泄量 – 时间曲线

注：A——丹酚酸 B；B——丹酚酸 D；C——紫草酸；D——迷迭香酸；E——丹参素。

表 2-27　患者单次给药各化合物的尿药累积排泄率

| 化合物 | 各时段尿排泄量（μg） | | | | 累积尿排泄量（μg） | 累积排泄率（%） |
	0～2 h	2～6 h	6～10 h	10～24 h	0～24 h	
丹酚酸 B	166	69.5	8.27	31.6	275	0.28
丹酚酸 D	141	277	105	144	667	0.67
紫草酸	37.8	47.8	34.8	68.7	189	0.19
迷迭香酸	387	68.6	5.70	21.1	483	0.48
丹参素	55.5	37.6	88.5	54.9	236	0.24

（三）小结

脑梗死患者24 h尿药累积排泄率（丹酚酸B 0.28%、丹酚酸D 0.67%、紫草酸0.19%、迷迭香酸0.48%、丹参素0.24%）与健康受试者各成分的24 h尿药累积排泄率（丹酚酸B 0.19%、丹酚酸D 0.87%、紫草酸0.15%、迷迭香酸0.60%、丹参素0.06%）类似，酚酸类成分排泄率之和不足绝对给药剂量的2%，原型成分从尿液中排泄的量较少；二聚体的丹酚酸D、迷迭香酸排泄量较高，而四聚体的丹酚酸B和三聚体的紫草酸的排泄量较低。但患者丹参素的24 h尿药累积排泄率高于健康受试者，这可能与患者因疾病而导致肝肾功能发生一定程度改变有关。

患者单次静脉滴注注射用丹参多酚酸药代动力学特征与健康受试者十分相似。血液中各化合物吸收迅速，在 2 h 左右均可以达到峰值，丹酚酸 B、迷迭香酸消除较快，丹酚酸 D、紫草酸消除相对较慢。尿液中丹酚酸 B、迷迭香酸、丹参素排泄迅速，丹酚酸 D、紫草酸排泄相对缓慢，6 h 排出总量的 50% 左右。

四、实验结论

本研究采用专属性好、灵敏、快速、高效的 UPLC-MS/MS 进行定量分析，以乙酸乙酯液液萃取的方式处理血浆样品，直接采用涡旋离心方式处理尿液样品，系统考察健康受试者静脉滴注注射用丹参多酚酸后，人体内丹参多酚酸活性成分的药动学特征及给药剂量关系、肾排泄特征。对连续多次给药情况下丹参多酚酸成分系统暴露的变化情况进行研究。同时考察目标适应证患者静脉滴注注射用丹参多酚酸后，患者体内丹参多酚酸活性成分的血浆药代动力学特征及给药剂量关系、肾排泄特征。采用非线性混合效应法分析稀疏数据，考察患者体内相关成分的暴露水平、肾排泄的变化情况。

结果发现健康受试者单次和多次静脉滴注注射用丹参多酚酸，血液中有暴露的成分为丹酚酸 B、丹酚酸 D、紫草酸、迷迭香酸，AUC_{0-t} 大小依次为丹酚酸 B ＞紫草酸＞丹酚酸 D ＞迷迭香酸，$t_{1/2}$ 大小依次为丹酚酸 D ＞紫草酸＞丹酚酸 B ＞迷迭香酸。尿液中有暴露的成分为丹酚酸 B、丹酚酸 D、紫草酸、迷迭香酸、丹参素，24 h 累积排泄率大小依次为丹酚酸 D ＞迷迭香酸＞丹酚酸 B ＞紫草酸＞丹参素。单次给药 50 mg（低）、100 mg（中）、200 mg（高）三个剂量组，丹酚酸 B、丹酚酸 D、紫草酸、迷迭香酸 $t_{1/2}$ 无显著性差异；低、中、高剂量组的 C_{max}、AUC_{0-t}、24 h 尿累积排泄率有显著性差异，剂量与药动学参数基本呈线性关系。中剂量单次和多次给药的 $t_{1/2}$、C_{max}、AUC_{0-t}、尿累积排泄率无显著性差异。患者单次静脉滴注注射用丹参多酚酸，药代动力学特征与健康受试者十分相似。血液中各化合物吸收迅速，在 2 h 左右均可以达到峰值，丹酚酸 B、迷迭香酸消除较快，丹酚酸 D、紫草酸消除相对较慢。尿液中丹酚酸 B、迷迭香酸、丹参素排泄迅速，丹酚酸 D、紫草酸排泄相对缓慢，6 h 排出总量的 50% 左右。

通过以上研究，我们同时考察了健康志愿者以及脑梗死患者滴注注射丹参多酚酸后的人体药代动力学特征，为临床合理安全用药提供依据。

第五节　注射用丹参多酚酸成分的血脑屏障透过性研究

一、实验材料

（一）仪器与试剂

API 4000Qtrap 质谱仪（美国 Thermo 公司），Agilent ZORBOX-C18（3.5 μm，4.6 mm×100 mm）

（美国Agilent公司）。

乙腈（色谱纯）（美国Honeywell公司），甲酸（色谱纯）（美国Tedia公司）。

（二）受试药

注射用丹参多酚酸由天津天士力之骄药业有限公司提供。紫草酸、丹酚酸D、木犀草苷购买于天津一方科技有限公司，迷迭香酸、丹酚酸B、丹参素钠购买于中国食品药品鉴定研究院。阿魏酸、咖啡酸购于天津一方科技有限公司。

二、实验方法

（一）犬缺血模型血脑屏障透过性研究

1. 犬大脑中动脉栓塞模型的制作

（1）犬的麻醉及固定

前缘静脉给予3%戊巴比妥钠（30 mg/kg），一般1 min后即可达到松口指征，即睫毛反射基本消失、颈部松软、痛刺激消失。一般药效可维持2～3 h（根据手术需要直接静脉追加，每次2～3 mL），麻醉成功后，置动物仰卧于37℃保温手术台上，全程保温，固定四肢，常规消毒。

（2）给药

注射用丹参多酚酸规格为每支装0.13 g（含丹参多酚酸100 mg）。根据《药理试验中动物间和动物与人体间的等效剂量换算》计算犬与人体间的等效剂量换算关系。以人60 kg为标准，则人的用药剂量为2.17 mg/kg，成人a行，犬b列的换算系数Rab为1.85，故犬的剂量为2.17 mg/kg×1.85＝4 mg/kg。参照临床上人的用量，按照动物与人体间的等效剂量换算出来的用药量（4 mg/kg）的2倍即8 mg/kg静脉注射给药。

（3）模型制作

利用球囊法进行犬大脑中动脉栓塞模型的复制，实验过程中利用C形臂影像进行实时观测，证实脑缺血模型是否构建成功，球囊栓塞2 h后进行再灌注。再灌注后立刻模拟临床方式给药，给药剂量为8 mg/kg静脉滴注（90 min滴完），不同时间点采集脑脊液样本。

2. 血液和脑脊液的采集

分别对正常犬和模型犬进行给药处理，采集给药后的5 min、15 min、30 min、45 min、60 min、120 min、240 min、360 min血液和脑脊液。

（1）血液采集方法

选择耳缘静脉或者前缘静脉，常规消毒，持针以15°～30°缓慢直刺血管，见回血后，降低角度进针，退出针芯，再将整个外套管缓慢送入血管内，固定。按照时间点拔出针芯采集血液3～5 mL，采集完毕后将注射器吸好的3～5 mL生理盐水（NS），接上插在肝素帽处的输液头皮针，先缓慢注射生理盐水，再边注射余液边拔出输液针的正压封管。采集的血液于4℃ 5000 r/min离心10 min，取上清液保存于−80℃冰箱。

（2）脑脊液采集方法

采脑脊液时用临床上麻醉用的硬膜外麻醉穿刺针于第六七腰椎间穿刺，置管，按设计时间点采脑脊液。具体方法如下：将动物麻醉后，作自然俯卧式放于37℃手术台上，全程保温。常规剪去腰椎穿刺部位周边的被毛，碘伏消毒，再用75%乙醇将碘伏擦去。打开无菌腰椎穿刺包，戴无菌手套，铺无菌洞巾。检查穿刺针是否通畅后，左手固定皮肤，右手持腰椎穿刺针垂直缓慢进行穿刺，待有突破感后将穿刺针偏向头部平行进针，待有第二次明显的突破感后可见到犬后肢跳动，向外稍退针，缓慢退出穿刺针，放入细塑料软管，送入时应无明显的阻力，送入15～20 cm后，边送细塑料软管边退出穿刺的硬套管。取出硬套管后，将细塑料软管外端连接封闭器待用，同时用纱布、胶带固定细塑料软管以避免在实验过程中脱出和防止犬咬掉。采出的脑脊液放在血细胞计数器上于显微镜下观察，不含红细胞的为合格入组，含红细胞的舍弃。

3. 指标的选择

选择丹参多酚酸中的七种活性成分（丹酚酸B、丹参素、丹酚酸D、紫草酸、阿魏酸、咖啡酸、迷迭香酸）为含量测定指标。

4. 血浆和脑脊液样品处理

（1）血浆样品处理

取40 μL血浆置5 mL具塞离心管里，加入4 μL甲醇/水（1∶1），4 μL维生素C（1.4 mg/mL去离子水溶解），4 μL氯霉素（2 μg/mL去离子水溶解），充分涡旋1 min，然后加入100 μL CH$_3$OH与CH$_3$CN（1∶1），涡旋2 min，4℃ 15000 r/min离心10 min，取120 μL上清液，待进样。

（2）脑脊液样品处理

脑脊液处理方法同血浆。

5. 分析方法

（1）质谱条件

电喷雾离子源（ESI源）；扫描方式负离子（ESI⁻）检测；检测方式为多反应离子检测（MRM）；电喷雾电压为5 kV，雾化气体为N$_2$，雾化气压力为60 psi；雾化气流速为10 L/min；离子源温度为600℃，碰撞气体为高纯氮气，碰撞气压力为0.15 MPa；丹酚酸B去簇电压（DP）、碰撞能量（CE）、碰撞室射出电压（CXP）分别为105 V、26 V、11 V，丹酚酸D的DP、CE、CXP分别为80 V、30 V、11 V，紫草酸的DP、CE、CXP分别为50 V、14 V、15 V，迷迭香酸的DP、CE、CXP分别为70 V、24 V、15 V，阿魏酸的DP、CE、CXP分别为65 V、20 V、9 V，咖啡酸的DP、CE、CXP分别为75 V、24 V、9 V，丹参素的DP、CE、CXP分别为70 V、24 V、7 V。

（2）色谱条件

色谱柱：Agilent Eclipse Plus C18（4.6 mm×10 mm，3.5 μm）；柱温：25℃；运行时间为11 min；流动相A为水（含0.1%甲酸），流动相B为乙腈（含0.1%甲酸）；梯度洗脱时间为0～7 min，B：15%～65%；7～8 min，B：65%～98%；8.01～11.00 min，B%：15%～5%；流速：0.5 mL/min；进样量：10 μL。

（3）线性范围考察

精密称取丹酚酸B、丹酚酸D、迷迭香酸、紫草酸、丹参素、阿魏酸、咖啡酸对照品适量，以甲醇溶解，配制成浓度为1.00 mg/mL的标准储备液。然后精密量取标准储备液适量，以甲醇/水（1：1）溶液配制成浓度为10 μg/mL的中间标准溶液。上述储备液和标准系列溶液均置于4℃储存。取上述中间浓度标准溶液，以甲醇/水（1：1）溶液进行系列稀释，获得丹酚酸B、丹酚酸D、丹参素、迷迭香酸、紫草酸、咖啡酸、阿魏酸浓度为200 ng/mL、50 ng/mL、20 ng/mL、5 ng/mL、2 ng/mL、0.5 ng/mL、0.2 ng/mL、0.1 ng/mL的系列标准溶液。分别取10 μL标准溶液进样，记录峰面积，以峰面积Y对质量浓度X（ng/mL）进行线性回归，绘制标准曲线，见表2-28。

表2-28 丹参多酚酸标准曲线

成分	回归方程	R	线性范围
丹酚酸B	$Y = 2270X - 1580.2$	0.9996	0.1 ～ 200 ng/mL
丹酚酸D	$Y = 2761.2X + 183.67$	0.9999	
紫草酸	$Y = 1322X - 511.36$	0.9997	
迷迭香酸	$Y = 11009.6X + 677.96$	0.9998	
阿魏酸	$Y = 1347.8X + 334.9$	0.9999	
咖啡酸	$Y = 17677.9X + 8325.87$	0.9999	
丹参素	$Y = 13133.7X + 80.94$	0.9999	

精密度考察：选取0.5 ng/mL、5 ng/mL、160 ng/mL三个浓度的标准品溶液一天内重复测定5次，计算相对标准偏差，结果见表2-29。结果表明，相对标准偏差均小于3%，精密度符合方法学要求。

表2-29 丹参多酚酸精密度

浓度（ng/mL）	RSD（%）						
	丹酚酸B	丹酚酸D	紫草酸	迷迭香酸	阿魏酸	咖啡酸	丹参素
0.5	0.78	0.89	1.95	0.45	0.99	0.46	1.98
5	1.50	1.11	0.95	0.48	1.09	1.27	0.91
160	1.20	1.28	0.98	0.87	1.55	1.77	1.56

（二）体外血脑屏障模型通透性研究

1. 细胞培养

bEnd.3小鼠脑微血管内皮细胞（后简称为bEnd.3细胞）购自美国菌种保藏中心（ATCC）。

bEnd.3细胞培养于DMEM+20%胎牛血清（FBS）+1%双抗培养液中，每5天用0.25%胰蛋白酶消化、传代，在5%CO_2、95%空气，37℃饱和湿度条件下培养。

2. bEnd.3细胞屏障功能检测

取生长状态良好的脑微血管内皮细胞，胰蛋白酶消化后吹打成单细胞悬液，调整细胞密度至1×10^5个/mL，将0.2 mL bEnd.3细胞悬液接种于细胞培养插内池，并于24孔板培养插外池加入1.3 mL完全培养基，保证培养插内外池两侧液面相等，每日在倒置相差显微镜下观察bEnd.3细胞形态变化。

跨膜电阻（TEER）的测定：从细胞接种入细胞插内池开始，以未接种细胞仅在细胞插内池加入等量相同培养基的样品为空白对照，每天利用ESR-电阻仪测量细胞TEER读数。为保证数值的准确性，整个过程在恒温（23℃）下进行，每个细胞插均取不同方向的3个点，重复测定3次。

TEER =（接种有细胞的样品读数 − 空白对照样品读数）×0.3

3. 体外血脑屏障（blood-brain barrier，BBB）通透性测定

（1）正常给药组

待体外BBB模型培养至稳定后，用汉克斯平衡盐溶液（D-Hanks溶液）轻轻漂洗模型2～3次，Millicell内侧加入200 μL浓度为50 μg/mL的注射用丹参多酚酸溶液（高糖配制），外侧加入1.3 mL高糖无酚红培养基，于培养箱中正常培养，4 h后从池外侧取出1 mL培养液，用高效液相色谱–串联质谱法（LC-MS/MS）测定药物通过BBB模型的量，通过Artursson系数公式计算其表观通透系数（P_{app}）。

（2）造模后给药组

待体外BBB模型培养至稳定后，用D-Hanks溶液轻轻漂洗模型2～3次，Millicell内侧加入200 μL无糖无酚红培养基，外侧加入1.3 mL无糖无酚红培养基，氧糖剥夺（OGD）处理6 h后取出，弃孔内液体，用D-Hanks溶液轻轻漂洗模型2～3次，Millicell内侧加入200 μL浓度为50 μg/mL的丹参多酚酸溶液（高糖配制），外侧加入1.3 mL高糖无酚红培养基，4 h后从池外侧取出1 mL培养液，用高效液相色谱–串联质谱法（LC-MS/MS）测定药物通过BBB模型的量，通过Artursson系数公式计算其P_{app}。

$$P_{app} =（dQ/dt）\times 1/（A\times C_0\times 60）$$

其中dQ/dt表示样品每分钟的通透量，A表示培养基的表面积，C_0表示样品的初始浓度，60是将分钟换算成秒。

4. 分析方法

（1）溶液配制

精密称取对照品丹酚酸B、紫草酸、迷迭香酸，用DMSO溶解成2 mg/mL储备液，并用甲醇/水（1∶1，V/V）稀释成系列浓度溶液后进样分析。

（2）色谱条件

色谱柱：Agilent ZORBOX-C18（4.6 mm×100 mm，3.5 μm）；流动相：A，0.1%甲酸水

溶液；B，0.1%甲酸乙腈溶液；梯度洗脱时间：0.01～7 min，B：15%～68%；7～8 min，B：68%～95%；8～8.01 min，B%：95%～15%；8.01～11 min，B%：15%；进样量：10 μL；流速：0.5 mL/min。

（3）质谱条件

仪器型号：API 4000 Qtrap；模式：ESI⁺；气帘气：20 V；温度：550℃；喷雾气GS1：60 psi；辅助加热气GS2：55 psi；丹酚酸B：*m/z* 717.3、519.2；DP：105 V；CE：26 V；紫草酸：*m/z* 537.4、493.2，DP：50 V；CE：14 V；迷迭香酸：*m/z* 358.9、160.9，DP：70 V；CE：24 V。

专属性：本实验条件下，样品LC-MS/MS色谱图见图2-38、图2-39，由图可知各被测成分分离良好。

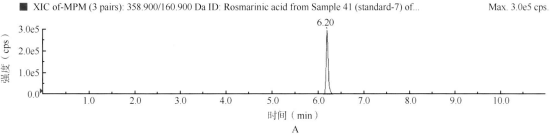

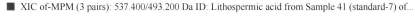

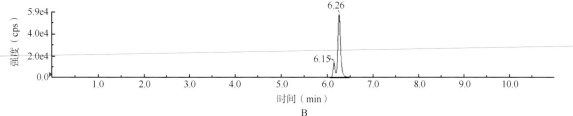

图 2-38　对照品 LC-MS/MS 色谱图

注：A——迷迭香酸；B——紫草酸；C——丹酚酸B。

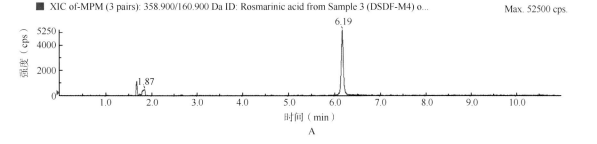

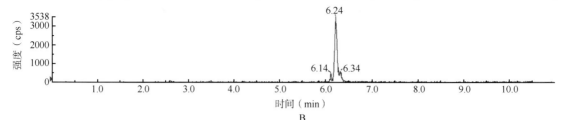

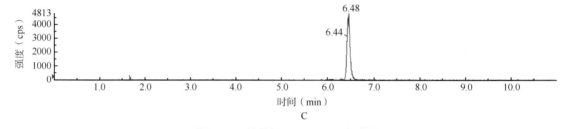

图 2-39　给药组 LC-MS/MS 色谱图

注：A——迷迭香酸；B——紫草酸；C——丹酚酸 B。

线性范围考察：用甲醇/水（1∶1，V/V）将紫草酸、迷迭香酸对照品溶液稀释成浓度分别为 0.2 ng/mL、0.5 ng/mL、2 ng/mL、5 ng/mL、20 ng/mL、50 ng/mL、100 ng/mL 的样品，将丹酚酸 B 对照品溶液稀释成浓度分别为 0.2 ng/mL、0.5 ng/mL、2 ng/mL、5 ng/mL、20 ng/mL、50 ng/mL、200 ng/mL 的样品，用高效液相色谱–串联质谱法（HPLC-MS/MS）检测，分别记录各样品的峰面积（Y）。以样品的峰面积（Y）对浓度（X）进行线性回归，得出三种化合物的标准曲线。结果表明三种化合物的线性相关系数（R）均大于或接近于 0.9990，线性方程见表 2-30。

表 2-30　丹参多酚酸标准曲线

成分	回归方程	R	线性范围（ng/mL）	LLOQ（ng/mL）
丹酚酸 B	$Y = 493X + 156$	0.9956	0.2 ～ 200	0.2
迷迭香酸	$Y = 8.41e{+}003X + 1.47e{+}003$	0.9910	0.2 ～ 100	0.2
紫草酸	$Y = 1.29e{+}003X + 1.81$	0.9959	0.2 ～ 100	0.2

三、实验结果

（一）犬缺血模型血脑屏障透过性研究

1. 丹酚酸 B、紫草酸、迷迭香酸在正常犬血液中的浓度

丹参多酚酸以静脉滴注方式给药，实验结果见表 2-31、表 2-32，图 2-40。采用药动学软件 DAS1.0 对结果进行处理，其中 $T_{1/2\alpha}$（min）、$T_{1/2\beta}$（min）为房室参数，结果显示丹酚酸 B 分布半衰期为（3.55±0.42）min，消除半衰期为（52.00±30.25）min；紫草酸分布半衰期为（3.53±0.98）min，消除半衰期为（41.38±42.2）min；迷迭香酸分布半衰期为（3.38±0.43）min，消除半衰期为（48.02±40.08）min，表明丹参多酚酸在犬体内分布和消除较迅速。

表 2-31　三种成分的血药浓度

时间（min）	丹酚酸 B（ng/mL）	紫草酸（ng/mL）	迷迭香酸（ng/mL）
5	11750±1398.81	1440±350.43	581.75±155.03
10	2347.50±377.83	314.25±28.09	136.65±56.16
15	733.75±82.94	112.93±19.4	44.88±14.67
45	484.75±61.57	62.05±9.03	23.43±4.90
60	265.50±40.93	33.90±12.39	13.08±6.19
120	166.50±57.49	23.96±14.13	8.96±6.80
240	122.63±36.39	8.72±2.63	4.39±2.98
360	82.38±10.61	4.46±1.39	2.55±2.07

表 2-32　血液药动学参数

参数	丹酚酸 B	紫草酸	迷迭香酸
$T_{1/2\alpha}$（min）	3.55±0.42	3.53±0.98	3.38±0.43
$T_{1/2\beta}$（min）	52.00±30.25	41.38±42.20	48.02±40.08
T_{max}（min）	5.00±0.00	5.00±0.00	5.00±0.00
C_{max}（μg/L）	11750.00±1398.81	1440.00±350.43	581.75±155.03
$AUC_{0-\infty}$[μg/（L·min）]	210161.63±35875.56	23278.51±2116.21	10056.05±3153.90
$MRT_{0-\infty}$（min）	151.48±90.80	73.30±35.55	131.63±119.91

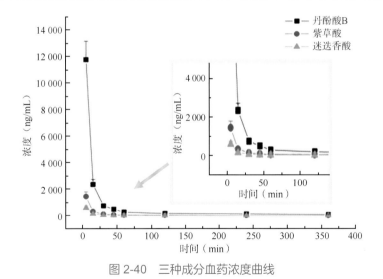

图 2-40　三种成分血药浓度曲线

2. 丹酚酸 B、紫草酸、迷迭香酸在正常犬脑脊液中的浓度

丹参多酚酸以静脉注射方式给药，实验结果采用 DAS1.0 药动学软件处理，药物在体内的分布符合二房室模型。其中，$T_{1/2\alpha}$（min）、$T_{1/2\beta}$（min）分别为丹参多酚酸在犬体内分布和消除半衰期。结果显示三种成分在脑脊液中达峰时间均为 15 min，显示三种成分在脑脊液中达峰时间迅速。结果见表 2-33、表 2-34，图 2-41。

表 2-33 丹参多酚酸在脑脊液中的浓度

时间（min）	丹酚酸 B（ng/mL）	紫草酸（ng/mL）	紫草酸（ng/mL）
5	229.80±17.37	16.98±10.76	23.66±8.99
10	584.42±97.10	38.10±12.29	31.66±6.37
15	384.60±101.66	24.36±9.75	15.48±2.17
45	336.80±100.09	19.92±5.37	9.10±2.13
60	262.00±56.56	13.83±4.54	4.93±1.09
120	168.20±21.80	10.02±4.85	2.96±1.30
240	49.40±14.80	6.84±3.40	1.89±0.74
360	21.42±7.54	3.38±1.83	1.50±0.41

表 2-34 脑脊液药动学参数

参数	丹酚酸 B	紫草酸	迷迭香酸
$T_{1/2}\alpha$（min）	6.75±5.18	36.34±27.32	30.57±6.05
$T_{1/2}\beta$（min）	80.23±12.55	312.49±312.33	320.30±443.44
T_{max}（min）	15.00±0.00	15.00±0.00	15.00±0.00
C_{max}（μg/L）	584.42±97.09	38.1±12.29	31.66±6.37
$AUC_{0-\infty}$[μg/（L·min）]	889.00±169.07	81.39±25.45	35.13±6.23
$MRT_{0-\infty}$（min）	110.41±12.67	191.09±52.52	207.42±80.23

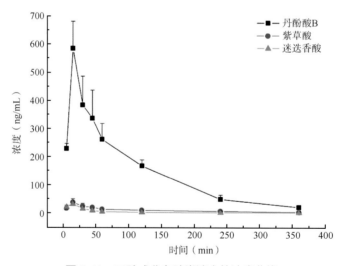

图 2-41 三种成分在脑脊液中的浓度曲线

3. 丹酚酸 B 在缺血犬脑脊液中的浓度

通过检测犬静脉注射用丹参多酚酸后的脑脊液样品，发现紫草酸、迷迭香酸、丹酚酸 A、丹酚酸 D 未检出或低于定量下限，而丹酚酸 B 可在脑脊液中发现，结果见表 2-35。

表 2-35 丹酚酸 B 在脑脊液中的浓度

时间（min）	丹酚酸 B（ng/mL）
30	4.90±4.42
60	7.13±4.41
90	7.20±2.43
120	5.87±1.42
240	5.10±0.71
360	2.10±0.28

4. 药物进入脑脊液中的量

药物进入脑脊液中的比例计算公式为 $G = \mathrm{AUC}_{脑脊液} / \mathrm{AUC}_{血液}$。通过计算可知丹酚酸 B 进入脑中的比例为（0.44±0.13）%，紫草酸进入脑中的比例为（0.36±0.13）%，迷迭香酸进入脑中的比例为（0.39±0.18）%。

（二）体外血脑屏障模型通透性研究

1. 细胞形态学的观察

分别将培养有正常 bEnd.3 细胞的培养板和经过氧葡萄糖剥夺（OGD）处理 6 h 后的 bEnd.3 细胞培养板置于倒置显微镜下，观察细胞贴壁生长状况及形态，并进行拍照。正常对照组 bEnd.3 细胞呈典型的铺路卵石样结构。OGD 处理 6 h 后的 bEnd.3 细胞形态明显皱缩，细胞密度明显降低。

2. TEER 测定

bEnd.3 细胞培养至 6 d 时，细胞 TEER 读数增至（57.3±6.4）$\Omega \cdot \mathrm{cm}^2$，培养 6 d 后，细胞 TEER 维持在与 6 d 相近的读数。结果见图 2-42。

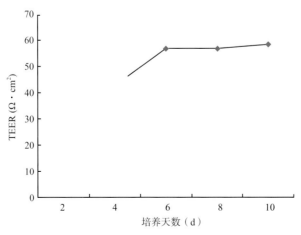

图 2-42 bEnd.3 细胞培养时间与相对 TEER 值变化关系

3. 体外 BBB 通透性测定

分别将正常给药组和 OGD 处理 6 h 后给药组用高效液相色谱 – 串联质谱法测定药物通

过BBB模型的量，通过Artursson系数公式计算其P_{app}。结果表明，正常给药组和OGD处理6 h后给药组的药物单体成分均能透过BBB；缺氧前，正常给药组中迷迭香酸、丹酚酸B、紫草酸透过血脑屏障的量分别为1.38×10^{-8} cm/s、30.15×10^{-8} cm/s、8.53×10^{-8} cm/s，OGD处理6 h后，迷迭香酸、丹酚酸B、紫草酸透过血脑屏障的量分别达到1.92×10^{-8} cm/s、40.12×10^{-8} cm/s、10.96×10^{-8} cm/s。与正常给药组相比，OGD处理6 h后给药组的丹酚酸B、迷迭香酸透过量显著增加，有统计学意义；紫草酸透过量有所增加，但无统计学意义，结果见图2-43。研究结果显示对bEnd.3细胞氧糖剥夺一定时间后，药物透过量增加，表明血脑屏障遭到破坏。

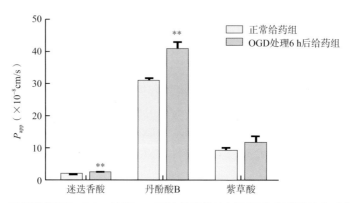

图 2-43　正常给药组和 OGD 处理 6 h 后给药组的注射用丹参多酚酸单体成分透过量

注：与正常给药组相比，$**P < 0.01$。

四、小结与讨论

本章用模型犬模拟临床给药，同时设置正常犬对照组，静脉注射给药后用腰椎穿刺置管的方法于不同时间点采集脑脊液，并对脑脊液中的成分进行分析，以初步研究注射用丹参多酚酸的入脑成分，为明确注射用丹参多酚酸药效作用特点及机制奠定基础。

犬为大型动物，具有取得的脑脊液样本量比较大，满足分析要求等优点。此外，取得的脑脊液为不含血的脑脊液，可避免血药浓度对脑脊液中药物浓度的干扰。因此，此方法能够准确反映丹参多酚酸在活体动物的BBB通透性。

选择7种成分（丹酚酸B、丹参素、丹酚酸D、紫草酸、阿魏酸、咖啡酸、迷迭香酸）为药代动力学标志物，根据血浆和脑脊液中成分含量的测定结果，阿魏酸、咖啡酸在血浆中未能检测到，这可能与阿魏酸、咖啡酸在丹参多酚酸中的含量低有关。其余成分在血浆中均能检测到，丹酚酸B在血液中的分布半衰期为（3.55±0.42）min，消除半衰期为（52±30.25）min；紫草酸分布半衰期为（3.53±0.98）min，消除半衰期为（41.38±42.20）min；迷迭香酸分布半衰期为（3.38±0.43）min，消除半衰期为（48.02±40.08）min，表明丹参多酚酸在犬体内分布和消除较迅速。脑脊液中能检测到丹酚酸B、迷迭香酸、紫草酸。丹酚酸B、紫草酸、迷迭香酸在脑脊液的$AUC_{0-\infty}$分别为（889±169.07）μg/（L·min）、（81.39±25.45）μg/（L·min）、（35.13±6.23）μg/（L·min），表明丹酚酸B、紫草酸、迷迭香酸可以透过BBB进入到脑脊液中。

第三章
注射用丹参多酚酸作用机制研究

注射用丹参多酚酸的功能为活血通络，用于中风中经络（轻中度脑梗死）瘀血阻络证，为临床常用治疗脑梗死的活血化瘀药物之一。本章主要通过丹参多酚酸对凝血系统、脑梗死缺血性脑损伤、脑功能障碍的影响三个方面进行注射用丹参多酚酸的药效作用研究；从注射用丹参多酚酸降低炎症因子水平、抑制小胶质细胞活化，调节脑自噬作用，促进脑功能恢复、抑制神经元凋亡的影响几个方面来阐述其作用机制；并对注射用丹参多酚酸对CYP450酶各个亚型及P-GP的影响进行药物相互作用研究。以期为临床更安全合理使用注射用丹参多酚酸提供依据。

第一节　注射用丹参多酚酸药效作用研究

根据注射用丹参多酚酸的作用特点，本节主要对凝血系统、脑梗死缺血性脑损伤、脑功能障碍的影响三个方面进行注射用丹参多酚酸的药效作用研究。通过对血小板聚集功能及其他凝血因素的考察，发现注射用丹参多酚酸有明显的抗血小板聚集作用，但对凝血时间、血小板计数、凝血酶原时间及纤维蛋白原浓度均无影响。通过建立电凝阻断一侧大脑中动脉造成大鼠局灶性脑缺血模型、三氧化铁局部贴敷致大脑中动脉血栓模型、单侧大脑中动脉凝闭合并同侧颈总动脉结扎造成大鼠局灶性脑缺血模型，对丹参多酚酸减轻脑损伤、改善学习记忆功能障碍及其机制进行研究。研究结果发现丹参多酚酸可以缩小大鼠脑缺血24 h后的脑梗死面积、改善神经功能症状、减轻缺血性脑水肿，显著减小缺血面积，增加缺血再灌注后半暗带面积，改善缺血区皮层血流，抑制炎性细胞因子的释放等。对脑组织病理形态和行为障碍观察发现丹参多酚酸可以减少动物大脑中动脉内血栓，增加海马区域新生神经元数目，改善脑缺血损伤引起的学习记忆能力下降，为成体脑组织神经再生创造一个有利的局部微环境。以上研究为进一步科学阐释注射用丹参多酚酸的活血化瘀法作用机制提供了理论及实验依据。

一、丹参多酚酸对血小板聚集功能的影响

（一）实验材料

1. 受试药

丹参多酚酸（天津天士力之骄药业有限公司）。

2. 试剂

花生四烯酸（AA）（瑞士 Fluka 公司），ADP、胶原（美国 Sigma 公司）。

3. 实验动物

Wistar 大鼠，雄性，体重 180～320 g，由中国医学科学院实验动物中心提供。

（二）实验方法

1. 前期准备

ADP 用 0.1 mol/L PBS 配成 0.5 mmol/L 的溶液。花生四烯酸先用少量无水乙醇溶解，再加入等当量 Na_2CO_3，用 0.1 mol/L PBS 配成 32.8 mmol/L 的溶液。

2. 体外给药实验

大鼠用 12% 水合氯醛麻醉（360 mg/kg），颈动脉取血，每毫升血加 10% 抗凝剂（3.8% 柠檬酸钠），在 1100 r/min 条件下离心 5 min，连续离心两次，吸出上层合并即富含血小板的血浆（platelet-rich plasma，PRP）。余下的再以 3000 r/min 离心 10 min，上层即去血小板血浆（platelet-poor plasma，PPP）。用 PPP 稀释 PRP，其体积比为 PRP∶PPP＝3∶1，用 PRP 调 100%，PPP 调零。每管加入 160 μL PRP，加入 20 μL 生理盐水或药物，温育 5 min，再加入诱导剂 ADP 为 5 μL，胶原和花生四烯酸为 20 μL，比浊法测定血小板聚集性。

3. 体内给药实验

将大鼠随机分为 4 组：1 个对照组，舌下静脉注射等容量生理盐水；3 个丹参多酚酸组，分别舌下静脉注射丹参多酚酸 3 mg/kg、6 mg/kg 和 10 mg/kg。大鼠麻醉后，给予不同剂量的药物，30 min 后取血，分离 PRP 和 PPP，方法同上。用 PPP 稀释 PRP，使计数达 3×10^6 个血小板/L。每管加入 160 μL PRP，加入 20 μL 生理盐水，温育 5 min，再加入诱导剂（ADP 为 5 μL，胶原为 20 μL），测定血小板聚集性。

4. 数据统计

数据结果用 $\bar{x} \pm s$ 表示，组间比较用 t 检验。

（三）实验结果与结论

1. 丹参多酚酸体外给药对血小板聚集的影响

丹参多酚酸可抑制胶原诱导的血小板聚集，拟合方程为 $Y = -235.96X \pm 82.341$，半抑制浓度（IC_{50}）＝0.22 mg/mL，丹参多酚酸可抑制 ADP 诱导的血小板聚集，拟合方程为 $Y = -17.904X \pm 74.138$，IC_{50}＝2.30 mg/mL，丹参多酚酸可抑制 AA 诱导的血小板聚集，拟合方程为 $Y = -15.355X \pm 94.521$，IC_{50}＝3.65 mg/kg。结果见表 3-1。

表 3-1　丹参多酚酸体外给药对血小板聚集的影响（$\bar{x}\pm s$，$n = 3 \sim 4$）

组别	剂量（mg/mL）	胶原▲ 聚集率（%）	剂量（mg/mL）	ADP 聚集率（%）	剂量（mg/mL）	AA▲▲ 聚集率（%）
对照组	NS	61.0±2.2	NS	66.0±1.6	NS	77.0±5.0
丹参多酚酸	0.092	56.7±5.5	0.54	62.0±2.8	0.84	85.0±4.0
丹参多酚酸	0.123	51.3±2.1**	0.78	56.3±0.6*	1.20	77.0±2.0
丹参多酚酸	0.164	47.3±6.7*	1.11	55.5±2.9***	1.72	67.0±1.0
丹参多酚酸	0.205	36.7±7.0*	1.59	50.3±1.9*	2.45	53.3±3.8*
丹参多酚酸	0.256	28.3±9.3***	2.27	38.3±9.0**	3.50	37.8±4.9***
丹参多酚酸	0.320	0±0*	3.24	13.5±5.0*	5.00	21.3±3.9***

注：与对照组比较，*$P < 0.05$，**$P < 0.01$，***$P < 0.001$，▲$n = 3$，▲▲$n = 4$（动物数）。

2. 丹参多酚酸体内给药对血小板聚集的影响

如表 3-2 所示，丹参多酚酸 6 mg/kg、10 mg/kg 可完全抑制胶原诱导的血小板聚集（$P < 0.001$），丹参多酚酸 10 mg/kg 可显著抑制 ADP 诱导的血小板聚集（$P < 0.001$）。

表 3-2　丹参多酚酸对胶原和 ADP 诱导的血小板聚集的影响（$\bar{x}\pm s$，$n = 8$）

组别	剂量（mg/kg）	聚集率（%）	
		胶原	ADP
对照组	NS	57.8±5.0	63.2±5.1
丹参多酚酸	3	56.1±3.1	60.6±5.7
丹参多酚酸	6	0±0***	59.3±4.8
丹参多酚酸	10	0±0***	47.4±5.9***

注：与对照组相比，***$P < 0.001$。

3. 实验结论

丹参多酚酸体外给药可抑制胶原、ADP 和 AA 诱导的血小板聚集；体内给药，丹参多酚酸 6 mg/kg 可完全抑制胶原诱导的血小板聚集，10 mg/kg 可显著抑制 ADP 诱导的血小板聚集。

二、丹参多酚酸对凝血系统功能的影响

（一）实验材料

1. 受试药

丹参多酚酸（天津天士力之骄药业有限公司）。

2. 仪器

小鼠跳台实验自动记录仪（中国医学科学院仪电室）。

3. 实验动物

昆明种小鼠，雄性，体重（23±4）g，中国医学科学院试验动物中心提供。

（二）实验方法

将小鼠随机分为4组，分别尾静脉注射生理盐水，丹参多酚酸3 mg/kg、6 mg/kg、10 mg/kg。30 min后，用摘眼球法取血，滴血在载玻片上测定凝血时间，其余血用3.8%柠檬酸钠抗凝，测定血小板数量、凝血酶原时间及纤维蛋白原浓度。

（三）实验结果与结论

静脉注射丹参多酚酸3 mg/kg、6 mg/kg、10 mg/kg对凝血时间、血小板数量、凝血酶原时间及纤维蛋白原浓度均无影响。具体见表3-3～表3-6。

表 3-3　静脉注射丹参多酚酸对小鼠凝血时间的影响（$\bar{x}\pm s$，$n = 10$）

组别	剂量（mg/kg）	凝血时间（s）	P
对照组		73.4±40.2	
丹参多酚酸	3	65.8±33.6	> 0.05
	6	76.2±30.6	> 0.05
	10	71.1±30.4	> 0.05

表 3-4　静脉注射丹参多酚酸对小鼠血小板计数的影响（$\bar{x}\pm s$，$n = 5$）

组别	剂量（mg/kg）	血小板（10^9/L）	P
对照组		562±142	
丹参多酚酸	3	453±38	> 0.05
	6	515±89	> 0.05
	10	496±25	> 0.05

表 3-5　静脉注射丹参多酚酸对小鼠凝血酶原时间的影响（$\bar{x}\pm s$，$n = 5$）

组别	剂量（mg/kg）	凝血酶原（s）	P
对照组		8.3±0.6	
丹参多酚酸	3	8.3±0.5	> 0.05
	6	8.4±1.0	> 0.05
	10	8.1±0.6	> 0.05

表 3-6　静脉注射丹参多酚酸对小鼠纤维蛋白原浓度的影响（$\bar{x}\pm s$，$n = 5$）

组别	剂量（mg/kg）	纤维蛋白原（mg/dL）	P
对照组		119.7±39.1	
丹参多酚酸	3	91.2±14.4	> 0.05
	6	87±20	> 0.05
	10	98.2±7.8	> 0.05

综上研究结果表明，丹参多酚酸对凝血系统没有影响。

三、丹参多酚酸对局灶性脑缺血的影响

（一）实验材料

1. 受试药

丹参多酚酸、注射用丹参多酚酸（天津天士力之骄药业有限公司）。

2. 工具药

2，3，5-氯化三苯基四氮唑（化学纯）（2，3，5-triphenyltetrazolium chloride，TTC）（中国人民解放军军事医学科学院）。

3. 试剂与仪器

KW65-3A型高频电刀，北京医用电子仪器厂；SXP-1B型手术显微镜，上海医用光学仪器厂；P/G2003-培养/干燥箱，重庆试验设备厂。

4. 实验动物

Wistar雄性大鼠，体重280～330 g，由中国医学科学院动物中心提供。

（二）实验方法

1. 实验分组

采用雄性Wistar大鼠，随机分为8组：假手术组，对照组（静脉注射生理盐水），注射用丹参多酚酸27、13.5、6.75 mg/kg共3组，丹参多酚酸20、10、5 mg/kg共3组，均为舌下静脉注射。

2. 模型制作

大鼠经水合氯醛350 mg/kg腹腔注射麻醉后，左侧卧位固定于鼠板上；于手术显微镜下沿外耳道与眼眦连线中点切开皮肤，暴露出颧弓；用小牵张器将鳞状骨和下骨间距撑开，与颅骨底开一1 cm×1 cm的骨窗；撕开硬脑膜，暴露出大脑中动脉；用高频电刀电凝阻断一侧大脑中动脉造成局部脑缺血，逐层缝合切口，即完成大鼠大脑中动脉梗死（middle cerebral artery occlusion，MCAO）局灶性脑缺血模型制作。术中、术后室温严格控制在24～25℃。假手术组只暴露大脑中动脉，不电凝。在阻断一侧大脑中动脉30 min后，由舌下静脉给药，24 h后，参照文献方法判断神经症状，然后断头取脑，测定脑含水量。另取Wistar雄性大鼠，分组及给药同前，在阻断一侧大脑中动脉后24 h，断头取脑，参照文献方法测定脑梗死面积。

3. 指标测定

（1）脑梗死面积的测定

将剥离完整的鼠脑放入4℃冰箱内盛有生理盐水的小杯中，10 min后去除嗅球、小脑及低位脑干，沿冠状面切为5片，立即放入TTC染色液中，避光在37℃水浴中温孵30 min。取出脑片放入10%福尔马林液中固定。正常组织为玫瑰红色，缺血组织呈白色。用重量求积法测定脑梗死面积，计算脑梗死区域占全脑面积的百分比。

（2）神经症状评分判断标准

1）提起大鼠尾部，观察两前肢情况，正常动物两前肢向前伸直并且对称。术后，脑缺血半球的对侧前肢内收，肩内旋。观察其程度不同评为0～4分。

2）牵拉两肢，正常大鼠肌力对称，脑缺血半球的对侧前肢肌无力，观察其程度不同评为0～3分。

3）推两肩，正常大鼠为双侧肩阻力对称，脑缺血半球的对侧肩阻力下降，观察其程度不同评为0～3分。

根据以上标准，满分为10分，分数越高，说明脑功能障碍越严重。以此作为脑功能障碍的指标。

（3）脑含水量的测定

用干湿法测定脑含水量，动物处死后，取出全脑，去除嗅球、低位脑干及小脑，立即称取脑湿重，置120℃烘箱中烘烤18 h至恒重后称脑干重量。脑含水量公式为：脑含水量（%）=（脑湿重−脑干重）/脑湿重×100%。

4. 数据统计

计算数据以$\bar{x} \pm s$表示，采用SPSS进行统计学检验。

（三）实验结果与结论

1. 注射用丹参多酚酸及丹参多酚酸对 MCAO 大鼠脑梗死面积的影响

结果显示（表3-7），丹参多酚酸20、10 mg/kg或注射用丹参多酚酸27、13.5 mg/kg静脉注射可显著缩小大鼠MCAO 24 h后的脑梗死面积，与对照组比较，差异有显著统计学意义。

表 3-7　丹参多酚酸及注射用丹参多酚酸静脉注射对 MCAO 大鼠脑梗死面积的影响（$\bar{x} \pm s$，$n = 10$）

组别	剂量（mg/kg）	脑梗死面积（%）
对照组		7.25±3.16
注射用丹参多酚酸	27	3.81±1.03**
	13.5	4.67±1.29*
	6.75	5.75±1.33
丹参多酚酸	20	3.82±1.07**
	10	4.67±1.44*
	5	5.76±1.37

注：与对照组比较，*$P < 0.05$，**$P < 0.01$。

2. 丹参多酚酸及注射用丹参多酚酸对 MCAO 大鼠神经功能症状的影响

对照组大鼠麻醉清醒后即有偏瘫样症状出现，主要表现为手术对侧前肢内收、肩内旋、前肢肌张力下降，向手术对侧推动时抵抗阻力下降。结果显示（表3-8），丹参多酚酸20、10 mg/kg，注射用丹参多酚酸27、13.5 mg/kg，可显著改善神经功能症状，与对照组比较，有显著性差异。

表 3-8　注射用丹参多酚酸及丹参多酚酸对 MCAO 大鼠神经功能症状的影响（$\bar{x}\pm s$，$n=10$）

组别	剂量（mg/kg）	症状评分
假手术组		3.46±1.44***
对照组		7.18±1.75
注射用丹参多酚酸	27	3.97±1.76**
	13.5	5.10±1.30*
	6.75	5.98±0.98
丹参多酚酸	20	3.98±1.92**
	10	5.05±1.62*
	5	6.01±1.26

注：与对照组比较*$P<0.05$，**$P<0.01$。

3. 丹参多酚酸及注射用丹参多酚酸对 MCAO 大鼠脑含水量的影响

结果显示（表3-9），阻断大鼠一侧中动脉24 h后，对照组的脑含水量为（82.82±1.29）%，而假手术组的脑含水量为（80.91±0.79）%，二者相比有显著差别，提示阻断一侧中动脉24 h后，阻断侧脑半球形成了严重水肿。丹参多酚酸20、10 mg/kg，注射用丹参多酚酸27、13.5 mg/kg，可显著减轻缺血性脑水肿。

表 3-9　注射用丹参多酚酸及丹参多酚酸静脉注射对 MCAO 大鼠脑含水量的影响（$\bar{x}\pm s$，$n=10$）

组别	剂量（mg/kg）	脑含水量（%）
假手术组		80.91±0.79**
对照组		82.82±1.29
注射用丹参多酚酸	27	80.99±0.90**
	13.5	81.52±1.07*
	6.75	82.01±0.85
丹参多酚酸	20	81.00±0.86**
	10	81.50±0.87*
	5	82.07±1.02

注：与对照组比较*$P<0.05$，**$P<0.01$。

4. 实验结论

以电烧灼法阻断大鼠大脑中动脉，造成局灶性脑缺血模型，观察注射用丹参多酚酸及丹参多酚酸对脑缺血的保护作用。结果表明：丹参多酚酸20、10 mg/kg与注射用丹参多酚酸27、13.5 mg/kg剂量下静脉注射，可显著缩小MCAO 24 h造成的脑梗死面积，改善神经症状，并能减少缺血侧脑含水量。

四、丹参多酚酸对大鼠大脑中动脉血栓的影响

（一）实验材料

1. 受试药

丹参多酚酸（天津天士力之骄药业有限公司）。

2. 试剂与仪器

SXP型手术显微镜（上海医用光学仪器厂），SHZ-22型石蜡切片机（美国AO公司）。

3. 实验动物

64只体重240～260 g的二级雄性Wistar大鼠，由中国医学科学院实验动物中心提供。

（二）实验方法

1. 实验分组

64只雄性Wistar大鼠随机分为5组：假手术组（生理盐水），模型组（生理盐水），丹参多酚酸（3、6、10 mg/kg）3组。均为舌下静脉注射。

2. 模型制作

大鼠以12%水合氯醛350 mg/kg腹腔注射麻醉后，置于鼠板上，于手术显微镜下沿右侧外耳道与眼眦连线中点切开皮肤，暴露出颧弓，用小牵张器将鳞状骨和下颌骨间距撑开，于颅底开2 cm×2 cm的骨窗，撕开硬脑膜，暴露出右侧位于嗅束和大脑下静脉之间的一段大脑动脉，置一小片塑料膜保护血管周围脑组织，将吸有50%三氧化铁溶液（1 mol/L盐酸）10 μL的小片定量滤纸（2 cm×2 cm）敷在此段大脑中动脉上，30 min后取下滤纸，用生理盐水冲洗局部组织，逐层缝合，回笼饲养，术中术后室温均严格控制在24～25℃。

各组在术后30 min由舌下静脉给药一次，24 h后参照文献方法判断神经症状，然后断头取脑测定脑梗死面积。

3. 指标测定

（1）神经症状的评分

术后24 h对每只动物进行评分，根据其症状严重程度分3级共10分，具体方法如下（表3-10）。分数越高，说明脑功能障碍越严重。

表 3-10 神经症状评分

方法	症状	分级	分数
1+2+3	1、2、3 项测试阴性	0	0
1. 提起大鼠尾部，大鼠离地 33 cm 左右，正常大鼠前肢对称向下伸	损伤后对侧前肢和肩内旋内收，程度不等	1	0～4
2. 将动物置光滑地板上，分别推左（或右）肩向对侧移动，检查抵抗推动的阻力	损伤后对侧肌力降低，易向对侧倒，程度不等	2	0～3
3. 将动物两前肢置一金属网上，观察两前肢的肌张力	损伤后张力下降，程度不等	3	0～3

（2）脑梗死面积的测定

动物经神经症状评分后，断头取脑，剔除嗅脑、低位脑干及小脑，剩余部分在冰上沿冠状面切成厚度基本相同的 5 片，于 37℃ 下 TTC 染料中温浴 30 min，正常脑组织呈玫瑰红色，脑梗死区呈白色。然后将脑片置于 10% 的甲醛中固定，将白色组织仔细取下称重，以脑梗死组织重量占总脑重的百分比作为脑梗死面积。

（3）脑组织形态学观察

动物于术后 24 h，断头取材，取大脑中动脉血栓形成部位用 4% 多聚甲醛固定，乙醇脱水，石蜡包埋，切片厚 7 μm，苏木精–伊红（HE）染色，光学显微镜下观察。

4. 数据统计

计算数据以 $\bar{x} \pm s$ 表示，采用 SPSS 对各组数据进行单因素方差分析（one-way ANOVA），最小显著性差异水平设定为 $P < 0.05$。

（三）实验结果与结论

1. 丹参多酚酸对行为缺陷程度的影响

丹参多酚酸 6、10 mg/kg 可明显减轻大鼠脑血栓 24 h 后的神经症状，与模型组比较有显著性差异（$P < 0.01$，$P < 0.001$），结果见表 3-11。

表 3-11 丹参多酚酸对大鼠中动脉血栓模型的大鼠神经症状的影响（$\bar{x} \pm s$，$n = 8$）

组别	剂量（mg/kg）	神经症状评分
假手术组		2.25±1.28***
模型组		8.5±1.20
丹参多酚酸	3	7.88±1.13
	6	6.38±1.06**
	10	4.38±.0.92***

注：与模型组相比，**$P < 0.01$，***$P < 0.001$。

2. 丹参多酚酸对脑梗死面积的影响

如表 3-12 所示丹参多酚酸 6、10 mg/kg 可明显缩小大鼠脑梗死 24 h 后的脑梗死面积，与模型组比较有显著性差异，丹参多酚酸剂量降至 3 mg/kg 则无明显作用。

表 3-12　丹参多酚酸对大脑中动脉血栓型的大鼠脑梗死面积的影响 $(\bar{x} \pm s, n = 8)$

组别	剂量（mg/kg）	脑梗死面积（%）
假手术组		0***
模型组		13.05±1.16
丹参多酚酸	3	11.9±099
	6	7.95±1.10
	10	4.93±0.54

注：与模型组相比，***$P < 0.001$。

3. 丹参多酚酸对脑动脉内血栓的影响

模型组大鼠在手术 24 h 后，肉眼观察病灶大脑中动脉皮层供血区苍白，脑表面血管较对侧充血，受损段大脑中动脉呈暗紫色，丹参多酚酸组 6、10 mg/kg 大鼠经大脑中动脉血栓形成 24 h 后，病灶侧脑表面未见明显的苍白，无光，受损段大脑中动脉较模型组红润。光镜下观察，模型组大脑中动脉内充满血栓，丹参多酚酸组 6、10 mg/kg 大脑中动脉血管内血栓减少，大剂量组作用更为明显。

4. 实验结论

用三氯化铁局部贴敷损伤血管，造成大脑中动脉血栓模型，观察脑梗死范围、行为障碍，同时用组织形态学方法研究丹参多酚酸对脑血栓所致局部脑缺血性损伤的保护作用。结果表明：丹参多酚酸于术后 30 min 静脉注射，能明显缩小脑栓塞 24 h 后的脑梗死范围，改善行为障碍，脑组织病理形态观察显示模型组大脑中动脉内充满血栓，丹参多酚酸 6 mg/kg 和 10 mg/kg 组动物大脑中动脉内血栓形成减少，脑组织缺血病变较轻。结果提示：丹参多酚酸可通过抑制脑血栓形成，从而减轻血栓形成所致的局部脑缺血性损伤。本实验为丹参多酚酸临床治疗脑血栓提供了实验依据。

五、丹参多酚酸对大脑中动脉凝闭合并同侧颈总动脉结扎大鼠皮层血流量的影响

（一）实验材料

1. 受试药

丹参多酚酸（天津天士力之骄药业有限公司）。

2. 试剂与仪器

18-3 型组织血流仪（北京立科技术公司），大鼠脑立体定位仪（西北光学仪器厂）。

3. 实验动物

Wistar大鼠，雌雄各半，体重180～200 g，由中国医学科学院医学实验动物研究所实验动物繁育厂提供。

（二）实验方法

1. 实验分组

实验共分5组，分别是假手术组，模型组，丹参多酚酸3 mg/kg、6 mg/kg及10 mg/kg组，均由舌下静脉注射。供试品溶液用生理盐水配制成所需浓度。

2. 模型制作及测定

大鼠用25%乌拉坦（1250 mg/kg）腹腔注射麻醉，切开颈正中皮肤，分离右侧颈总动脉，在动脉下埋线并打活结，以备结扎。在右侧眼眶后皮肤作一个1.5 cm长的切口，剥离并切除颞肌，暴露颞鳞骨，在颞鳞骨接缝处用牙科钻作直径2.5 mm的骨窗，暴露大脑中动脉主干，以备凝闭。切开颅顶皮肤，在右侧颜顶前囟中心后1 mm，旁开2 mm处用牙科钻作直径2.5 mm骨窗，以备插测量电极，分离颈后皮肤，以备插参比电极。

将大鼠固定于脑立体定位仪，参比电极置于颈背部皮下，测量电极通过颅顶骨窗置于皮层下0.8 mm，测定正常血流，然后将大鼠颈总动脉结扎，并将大脑中动脉凝闭，30 min后舌下静脉给药，分别于给药后15 min及30 min测定血流。相对血流＝（结扎后血流/结扎前血流）×100%。

3. 数据统计

为排除个体差异计算相对血流，结果用组间t检验进行比较。

（三）实验结果与结论

丹参多酚酸静脉注射对大脑中动脉凝闭合并同侧颈总动脉结扎大鼠皮层血流量的影响见表3-13。

表3-13　丹参多酚酸静脉注射对大脑中动脉凝闭合并同侧颈总动脉结扎大鼠皮层血流量的影响（$\bar{x}\pm s$，$n=8$）

组别	药物剂量（mg/kg）	血量（$\bar{x}\pm s$，%）		
		结扎前	给药后 15 min	给药后 30 min
假手术	—	100	100.8±10.1	94.0±12.3**
模型	—	100	47.9±12.1	44.2±10.6
丹参多酚酸	3	100	54.4±12.6	56.4±14.9
丹参多酚酸	6	100	67.1±14.7*	66.8±16.9*
丹参多酚酸	10	100	63.7±10.0*	61.5±14.4*

注：与模型组比较，*$P<0.05$，**$P<0.001$。

结果显示，单侧大脑中动脉凝闭合并同侧颈总动脉结扎后缺血区皮层血流明显减少（$P<0.01$），丹参多酚酸6 mg/kg及10 mg/kg组皮层血流明显恢复（$P<0.05$），丹参多酚酸3 mg/kg

组血流有一定程度恢复，但与模型组比较无显著性差异（$P > 0.05$），结果提示丹参多酚酸有改善缺血区皮层血流作用。

本实验采用单侧大脑中动脉凝闭合并同侧颈总动脉结扎造成大鼠局灶脑缺血，采用氢气清除法测定缺血前后中动脉供血区血流变化，并观察丹参多酚酸的作用。结果发现，血管被凝闭及结扎后皮层血流明显减少，约为正常值的50%，并且随时间有进一步下降趋势，舌下静脉给予丹参多酚酸6 mg/kg及10 mg/kg能明显提高缺血区皮层血流，使其下降的幅度明显降低。表明丹参多酚酸能改善脑缺血区血流供应。

六、丹参多酚酸对缺血再灌注小鼠学习记忆功能障碍的改善作用

（一）实验材料

1. 受试药

丹参多酚酸（天津天士力之骄药业有限公司）。

2. 试剂与仪器

小鼠跳台实验自动记录仪（中国医学科学院仪电室）。

3. 试验动物

昆明种小鼠，雄性，体重（23±4）g，共84只，由中国医学科学院医学实验动物研究所提供。

（二）实验方法

1. 实验分组

小鼠随机分为5组：假手术组，对照组（静脉注射等容量生理盐水），丹参多酚酸组（3 mg/kg，6 mg/kg，10 mg/kg），每组12只。

2. 模型制作及测定

以戊巴比妥钠（60 mg/kg，腹腔注射）麻醉后，仰卧位固定，颈正中切口，分离双侧颈总动脉并穿以零号丝线。双侧颈总动脉阻断血流10 min，然后恢复血流10 min，如此重复三次，缝合皮肤。然后置小鼠于正常饲养条件。假手术组只分离双侧颈总动脉。缺血再灌注后10 min，尾静脉注射药物，缺血再灌注24 h后，第2次给药（静脉注射）。给药30 min后进行跳台实验。将待测小鼠放入跳台仪中，适应环境3 min，然后向底部栅板通电，观察小鼠跳上高台时间（反应时间）和5 min内小鼠由高台跳下受到电击的次数（训练期错误次数）。24 h后，再次给药，然后进行第2次跳台实验检查记忆功能。将小鼠放于实验仪高台上，底部栅板同时通电，记录小鼠跳下高台的时间（潜伏期）和5 min内受到电击次数（重测期错误次数）。缺血再灌注小鼠分组与给药方法同上第五节。

采用断头法完全中断全脑血液供应，观察小鼠全脑停止供血后张口呼吸持续时间。

3. 数据统计

数据结果用 $\bar{x}\pm s$ 表示，组间比较用 t 检验。

（三）实验结果与结论

1. 静脉注射丹参多酚酸对小鼠脑缺血再灌注损伤的保护作用

跳台试验主要是观察训练后药物对小鼠 24 h 记忆获得障碍的影响。主要观察小鼠训练期的反应时间和错误次数，如表 3-14 所示，与对照组相比，丹参多酚酸 3 mg/kg 可减少反应时间（$P<0.05$），延长潜伏期（$P<0.05$），减少重测期错误次数（$P<0.01$）；丹参多酚酸 6 mg/kg 可延长潜伏期（$P<0.01$），减少重测期错误次数（$P<0.01$）；丹参多酚酸 10 mg/kg 可减少反应时间（$P<0.001$），延长潜伏期（$P<0.01$），减少训练期和重测期错误次数（分别为 $P<0.05$，$P<0.01$）。

表 3-14　静脉注射丹参多酚酸对小鼠脑缺血再灌注损伤引起的记忆障碍的保护作用（$\bar{x}\pm s$）

组别	剂量（mg/kg）	动物数（只）	反应时间（s）	训练期错误次数（次）	潜伏期（s）	重测期错误次数（次）
假手术组		9	7.0±5.5**	2.9±1.5*	249.8±99.7**	0.4±1.0**
对照组	NS	10	24.1±15.3	6.2±3.5	91.4±114.7	2.5±1.7
丹参多酚酸	3	11	11.4±8.7*	3.7±2.5	195.5±78.3*	0.9±0.5**
丹参多酚酸	6	10	17.6±15.1	3.5±3.3	243.9±86.2**	0.5±0.7**
丹参多酚酸	10	12	4.9±2.8***	3.4±2.6*	245.3±81.1**	0.7±1.0**

注：与对照组比较，*$P<0.05$，**$P<0.01$，***$P<0.001$。

2. 静脉注射丹参多酚酸对脑缺血再灌注小鼠的耐缺氧能力的影响

如表 3-15 所示，与对照组相比，丹参多酚酸 3 mg/kg，6 mg/kg，10 mg/kg 可显著提高脑缺血再灌注小鼠的耐缺氧能力（$P<0.001$）。

表 3-15　静脉注射丹参多酚酸对脑缺血再灌注小鼠耐缺氧能力的影响（$\bar{x}\pm s$）

组别	剂量（mg/kg）	动物数（只）	呼吸持续时间（s）
假手术组		10	17.3±1.77*
对照组	NS	10	15.1±2.0
丹参多酚酸	3	11	21.1±2.2**
丹参多酚酸	6	12	21.9±2.0***
丹参多酚酸	10	12	21.1±2.6**

注：与对照组比较，*$P<0.05$，**$P<0.01$，***$P<0.001$。

3. 实验结论

丹参多酚酸 3 mg/kg、6 mg/kg、10 mg/kg 可改善脑缺血再灌注小鼠的学习记忆，显著提高其耐缺氧能力。

七、各酚酸类成分对药效贡献度研究

本实验依据注射用丹参多酚酸的功效，对注射用丹参多酚酸中各酚酸的含量与脑微血管内皮细胞保护作用的关系进行研究，考察各酚酸类成分的贡献度，阐明其脑微血管内皮细胞保护作用的物质基础。

（一）实验材料

1. 试剂

注射用丹参多酚酸（天津天士力之骄药业有限公司），对照品丹酚酸D、紫草酸、迷迭香酸、丹酚酸B、乙腈（色谱纯）（购买），丹酚酸Y（纯度大于98%）（实验室自制），其余试剂为分析纯。

DMEM高糖培养基、胎牛血清、双抗、D-Hanks溶液。

2. 仪器

高效液相色谱仪、Agela Technologies Venusil MP C18（2）（4.6 mm×250 mm，5 μm）色谱柱、酶标仪、离心机、CO_2培养箱。

3. 细胞株

小鼠脑微血管内皮细胞株bEnd.3。

（二）实验方法

1. 注射用丹参多酚酸主要成分含量分析

（1）溶液制备

1）对照品储备液制备：分别精密称取丹酚酸D、紫草酸、迷迭香酸、丹酚酸B、丹酚酸Y对照品适量，加甲醇配制成对照品溶液，得丹酚酸D浓度为0.0216 mg/mL、紫草酸浓度为0.042 mg/mL、迷迭香酸浓度为0.0392 mg/mL、丹酚酸B的浓度为0.560 mg/mL、丹酚酸Y浓度为0.102 mg/mL的对照品溶液。

2）供试品溶液的制备：取27批注射用丹参多酚酸，分别精密称定适量，各加5 mL（10 mL）甲醇，摇匀，定容，即得。

（2）色谱条件

色谱柱为Agela Technologies Venusil MP C18（2）柱（4.6 mm×250 mm，5 μm），流动相为0.02%磷酸水、0.02%磷酸-80%乙腈水，流速为1 mL/min，检测波长280 nm，柱温30℃，进样量10 μL，采用外标法，梯度洗脱程序见表3-16。

表 3-16　梯度洗脱程序表

时间（min）	0.02% 磷酸水（%）	0.02% 磷酸 -80% 乙腈水（%）
0	90	10
8	78	22
15	74	26
35	61	39
40	90	10
50	90	10

（3）样品测定

称取适量27批注射用丹参多酚酸，按（1）项下方法制备供试品溶液，并按（2）项下色谱条件进样，测定峰面积。

2. 注射用丹参多酚酸对缺氧 / 复氧损伤脑微血管内皮细胞的保护作用

（1）脑微血管内皮细胞的培养

取小鼠脑微血管内皮细胞株bEnd.3，37℃温水迅速解冻，细胞悬液移至15 mL离心管后加入5 mL完全培养液（20%胎牛血清、1%双抗、DMEM高糖培养基），重悬吹匀，1000 r/min离心10 min，吸弃上清，加入5 mL完全培养液重悬，加入到包被好的25 cm² 培养瓶中，放于37℃、5%CO₂的培养箱中进行培养48 h。

（2）复制体外缺氧/复氧损伤模型

大脑微血管内皮细胞按1×10^4个/mL种植于96孔板中，每孔100 μL，待48 h基本贴壁生长后进行缺氧/复氧损伤造模。用D-Hanks溶液洗细胞两次，模型组加入D-Hanks溶液，给药组加入含药的D-Hanks溶液，置于37℃缺氧培养箱中，持续通入氮气缺氧2 h。再放于37℃、5%CO₂的培养箱中复氧4 h。

（3）分组及给药

实验分为正常组（加完全培养液）、空白对照组（只加完全培养液不加细胞）、模型组（加D-Hanks溶液）、给药组（不同批次的注射用丹参多酚酸冻干粉用D-Hanks溶液稀释），其中每个样品设置6个复孔。

（4）CCK-8检测细胞活性

正常组和空白对照组放于37℃、5%CO₂的培养箱中进行正常培养，模型组和给药组先缺氧2 h后均加入完全培养基复氧9 h，吸弃上清，每孔加入D-Hanks溶液稀释10倍的CCK-8溶液100 μL，置正常培养箱中孵育4 h后，酶标仪450 nm测光密度（OD）值，计算细胞的保护率。细胞保护率（%）＝（给药组OD值－模型组OD值）/（正常组OD值－模型组OD值）×100%。

（5）统计学处理

数据以$\bar{x} \pm s$表示，SPSS 19.0进行数据统计和方差分析。

（三）实验结果

1. 注射用丹参多酚酸主要成分含量分析

按外标法计算含量，27批注射用丹参多酚酸中丹酚酸D、迷迭香酸、紫草酸、丹酚酸B、丹酚酸Y含量测定结果见表3-17。

表3-17   不同批次注射用丹参多酚酸中成分含量表

分组	丹酚酸 D	迷迭香酸	紫草酸	丹酚酸 B	丹酚酸 Y
1	0.43	0.52	2.96	66.88	6.94
2	0.36	0.46	3.03	63.55	5.45
3	0.29	0.52	2.10	55.72	6.46
4	0.30	0.46	2.52	61.46	5.54
5	0.38	0.44	3.01	60.95	5.25
6	0.35	0.50	2.37	60.33	6.76
7	0.43	0.37	2.99	55.80	5.30
8	0.41	0.46	3.75	66.45	5.64
9	0.39	0.44	3.50	61.37	5.23
10	0.36	0.46	3.34	65.10	5.42
11	0.35	0.53	2.78	57.31	6.08
12	0.33	0.48	2.62	63.65	5.71
13	0.38	0.46	3.32	64.98	5.52
14	0.34	0.45	2.88	63.00	5.46
15	0.34	0.43	2.91	58.76	5.30
16	0.41	0.50	3.50	68.14	6.07
17	0.44	0.42	3.02	55.68	5.87
18	0.46	0.54	3.74	71.79	6.36
19	0.46	0.55	3.86	72.81	6.31
20	0.32	0.41	3.00	58.48	4.87
21	0.47	0.46	3.58	66.47	5.52
22	1.44	0.74	5.56	60.58	5.94
23	1.14	0.39	5.24	56.61	5.38
24	1.23	0.63	4.73	52.20	5.12
25	1.14	0.59	4.53	50.09	4.94
26	0.29	0.49	2.19	69.92	6.73
27	0.26	0.44	2.43	62.67	6.08

2. 注射用丹参多酚酸对缺氧／复氧损伤脑微血管内皮细胞的保护作用

（1）缺氧/复氧对脑微血管内皮细胞的损伤情况

表3-18显示缺氧/复氧组和正常组之间有极显著性差异（$P < 0.01$）。表明缺氧2 h后再复

氧9 h会对细胞产生比较严重的损伤，显示该损伤模型建立成功。

表 3-18　缺氧/复氧对小鼠脑微血管内皮细胞损伤的 CCK8 检测结果（$\bar{x}\pm s$，$n=6$）

分组	OD 值
正常组	0.94 ± 0.12
模型组	0.52 ± 0.05

注：两组之间有极显著性差异（$P<0.01$）。

（2）对缺氧/复氧时脑微血管内皮细胞活性的影响

表3-19中的数据显示，与模型组相比给药组的OD值均有增加的趋势，其中第1、5、6、8、10～13、15、19～26组均有极显著性差异（$P<0.01$），第2、4、7、9、14、16组有显著性差异（$P<0.05$），显示这些药物可以对损伤细胞起到较好的保护作用，第17、18、27组保护作用不显著。通过公式计算得出不同批次药物对细胞的保护率。

表 3-19　不同批次药物对缺氧/复氧损伤的小鼠脑微血管内皮细胞保护作用（$\bar{x}\pm s$，$n=6$）

分组	OD 值	保护率（%）	分组	OD 值	保护率（%）
1	$0.77\pm0.04^{1)}$	59.05 ± 0.09	15	$0.60\pm0.03^{1)}$	20.24 ± 0.08
2	$0.68\pm0.13^{2)}$	38.10 ± 0.30	16	$0.60\pm0.06^{2)}$	18.65 ± 0.13
3	$0.60\pm0.07^{3)}$	17.86 ± 0.17	17	0.56 ± 0.09	9.53 ± 0.21
4	$0.59\pm0.05^{2)}$	15.48 ± 0.13	18	0.55 ± 0.05	6.35 ± 0.12
5	$0.64\pm0.02^{1)}$	29.76 ± 0.06	19	$0.73\pm0.08^{1)}$	50.40 ± 0.20
6	$0.62\pm0.06^{1)}$	24.21 ± 0.14	20	$0.69\pm0.03^{1)}$	40.48 ± 0.08
7	$0.63\pm0.08^{2)}$	25.00 ± 0.20	21	$0.65\pm0.05^{1)}$	30.56 ± 0.13
8	$0.63\pm0.03^{1)}$	25.40 ± 0.07	22	$0.64\pm0.05^{1)}$	28.97 ± 0.11
9	$0.60\pm0.04^{2)}$	17.06 ± 0.09	23	$0.62\pm0.03^{1)}$	23.41 ± 0.07
10	$0.78\pm0.08^{1)}$	62.70 ± 0.19	24	$0.65\pm0.03^{1)}$	30.16 ± 0.08
11	$0.70\pm0.07^{1)}$	43.25 ± 0.18	25	$0.62\pm0.05^{1)}$	23.02 ± 0.13
12	$0.70\pm0.09^{1)}$	42.06 ± 0.21	26	$0.59\pm0.03^{1)}$	16.67 ± 0.08
13	$0.64\pm0.05^{1)}$	28.18 ± 0.12	27	0.53 ± 0.05	2.78 ± 0.11
14	$0.60\pm0.05^{2)}$	19.84 ± 0.13			

注：与模型组相比，1）$P<0.01$，2）$P<0.05$，3）$P<0.1$。

3. 谱–效关系分析

利用SPSS19.0统计软件分析，采用线性回归方法，构建注射用丹参多酚酸对脑微血管内皮细胞保护谱–效关系方程。自变量（X）为各成分百分含量，因变量（Y）为CCK8法测得注射用丹参多酚酸对脑微血管内皮细胞保护作用结果，选取有极显著性差异的数据建立方程。

利用SPSS19.0查看方程残差是否服从近似正态分布，自变量和因变量之间是否符合线性关系，所用模型是否适合用于建立注射用丹参多酚酸对脑微血管内皮细胞保护谱–效关系方程。

利用SPSS19.0软件，采用多元线性回归方法，根据上述所得有极显著性差异OD值组的保护率和药物成分丹酚酸D（X_1）、迷迭香酸（X_2）、紫草酸（X_3）、丹酚酸B（X_4）、丹酚酸Y（X_5）含量建立方程得：$Y=-31.795-12.278X_1+43.816X_2+0.027X_3+0.755X_4+1.012X_5$。注射用丹参多酚酸中对于小鼠微血管内皮细胞保护的贡献程度大小为 $X_2 > X_5 > X_4 > X_3 > X_1$，即贡献度大小为迷迭香酸＞丹酚酸Y＞丹酚酸B＞紫草酸＞丹酚酸D。

采用建立注射用丹参多酚酸对脑微血管内皮细胞保护谱-效关系方程的方法，揭示注射用丹参多酚酸细胞保护的物质基础及药效贡献度，能够更好地表现出多种有效成分共同作用所体现出的药效作用。在对体外培养的脑微血管内皮细胞缺氧/复氧损伤后进行细胞活力检测，对于给药以后产生的保护作用，我们采用统计学的方法进行处理，由此推测注射用丹参多酚酸中对小鼠微血管内皮细胞保护的贡献程度大小为迷迭香酸＞丹酚酸Y＞丹酚酸B＞紫草酸＞丹酚酸D。结果提示丹参多酚酸发挥其药理作用并不是所有成分的药理作用单一地相叠加而成的，有可能在给药的过程中制剂的有效成分中存在自身的相互作用，体现了中药药效的产生是多成分相互协调、互补或制约的结果。

第二节　注射用丹参多酚酸作用机制研究

脑梗死是一种发病率、病死率及致残率都比较高的疾病。目前临床上治疗脑梗死的主要治疗策略是超早期溶栓治疗和神经保护的治疗，现代医学认为脑梗死的治疗不能靠单一的治疗方法，主张多靶点、多环节综合治疗。

脑缺血损伤后，激活的炎症细胞（小胶质细胞、星形胶质细胞、白细胞）会进一步释放炎症介质，加重脑损伤。炎症介质参与的脑损伤主要包括脑水肿、血脑屏障通透性改变、脑血流紊乱、神经元死亡，在脑损伤后的炎症级联反应中发挥着重要的作用。脑组织对缺血缺氧极其敏感，没有充足的氧糖供应，神经元就不能发挥正常的生理功能，虽然再灌注可部分改善脑缺血，但也会产生大量氧自由基，自由基的爆发性增加，最终导致细胞大量损伤，此时机体对此作出应答，诱导自噬发生。脑缺血再灌注后细胞的mTOR活性受到抑制，诱发神经元自噬。而mTOR介导的信号转导是哺乳动物调节饥饿诱导自噬的主要途径之一，mTOR系PI3K蛋白激酶类家族，受营养因素、生长因子和能量等不同因素的影响，通过磷酸化下游的靶标蛋白质——蛋白激酶B（AKT），参与基因的转录和蛋白质的表达，从而影响神经元自噬。

注射用丹参多酚酸源自丹参提取物，可以达到多靶点治疗脑梗死的目的，其有明显的改善脑部微循环、抗炎、抗氧自由基对神经元的损伤、通过抗血小板聚集的途径抑制血栓形成，其作用机制见图3-1。本节从注射用丹参多酚酸降低炎症因子水平、抑制小胶质细胞活化、改善局部脑缺血再灌注引起的损伤及对大鼠脑细胞自噬的调节作用、促进糖尿病大鼠脑缺血再灌注损伤脑功能恢复、抑制缺血再灌注导致的神经元凋亡的影响几个方面来阐述其作用机理。主要包括以下四个方面：①注射用丹参多酚酸通过抑制炎性细胞小胶质细胞的活化，抑制炎性介质IL-1、IL-6的释放，抑制TLR4/NF-κB信号通路活化，同时还抑制NF-κB磷酸化泛素化入核，发挥抑制炎症因子及炎症相关的信号通路的活化发挥神经元的保护作用。②注射用丹参多酚酸调节自噬过程中的起始蛋白mTOR、LC3B降低自噬的水平，通过调节溶酶体膜Lamp-1和溶酶体水解酶CTSD抑制溶酶体的过度清除，抑制自噬底物P62蛋白被过度清除，增加自噬相关蛋白LC3BII、beclin-1的表达，减少P62、mTOR的表达，降低AKT、ERK1/2磷酸化水平，表明丹参多酚酸能通过提高自噬水平发挥对氧糖剥夺/复糖复氧损伤神经元保护作用可能是通过抑制PI3KI/AKT/mTOR、MAPK/ERK1/2mTOR通路实现的。③注射用丹参多酚酸能够改善脑组织损伤引起的神经功能缺损，促进损伤脑组织修复，增强脑功能，增加脑缺血后脑微血管灌注，皮层可见齿状微血管，缺血周边区血管数量和密度增加，并且能上调缺血周边区脑源性神经营养因子（BDNF）、血管内皮细胞生长因子（VEGF）、p-AKT、Bcl-2蛋白的表达，下调Bax、Caspase-3蛋白的表达，有利于促进细胞存活，促进神经元再生和血管新生。基因芯片结果示差异基因主要涉及免疫（干扰素诱导表达蛋白）、炎症、凋亡、物质代谢（谷氨酸代谢）、神经血管新生及信号传导等，揭示了丹参多酚酸作用的靶点不仅是抗炎、抗氧化、抗凋亡，还与调节机体免疫系统和物质代谢有关。④对氧糖剥夺/复糖复氧损伤神经元的研究结果也表明，注射用丹参多酚酸能增加自噬相关蛋白LC3BII、Beclin-1的表达，减少P62、mTOR的表达，降低AKT、ERK1/2磷酸化水平，上调自噬水平以降低细胞凋亡率，保护氧糖剥夺/复糖复氧损伤神经元。

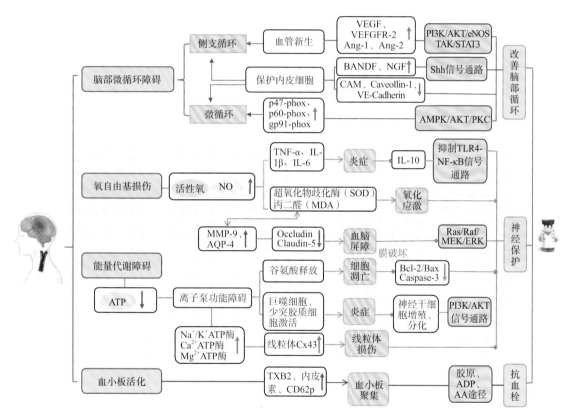

图 3-1　注射用丹参多酚酸作用机制图

一、注射用丹参多酚酸通过抑制小胶质细胞活化减轻局部脑缺血再灌注引起的损伤

（一）实验材料

1. 受试药

注射用丹参多酚酸（天津天士力之骄药业有限公司）。

2. 试剂与仪器

（1）试剂

TTC（北京索莱宝科技有限公司）；NaCl、KCl、$Na_2HPO_4 \cdot 12H_2O$、KH_2PO_4（天津化学试剂厂）；白介素-6/白介素-1试剂盒（上海宝曼生物技术公司）；40%甲醛溶液（天津市赢达稀贵化学试剂厂）；20%、30%蔗糖溶液，柠檬酸缓冲液（0.01 mol/L），HCl，硼酸缓冲液（pH = 8.4）（天津市化学试剂批发公司）；$3\%H_2O_2$（北京中杉金桥生物技术有限公司）；0.5%Triton（天津联星生物技术有限公司）；二氨基联苯胺（DAB）试剂盒（武汉博士德生物工程有限公司）；Triton X-100、Tween20、四甲基乙二胺（TEMED）（天津联星生物技术有限公司）；BCA蛋白定量试剂盒（北京盖宁金诺生物技术有限责任公司）；Tris（T8060）、甘氨酸（GB8200）（北京索莱宝科技有限公司）；显影液（天津汉中摄影器材厂）；过硫酸铵（北京鼎国生物技术有限责任公司）；5×protein Loading Dye（SD8320）[生工生物工程（上海）股份有限公司]；细胞核蛋白与细胞浆蛋白抽提试剂盒（碧云天生物技术研究所）；一抗[β-actin、NF-κB、Toll样受体（TLR）]（上海优宁维生物科技有限公司）；二抗（羊抗兔IgG羊、抗小鼠IgG）（北京中杉金桥生物技术有限公司）。

（2）仪器

PF5001双通道激光多普勒血流仪（瑞典Perimed公司），OLYMPUS U-CMAD3型光学显微镜（日本Olympus公司），OLYMPUS C5060-ADU型光镜照相机（日本Olympus公司），LEICA CM 1850型冰冻切片机（德国Leica公司），IKA/T18匀浆机（德国）；制胶器（北京六一仪器厂），TH2-82水浴恒温振荡器（常州金城教学仪器厂），LG10-2.4A型高速离心机（北京医用离心机厂），YXJ-II型高速离心机（常州金城教学仪器厂）。

3. 实验动物

成年健康清洁级SD雄性大鼠[许可证号：SCXK（京）2009-0017]，体重250～280 g，由北京华阜康实验有限公司提供。

（二）实验方法

1. 溶液配制

（1）PBS缓冲液的配制

称取KCl 0.2 g，NaCl 8.0 g，$Na_2HPO_4 \cdot 12H_2O$ 2.88 g，KH_2PO_4 0.2 g，溶于800 mL蒸馏水中，用浓盐酸调pH为7.4，蒸馏水定容至1000 mL，配成PBS缓冲液，置于4℃冰箱保存。

（2）2%TTC溶液的配制

将0.2 g TTC粉末溶解于10 mL PBS溶液中，混匀，置于4℃冰箱备用（最好现用现配）。

（3）70% 乙醇的配制

加入700 μL的无水乙醇到无RNA酶的离心管中，再加入300 μL的无RNA酶水，用移液枪混匀。

（4）RPE缓冲液的配制

RPE缓冲液与4倍体积的氯仿混匀。

（5）RWT缓冲液的配制

RWT缓冲液与2倍体积的氯仿混匀。

2. 实验分组

取SD大鼠92只，随机分为4组，每组23只，其中7只用做TTC染色，5只做脑匀浆的制备，3只用做免疫组化检测，3只做Western blot检测，5只做RT-PCR检测。4组分别为假手术组（只分离血管不插栓）、模型组、丹参多酚酸钠盐低剂量（23 mg/kg）组、丹参多酚酸钠盐高剂量（46 mg/kg）组。腹腔注射给药，假手术组及模型组注射等体积生理盐水，共4 d，最后一次在造模结束后立即给药。

3. 模型制作

大鼠经水合氯醛腹腔注射麻醉，俯卧位固定，头部刮毛，沿头皮正中纵向2 cm切口，用棉签钝性剥离皮下筋膜以暴露出颅骨前囟及右侧颅骨，以前囟为起点向后2 mm、向右5 mm，在该处用牙科钻打孔，至穿透颅骨但未打破硬脑膜为宜，用生物胶将光纤固定于孔上，光纤的另一端则连接于激光多普勒血流仪探头上，当所示数值平稳，开始制作大脑中动脉梗死（MCAO）模型。

MCAO模型参照改良线栓法制作：大鼠仰卧固定后，颈部的正中开口，分离右侧颈总动脉、颈外动脉，并结扎颈外动脉上的两个小分支并剪断，将颈外动脉近头端结扎并剪断，将颈外动脉下拉与颈内动脉成一直线，在颈总动脉和颈内动脉上各置一个动脉夹，用显微剪在颈外动脉游离端剪一小口，缓慢将适宜型号的线栓（230～250 g大鼠用2634型号线栓，250～280 g大鼠用2636型号线栓，280 g以上大鼠用2838型号线栓）由此口插入颈内动脉，在颈外动脉近分叉处打一松结，去除颈内动脉上的动脉夹，继续插栓，当激光多普勒血流仪显示脑血流量下降至基础值的15%～20%时停止插栓，将松结系紧，缺血2 h后拔线栓，去除颈总动脉上的动脉夹，血流恢复至基线为造模成功。最后缝合颈部皮肤及额顶部皮肤，整个造模过程中要保持大鼠体温在37℃左右。如果插入线栓后血流未降到基础值的20%，说明造模未成功，应将此鼠剔除，补用新鼠，以保证每组的样本量。

模型组和丹参多酚酸钠盐低剂量组、丹参多酚酸钠盐高剂量组大鼠均栓塞右侧大脑中动脉（MCA），假手术组只分离、暴露血管，不结扎颈总动脉，不剪断颈外动脉，也不插栓线，其余步骤与模型组相同。

4. 指标测定

（1）神经功能缺损评分

SD大鼠脑缺血再灌注24 h后，各组大鼠按Bederson的4级评分法进行分级评价。0级：没有观察到异常神经症状；1级：提尾悬空时，动物的手术对侧前肢表现为腕肘屈曲，肘外展，肩内旋，紧贴胸壁；2级：将动物放置于光滑平面上，推手术侧肩向对侧移动时，阻力降低，两侧阻力不同；3级：动物自由行走时向手术对侧环转或者转圈。

（2）脑指数的检测

神经缺损功能评估后，即断头取脑，去除小脑、脑干和嗅脑称脑湿重。按公式计算脑指数：脑指数＝脑湿质量/体质量×100%。

（3）脑梗死面积的测定

大鼠断头取脑后去除小脑、脑干和嗅球，放置于−20℃冰箱冷冻10～15 min，时间以脑的硬度适宜为准。将冻好的大脑取出，沿冠状面连续均匀切取六张脑片，厚度约为2 mm，置于配制好的2%TTC溶液中，并于37℃水浴锅中孵育20 min，严格避光。缺血脑组织呈苍白色，正常脑组织呈鲜红色。相机拍照扫描入电脑后，用ImageJ软件测量脑梗死面积，脑梗死面积比＝Σ脑梗死面积/Σ全脑片面积。

（4）脑匀浆细胞因子的检测

各实验组的大鼠在脑缺血再灌注24 h后用水合氯醛麻醉，立即断头取脑，将缺血侧半脑称重，按1∶10的比例加入生理盐水，在匀浆机上进行冰浴匀浆5次，每次2 min，将匀浆液在低温（4℃）高速离心机3000 r/min离心15 min，取其上清，分别用IL-1、IL-6试剂盒按照说明书步骤检测相应指标。

（5）免疫组化染色

大鼠脑缺血再灌注24 h后先用生理盐水经心脏灌注（麻醉，开胸，将灌注针头插入心尖，止血钳固定，剪开右心耳，开放静脉血），后用4%多聚甲醛溶液进行固定，方法和灌注生理盐水手法相同，迅速取脑，去除小脑、脑干和嗅球，放置于20%的蔗糖溶液中，当脑组织沉入瓶底，换置于30%的蔗糖溶液中，当脑组织沉入瓶底后，即可冰冻切片，进行免疫组化染色，中性树胶封固，光学显微镜下观察组织病理学变化。

（6）Western blot法检测炎症相关蛋白的表达

1）蛋白质样品制备

①制备组织总蛋白：按1 mL裂解液加10 μL蛋白酶抑制剂苯甲磺酰氟（phenylmethylsulfonyl fluoride，PMSF），摇匀并置于冰上配制蛋白质裂解液；将大鼠缺血侧的脑组织放入离心管中，按照每100 mg的组织加入1 mL的裂解液的比例加入裂解液；用匀浆机将组织充分裂解，匀浆的整个过程需要在冰上完成；充分裂解后在4℃离心机离心5 min，转速为12000 g；离心后取上清液，并分装到0.2 mL的离心管，保存到−20℃冰箱。

②制备组织核蛋白：室温溶解试剂盒中的三种试剂，溶解后立即将其放置冰上，并混匀。取适量的细胞浆蛋白抽提试剂A备用，在使用数分钟内加入PMSF，使PMSF的最终浓度为1 mmol/L。取适量的细胞核蛋白抽提试剂备用，在使用数分钟内加入PMSF，使PMSF的最终浓度为1 mmol/L。

把组织切成非常细小的碎片。按照20∶1的比例混合适当量的细胞浆蛋白抽提试剂A和B。并加入PMSF至最终浓度为1 mmol/L配制成组织匀浆液。按照每60 mg组织加入200 μL组织匀浆液的比例混合组织和组织匀浆液，并在玻璃匀浆器内充分匀浆。匀浆需在冰浴或4℃进行。

③制备细胞浆蛋白：将上一步获得的组织匀浆液在4℃，1500 g离心5 min，把上清液转移至一预冷的塑料管中，为抽提得到的部分细胞浆蛋白。每20 μL细胞沉淀加入200 μL添加

了 PMSF 的细胞浆蛋白抽提试剂 A（对于 200 万 HeLa 细胞，其细胞沉淀的体积大约为 20 μL，质量大约为 40 mg）。最高速剧烈涡旋 5 s，把细胞沉淀完全悬浮并分散开。冰浴 10～15 min。加入细胞浆蛋白抽提试剂 B10 μL。最高速剧烈涡旋 5 s，冰浴 1 min。最高速剧烈涡旋 5 s，4℃，12000～16000 g 离心 5 min。立即吸取上清至一预冷的塑料管中，即为抽提得到的细胞浆蛋白。可以立即使用，也可以冻存。对于沉淀，完全吸尽残余的上清，加入 50 μL 添加了 PMSF 的细胞核蛋白抽提试剂，最高速剧烈涡旋 15～30 s，把细胞沉淀完全悬浮并分散开。然后放回冰浴中，每隔 1～2 min 再高速剧烈涡旋 15～30 s。共 30 min，然后在 4℃、12000～16000 g 离心 10 min。立即吸取上清至一预冷的塑料管中，即为抽提得到的细胞核蛋白。可以立即使用，也可以 -70℃ 冻存。

2）蛋白质含量的测定：按照 BCA 蛋白质定量试剂盒测定样本中蛋白质的含量。将溶液 A 摇晃混匀后，根据样品的数量，按溶液 A 和溶液 B 为 50：1 的比例配制适量的 BCA 工作液，室温放置。完全溶解的蛋白质标准品（5 mg/mL），取 10 μL 稀释至 100 μL，使终浓度为 0.5 mg/mL，蛋白质标准品和蛋白质样品均用生理盐水稀释。将稀释后的标准品（0.5 mg/mL）按 0、1、2、4、8、12、16、20 μL 分别加到 96 孔板中，加生理盐水补足至 20 μL。加入适当体积的样品到 96 孔板的样品孔中，加生理盐水补足到 20 μL。各孔中加入 200 μL BCA 工作液，用移液枪轻轻吹打混匀，37℃ 孵育 30～60 min。冷却到室温后，用酶标仪测定 562 nm 波长下的光密度（OD）。根据标准品光密度值制作标准曲线，方程线性 ＞ 0.99，据标准曲线，计算样品的蛋白质浓度。

3）蛋白质样品的变性：计算含有 50 μg 蛋白质的样品体积，每 10 μL 的体系中含 2 μL 的 Loading Dye，样本和生理盐水的总体积为 8 μL。将样品放在 0.2 mL 离心管中，于沸水中煮 5 min 使蛋白质变性。变性后的蛋白质存放在 -20℃ 冰箱中。

4）十二烷基硫酸钠 - 聚丙烯酰胺凝胶电泳（SDS-PAGE）

①清洗玻璃板：先用清洗剂轻轻擦洗玻璃板，两面都擦洗过后用自来水冲洗，再用蒸馏水冲洗干净后自然晾干。

②SDS-PAGE 胶制备：成对的玻璃板对齐后放入相应的夹中卡紧，然后垂直卡在架子上准备做胶。按表 3-20 的试剂比例配制 8% 分离胶，加入 TEMED 后，立即摇匀即可灌胶。灌好分离胶后在胶上加一层无水乙醇用以消泡以及封闭液面以加速胶凝固（灌胶时注意使胶沿玻璃板流下以避免胶中有气泡产生）。

表 3-20　分离胶和浓缩胶配制方法

试剂	上样体积（mL）	
	8% 分离胶（10 mL）	浓缩胶（4 mL）
水	5.275	2.8675
40% 丙烯酰胺	2.025	0.5025
Tris	2.5（1.5 mol/L，pH8.8）	0.5（1.0 mol/L，pH6.8）
10%SDS	0.1	0.04
10% 过硫酸铵溶液	0.1	0.04
TEMED	0.006	0.004

等待 40 min 后，当水和胶之间有一条折射线时，说明胶已凝固。再等 3 min 左右使胶充

分凝固后倒去胶上层无水乙醇并用吸水纸吸干。

按表3-20的试剂比例配制浓缩胶，加入TEMED立即摇匀后即刻灌胶。将剩余空间都灌满浓缩胶，然后将梳子插入浓缩胶中，插梳过程中梳子保持水平。灌胶时注意使胶沿玻璃板缓缓流下以免胶中有气泡产生。待浓缩胶凝固后，两手分别捏住梳子的两边轻轻地向上竖直拔出。

③上样：将制备好的胶放入电泳槽中（大的玻璃板面向外，小的玻璃板面向内）。加满电泳液后上样，用微量移液器依次缓慢加入样品，最后每一块胶加蛋白质标志物5 μL。

④电泳：在80 V电压下电泳30 min后，将电压调至100 V，电泳1～1.5 h。电泳至溴酚蓝刚跑出胶边缘时即可终止电泳。

5）转膜：剪好6张1.5～2.5 cm的滤纸和1张1.5～2.5 cm的硝酸纤维素膜。

打开转膜用的夹子，使黑面保持水平，在上面垫一块海绵垫（海绵垫和滤纸都应在转膜液中浸泡一下），用玻棒来回擀几遍以擀走里面的气泡，在海绵垫上垫一张滤纸，一手固定滤纸，一手用玻棒擀去其中的气泡。

轻轻撬开玻璃板，除去小玻璃板后，依照蛋白质标志物的标识，根据所测指标的分子量，切取实验所需的部分胶体，将切下的胶体盖在滤纸上，用手调整使其与滤纸对齐，用玻棒轻轻擀去气泡；将硝酸纤维素膜盖于胶上，并继续除气泡；将另一张滤纸盖在膜上，并除去气泡；最后盖上另一块海绵垫后轻轻合起夹子。膜两边的滤纸不能相互接触，以免接触后发生短路。

将夹子放入转移槽中，夹子的白面对着槽的红面，夹子的黑面对着槽的黑面。电转移时会产热，所以应将电泳槽放在冰盒中，以免温度过高。根据蛋白质分子量大小选择合适的时间、电流进行转膜。

6）封闭：转膜后将硝酸纤维素膜取出，用洗膜缓冲液（Tris buffered saline Tween，TBST）清洗一次，随后即放入5%的脱脂奶粉中，室温放置在摇床上摇动封闭1.5 h。

7）免疫反应：将一抗用5%的脱脂奶粉稀释至适当浓度（稀释比例为1∶1000），将封闭好了的膜放入相应的一抗溶液中4℃孵育过夜。

从4℃冰箱中取出膜，于室温放置30 min，然后室温下用TBST在摇床上洗5次，每次5 min。同上的方法准备二抗稀释液（稀释比例为1∶5000）并与膜接触，室温下孵育1 h后，室温下放置于摇床上用TBST洗5次，每次5 min。

8）凝胶成像：将A和B两种发光试剂在保鲜膜上等体积混合，将膜蛋白面朝下与此混合液充分接触。

利用凝胶成像仪进行检测分析，应用Bio Imaging System图像处理系统分析样品β-actin和目的条带的光密度（OD）值，计算目的条带光密度值/β-actin光密度值，进行统计分析。

（7）荧光定量RT-PCR法检测大鼠脑组织炎症相关基因mRNA的表达

1）组织匀浆处理：大鼠断头处死后立即取脑，去除小脑、嗅球和低位脑干，用生理盐水洗净脑皮质上的血迹，用锡纸包裹后，放置于-80℃冰箱保存。称取大鼠脑组织30～50 mg，将称好的脑组织放入经液氮预冷的研钵中，将其研碎后，再加入900 μL的QIAzol Lysis Reagent裂解液于研钵中继续研磨，待充分裂解后转移至无RNA酶的炮弹管内。

2）RNA的提取：将研磨液室温静置5 min，加入100 μLDNA消除液，在涡旋器上剧烈震动15 s；加入180 μL氯仿，在涡旋器上剧烈震动15 s，将其彻底混匀；在室温放置2～3 min；

在4℃离心机上离心15 min，转速为12000 g，离心后匀浆液分为3层，上层为无色RNA水层，中层为白色DNA层，下层为红色有机层。将离心后的上层液体（约600 μL）转移至新的无RNA酶的小管内，其余部分丢弃。加入1倍体积（约600 μL）的70%乙醇（用无RNA酶水配制），用移液枪混匀，无须离心，立即进行下一步骤。转移700 μL的样品到小型离心柱中（在配备的2 mL管中），轻轻盖好盖，25℃离心机离心15 s，转速为8000 g，丢弃滤过液。重复上一步，用上一步得到的离心柱把剩余样品处理完。加入700 μL稀释好的RWT缓冲液到离心柱，轻轻盖好盖子，8000 g下离心15 s，丢弃滤过液。

离心后，小心将离心柱从管中移出，移出过程中注意，不要将离心柱接触滤过液，一定要完全清空收集管。在离心柱中加500 μL稀释好的RPE缓冲液，并盖好盖子，在8000 g下离心15 s，丢弃滤过液。在离心柱中加500 μL稀释好的RPE缓冲液，并盖好盖子，在8000 g下离心2 min（长时间离心是为了去除乙醇），丢弃滤过液。将离心柱放入到一个新的2 mL收集管，8000 g下离心1 min（为了清除所有残留液）。将离心柱移到一个新的1.5 mL收集管（配备的），加30～50 μL的无RNA酶水到离心柱，轻轻盖好盖子，在转速为8000 g下离心1 min，洗脱吸附在膜上的RNA。再加30～50 μL的无RNA酶水到离心柱中，重复上一步。将离心后得到的液体轻柔吹打混匀，分装到小PCR管内，放入-80℃冰箱保存。

3）紫外分光光度法检测RNA样品的浓度：本实验采用Beckman核酸蛋白分析仪检测样品的OD值。具体步骤如下：

打开核酸蛋白分析仪预热，调零，设定参数。取1 μL的样品加入到99 μL去离子水至比色皿内，测定260 nm、280 nmOD值及其比值。纯RNA的λ值（OD_{260}/OD_{280}）为2.0，若比值较低（低于1.2）说明有蛋白质存在；比值太高，则提示RNA有降解。取波长为260 nm处的读数计算样品中RNA的含量。计算公式为RNA浓度（ng/μL）＝$OD_{260} \times 40 \times$稀释倍数。

4）mRNA逆转录为cDNA：解冻RT2 First Strand Kit的试剂。简短离心（10～15 s）使管中的试剂沉至管底部。

对照表3-21准备每个RNA样品的基因组DNA去除反应。用移液器上下轻微混匀然后简短离心。让基因组DNA去除反应在42℃，保温5 min，接着放在冰上至少1 min。对照表3-22准备逆转录反应混合物。

表3-21 基因组DNA去除反应

成分	每次体积或质量
RNA	25 ng ～ 5 μg
反应液 GE	2 μL
无RNA酶水	取决于其他成分
总体积	10 μL

表3-22 逆转录反应

成分	一份反应的量（μL）
5× 反应液 BC3	4
P2	1
RE3 逆转录酶混合液	2
无RNA酶水	3
总体积	10

在每管10 μL的基因组DNA去除反应物中加10 μL的逆转录反应混合物。用移液器进行上下轻微混匀。在42℃保持15 min，然后马上放在95℃保持5 min中断反应。每个反应中加91 μL无RNA酶水，并用移液器进行上下混匀数次。将逆转录的cDNA储存于−20℃冰箱中。

5）实时PCR：将RT2 SYBR Green Mastermix离心10～15 s使得试管中的试剂沉至管底。参照表3-23在5 mL试剂管或加样槽中准备PCR反应混合物。

表3-23　PCR反应混合物

成分	96孔盘体积（μL）
2×RT2 SYBR Green Mastermix	1350
cDNA合成反应物	102
无RNA酶水	1248
总体积	2700

小心地从密封的包装袋中取出RT2 Profiler PCR Array，向RT2 Profiler PCR Array每一个孔用8通道移液器加入25 μL PCR反应混合物，并用透光薄壁八盖封条密封RT2 Profiler PCR Array。在室温（15～25℃）和1000 g条件下离心1 min，去除气泡。从盘的底部检查确保每一孔中没有气泡。在设定PCR仪程序时把RT2 Profiler PCR Array放在冰上。

参照表3-24设定PCR程序。

表3-24　PCR仪的程序条件

循环数	时长（s）	温度（℃）
1	600	95
40	15	95
	60	60

把RT2 Profiler PCR Array放在实时PCR仪中，开始PCR实验。把所有孔的CT值输出至一空白的Excel页面以便于用SABiosciences PCR Array数据分析Excel模板或网络的分析软件分析数据。网络上的96孔盘的PCR Array数据分析软件可在www. SABiosciences.com下载。

5. 数据统计

所有数据均用$\bar{x}\pm s$表示，实验数据使用SPSS11.5统计软件单因素方差分析方法进行显著性检验。

（三）实验结果与讨论

1. 模型的确定

参照改良线栓法制作MCAO模型，并用激光多普勒血流仪实时监测脑血流的变化，当大鼠插入线栓时脑血流降幅距基线达到80%以上，且拔线栓后血流迅速恢复接近基线时，说明MCAO模型造模成功，见图3-2。

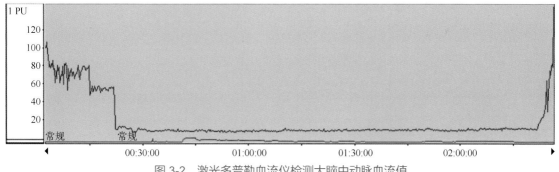

图 3-2　激光多普勒血流仪检测大脑中动脉血流值

2. 注射用丹参多酚酸对 MCAO 模型大鼠脑保护的作用

（1）神经功能缺损评分

用MCAO法制备大鼠脑缺血模型，缺血2 h再灌注24 h后，假手术组大鼠无神经功能缺损症状，模型组的神经功能缺损明显，与假手术组相比差异有显著统计学意义，注射用丹参多酚酸钠盐低、高剂量组神经功能也有明显缺损，但与模型组比较，神经功能缺损显著改善。注射用丹参多酚酸钠盐低、高剂量组之间的差异没有显著的统计学意义，结果见图3-3及表3-25。

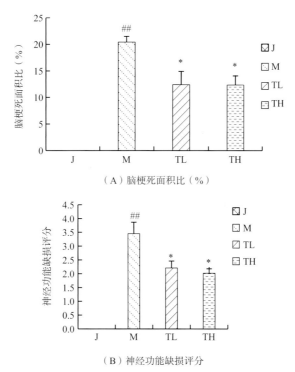

（A）脑梗死面积比（%）

（B）神经功能缺损评分

图 3-3　注射用丹参多酚酸对脑梗死面积比及神经功能缺损评分的影响（$n=7$）

注：J——假手术组，M——模型组，TL——注射用丹参多酚酸钠盐低剂量组，TH——注射用丹参多酚酸钠盐高剂量组

（2）脑指数变化

脑指数计算结果显示，与假手术组相比，MCAO模型组脑指数显著升高，差异有显著统计学意义；与模型组相比，注射用丹参多酚酸钠盐低、高剂量组脑指数显著下降，但注射用丹参多酚酸钠盐低、高剂量组之间差异没有显著统计学意义，结果见图3-4及表3-25。

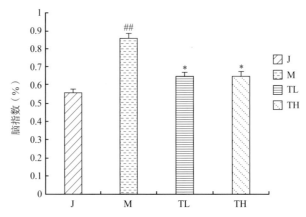

图 3-4 注射用丹参多酚酸对脑指数的影响（$n = 7$）

注：J——假手术组；M——模型组；TL——丹参多酚酸钠盐低剂量组；TH——丹参多酚酸钠盐高剂量组；##——与假手术组比较，$P < 0.05$；*——与模型组比较，$P < 0.05$。

（3）脑梗死面积比

假手术组脑组织TTC染色呈均匀的玫红色。模型组脑组织大面积脑梗死灶区呈白色，缺血半暗带区较小，注射用丹参多酚酸钠盐低、高剂量组脑梗死面积比与模型组比较明显缩小，半暗带面积增加，但注射用丹参多酚酸钠盐低、高剂量组之间的差异没有显著的统计学意义。结果见图3-5及表3-25。

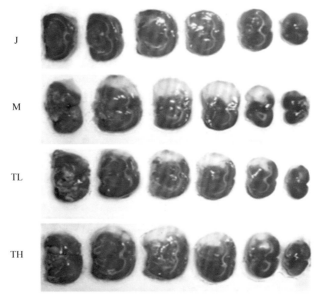

图 3-5 注射用丹参多酚酸对脑梗死面积的影响

注：J——假手术组，M——模型组，TL——丹参多酚酸钠盐低剂量组，TH——丹参多酚酸钠盐高剂量组

表 3-25 神经功能缺损评分、脑指数、脑梗死面积比（$\bar{x} \pm s$，$n = 7$）

组别	神经功能缺损评分	脑指数 /%	脑梗死面积比
假手术组	0	0.56±0.018	0
模型组	3.45±0.42##	0.86±0.027#	20.42±1.08##
注射用丹参多酚酸钠盐低剂量组	2.21±0.25*	0.65±0.022*	12.42±2.50*
注射用丹参多酚酸钠盐高剂量组	2.02±0.16*	0.65±0.027*	12.36±1.60*

注：#——模型与假手术相比，$P < 0.05$；##——模型与假手术相比，$P < 0.01$；*——与模型组相比，$P < 0.05$。

3. 注射用丹参多酚酸对 MCAO 模型大鼠的脑保护机制

（1）脑匀浆细胞因子指标

表3-26代表脑匀浆的细胞因子指标，结果显示，脑缺血损伤可以明显升高IL-1、IL-6的水平，此结果与文献报道一致。注射用丹参多酚酸钠盐低、高剂量组可以显著降低脑组织IL-1、IL-6的水平，注射用丹参多酚酸钠盐低、高剂量组之间没有明显差异（表3-26）。

表 3-26　脑匀浆细胞因子（$\bar{x}\pm s$，$n=5$）

组别	IL-1（ng/mL）	IL-6（ng/mL）
假手术组	82.42±2.13	94.34±3.97
模型组	100.11±3.19#	107.73±4.28#
注射用丹参多酚酸钠盐低剂量组	91.50±3.09*	100.45±5.17*
注射用丹参多酚酸钠盐高剂量组	83.48±3.80*	92.12±4.94*

注：#——模型与假手术相比，$P<0.05$；*——与模型组相比，$P<0.05$。

（2）免疫组化Iba-1染色

观察缺血皮层同一位置，见图3-6。通过对实验各组大鼠免疫组化染色发现，假手术组的细胞呈高度分支状，具有三级和四级分支结构，而且细胞间的分支少发生重叠；MCAO模型组的胞体增大、突起变短、细胞形态呈圆形或杆状；注射用丹参多酚酸钠盐低、高剂量组与模型组比较，细胞数目明显减少，细胞多成高度分支状，少量呈现胞体增大、突起变短、细胞变圆形或杆状。

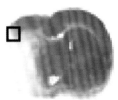

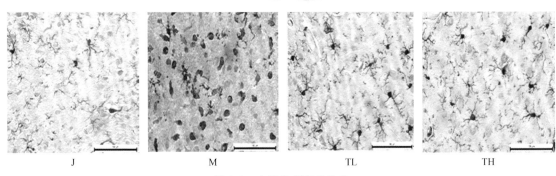

J　　　　　　M　　　　　　TL　　　　　　TH

图 3-6　大鼠免疫组化染色

注：免疫组化染色区域缺血再灌注 24 h 后取脑于多聚甲醛中固定，进行冰冻切片免疫组化染色，光学显微镜下观察大脑皮质缺血区边缘组织，即图中黑框位置。J——假手术组，M——模型组，TL——注射用丹参多酚酸钠盐低剂量组，TH——丹参多酚酸钠盐高剂量组。

（3）对炎症通路相关蛋白表达的影响

由 Western blot 结果显示（表3-27，图3-7），MCAO模型组上调NF-κB总蛋白、核蛋白表达（$P<0.01$），与假手术组比较有极显著性差异，MCAO模型组上调TLR4蛋白表达（P

＜0.05），与假手术组比较有显著性差异；与模型组比较，注射用丹参多酚酸钠盐低、高剂量组 NF-κB 总蛋白（$P<0.05$）、TLR4 蛋白（$P<0.05$），及 NF-κB 核蛋白表达水平降低（$P<0.05$），差异有显著性。

表 3-27　注射用丹参多酚酸对炎症通路相关蛋白表达的影响（$\bar{x}\pm s$，$n=3$）

组别	TLR4	NF-κB（总）	NF-κB（核）
假手术组	0.25±0.05	0.42±0.08	0.08±0.027
模型组	0.69±0.12#	1.01±0.14##	0.16±0.019##
注射用丹参多酚酸钠盐低剂量组	0.35±0.13*	0.50±0.13*	0.10±0.023*
注射用丹参多酚酸钠盐高剂量组	0.36±0.15*	0.50±0.19*	0.10±0.017*

注：#——模型与假手术相比，$P<0.05$；##——模型与假手术相比，$P<0.01$；*——与模型组相比，$P<0.05$；**——与模型组相比 $P<0.01$。

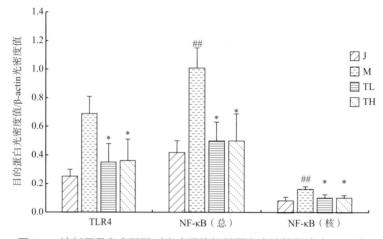

图 3-7　注射用丹参多酚酸对炎症通路相关蛋白表达的影响（$n=3$）

注：J——假手术组，M——模型组，TL——注射用丹参多酚酸钠盐低剂量组，TH——注射用丹参多酚酸钠盐高剂量组。

（4）对炎症通路研究相关基因 mRNA 表达的影响

以模型组作为对照，负值代表与模型组比较相关基因 mRNA 下调，正值代表与模型组比较相关基因 mRNA 上调。实验结果上传至 Gene Network Central，公司网站进行处理分析，结果如表 3-28 所示，模型组与假手术组相比可上调炎症相关的细胞因子的表达，如干扰素调节因子（IFN-β1）、白介素（IL-1a），也上调了 C 反应蛋白（CRP）和炎症信号通路 TLR 相关 mRNA 的表达，如 CD14、Nod2（核苷酸结合寡聚化域 2）、TLR4，同时上调了 Gata3（转录因子 3）。注射用丹参多酚酸钠盐低、高剂量组与模型组相比较则下调了炎症细胞因子（干扰素调节因子、白介素）的表达，也下调了炎症信号通路 TLR 的表达以抑制脑缺血再灌注损伤的炎症级联反应的程度。

表 3-28　注射用丹参多酚酸对 NF-κB 信号通路 mRNA 的影响（$n=5$）

标志物	J/M	T/M
Cd14	−227.4491	−4.7476
Crp	−190.9962	−23.9873
Gata3	−3.8461	−6.0595
Ifnb1	−3.7722	−4.9975

续表

标志物	J/M	T/M
IL-1a	−3.2252	−9.242
Nod2	−52.3966	−4.261
TLR4	−2.2182	−2.9063

注：J——假手术组，M——模型组，T——注射用丹参多酚酸钠盐组。

4. 小结与讨论

炎症反应在脑缺血再灌注中担任重要角色。神经系统炎症发生的关键步骤是炎症细胞的激活，其中炎症细胞主要有小胶质细胞、星形胶质细胞和白细胞。小胶质细胞占中枢神经系统中整个胶质细胞数目的5%～20%，平时处于分支状，脑缺血后引发炎症反应，小胶质细胞迅速被激活，变成阿米巴状，此时的小胶质细胞可以诱导细胞因子、趋化因子、氧自由基、一氧化氮等的表达。小胶质细胞的形态学变化反映小胶质细胞的活化状态，而小胶质细胞的活化状态与脑内受损部位的严重程度密切相关。

脑缺血损伤后，激活的炎症细胞（小胶质细胞、星形胶质细胞、白细胞）会进一步释放炎症介质，加重脑损伤。炎症介质参与的脑损伤主要包括脑水肿、血脑屏障通透性改变、脑血流紊乱、神经元死亡，在脑损伤后的炎症级联反应中发挥着重要的作用。炎性介质包括肿瘤坏死因子α（TNF-α）、白介素（IL）、核因子κB（NF-κB）。正常情况下，这类介质在人体含量低，当脑缺血损伤后，其表达可以急剧增加。

本实验通过建立MCAO模型，观察了注射用丹参多酚酸对局部性脑缺血再灌注的炎症反应的影响。在造模过程中，为保证造模的成功率，避免主观评价造成的误差，运用了激光多普勒血流仪实时检测脑血流量的变化，并把此作为评价模型是否成功的客观标准。实验结果表明丹参多酚酸注射液可以明显改善脑缺血症状，改善脑缺血再灌注损伤的大鼠的神经功能，降低脑指数，显著减小缺血面积，增加缺血再灌注后半暗带面积，具有显著治疗急性脑缺血再灌注损伤的作用。其作用机制可能是通过降低脑组织IL-1、IL-6的水平，从而抑制小胶质细胞活化，抑制TLR4/NF-κB炎症通路进而抑制急性脑缺血后的炎性反应。

二、注射用丹参多酚酸对脑缺血再灌注损伤大鼠脑细胞自噬的调节作用

（一）实验材料

1. 受试药

注射用丹参多酚酸（天津天士力之骄药业有限公司），依达拉奉注射液（南京先声东元制药有限公司）。

2. 试剂与仪器

（1）试剂

TTC（美国Sigma公司），20×PBS缓冲液[生工生物工程（上海）股份有限公司]，线栓（北京西农生物技术有限公司）。

（2）仪器

激光多普勒血流仪（英国Moor Instruments公司），气体麻醉机（美国Matrx公司），倒置荧光显微镜（德国Leica公司），电热恒温干燥箱（天津市泰斯特仪器有限公司）。

3. 实验动物

健康Wistar大鼠，雄性，体重250～280 g，SPF级，由北京维通利华实验动物技术有限公司提供，许可证号：SCXK（京）2012-0001。在天津中医药大学实验动物中心饲养，室温20～25℃。

（二）实验方法

1. 溶液配制

1）2%TTC溶液的配制：称取2.00 g TTC粉末，加入100 mL超纯水避光充分溶解。

2）0.01 mol/L PBS缓冲液的配制：称取$Na_2HPO_3 \cdot 12H_2O$ 3.63 g，NaH_2PO_3 0.24 g，NaCl 8.00 g和KCl 0.20 g，溶解于超纯水中，然后调节溶液的pH为7.4，定容至1 L，4℃冰箱保存备用。

3）4%多聚甲醛溶液的配制：准确称取多聚甲醛固体40 g溶解于1 L上述配制好的0.01 mol/L PBS缓冲液中，搅拌溶解，冷却至常温后放入4℃冰箱中保存备用。

4）注射用丹参多酚酸溶液的配制：准确称取注射用丹参多酚酸于离心管中，加入生理盐水制成浓度为5.25 mg/kg、10.5 mg/kg、21 mg/kg的注射用丹参多酚酸低、中、高剂量溶液。

5）10×电泳液的配制：精确称取Tris 30.30 g、甘氨酸187.70 g、SDS 10.00 g，加超纯水溶解，定容至1000 mL，室温保存。

6）1×电泳液的配制：量取100 mL 10×电泳液，加纯水定容至1000 mL，室温保存。

7）20×转膜液的配制：精确称取Tris 58.00 g、甘氨酸29.00 g、SDS 3.70 g，加超纯水溶解后再调pH至8.5，加超纯水定容至400 mL，室温保存。

8）1×转膜液的配制：准确量取20×转膜液40 mL，加水稀释至800 mL，然后加入200 mL甲醇混匀，室温保存。

9）10×TBS溶液的配制：精确称取Tris 12.20 g，NaCl 40.00 g，加超纯水溶解后再调pH至7.6，加超纯水定容至500 mL。

10）1×TBST稀释液的配制：量取10×TBS 50 mL稀释至1000 mL，加1 mL 20% Tween20混合均匀，最好现配现用。

11）5%脱脂奶粉封闭液的配制：称取脱脂奶粉2.00 g，加入40 mL 1×TBST液，充分溶解混匀后4℃保存。

12）显影溶液配制过程：准备约700 mL 50℃的纯水，加入显影剂I和显影剂Ⅱ，搅拌并加入适量纯水以促进溶解，溶解完全后加纯水定容到1 L。混合后冷却至室温待用。

13）定影溶液配制过程：准备600～650 mL 50℃的纯水，加入定影剂A、定影剂B和定影剂C，搅拌并加入适量纯水以促进溶解。溶解完全后加纯水定容至1 L。混合后冷却至室温即可使用。

14）8%分离胶，10%分离胶，5%浓缩胶的配制按下表3-29进行。

表3-29 8%分离胶，10%分离胶，5%浓缩胶的配制

试剂	8%分离胶	10%分离胶	5%浓缩胶
双蒸水	5.26 mL	4.85 mL	4.35 mL
30%丙烯酰胺溶液	2.00 mL	2.5 mL	0.75 mL
1.5 mol/L Tris·HCl（pH8.8）	2.53 mL	2.5 mL	—
1 mol/L Tris·HCl（pH6.8）	—	—	0.75 mL
10% SDS	100 μL	100 μL	60 μL
10% 过硫酸铵溶液	50 μL	50 μL	60 μL
TEMED	4 μL	5 μL	6 μL

2. 实验分组

造模成功的大鼠随机分为假手术组（Sham），模型组（Model），依达拉奉（Edaravone）组，注射用丹参多酚酸低、中、高剂量组（SLI 5.25 mg/kg，SLI 10.5 mg/kg，SLI 21 mg/kg）六组，均于再灌注后立即尾静脉注射给药。假手术组给予生理盐水；模型组给予生理盐水；依达拉奉组给予依达拉奉注射液（6 mg/kg）；注射用丹参多酚酸低剂量组给予现用现配的注射用丹参多酚酸溶液（5.25 mg/kg）；注射用丹参多酚酸中剂量组给予现用现配的注射用丹参多酚酸溶液（10.5 mg/kg）；注射用丹参多酚酸高剂量组给予现用现配的注射用丹参多酚酸溶液（21 mg/kg）。

3. 大鼠局灶性脑缺血再灌注损伤模型的制备

Wistar大鼠实验前禁食12 h，称重，采用2%异氟烷进行麻醉，并使其体温维持在（37.0±0.5）℃，同时手术全程使大鼠维持麻醉状态，大鼠头部备皮、消毒、固定光纤，检测脑血流变化。采用大脑中动脉栓塞法制备I/R模型，线栓堵塞大脑中动脉后脑血流降至初始血流的30%以下，持续1.5 h后将线栓拔出，实现灌流。具体操作如下：

1）激光多普勒血流仪监测脑血流：各造模组，首先于大鼠头顶部位进行备皮，并用碘酒消毒，在大鼠两耳连线头顶正中部位切开皮肤，切口约1.5 cm，刮除颅骨表面的骨膜暴露前囟，于前囟后2 mm、矢状缝旁开5 mm处用尖刀片将肌肉剔开，止住血后，用强力生物胶将固定有光纤探头的垫片固定，打开激光多普勒监测血流仪软件监测脑血流的变化情况。

2）大鼠颈部备皮、消毒，用剪刀从大鼠颈部正中剪开，钝性分离皮下组织，用眼科撑撑开手术视野，然后再钝性分离肌肉，充分暴露颈总动脉。

3）用镊子钝性分离颈总动脉，在颈总动脉下穿一条2.0号外科缝合线，防止手术过程中伤及颈总动脉。

4）用显微镊钝性分离颈外动脉，在颈外动脉下穿3条4.0号外科缝合线备用（一条用于结扎颈外动脉暴露处的近心端，一条用于结扎颈外动脉暴露处的远心端，一条用于固定线栓和颈外动脉）。

5）用显微镊钝性分离颈内动脉，用动脉夹夹闭颈内动脉和颈总动脉。

6）在颈外动脉远心端离分叉处约 5 mm 处结扎两根线，再在两结扎处中间用显微剪剪断颈外动脉，然后用显微剪在颈外动脉近心端离分叉处约 3 mm 处向近心端方向剪一小切口。

7）将准备好的线栓轻轻插入小切口缓慢推进至颈内动脉夹闭处，用线固定好线栓后，松开动脉夹，调整插线推进方向和角度，缓缓插入大脑中动脉，观察激光多普勒监测脑血流变化，以血流值下降至初始值的30%以下为止，4.0号丝线结扎紧系颈外动脉和线栓，并在整个阻塞过程中用动脉夹夹闭颈总动脉，使脑血流量保持在阻塞水平。

8）用2.0外科缝合线连续缝合皮肤，消毒，1.5 h后间断式拔出线栓至颈外动脉切口处实现灌注。在伤口处喷洒少量的庆大霉素，然后缝合颈部和头部的伤口。

9）假手术组的大鼠被气体麻醉后，按照上述的操作进行手术，但不进行插线栓缺血再灌注，最后消毒缝合伤口。

10）各组大鼠手术完成之后放在电热恒温板（37.0±0.5）℃上保温，观察生命体征，等动物麻醉醒后正常饲养，自由进食进水。

模型成功的标准：插入线栓后血流值下降至初始值的30%以下为止；取材时没出现颅底出血的现象。

4. 体重及神经功能缺损评分

每天称量体重，脑缺血再灌注后24 h和72 h参考Zea-Longa法进行神经功能缺损评分，神经功能缺损评分采用单盲法，即观察者不知实验分组，排除神经功能0分者。标准如下：

0分：无神经功能缺损症状，肢体功能无明显异常症状；

1分：轻微神经功能缺损，提尾时可见病灶对侧前肢不能完全伸直；

2分：中度神经功能缺损，提尾时可见病灶对侧前肢屈曲；

3分：重度神经功能缺损，行走时轻度向偏瘫侧转圈；

4分：不能自发行走，或向对侧跌倒，或意识水平下降。

5. TTC 染色和脑梗死体积的测定

TTC有氧化型和还原型两种形态。TTC染色法的原理是脑组织中存在的脱氢酶在NADP的作用下，将无色氧化型TTC还原成红色还原型，使有活性的组织呈现红色，在脑缺血后，脑缺血梗死灶的细胞坏死，组织内缺乏NADPH，故不能将氧化型的TTC还原，该部位的颜色呈现白色。本法是脑缺血早期直观方便、快捷易行、实用准确的检测方法。具体的操作步骤如下：

1）末次神经评分后，水合氯醛麻醉大鼠，打开腹腔，剪开胸隔膜暴露心脏，从左心尖插管至主动脉根部，固定好插管。

2）用200 mL左右的37℃ 0.01 mol/L PBS缓冲溶液经左心室至主动脉快速冲洗血液，同时在右心耳剪开一个小切口，等到动物四肢、内脏、口唇变白停止灌流。

3）打开大鼠的颅骨，取出完整的大脑组织放入−20℃冰箱速冻，用于TTC染色。

4）将速冻后的大鼠脑组织放在脑槽中，从额极至枕叶连续冠状切成7片，每片厚约2 mm。

5）将脑片浸入2%TTC溶液中染色，放入37℃恒温摇床中孵育15 min，翻面再染色15 min后从TTC溶液中取出，放入4%多聚甲醛溶液固定24 h。

6）用数码相机拍照，脑组织未缺血的正常侧呈鲜红色，脑梗死区脑组织呈苍白色。利用Image J图像分析软件测定脑梗死面积，计算脑梗死体积百分比和脑水肿系数：

脑梗死体积百分比＝（正常侧半球体积－缺血侧非缺血区域体积）/正常侧半球体积×100%

脑水肿系数＝（缺血侧半球体积－正常侧半球体积）/正常侧半球体积×100%

6. 脑组织病理形态学检测

（1）用于石蜡切片的脑组织的收集与处理

1）末次神经功能评分后，麻醉大鼠，打开腹腔，剪开胸隔膜暴露心脏，从左心尖插管至主动脉根部，固定好插管。

2）用37℃ 0.01 mol/L PBS缓冲溶液200 mL左右经左心室至主动脉快速冲洗血液，同时在右心耳剪开一个小切口，再用50 mL左右4%多聚甲醛溶液缓慢地心脏灌流来进行体内固定，等到动物四肢、内脏、口唇变白，四肢变硬抽搐，停止灌流。

3）打开大鼠的颅骨，取出完整的大脑组织置于4%多聚甲醛中固定24 h，用于后期的石蜡切片。

（2）石蜡切片的制备

1）改刀：将固定好的大脑组织，取视交叉后3 mm处冠状切取脑组织。

2）梯度乙醇脱水：70%乙醇、80%乙醇、90%乙醇、95%乙醇各5 min，无水乙醇Ⅰ、无水乙醇Ⅱ各10 min。

3）透明：组织透明剂Ⅰ、组织透明剂Ⅱ各10 min。

4）切片：于烤箱中75℃浸蜡1 h后再在包埋筐中包埋蜡块，5 μm连续切片，每隔30 μm连续切片10张。于烘箱中60℃烤片6 h，室温冷却后置于切片盒中室温保存。

（3）HE染色

HE染色是石蜡切片技术中比较常用的染色方法之一。苏木精是一种天然的碱性染料，其自身不能染色，需被氧化后变成苏木红，然后与细胞核结合染成蓝紫色；伊红是一种人工的酸性染料，它通过渗透或弥散作用将细胞质染成红色。

7. TdT介导的dUTP缺口末端标记法（TUNEL）检测缺血脑组织的凋亡细胞

细胞发生凋亡时，基因组DNA会被一些内切酶剪切，其中暴露的3'-OH会在末端脱氧核苷酸转移酶（terminal deoxynucleotidyl transferase，TdT）的催化下加上生物素标志物，随后和辣根过氧化物酶标记的链霉亲和素Streptavidin结合，最后在辣根过氧化物酶（HRP）的催化下，通过DAB显色来显示凋亡细胞，并可以通过普通光学显微镜检测到凋亡的细胞。具体操作如下：

1）将石蜡切片放入烘箱内60℃左右烘烤40 min；

2）切片于室温晾凉后，先于干净的二甲苯中脱蜡15 min，换用干净的二甲苯再脱蜡15 min，接着使用无水乙醇、90%乙醇、70%乙醇分别浸泡5 min、2 min、2 min，最后纯水冲洗2次，0.01 mol/L PBS缓冲液冲洗1次；

3）滴加20 μg/mL不含DNase的蛋白酶K稀释液，于37℃下反应30 min，再用0.01 mol/L

PBS缓冲液冲洗3次；

4）滴加3% H$_2$O$_2$溶液于室温下孵育20 min，以灭活切片内源的过氧化物酶，随后用0.01 mol/L PBS缓冲溶液洗涤3次；

5）滴加50 μL生物素标记液，于37℃下孵育60 min，用0.01 mol/L PBS缓冲液洗涤1次，再滴加0.2 mL标记反应终止液，室温孵育10 min，用0.01 mol/L PBS缓冲液洗涤3次；

6）滴加50 μL Streptavidin-HRP工作液于脑组织上，室温孵育30 min后，用0.01 mol/L PBS液洗涤3次；

7）滴加0.2 mL新鲜配制的DAB显色液（0.1 mL DAB底物缓冲液加入0.1 mL DAB浓缩液混匀），室温孵育5～30 min，光学显微镜下观察组织细胞着色棕黄色后，用0.01 mol/L PBS缓冲液冲洗终止反应；

8）滴加一滴苏木素染色液进行细胞核染色5 min，随后用0.01 mol/L PBS稀释液洗涤3次；

9）将切片立即放在0.1%盐酸乙醇中5 s，自来水充分冲洗，最后用95%乙醇脱水5 min，再用100%乙醇脱水2次，每次约3 min，二甲苯透明2次，每次5 min，随后用中性树胶封片，盖上盖玻片，显微镜下观察，拍照分析。

8. Western blot检测相关蛋白的表达

（1）脑组织蛋白的提取

大鼠脑缺血再灌注24 h后，将其麻醉，用200 mL 1×PBS稀释液心脏灌流，然后取出完整的大脑组织在冰上迅速地取出脑梗死灶周围的皮层组织，迅速放入液氮中速冻，然后快速转移至-80℃冰箱中保存。称取100 mg左右的脑组织，转移到1.5 mL的离心管中，按照脑组织的重量（g）：裂解液（mL）＝1：10的比例加入裂解液，在冰上用超声破碎仪破碎组织，在冰上静置裂解30 min。于提前设置到4℃的离心机中12000 r/min离心10 min，将离心后的上清转移至新的1.5 mL离心管中。向离心的沉淀中加入适当浓度的尿素，溶解不可溶性的P62包涵体，充分反应后离心，将离心后的上清转移至新的1.5 mL离心管中，接着测定蛋白浓度。

（2）蛋白浓度的测定

在1.5 mL离心管中分别加入标准品0 μL、1 μL、2 μL、4 μL、8 μL、12 μL、20 μL，再加1×PBS缓冲液补足到20 μL，充分混匀后配制浓度分别为2 μg/μL、1 μg/μL、0.5 μg/μL、0.25 μg/μL、0.125 μg/μL、0.0625 μg/μL、0.03125 μg/μL、0 μg/μL的蛋白标准品。根据样品的数量按BCA-A试剂和BCA-B试剂体积比50：1的制备BCA工作液，充分混匀备用。分别将稀释好的蛋白标准品和待测的蛋白样品各20 μL依次加入96孔板的微孔中，每个孔中加200 μL的BCA工作液，振荡30 s使其充分混匀，于孵箱中37℃孵育30 min，冷却到室温。用酶标仪在562 nm下测定每个样品及蛋白标准品的吸光值，绘制标准曲线，计算样品的蛋白浓度。以蛋白浓度（mg/mL）为横坐标（X），以光密度（OD）值为Y值，标准曲线为$Y=0.5961X+0.1063$，$R^2=0.9991$。将提取的蛋白样品按照计算好的蛋白样品体积和还原型5×SDS上样缓冲液以4：1比例混合，用金属浴99℃煮沸5 min使蛋白变性，待冷却到室温后于-80℃冰箱保存待用。

（3）Western blot具体操作步骤

1）灌胶：将玻璃板刷洗干净，晾干后放入夹子中加紧，两玻璃板对齐，小玻璃板在外，大玻璃板在内，再在玻璃板中间灌满超纯水，检测是否会漏液；检漏完后将超纯水倒出，按照上面的配方将10%分离胶所需的试剂加一起混合均匀，然后沿着玻璃板边缘灌胶，灌入2/3的分离胶后加入超纯水封胶，等到胶和水之间出现一条明显的分割线时说明胶已经凝固，将水倒出。再将5%浓缩胶所需的试剂加一起混合均匀，沿着玻璃板边缘灌胶，灌满后迅速插入梳子；0.5 h后，等到胶凝固，两手捏住梳子的两端，均匀用力竖直向上轻轻拔出，将中间灌满胶的玻璃板放入电泳槽中，倒满电泳液即可准备上样。

2）上样及电泳：将制好的蛋白样品，每孔上样15 μg，逐一上样后，将电泳槽接通电源，设置电压和时间，等到溴酚蓝移动至胶底部时断开电源，准备转膜。

3）转膜：在大托盘中放入一定量的1×转膜液，将滤纸浸泡在转膜液中，再将孔径0.22 μm聚偏二氟乙烯膜（PVDF）膜浸泡在甲醇中1 min使其激活。撬开玻璃板，小心将胶剥离，根据待测蛋白的分子量和蛋白质标志物标记的位置切胶。在半干转仪器的电极上依次放滤纸、PVDF膜、胶、滤纸，避免产生气泡，盖上电转槽盖，在17 V电压下转膜45 min。

4）封闭：转膜结束后，将膜从电转槽中取出，用1×TBST溶液漂洗1次，将膜放入封闭液中，在室温下置于脱色摇床上摇动1 h。

5）一抗孵育：封闭完后，用1×TBST溶液漂洗4次，每次5 min，然后加入相应的一抗4℃孵育过夜。

6）洗膜及二抗孵育：将含一抗的液体弃掉，加入1×TBST作为洗膜液，室温下在脱色摇床上漂洗4次，每次5 min。然后加入相应的二抗，室温孵育1 h后，将含二抗的液体弃掉，加入1×TBST，同样在摇床上漂洗4次，每次5 min。

7）曝光：在X线片夹中预先铺一层保鲜膜，将Chemiluminescent HRP Substrate A液和B液等体积混合后，将膜浸在混合液中2～3 min，将膜置于X线片夹中盖上保鲜膜，到暗室曝光。在暗室中将1×显影液和定影液倒入塑料盒中，剪一片与膜一样宽度的X线片放在膜上，将X线片夹盖紧，开始计时。视荧光强弱取决于曝光时间，一般为1～5 min。取出X线片置于显影液中，待出现明显条带后，终止显影，马上将其置于定影液至胶片透明为止，用自来水冲洗去除残留的定影液，晾干。用图像分析系统拍摄照片，利用Image J软件分析目的蛋白灰度值与内参照β-actin的灰度值，计算其比值，即目的蛋白的相对表达量。

9. 脑组织荧光免疫组织化学染色

（1）石蜡切片制备

实验步骤同"6. 脑组织病理形态学检测"。

（2）荧光免疫组织化学染色

1）烤片：石蜡切片于烤箱内60℃左右烘烤40 min。

2）脱蜡：于室温中晾凉后，依次于二甲苯I脱蜡15 min，二甲苯Ⅱ脱蜡10 min，接着分别于无水乙醇、95%乙醇、80%乙醇、70%乙醇中各浸泡5 min，最后蒸馏水冲洗3次，每次5 min。

3）滴加3%过氧化氢溶液于室温下孵育20 min，以灭活切片内源的过氧化物酶，随后用1×PBS缓冲溶液洗涤3次。

4）热抗原修复：将组织切片浸入0.01 mol/L柠檬酸抗原修复液（pH6.0），加热到100℃

后再煮15 min，断电10 min，再于100℃煮15 min后于室温冷却40 min，用1×PBS缓冲溶液洗3次，每次5 min。

5）封闭：用封闭液室温孵育1 h。

6）孵育一抗：在切片上滴加适当比例稀释的一抗，然后平放在保湿盒中4℃孵育过夜。

7）孵育二抗：将切片室温放置30 min后用1×PBS缓冲液冲洗3次，每次5 min，组织切片擦干后，滴加适当比例稀释的荧光二抗，37℃避光孵育40 min，1×PBS避光冲洗4次，每次5 min。

8）染核：使用Hochest 33258染料避光室温孵育10 min，1×PBS避光冲洗4次，每次5 min。

9）封片、拍照：加抗荧光猝灭剂避光封片，然后在倒置荧光显微镜下观察、拍照。

10. 数据统计

所有实验数据均以均数±标准差（$\bar{x}\pm s$）表示，采用SPSS19.0统计软件对各组数据进行单因素方差分析（One-way ANOVA），最小显著性差异水平设定为$P < 0.05$。

（三）实验结果与结论

1. 模型评价

如图3-8所示，在模型的制备过程中采用激光多普勒血流仪检测大鼠的脑血流变化，在未插入线栓时，血流维持在一定水平上，插入线栓后血流迅速降到30%以下（图3-8中的A点处），说明血流被阻断，1.5 h后拔出线栓，血流恢复，实现了再灌注（图3-8中的B点处）。

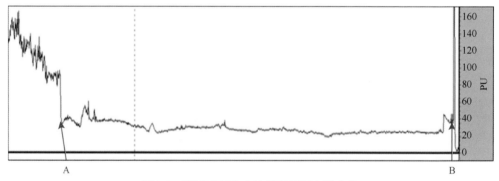

图3-8　激光多普勒血流仪检测脑血流变化

2. 注射用丹参多酚酸对脑缺血再灌损伤大鼠体重的影响

如表3-30和图3-9所示，与术前相比，脑缺血再灌注术后大鼠体形消瘦，体重明显降低；与缺血再灌注24 h比较，大鼠缺血再灌注48 h、72 h后的体重仍有下降；在缺血再灌注72 h，与模型组比较，依达拉奉和注射用丹参多酚酸（10.5 mg/kg、21 mg/kg）能升高大鼠体重，其中依达拉奉与模型组比较，差异有统计学意义（$P < 0.05$）。

表 3-30 大鼠脑缺血再灌注后体重变化的统计结果（$\bar{x}\pm s$，$n = 12$）

组别	脑缺血再灌注后的不同时间点的体重（g）			
	0 h	24 h	48 h	72 h
模型组	261.42±12.54	225.25±18.31	213.17±16.53	207.33±19.18
依达拉奉组	263.00±9.23	230.41±15.20	223.20±19.90	227.30±21.61*
注射用丹参多酚酸低剂量组	262.33±12.46	228.67±17.30	219.75±22.26	213.42±23.20
注射用丹参多酚酸中剂量组	262.42±12.01	232.83±15.21	220.83±21.02	217.92±21.53
注射用丹参多酚酸高剂量组	259.08±9.61	229.67±10.31	219.08±17.65	219.08±21.31

注：与模型组相比，*$P < 0.05$。

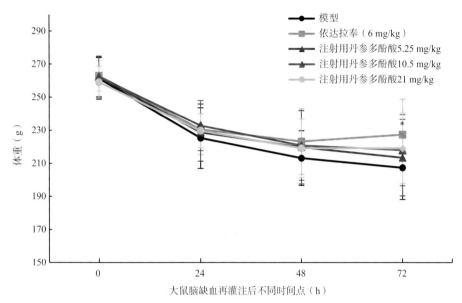

图 3-9 注射用丹参多酚酸对脑缺血再灌注损伤大鼠体重的作用（$\bar{x}\pm s$，$n = 12$）

注：与模型组相比，*$P < 0.05$。

3. 注射用丹参多酚酸对脑缺血再灌损伤大鼠神经功能缺损的影响

模型大鼠由于局部脑组织缺血缺氧，脑部神经元受到严重损伤，出现了明显的行为障碍。如表3-31和图3-10所示，与缺血再灌注后24 h比较，缺血再灌注72 h的模型组和各给药组的大鼠的神经功能评分逐渐降低，说明大鼠的神经功能缺陷症状在逐渐缓解；在缺血再灌注72 h时，与模型组比较，各给药组大鼠的神经功能缺陷症状均得到不同程度的改善，但是差异没有统计学意义。

表 3-31 大鼠脑缺血再灌注 24 h 和 72 h 后神经功能缺损评分结果（$\bar{x}\pm s$，$n = 12$）

组别	脑缺血后不同时间点	
	24 h	72 h
模型组	2.83±0.39	2.67±0.49
依达拉奉组	2.40±0.52	2.10±0.57
注射用丹参多酚酸低剂量组	2.75±0.45	2.33±0.49
注射用丹参多酚酸中剂量组	2.67±0.49	2.25±0.45
注射用丹参多酚酸高剂量组	2.58±0.51	2.25±0.45

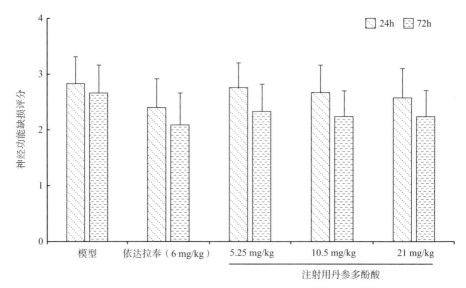

图 3-10　注射用丹参多酚酸对脑缺血再灌注损伤大鼠神经功能缺损的作用（$\bar{x} \pm s$，$n = 12$）

4. 注射用丹参多酚酸对脑缺血再灌注大鼠脑梗死体积及脑水肿程度的影响

如图 3-11A 所示，大鼠脑组织的正常侧呈红色，脑组织缺血侧明显肿胀、变性坏死，有明显的脑梗死灶形成，呈白色，未缺血部分仍为红色。根据图 3-11B、图 3-11C 和表 3-32 的统计结果显示，脑缺血再灌注 72 h 后，与模型组比较，依达拉奉组和注射用丹参多酚酸各个剂量组均能够不同程度减少脑梗死体积，其中以依达拉奉组和注射用丹参多酚酸（21 mg/kg）组的减少最为显著（$P < 0.05$）；脑水肿系数也有不同程度的下降，以依达拉奉组和注射用丹参多酚酸（21 mg/kg）组下降最为显著（$P < 0.01$，$P < 0.05$）。

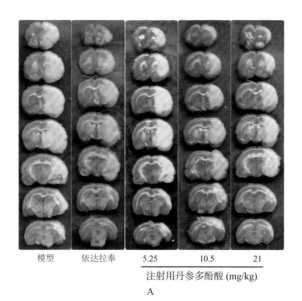

A

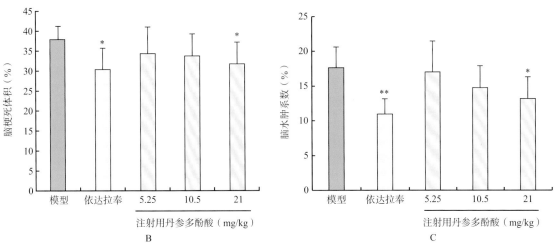

图 3-11　注射用丹参多酚酸对脑缺血再灌注损伤大鼠脑组织的作用（$\bar{x}\pm s$，$n=7$）

注：A——脑组织 TTC 染色；B——脑梗死体积（%）；C——脑水肿系数（%）；与模型组相比，*$P < 0.05$，**$P < 0.01$。

表 3-32　大鼠脑缺血再灌注 72 h 后脑梗死体积和脑水肿系数的结果（$\bar{x}\pm s$，$n=7$）

组别	脑梗死体积（%）	脑水肿系数（%）
模型组	37.92±3.37	17.65±2.95
依达拉奉组	30.52±4.96*	10.98±2.19**
注射用丹参多酚酸低剂量组	34.25±6.61	17.04±4.41
注射用丹参多酚酸中剂量组	33.76±5.44	14.73±3.17
注射用丹参多酚酸高剂量组	31.70±5.45*	13.21±3.10*

注：与模型组相比，*$P < 0.05$，**$P < 0.01$。

5. 注射用丹参多酚酸对脑缺血再灌注损伤大鼠脑组织形态学变化的影响

神经元结构的变化是反映脑细胞损伤和修复最为直观的指标。如图 3-12 所示，假手术组脑皮层组织中神经元形态基本正常，细胞排列整齐，染色均匀，细胞核清晰可见，细胞膜完整，细胞间隙均一致密无水肿；模型组脑梗死灶周边区域中神经元排列不规则，间质稀疏，部分胞核固缩、深染、胞质疏松，呈空泡状改变，仅见少量形态正常的神经元；依达拉奉和注射用丹参多酚酸治疗组皮层脑组织中上述的坏死现象减少，提示依达拉奉和注射用丹参多酚酸对脑缺血再灌注损伤大鼠有脑保护作用。

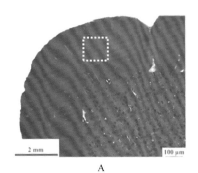
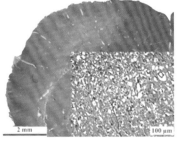
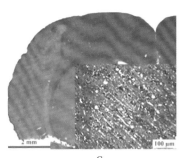

A　　　　　　　　　　　B　　　　　　　　　　　C

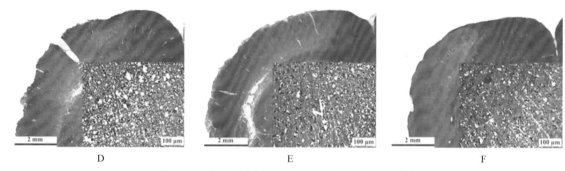

图 3-12　大鼠脑缺血再灌注 72 h 后脑组织 HE 染色

注：A——假手术组，B——模型组，C——依达拉奉组，D——注射用丹参多酚酸低剂量组，E——注射用丹参多酚酸中剂量组，
F——注射用丹参多酚酸高剂量组。

6. 注射用丹参多酚酸对脑缺血再灌注损伤大鼠脑组织中细胞凋亡情况的作用

脑缺血再灌注后，细胞损伤，细胞核内的 DNA 发生断裂，TUNEL 染色呈现阳性。如图 3-13A 所示，脑组织偶见个别阳性棕染细胞，图 3-13B 中大量的细胞核染成深棕色，图 3-13C 中也出现细胞核染成深棕色，但较图 3-13B 中被染成深棕色的细胞核少。如图 3-13E 的统计结果显示，与假手术组比较，脑缺血再灌注损伤大鼠脑组织的凋亡细胞明显增多（$P < 0.01$）；与模型组比较，注射用丹参多酚酸（21 mg/kg）干预后的凋亡细胞显著减少（$P < 0.01$）。

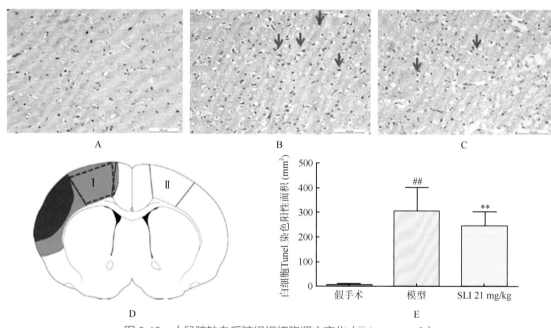

图 3-13　大鼠脑缺血后脑组织细胞凋亡变化（$\bar{x} \pm s$，$n = 3$）

注：A——假手术组，比例尺 100 μm；B——模型组；C——注射用丹参多酚酸低剂量组；D——脑片模式图，标记的 I 区为取材部位；
E——大鼠脑缺血后脑组织细胞凋亡变化统计图。与假手术组相比，$\#\#P < 0.01$；与模型组相比，$**P < 0.05$。

7. 注射用丹参多酚酸对脑缺血再灌注 24 h 大鼠脑缺血梗死灶周边组织中 mTOR 和 Beclin-1 的影响

雷帕霉素靶蛋白（mammalian target of rapamycin，mTOR）是自体吞噬诱导过程中关键的分子，它能够感受胞内的氨基酸和ATP含量。在营养物质丰富的条件下，mTOR蛋白被激活，显著抑制细胞自噬，反之可诱导自噬发生。如图3-14Western blot结果显示，与假手术组比较，大鼠脑缺血再灌注24 h后，脑组织中mTOR的表达水平下降（$P < 0.05$），自噬被诱导；与模型组比较，注射用丹参多酚酸（21 mg/kg）对mTOR蛋白表达水平影响不明显。同时，大鼠脑缺血再灌注24 h后及注射用丹参多酚酸（21 mg/kg）处理后，Beclin-1蛋白表达水平变化不明显。

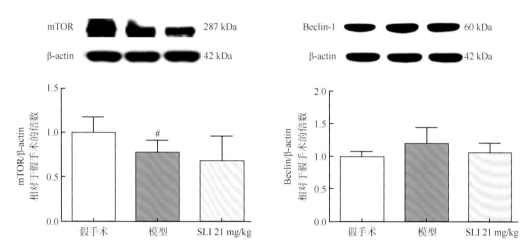

图 3-14　注射用丹参多酚酸对脑缺血再灌注 24 h 大鼠缺血周边区脑组织 mTOR、Beclin-1 表达的影响

（$\bar{x} \pm s$, $n = 4$）

注：与假手术组相比，#$P < 0.05$。

8. 注射用丹参多酚酸对脑缺血再灌注 24 h 大鼠脑缺血梗死灶周边组织中 LC3B 和 Lamp-1 表达的影响

LC3B参与自噬体形成过程，胞质型LC3BI经过泛素化加工修饰形成自噬体膜型LC3BII，LC3BII/LC3BI反映了细胞自噬体的数量。如图3-15Western blot检测结果显示，与假手术组比较，脑缺血再灌注24 h后脑缺血梗死灶周边组织中LC3BII/LC3BI显著上升（$P < 0.05$），表明自噬体增多；与模型组比较，注射用丹参多酚酸（21 mg/kg）可以使LC3BII/LC3BI上升，进一步促进自噬体增多（$P < 0.05$）。

Lamp-1是一种溶酶体膜蛋白，大鼠脑缺血再灌注24 h后及注射用丹参多酚酸（21 mg/kg）处理后，Lamp-1蛋白表达量变化不明显。

9. 注射用丹参多酚酸对脑缺血再灌注 24 h 大鼠脑缺血梗死灶周边组织中溶酶体酶 CTSD 表达的影响

溶酶体水解酶Cathepsin D（CTSD）属于天冬氨酸蛋白酶家族。在体内，CTSD蛋白需要经过一系列复杂的过程才能变成成熟的CTSD蛋白，首先形成分子量约为52 kDa、无酶活性的pro-CTSD；然后在溶酶体内其他水解酶的作用下经过蛋白质水解形成约为48 kDa、具有酶活性的一条单链中间体形式intermediate-CTSD；经过进一步蛋白酶加工，最终形成分子量分别为34 kDa重链和14 kDa轻链结构的mature-CTSD蛋白，从而发挥其生物学功能。

如图3-16Western blot检测结果所示，与假手术组比较，脑缺血再灌注24 h及注射用丹参多酚酸（21 mg/kg）干预后，溶酶体水解酶CTSD的中间体型和成熟型表达水平几乎不变。

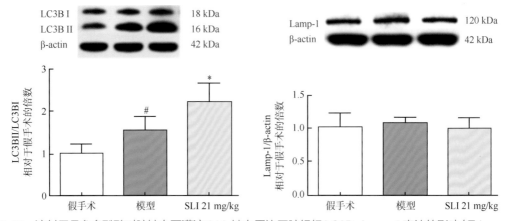

图 3-15　注射用丹参多酚酸对脑缺血再灌注 24 h 缺血周边区脑组织 LC3B、Lamp-1 表达的影响（$\bar{x} \pm s, n = 4$）

注：与假手术组相比，#$P < 0.05$；与模型组相比，*$P < 0.05$。

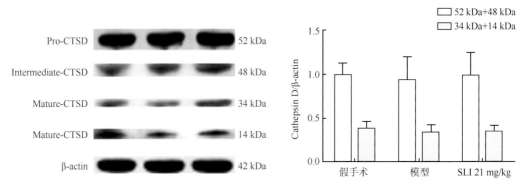

图 3-16　缺血 24 h 后注射用丹参多酚酸对缺血周边区脑组织 CTSD 表达的影响（$\bar{x} \pm s, n = 4$）

10. 注射用丹参多酚酸对脑缺血再灌注 24 h 大鼠脑缺血梗死灶周边组织中 P62 蛋白表达的影响

P62是自噬过程中的选择性底物，细胞内过表达的P62和P62降解被抑制时都会造成P62蛋白包涵体样不可溶性堆积，且这种聚集体是Triton X-100不可溶的，故P62分为Triton X-100可溶的和Triton X-100不可溶的P62蛋白堆积，P62降低说明自噬流的畅通。如图3-17Western blot结果所示，与假手术组比较，大鼠脑缺血再灌注 24 h 时脑组织中不可溶的P62表达水平显著升高（$P < 0.05$），注射用丹参多酚酸（21 mg/kg）干预后不可溶的P62蛋白表达水平有下调的趋势。

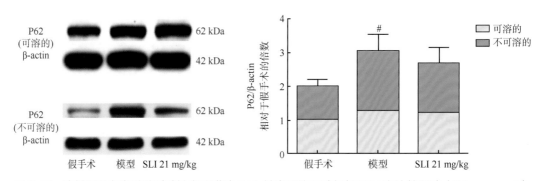

图 3-17　注射用丹参多酚酸对脑缺血再灌注 24 h 缺血周边区脑组织 P62 表达的影响（$\bar{x} \pm s, n = 4$）

11. 注射用丹参多酚酸对脑缺血再灌注 72 h 大鼠缺血周边区脑组织中 mTOR 蛋白表达的影响

如图 3-18Western blot 检测结果所示，与假手术组比较，脑缺血再灌注 72 h 时各组缺血侧脑组织中 mTOR 蛋白表达降低（$P < 0.01$）；与模型组比较，注射用丹参多酚酸（21 mg/kg）干预后 mTOR 蛋白表达升高。

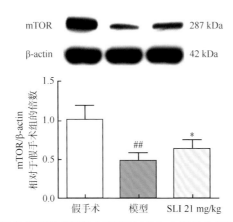

图 3-18　注射用丹参多酚酸对脑缺血再灌注 72 h 大鼠缺血周边区脑组织 mTOR
蛋白表达的影响（$\bar{x} \pm s$，$n = 4$）

注：与假手术组相比，##$P < 0.01$；与模型组相比，*$P < 0.05$。

12. 注射用丹参多酚酸对脑缺血再灌注 72 h 大鼠缺血周边区脑组织 LC3B、Lamp-1 蛋白表达的影响

如图 3-19Western blot 检测结果所示，与假手术组比较，脑缺血再灌注 72 h 脑组织 LC3BII/LC3BI 显著上升（$P < 0.01$）；与模型组比较，注射用丹参多酚酸（21 mg/kg）干预后脑组织 LC3BII/LC3BI 的比值下降（$P < 0.05$）。与假手术组比较，脑缺血再灌注 72 h 后各组缺血侧脑组织 Lamp-1 的表达明显升高（$P < 0.05$），与模型组比较，注射用丹参多酚酸（21 mg/kg）干预后 Lamp-1 明显降低（$P < 0.05$）。

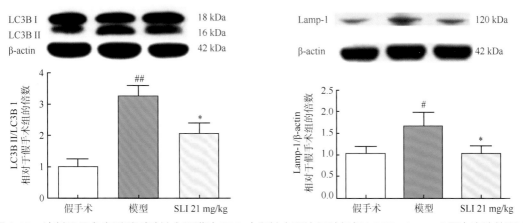

图 3-19　注射用丹参多酚酸对脑缺血再灌注 72 h 大鼠缺血周边区脑组织 LC3B、Lamp-1 蛋白表达的影响
（$\bar{x} \pm s$，$n = 4$）

注：与假手术组相比，#$P < 0.05$，##$P < 0.01$；与模型组相比，*$P < 0.05$。

13. 注射用丹参多酚酸对脑缺血再灌注 72 h 大鼠缺血周边区脑组织中自噬体和自噬溶酶体的形成的影响

　　Lamp-1是溶酶体膜蛋白，与溶酶体膜蛋白Lamp-2一起占溶酶体膜蛋白的50%以上。自噬过程中一个关键的环节就是自噬体膜和溶酶体膜的融合形成自噬溶酶体。如图3-20免疫荧光染色结果所示，与假手术组比较，脑缺血再灌注72 h的大鼠缺血侧脑皮层区域的LC3阳性自噬体（绿色）、Lamp-1标记的溶酶体（红色）数量明显增加，与Lamp-1标记的溶酶体共定位的LC3自噬体的数量增多，表明自噬溶酶体增加；与模型组比较，注射用丹参多酚酸（21 mg/kg）能减少脑缺血梗死灶周边的区域中与Lamp-1标记的溶酶体共定位的LC3自噬体的数量，即自噬体膜与溶酶体膜融合减少。

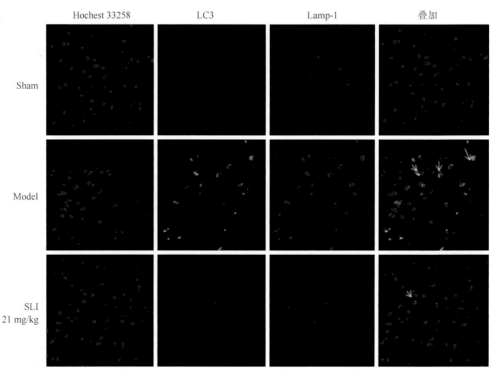

图 3-20　注射用丹参多酚酸对脑缺血再灌注 72 h 大鼠缺血周边区脑组织中 LC3 与 Lamp-1 共定位情况
（放大倍数 ×400）

14. 注射用丹参多酚酸对脑缺血再灌注 72 h 大鼠缺血周边区脑组织中自噬溶酶体酶 CTSD 蛋白表达的影响

　　自噬的最后过程包括溶酶体酶被激活，成熟溶酶体酶CTSD增多，降解自噬溶酶体中的内容物。如图3-21Western blot检测结果所示，与假手术组相比，脑缺血再灌注72 h后脑组织成熟的溶酶体酶CTSD的表达显著升高（$P < 0.05$）；与模型组比较，注射用丹参多酚酸（21 mg/kg）干预后成熟的溶酶体酶CTSD表达有降低的趋势。

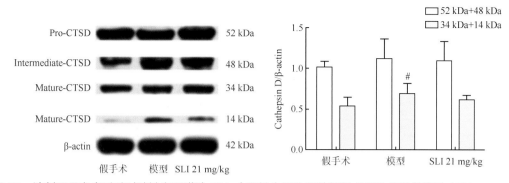

图 3-21　注射用丹参多酚酸对脑缺血再灌注 72 h 大鼠缺血周边区脑组织 CTSD 表达的影响（$\bar{x} \pm s$，$n = 4$）

注：与假手术组相比，#$P < 0.05$。

15. 注射用丹参多酚酸对脑缺血再灌注 72 h 大鼠缺血周边区脑组织中 P62 蛋白的影响

如图 3-22 Western blot 检测结果所示，与假手术组比较，脑缺血再灌注 72 h 后脑组织中可溶的 P62 蛋白和不可溶的 P62 蛋白的表达显著下调（$P < 0.01$）；与模型组比较，注射用丹参多酚酸（21 mg/kg）能抑制 P62 蛋白被清除（$P < 0.05$）；如图 3-23 免疫荧光检测结果所示，与假手术组比较，脑缺血再灌注 72 h 后的大鼠缺血侧脑皮层区域的 P62 蛋白阳性细胞明显减少；与模型组比较，注射用丹参多酚酸（21 mg/kg）干预后缺血侧脑皮层区域 P62 蛋白阳性细胞数增加。

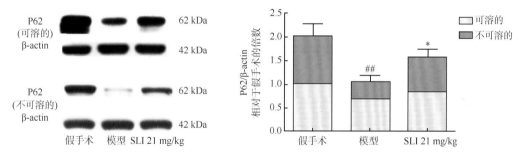

图 3-22　注射用丹参多酚酸对脑缺血再灌注 72 h 大鼠缺血周边区脑组织 P62 表达的影响（$\bar{x} \pm s$，$n = 4$）

注：与假手术组相比，#$P < 0.05$，##$P < 0.01$；与模型组相比，*$P < 0.05$。

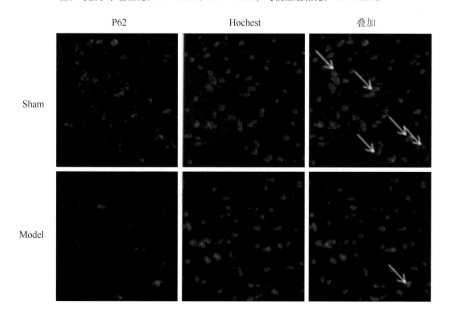

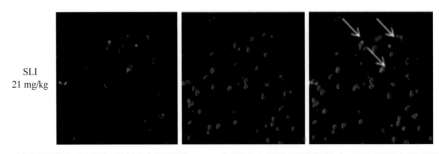

图 3-23　注射用丹参多酚酸对脑缺血再灌注 72 h 大鼠缺血周边区脑组织中 P62 阳性细胞表达的影响

（放大倍数 ×400）

16. 注射用丹参多酚酸对脑缺血再灌注 72 h 大鼠缺血周边区脑组织中 AKT、ERK 的磷酸化水平的影响

如图 3-24 检测结果所示，与假手术组比较，脑缺血再灌注 72 h 的大鼠脑组织中 AKT 磷酸化水平显著升高（$P < 0.01$），与模型组比较，注射用丹参多酚酸（21 mg/kg）可显著降低 AKT 磷酸化水平（$P < 0.01$）；与假手术组比较，脑缺血再灌注 72 h 的大鼠脑组织中 ERK 磷酸化水平显著升高（$P < 0.05$），与模型组比较，注射用丹参多酚酸（21 mg/kg）可显著降低 ERK 磷酸化水平（$P < 0.05$）。

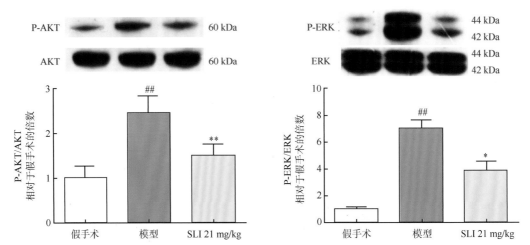

图 3-24　注射用丹参多酚酸对脑缺血再灌注 72 h 大鼠缺血周边区脑组织中 AKT、ERK 磷酸化水平的影响

（$\bar{x} \pm s$, $n = 4$）

注：与假手术组相比，##$P < 0.01$；与模型组相比，*$P < 0.05$，**$P < 0.01$。

17. 实验结论

（1）在脑缺血再灌注模型条件下，注射用丹参多酚酸能显著减少脑梗死体积和脑水肿系数，减轻脑梗死灶周边区脑组织中神经元的坏死现象，减少细胞凋亡，从而对脑缺血再灌注损伤大鼠发挥脑保护作用。

（2）大鼠脑缺血再灌注 24 h，自噬上游的调控蛋白 mTOR 降低，LC3BII/LC3BI 升高，自噬底物蛋白 P62 升高，表明自噬起始过程正常，自噬体增加，但自噬下游可能不畅通导致自噬底物的蓄积。

（3）注射用丹参多酚酸干预后，蛋白LC3BI进一步向LC3BII转化，P62蛋白下降，表明注射用丹参多酚酸进一步促进自噬体的形成，促进自噬底物蛋白降解，确保自噬流畅通。

（4）脑缺血再灌注72 h后，mTOR蛋白表达下调，LC3II/LC3I和溶酶体膜蛋白Lamp-1表达增加，溶酶体膜与自噬体膜融合增加，溶酶体酶被激活，P62蛋白被过度清除，表明脑缺血再灌注72 h自噬水平很高，自噬底物被过度清除。

（5）注射用丹参多酚酸处理后，能显著上调mTOR蛋白的表达，LC3II/LC3I和蛋白Lamp-1减少，溶酶体膜与自噬体膜融合减少，抑制溶酶体酶的激活，抑制P62蛋白的清除，表明注射用丹参多酚酸可能通过自噬–溶酶体途径调节自噬水平，从而发挥对脑缺血再灌注损伤大鼠的保护作用。

（四）讨论

1. 注射用丹参多酚酸治疗缺血性脑卒中的临床依据

中风被列为中医内科四大顽疾之首。中风的发病率日益增高，还趋向于年轻化，其病情危重凶险，转变恶化迅速，有高病死率、高致残率等特点，严重威胁患者的生命健康和生存质量。中医认为中风是气血内虚，脏腑阴阳失调、气血逆乱、直冲犯脑，形成脑脉痹阻。有文章提及"一味丹参散，功同四物汤"，既能活血化瘀，又能补血生血养阴，适用于缺血性脑中风的治疗，但丹参治疗缺血性脑中风的作用机制还没有完全弄清楚。

刘施[1]等人系统评价注射用丹参多酚酸治疗急性脑梗死有效性、安全性，及对急性脑梗死患者运动和认知功能的影响，发现急性脑梗死患者使用注射用丹参多酚酸治疗能够明显提高临床疗效，有效促进神经功能恢复，提高日常生活行为能力并显著改善脑卒中后认知功能。李海军[2]临床观察了100例动脉粥样硬化型急性脑梗死患者，连续给予注射用丹参多酚酸治疗14 d后，患者日常生活活动能力增强，改善神经功能缺损，疗效显著。这些成果为进一步研究注射用丹参多酚酸治疗缺血性脑中风提供临床依据。

2. 注射用丹参多酚酸对大鼠脑缺血再灌注损伤后神经功能缺损症状的影响

神经行为学主要反映动物前肢功能和偏瘫症状，是评价大鼠脑缺血再灌注后损伤程度最为经典简单易行方法[3]。在造模前大鼠状态良好，在进行脑缺血再灌注术后大鼠出现明显的神经功能障碍：提尾悬空时不能完全伸展病灶对侧前肢，行走时向瘫痪侧转圈、行走困难，甚至倾倒。依达拉奉和注射用丹参多酚酸中、高剂量组有改善大鼠的神经功能障碍的趋势，可能由于动物样本量不够多才导致差异没有统计学意义。

3. 注射用丹参多酚酸对大鼠脑缺血再灌注损伤后脑梗死体积及脑组织病理形态学的影响

1958年TTC染色首次用于检测哺乳动物组织的脑缺血梗死[4]。因为该染色灵敏度高同时染色后的颜色易于观察，所以后来逐渐运用于研究离体脑缺血再灌注损伤中。正常大鼠脑组织呈红色，存活脑组织呈淡红色，缺血侧脑组织明显肿胀、变性坏死，有明显的脑梗死灶形成，由于缺乏完整的脱氢酶系统，呈白色。依达拉奉组和注射用丹参多酚酸各个剂量组均能够不同程度减少脑梗死体积，以依达拉奉组和注射用丹参多酚酸高剂量组的效果较为显著。结果说明依达拉奉和注射用丹参多酚酸可以减少脑梗死体积，对脑缺血再灌注大鼠发挥脑保护作用。

HE染色是病理诊断、临床治疗过程中不可或缺的重要检测手段。大鼠脑梗死灶中心处可见组织结构紊乱，排列不规则，数量减少，间质稀疏，部分神经元发生核固缩、深染、胞质疏松，细胞界限不清；依达拉奉和丹参多酚酸治疗组神经元改变不如脑缺血模型组明显，脑组织可见坏死区减小，神经元数量较模型组多，变性坏死组织范围相对较小。结果表明依达拉奉和注射用丹参多酚酸对脑缺血再灌注损伤有脑保护作用。

模拟脑卒中的动物实验研究常以脑梗死体积和行为学作为终点指标，STAIR建议结果评估既要有行为学评估也应该有组织学评估[5]。本实验采用TTC染色结合HE染色和TUNEL染色，共同来评估脑缺血再灌注后大鼠脑组织的损伤情况以及注射用丹参多酚酸对脑组织损伤的改善作用。

4. 注射用丹参多酚酸对大鼠脑缺血再灌注损伤脑自噬相关信号通路的影响

脑组织对缺血缺氧极其敏感，没有充足的氧糖供应，神经元就不能发挥正常的生理功能，虽然再灌注可部分改善脑缺血，但也会产生大量自由基，加重脑组织能量代谢障碍。脑缺血再灌注后细胞的mTOR活性受到抑制，诱发自噬。目前一致认为mTOR介导的信号转导是哺乳动物调节饥饿诱导自噬的主要途径之一，mTOR系PI3K蛋白激酶类家族，受营养因素、生长因子和能量等不同因素的影响，通过磷酸化下游的靶标蛋白AKT参与基因的转录和蛋白的表达，从而影响细胞自噬。mTOR在细胞内主要以两种复合体的形式存在，即mTOR复合体1和mTOR复合体2，目前普遍认为主要是mTOR复合体1参与自噬的诱导，当细胞处于不适的环境时，mTOR复合体1与ULK复合物分离，使mAtg13去磷酸化，诱导自噬发生[6-7]。陈萌等[8]制备大鼠右侧脑缺血再灌注损伤模型，过程中自噬被激活，给予mTOR抑制剂后发现可以诱导脑缺血再灌注大鼠脑皮质组织细胞自噬，另外还发现低剂量的mTOR抑制剂可减轻脑组织损伤，浓度过高时反而会加重脑组织损伤。mTOR信号通路有望成为治疗脑中风等中枢血管疾病的一个新的靶标[9-11]。经mTOR整合的信号通路主要包括PI3K-AKT-mTOR信号通路、MAPK信号通路、AMPK-mTOR信号通路、P53-mTOR信号通路等，有研究发现在脑缺血再灌注中的缺血缺氧刺激下，PI3K-AKT相关通路和MAPK信号通路会被激活，刺激下游的mTOR，mTOR表达增多，从而抑制自噬，详见图3-25。

但在该实验中，大鼠脑缺血再灌注72 h后，AKT和ERK磷酸化水平升高，但mTOR复合体1却被抑制，mTOR复合体1与ULK复合物分离，使mAtg13去磷酸化，自噬被激活。注射用丹参多酚酸可以降低AKT、ERK磷酸化水平，表明注射用丹参多酚酸可能通过抑制PI3K/AKT和MAPK/ERK通路实现对脑缺血再灌注损伤大鼠的保护作用，但是注射用丹参多酚酸调节自噬水平发挥保护作用的过程的作用机制需要进一步的研究。

5. 注射用丹参多酚酸对大鼠脑缺血再灌注后自噬相关蛋白的影响

在脑缺血再灌注后，自噬的作用与再灌的时间点关系密切，乜全民[12]的研究中，大鼠在给予雷帕霉素后制备脑缺血再灌注模型，再灌24 h检测相关指标发现，自噬水平增加，大鼠神经功能评分降低，石瑶等的研究发现大鼠在造模前注射自噬抑制剂3-甲基腺嘌呤（3-MA），再灌注24后检测指标发现自噬水平降低，脑梗死体积增加，表明在缺血再灌注24 h时自噬可能是发挥保护作用的，但长时间过度的自噬可能会加重细胞的损伤，陈兴泳[13]的研究发现3-MA可抑制脑缺血再灌注72 h后的自噬，并能在一定程度上改善脑卒中大鼠神经功能。有研究发现建立永久缺血动物模型时，自噬抑制剂干预后会下调自噬，改善神经功能症状，发挥保护作用[14-15]。这些发现支持了脑缺血再灌注后过度激活的自噬会加重神经功能障碍，适度地抑制自噬能够发挥神经保护作用。

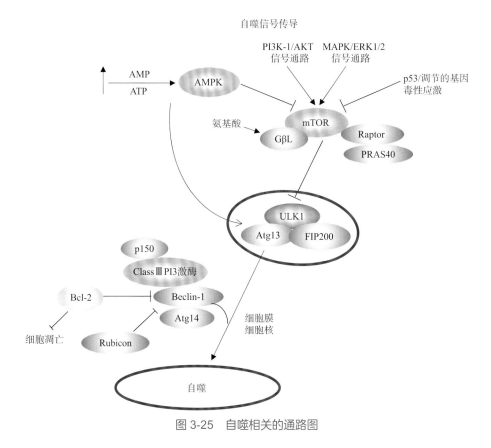

图 3-25　自噬相关的通路图

Beclin-1是第一个被发现的哺乳动物自噬相关基因[16]，通过其进化保守结构域结合hVps34形成复合体，这种复合体能够促进其他自噬相关蛋白结合到前自噬体结构（PAS）上，因此它在早期自噬体的行程中发挥重要的作用。Beclin-1作为非依赖mTOR的信号途径中一个关键因子，当Beclin-1被激活时可以促进自噬的发[17-19]。本实验脑缺血再灌注24 h发现Beclin-1蛋白的表达与假手术组几乎差不多，说明自噬的诱导过程可能主要通过非依赖Beclin-1的信号途径。

自噬被诱导后，细胞内的膜状结构不断伸展，包裹着需要清除的物质如P62蛋白等底物，形成一个闭合体。另外胞质中的LC3在Atg4的作用下脱去末端的—OH形成LC3I，接着Atg7激活LC3I，接着LC3I被转移至Atg3，在Atg3的作用下与自噬膜表面PE结合形成LC3II，LC3II主要分布在自噬泡的内外膜上，组成完整的自噬泡，自噬泡被输送到溶酶体，并且自噬泡的膜慢慢与溶酶体的膜融合，融合的过程主要依赖溶酶体膜蛋白Lamp-1、Lamp-2，融合后依赖溶酶体水解酶Cathepsins D等的激活将其中待清除的底物如P62等降解[20-22]。LC3蛋白有3种亚型——LC3A、LC3B和LC3C，目前检测自噬最广泛的方法是Western blot检测LC3B蛋白的表达水平，在哺乳动物中LC3B的总量通常不会有太大波动，一般只会出现LC3BI和LC3BII间的相互转换，或是由于自噬溶酶体降解而导致的LC3BII清除[23]。

P62是选择性的自噬受体，是自噬最重要的载体蛋白，它连接LC3B和待清除的泛素化物，P62结合泛素化蛋白进入自噬体后与溶酶体合为一个整体被清除。自噬流激活且畅通时

P62蛋白水平会降低，但是当自噬流受阻时P62的含量会增加。近些年来研究发现，当自噬流受阻时，P62蛋白在细胞内过表达会出现不溶性的P62蛋白包涵体样堆积，且这种堆积体是Triton X-100不溶的[24-25]。因此，在检测过程中应该同时观察可溶性P62蛋白、不可溶性P62蛋白和LC3BII/LC3BI综合判断自噬流状态。

再灌注后由于供氧得到改善，提供了生成自由基的原料，而血液中清除自由基的物质尚未生成，致使自由基呈爆发性增加，最终导致细胞大量损伤，此时机体对此作出应答，诱导自噬发生。脑缺血再灌注24 h后，LC3BI向LC3BII转化增多，表明自噬起始阶段正常，自噬体增多，但是Triton X-100不溶的P62蛋白增加，溶酶体膜Lamp-1的表达与假手术组比较几乎没有变化，自噬下游可能不畅通最终导致自噬底物的蓄积。给予注射用丹参多酚酸处理后，LC3BII的表达有升高，不溶于Triton X-100的P62蛋白有降低的趋势，表明注射用丹参多酚酸能够促进自噬体的生成，促进P62蛋白降解，从而不溶于Triton X-100的P62蛋白水平减少，确保自噬流畅通，但其具体的作用机理需要进一步的研究。

大鼠脑缺血再灌注72 h后损伤状况得到改善，此时LC3BII增多，即自噬体增多，自噬水平升高。溶酶体膜蛋白Lamp-1增加，溶酶体膜和自噬体膜融合，溶酶体被激活后，成熟的溶酶体酶CTSD增加，不溶性P62蛋白和可溶性P62蛋白降低，反映此时的自噬水平很高，但可能由于溶酶体的过度激活最终导致自噬底物蛋白P62被过度清除，此时应该降低自噬的水平，抑制溶酶体的过度清除。注射用丹参多酚酸处理后，LC3BII减少，Lamp-1蛋白减少，自噬体膜和溶酶体膜的融合被抑制，成熟的溶酶体酶CTSD减少，P62蛋白量增加，表明注射用丹参多酚酸可能通过调节自噬过程中的起始蛋白mTOR、LC3B降低自噬的水平，通过调节溶酶体膜Lamp-1和溶酶体水解酶CTSD抑制溶酶体的过度清除，抑制自噬底物P62蛋白被过度清除，发挥脑保护作用。

三、注射用丹参多酚酸连续用药14 d对糖尿病大鼠脑缺血再灌注损伤脑功能恢复的影响

（一）实验材料

1. 受试药

注射用丹参多酚酸（天津天士力之骄药业有限公司），依达拉奉注射液（南京先声东元制药有限公司）。

2. 试剂与仪器

（1）试剂

链脲佐菌素（streptozotocin，STZ）、TTC、牛血清白蛋白（bovine serum albumin，BSA）、4′,6-二脒基-2-苯基吲哚（DAPI）（美国Sigma公司），Anti-AGEs（北京博奥森生物有限公司），PVDF膜（美国Bio-Rad公司），线栓（北京西弄生物技术有限公司），Anti-RAGE（武汉博士德生物工程有限公司），Anti-Nrf2、Anti-HO-1、Anti-NQO1（美国Santa Cruz公司），Anti-TNF-α、Anti-NF-κB p65、细胞间黏附分子-1抗体（Anti-ICAM-1）、Anti-COX2（英国Abcam公司），Anti-β-Actin（美国Cell Signaling公司）；羊抗兔IgG抗体-HRP（北京索莱宝科技有限公司），

抗荧光猝灭封片剂（北京中杉金桥生物技术有限公司），Agilent Rat lncRNA（8×60K，Design ID：062716）芯片（上海欧易生物医学科技有限公司）。

目的基因引物的合成：引物由生工生物工程（上海）股份有限公司合成，引物序列如下：

引物名称	序列（5′→3′）	
RAGE	CCAACTACCGAGTCCGAGTC	GTCTCCTCCTTCACAACTGTC
β-actin	GTAAAGACCTCTATGCCAACA	GGACTCATCGTACTCCTGCT
Nrf2	CTGCTGCCATTAGTCAGTCG	GCCTTCAGTGTGCTTCTGGT
HO-1	CAGAGTTTCTTCGCCAGAGG	TGAGTGTGAGGACCCATCG
NQO1	TCCAGAAACGACATCACAGG	AGCTACAATATCCGGGCTCA
NF-κB	CACCAAAGACCCACCTCACC	GGACCGCATTCAAGTCATAGTC

（2）仪器

血糖仪（美国强生公司），激光多普勒血流仪（英国Moor Instruments公司），倒置荧光显微镜（德国Leica公司），超净工作台（江苏苏净集团），超声破碎仪（宁波新芝生物科技股份有限公司），FlexStation3多功能酶标仪（美国MD公司），实时荧光定量PCR仪ABI®7500（美国Applied Biosystems），C1000PCR扩增仪（美国Bio-Rad公司），超微量核酸分析仪（日本Malcom公司），Western blot电泳仪（美国Bio-Rad公司），转膜仪（美国Invitrogen公司）。

3. 分组及给药方式

假手术组（Sham）给予等体积生理盐水，模型组（T1DM-MCAO）给予等体积生理盐水，依达拉奉（6.0 mg/kg）组（Edaravone）给予依达拉奉6.0 mg/kg，丹参多酚酸（21.0 mg/kg）组［T1DM-MCAO+SLI（21 mg/kg）］给予丹参多酚酸21.0 mg/kg，丹参多酚酸（10.5 mg/kg）组［T1DM-MCAO+SLI（10.5 mg/kg）］给予丹参多酚酸10.5 mg/kg。

4. 实验动物

健康Wistar大鼠，雄性，体重200～220 g，SPF级，购于北京维通利华实验动物技术有限公司，许可证号SCXK（京）2012-0001。

5. 实验动物设施及饲养管理

在天津中医药大学实验动物中心和中国医学科学院生物医学工程研究所饲养，室温20～25℃。

（二）实验方法

1. 大鼠糖尿病局灶性脑缺血再灌注损伤（T1DM-MCAO）模型的制备

大鼠实验前禁食6 h，自由饮水，一次性腹腔注射STZ 60 mg/kg（临用前称取适量STZ溶解于冰的0.1 mol/L柠檬酸–柠檬酸钠缓冲溶液），建立大鼠糖尿病（1型糖尿病，Type 1 Diabetes Mellitus，T1DM）模型。腹腔注射STZ一周后断尾取血，检测随机血糖≥11.1 mmol/L认定为大鼠糖尿病模型建模成功。所有动物正常饮食、自由饮水，大鼠糖尿病模型建模成功后再饲养6周，首先用3%异氟烷、95%氧气、5%二氧化碳混合气体麻醉固定，然后用面罩持续给予2%异氟烷、95%氧气、5%二氧化碳混合气体使大鼠处于持续麻醉状态。大鼠在麻醉状态下使用恒温电热板维持体温在（37.0±0.5）℃。大脑中动脉阻塞缺血/再灌注模型制作参照文献方法[37]，制作局灶性脑缺血再灌注损伤模型。具体操作见本章第二节的第一部分。

2. 药物干预

根据前期实验结果，选用注射用丹参多酚酸的中剂量（10.5 mg/kg）和大剂量（21 mg/kg）治疗，观察连续用药2周对脑缺血损伤的治疗作用。注射用丹参多酚酸和依达拉奉均用生理盐水配制，每次给药总体积为1 mL。假手术组和模型组给予等体积生理盐水，药物干预分别于再灌注3 h后尾静脉注射给药，此后每天1次，连续给药14 d。

3. 取材方法

（1）免疫组化取材

末次给药后2 h，各实验组取6只大鼠，用3.5%水合氯醛腹腔注射麻醉，剪开胸腔，充分暴露心脏，用眼科镊钝性分离心包，将灌注针头从心尖处插入左心室，剪开右心耳，先以生理盐水快速心脏灌注冲洗直至肝脏变白，待血液冲洗干净右心耳流出液清亮后换用4%的多聚甲醛快速灌注5 min，缓慢灌注15 min，直至大鼠肝脏变硬、尾巴僵直。待大鼠充分固定后断头取脑，置于4%多聚甲醛固定48 h后，取视交叉后2 mm处冠状切取脑组织脱水，石蜡包埋切片，片厚5 μm，用于HE染色和免疫荧光组织化学染色。

（2）蛋白质和基因检测取材

末次给药后2 h，各实验组取6只大鼠，用3.5%水合氯醛行腹腔注射麻醉，剪开胸腔，暴露心脏，经左心尖将灌注针头插入主动脉后，剪开右心耳，快速推注冰生理盐水200 mL，立即断头置于冰盒上开颅取脑，在冰上分离皮层缺血周边区脑组织，液氮速冻，转移至-80℃冰箱保存，分别用于Western blot、基因芯片和PCR检测各项指标。

4. 观察指标及检测方法

治疗14 d后，取4只用于正电子发射计算机断层扫描（PET/CT）检测脑功能和CT扫描观察脑血管形态；取6只行心脏灌流、4%多聚甲醛固定，制备脑组织石蜡切片，用于免疫组织化学染色；取6只用于行心脏灌流，冰上分离缺血脑组织提取蛋白进行Western blot检测，提取RNA进行PCR检测。

（1）监测体重、血糖

术前和再灌注后7 d、14 d，分别监测体重和血糖。血糖的检测方法，用75%乙醇消毒后尤菌空针穿刺尾静脉采血测量血糖，压迫止血。

（2）神经行为学评分

分别于脑缺血再灌注损伤治疗第7 d、14 d时，参考Longa法进行神经功能缺损评分，评分标准为：无明显神经功能缺损症状者，0分；有轻微神经功能缺损，但不能完全伸展左侧前爪者，1分；出现中度神经功能缺损，并且向左侧转圈者，2分；出现重度神经功能缺损，向左侧倾倒者，3分；严重神经功能缺损，不能自发行走，并见意识水平下降者，4分。

（3）PET/CT检测脑功能

在脑缺血再灌注损伤连续治疗14 d后，取模型组和注射用丹参多酚酸21.0 mg/kg组大鼠各4只，检测缺血脑组织对葡萄糖的代谢能力，评价脑功能。在检测前1 h，通过大鼠尾静脉注射1 mCi/kg的造影剂氟代脱氧葡萄糖（^{18}F-FDG），尾静脉注射^{18}F-FDG显影剂40 min后开始采集FDG PET头部显像图像，将大鼠置于PET/CT下显像。显像前先用大剂量异氟烷（3.5%）和95%O$_2$、5%二氧化碳混合气体快速麻醉大鼠，然后再用小剂量异氟烷（1.5%）和95%O$_2$、5%二氧化碳混合气体持续麻醉，使大鼠处于麻醉状态，俯卧位固定。

先采集微计算机断层扫描技术Micro-CT定位图像，然后再采集PET图像，通过Xeleris工作站分别获得CT和PET以及二者融合的图像，通过分析图像信息判断大鼠脑部葡萄糖摄取情况。CT图像采集条件：电压80 kV，电流30 mA，扫描层厚2 mm，重建层厚4.25 cm，旋转时间0.8 s；PET采集时间为15 min，采集视野间的重叠数为1，采集的图像均需经衰减校正处理。PET/CT断层图像利用Xeleris图像融合工作站进行计算、分析，获得横断面数据，可以通过Micro-CT图像确定最大切面，然后在PET图像上分析缺血侧大脑皮质、海马及半暗带区的标准摄取值（SUV），分析各组大鼠脑部葡萄糖摄取情况，换算摄取率。标准化摄取值（SUV）是目前常用的定量参数，可以准确的反映定位区放射性物质的摄取与全身平均摄取之比，其计算公式如下：SUV＝每克组织的平均放射性活度/（注射的核素放射性活度×体重）。

（4）大鼠脑血管3D成像

在脑缺血再灌注损伤亚急性期治疗14 d后，选取模型组和丹参多酚酸21.0 mg/kg组大鼠各4只，用10%水合氯醛溶液（3 mL/kg），腹腔注射麻醉，取仰卧位，作胸部纵形皮肤切开，快速打开胸腔，打开心包，充分暴露心脏，用7号钝头空心针从左心室插入至主动脉管口，用止血镊固定灌注针头。组织剪剪开右心耳，取37℃预热的肝素钠生理盐水（500 IU/mL）500 mL快速灌注，至肝脏变为浅白色，并且右心耳流出清澈液为止。用4%多聚甲醛200 mL缓慢灌注固定15 min，再将稀释好的Microfil血管造影剂从灌注针头快速注，灌注后可见大鼠皮肤、巩膜、肠系膜血管黄染，立即结扎心底部位的大血管，将大鼠置于4℃冰箱过夜以充分凝固造影剂。次日取出大鼠完整的脑组织，然后用50%、75%、85%、95%、100%的乙醇对脑组织标本梯度脱水。最后将标本放在50 mL的离心管中密封保存，用于Micro-CT扫描。

脑血管3D成像，用Micro-CT扫描灌注的脑组织标本。将脑组织标本装入透袋中，放在中轴旋转台上，用透明胶布固定。打开Micro-CT工作站，设置扫描参数：峰值电压65kV，管电流80 μA，CCD曝光时间2.96 s，分辨率（12.149×12.149×12.149）μm^3。开始扫描后，X线透射穿过标本，经荧光闪烁晶体屏转化为可见光源，再经显微放大镜将视线放大后被CCD照相机暗盒捕捉，最后得到标本横断面图像，将获得的一系列连续的断层图像用Micro-view软件包重建后得到3D血管结构图。模拟骨小梁的显微形态学分析，利用Micro-view软件分析3D血管成像，评价指标包括：血管连接密度（Connectivity Density，Conn. D），相当于每个容积单元血管网络的连接程度；平均血管间距（Mean Vascular Separation，M. Sp），相当于非铸型血管空间的平均相对直径；平均血管厚度（Mean Vascular Thickness，M. Th），相当于铸型血管的平均相对直径；血管容积分数（Vascular Volume Fraction，VVF），是指总的血管容量与样本体积之间的比值。

（5）脑组织病理形态学检测和免疫组化染色

1）石蜡切片

①改刀：取视交叉后2 mm处冠状切取脑组织，自来水冲洗30 min。②梯度乙醇脱水：70%乙醇5 min，80%乙醇5 min，90%乙醇5 min，95%乙醇5 min，无水乙醇I10 min，无水乙醇II10 min。③透明：组织透明剂I10 min，组织透明剂II 10 min。④石蜡包埋：于75℃烤箱中浸蜡1 h后在包埋筐中包埋蜡块。⑤切片：5 μm连续切片，每隔30 μm连续切片8张。60℃烤片3 h，室温冷却后置于切片盒中4℃保存。

2）苏木精–伊红染色（HE染色）

苏木精–伊红染色，显微镜下观察，拍照，进行图像学分析。

3）荧光免疫组织化学染色

①烤片：60℃烤片30 min。②常规脱蜡至水。③抗原修复：在微波炉里加热0.01 mol/L柠檬酸修复液（pH 6.0）至沸腾后将组织切片放入，断电，间隔5～10 min，反复1～3次，室温冷却30 min，双蒸水冲洗5 min×3次；PBS冲洗5 min×3次，滴加3%H_2O_2去离子水，室温孵育10 min，消除内源性过氧化物酶影响。④封闭：PBS冲洗5 min×3次→滴加正常山羊血清工作液，室温孵育15 min。⑤加一抗：倾去血清，滴加适当比例稀释的一抗，包括：兔抗Bcl-2多克隆抗体（1∶100）、兔抗Bax多克隆抗体（1∶50）、兔抗Caspase-3多克隆抗体（1∶100）、兔抗BDNF多克隆抗体（1∶100）、兔抗VEGF多克隆抗体（1∶100）、兔抗p-AKT多克隆抗体（1∶100），片子平放保湿盒中4℃过夜。⑥加二抗：次日置于室温30 min后PBS冲洗5 min×3次，滴加四甲基异硫氰酸罗丹明（TRITC）荧光二抗工作液（1∶100），避光室温孵育1 h，PBS避光冲洗10 min×3次。⑦染核：加DAPI（1∶2000），避光室温孵育10 min，PBS避光冲洗3次；封片、拍照：每次5 min，抗荧光衰减封片剂避光封片，倒置荧光显微镜下观察、照相。

5.Western blot 检测相关蛋白的表达

（1）总蛋白的提取

1）取50 mg皮层脑组织，转移到离心管中，加入1 mL裂解液，在冰上用超声破碎仪破碎组织。

2）裂解30 min后，用移液器将裂解液移至1.5 mL离心管中，然后在4℃下12000 r/min离心10 min。

3）将离心后的上清和还原型5-SDS上样缓冲液以4∶1比例以每管总25 μL体积分装转移至0.2 mL的EP管。

4）以100℃加热10 min使蛋白质变性。

5）变性蛋白质放于-80℃保存。

（2）蛋白含量的测定

按照试剂盒说明书方法操作，步骤如下：

1）制备标准曲线：取6个离心管，分别编号，1～6号标准品管，每管分别加入2 mg/mL的BSA标准品0 μL、5 μL、10 μL、15 μL、20 μL、25 μL，每管加入超纯水定容至总体积800 μL。

2）样品的制备：取200 μL待测的蛋白样品，加入双蒸水补齐至总体积800 μL。

3）显色：加入200 μL G250考马斯亮蓝溶液显色液，涡旋振荡，混匀，室温静置5 min。

4）样品光密度测定：用双蒸水调零，在酶标仪上设置测定波长570 nm，测定OD值，根据标准曲线计算出样品中蛋白质的浓度。

5）凝胶配制：不连续SDS-聚丙烯酰胺凝胶的制备（6%、10%分离胶和4%浓缩胶），先配分离胶，分离胶固定后，再灌注浓缩胶，待灌满浓缩胶后将梳子插入浓缩胶中，灌胶时小心，避免产生气泡，待到浓缩胶凝固后，两手捏住梳子的两端，竖直均匀用力向上轻轻拔出，用电泳液冲洗梳子孔道，将其放入电泳槽中，倒入电泳液上样、电泳。

6）上样及电泳：根据蛋白浓度计算蛋白上样量，每孔上样20 μg，待测样品按计划的顺序加入点样孔中，同时留一孔加入蛋白质标志物。将电泳槽接通电源，设置电压和电流时间，浓缩胶电泳电压为80 V，30 min，根据蛋白质分子量大小设置分离胶上电压时间，将电压调为100 V，并观察溴酚蓝移动至胶底部时断开电源，停止电泳，准备转膜。

7）转膜：剥胶，根据待测蛋白的分子量，按蛋白质标志物标记位置切胶，将上下三层滤纸在转膜缓冲液中浸泡10 min，PVDF膜用甲醇浸泡5 min，依次按顺序从正极向负极叠放三层滤纸、胶、PVDF膜、三层滤纸。在电泳槽放置冰盒降温以防电转移时产热影响实验结果。

8）封闭：取出PVDF膜，移至含有5%脱脂奶粉的TBST封闭液中，室温下放在脱色摇床上摇动封闭2 h，确保整个PVDF膜与封闭液接触。

9）孵育一抗：分别加入适当浓度的一抗（BDNF、VEGF、AKT、Bcl-2、Bax、Caspase-3抗体），兔抗β-actin多克隆抗体（1∶500封闭液稀释），4℃摇床温和摇晃1 h，4℃过夜。

10）洗膜：弃一抗，用TBST在室温下脱色摇床上洗3次，每次10 min。

11）孵育二抗：用抗体稀释液稀释辣根过氧化物酶标记的羊抗兔抗体至1∶1000，加入另一新的杂交袋中，气泡去除干净后，封口，与PVDF膜共同室温振荡2 h。

12）洗膜：弃二抗，用TBST在室温下脱色摇床上洗3次，每次10 min。

13）化学发光、显影、定影：详见本节第一部分（二）方法4（6）"Western blot法检测炎症相关蛋白的表达"。

14）凝胶图像分析：将胶片进行扫描或拍照，用凝胶图像处理系统分析目标带的分子量和净光密度值。

6. 基因芯片检测差异基因

（1）Total RNA提取及质量鉴定

①加入10倍体积的裂解/结合缓冲液（1 mL裂解/结合缓冲液/0.1 g组织）匀浆器彻底混匀。②加入1/10体积的匀浆添加剂，涡旋混匀，冰上放置10 min。以上操作均在冰上。③加入与lysis（不计匀浆添加剂）相同体积的酸酚∶氯仿（300 μL裂解液/300 μL 酸酚∶氯仿），涡旋30～60 s，室温12000 g离心5 min，分相若不好，则需重新离心。取上清置一新管中，记录体积。④加入1.25倍体积100%乙醇，涡旋混匀，反复过纯化柱，体积不超过700 μL，12000 g离心15 s。⑤加入350 μL洗液1，离心5～10 s，清洗纯化柱，12000 g离心15 s，弃过滤液。⑥DNase I 10 μL和RDD缓冲液70 μL加入膜上（QIAGEN#79254），20～30℃放置15 min。⑦加入350 μL洗液1，离心5～10 s，清洗纯化挂，12000 g离心15 s，弃过滤液。⑧加入500 μL洗液2/3，离心5～10 s，清洗纯化柱二次，12000 g离心15 s，弃过滤液，离心

1 min。⑨将离心柱放置到新的收集管中，柱中心加入100 μL 95℃预热的洗脱液或无RNA酶水，室温最高转速离心20～30 s，收集管中液体即为提取的总RNA，可放置在-70℃保存。⑩RNA质量鉴定：样品总RNA利用NanoDrop ND-2000（美国Thermo公司）定量并经Agilent 2100生物分析仪（美国Agilent公司）检测RNA完整性，如RNA完整值（RIN）≥7，则用于后续mRNA表达谱分析。

（2）探针标记与杂交

RNA质检合格后，样本的标记、芯片的杂交以及洗脱参照Agilent表达谱基因芯片检测流程进行，总RNA的纯化，cDNA的合成，cRNA的合成、纯化及质控，芯片杂交。此过程具体操作由上海欧易生物医学科技有限公司完成。

（3）差异基因筛选

在筛选差异基因之前，先进行探针过滤，在分组的每组样本中至少有一组100%标记为"P"的探针留下进行后续分析。对于有生物学重复的分析，利用t检验得到的差异显著性P和标准化信号值的差异倍数Fold change进行筛选，标准为Fold change≥2.0且$P≤0.05$。

7. 数据统计

实验数据以均数±标准差（$\bar{x}±s$）表示，采用SPSS19.0统计软件对各组数据进行单因素方差分析（one-way ANOVA），最小显著性差异水平设定为$*P<0.05$或$**P<0.01$。芯片数据分析，用Agilent G2505C扫描仪扫描得到原始图像，利用Feature Extraction软件进行数据的分析和处理，并利用Genespring 12.5软件对数据进行定量标准化分析，标准化后的数据进行过滤，用于比较的每组样本中至少有一组100%标记为"P"的探针留下进行后续分析。利用t检验的P值和倍数变化值进行差异基因筛选，筛选的标准为上调或者下调倍数变化值≥2.0且$P≤0.05$，并对差异基因进行非监督层次聚类分析，以判定差异基因的主要生物学功能。

（三）实验结果

1. 一般情况和血糖变化

在建立糖尿病模型的过程中，经腹腔注射STZ一周后，糖尿病大鼠血糖明显升高，均大于11.1 mmol/L，且呈现明显多饮、多食、多尿及消瘦，毛色灰黄无光泽，各组间血糖差异无显著性意义。在此基础上制作MCAO模型，随机分为假手术组、模型对照组、依达拉奉（6 mg/kg）及丹参多酚酸（10.5 mg/kg、21 mg/kg）治疗组，在治疗过程中，模型对照组，精神状态差，行动迟缓；而假手术组、依达拉奉和丹参多酚酸治疗组大鼠精神状态和活动能力要较模型组好，各组治疗14 d后大鼠血糖未见明显改善，无统计学意义（$P>0.05$）。结果见图3-26。

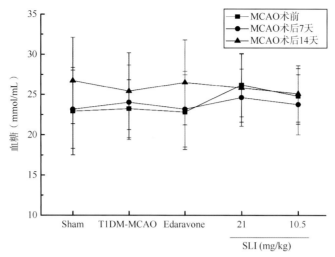

图 3-26　MCAO 术前后血糖变化（$\bar{x} \pm s$，$n = 20$）

2. 注射用丹参多酚酸可促进糖尿病大鼠脑缺血再灌注损伤神经功能恢复

结果显示，脑缺血再灌注 24 h 后大鼠神经功能缺损症状明显，说明大脑中动脉阻塞脑缺血后引起神经元损伤出现明显的神经功能缺损。依达拉奉和丹参多酚酸治疗后，神经功能评分明显低于模型组，这在第一部分研究中已经证实，丹参多酚酸对糖尿病大鼠脑缺血再灌注损伤后急性期可改善神经功能缺失。随恢复时间延长，模型组在缺血再灌注 14 d 后，与再灌注后 24 h 比较，神经功能缺损恢复明显；缺血再灌注 7 d，依达拉奉和丹参多酚酸（21 mg/kg）可促进缺血大鼠神经功能恢复，与模型组比较有显著性差异（$P < 0.05$），丹参多酚酸（10.5 mg/kg）治疗组也有改善作用，与模型组比较有统计学意义（$P < 0.05$）；丹参多酚酸组与依达拉奉组比较，无显著性差异。实验结果见图 3-27。

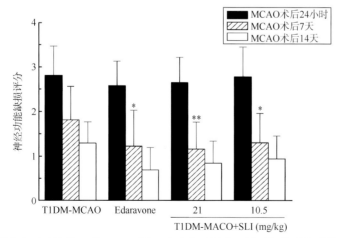

图 3-27　丹参多酚酸连续用药 14 d 对糖尿病大鼠脑缺血再灌注损伤神经功能恢复的影响

注：$*P < 0.05$。

3. 注射用丹参多酚酸可改善脑缺血再灌注损伤脑组织形态学的变化

神经元结构的变化是反映脑细胞损伤和修复最为直观的指标。如图3-28、图3-29所示，假手术组脑组织细胞形态基本正常，神经元排列整齐，染色均匀，神经元细胞核清晰可见，细胞膜完整，细胞间隙均一致密；模型组脑组织缺血中心区组织结构紊乱，排列不规则，数量减少，间质疏松，部分神经元核固缩、深染、胞质疏松，细胞界限不清；依达拉奉和丹参多酚酸治疗组神经元改变不如脑缺血模型组明显，脑组织可见坏死区减小，神经元数量较模型组多，变性坏死组织范围相对较小。提示丹参多酚对糖尿病脑缺血再灌注损伤有脑保护作用。

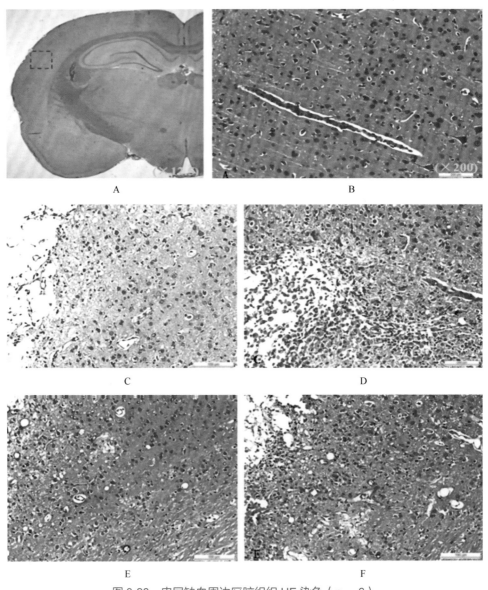

图 3-28　皮层缺血周边区脑组织 HE 染色（$n = 6$）

注：A——假手术组；B——模型组；C——依达拉奉 6 mg/kg；D——丹参多酚酸 21 mg/kg；E——丹参多酚酸 10.5 mg/kg；
F—— 丹参多酚酸 5.25 mg/kg。

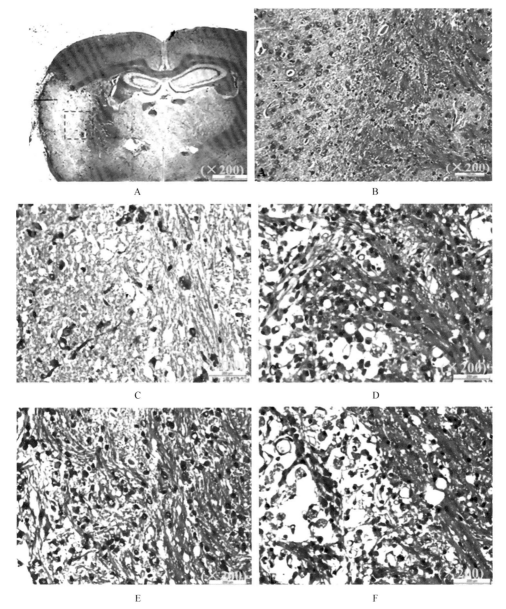

图 3-29 注射用丹参多酚酸对糖尿病脑缺血再灌注损伤大鼠脑组织形态学的影响（$n = 6$）

注：A——假手术组脑组织细胞形态基本正常，神经元排列整齐，染色均匀，神经元细胞核清晰可见，横纹规则清晰，细胞膜完整，细胞周围间隙致密；B——模型组脑组织缺血中心区组织结构紊乱，排列不规则，数量减少，间质疏松，部分神经元核固缩、深染、胞质疏松；C——依达拉奉 6 mg/kg 组脑组织可见坏死区减小，神经元数量较模型组多，变性坏死组织范围相对较小；D——注射用丹参多酚酸 21 mg/kg 组神经元数量较多，变性坏死组织范围相对较小、程度较轻；E——注射用丹参多酚酸 10.5 mg/kg 组，神经元改变不如脑缺血模型组明显，脑组织可见坏死区减小。F——注射用丹参多酚酸 5.25 mg/kg 组，神经元数量与模型组相当，但核固缩形态改善，脑组织坏死区面积减少。

4. 注射用丹参多酚酸可增强糖尿病大鼠脑缺血损伤脑功能的恢复

如图 3-30 所示，用感兴趣体积（VOI）表示集成的 PET 图像中平均 ^{18}F-FDG 的活动，并在放射性衰变校正后进行评价。标准化摄取值（standard uptake value，SUV）为每个 VOI 获得的平均值除以 ^{18}F-FDG 的活动，与注入的剂量和动物体重有关。然后，区域 ^{18}F-FDG 的归一化数据显示了脑内摄取 ^{18}F-FDG 的量。本实验利用糖尿病大鼠脑缺血再灌注模型研究了

^{18}F-FDG PET图像的糖代谢变化。如图3-31所示，在模型组和丹参多酚酸组，^{18}F-FDG摄取在大脑皮质、半暗带和海马的糖代谢变化，与模型组相比，丹参多酚酸治疗组在大脑皮质、半暗带和海马区葡萄糖摄取显著增加，脑组织糖代谢水平得到大幅改善（$P < 0.05$ 或 $P < 0.01$）。

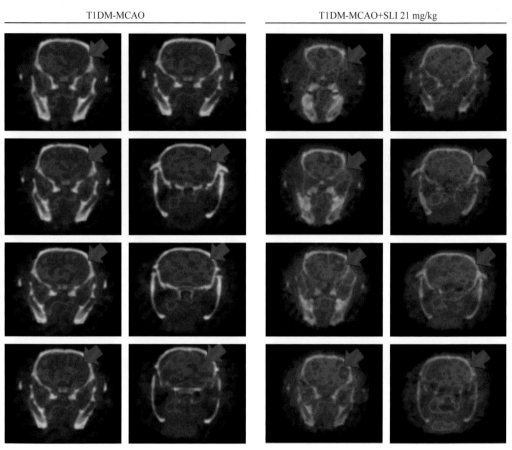

图 3-30　糖尿病脑缺血再灌注 14 d 后 PET/CT 显像

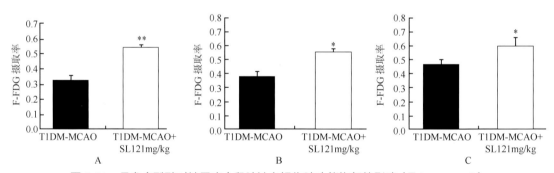

图 3-31　丹参多酚酸对糖尿病大鼠脑缺血损伤脑功能恢复的影响（$\bar{x} \pm s$, $n = 4$）

注：A——大脑皮质对 ^{18}F-FDG 的摄取率；B——海马对 ^{18}F-FDG 的摄取率；C——半暗带对 ^{18}F-FDG 的摄取率。与模型组治疗后比较，$*P < 0.05$，$**P < 0.01$。T1DM-MCAO：糖尿病局灶性脑缺血再灌注损伤模型；SLI：注射用丹参多酚酸。

5. 注射用丹参多酚酸可增加大鼠脑缺血后脑微血管灌注

（1）注射用丹参多酚酸连续用药14 d可增加大鼠脑缺血后脑微血管灌注

如图3-32所示，正常脑微血管分支众多，走行有序，呈网络状分布。模型组在损伤后

14 d，缺血中心区处于失灌注状态，缺血边缘区血管明显减小，断裂，灌注量显著降低，但皮层大血管基本维持通畅。丹参多酚酸治疗组缺血中心区可见少量血管灌注，缺血边缘区血管增多，皮层大血管基本通畅，并且见大量齿状微血管，但数量不及正常脑血管多。脑血管 3D 形态学定量分析结果显示，与假手术比较，脑缺血再灌注损伤后 14 d 缺血侧脑血管数目均显著减少（$P < 0.01$）；丹参多酚酸连续用药 14 d 与模型组相比，微血管数目有所增加（$P < 0.05$）。

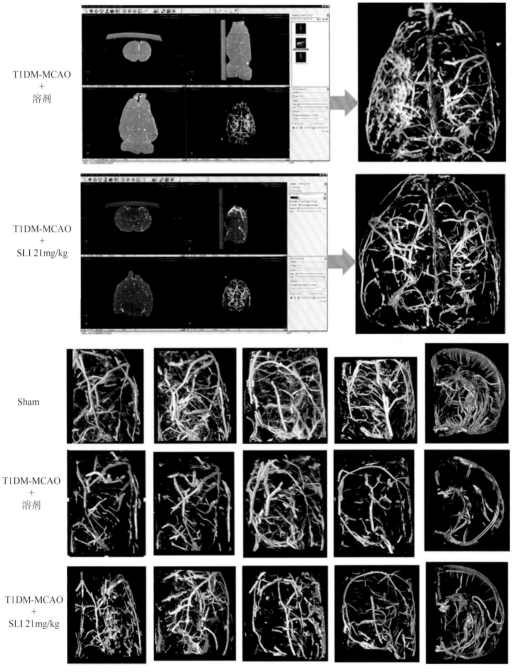

图 3-32　Micro-CT 观察 T1DM-MCAO 大鼠脑微血管网络的 3D 形态

（2）脑血管结构成像定量对比分析

如图3-33所示，血管容积分数、血管平均厚度、血管连接密度和血管平均间距）测定，在脑缺血损伤14 d后，模型对照组和丹参多酚酸治疗组的血管容积分数值比较有明显差异（$P < 0.05$）。

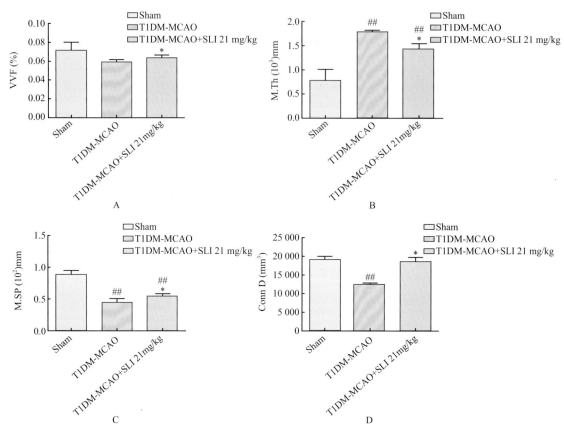

图3-33　T1DM-MCAO 大鼠脑微血管网络的 3D 形态定量分析（$\bar{x} \pm s$，$n = 4$）

注：与假手术组比较，#$P < 0.05$，##$P < 0.01$；与模型组比较：*$P < 0.05$，**$P < 0.01$。

6. 注射用丹参多酚酸可上调脑组织缺血周边区 BDNF 的表达

图3-34A、B免疫荧光染色结果显示，糖尿病大鼠脑缺血再灌注损伤14 d后，与假手术比较，模型组缺血周边区的脑组织BDNF阳性细胞表达数明显增多（$P < 0.01$）；与模型组相比，丹参多酚酸酸10.5 mg/kg、21 mg/kg治疗组BDNF阳性细胞表达数不同程度增多（$P < 0.05$，$P < 0.01$）。图3-34C、D Western blot结果显示，与假手术比较，糖尿病大鼠脑缺血再灌注损伤后14 d，模型组缺血侧皮质区脑组织BDNF蛋白表达均上调（$P < 0.05$）；与模型组比较，丹参多酚酸酸21 mg/kg治疗组BDNF蛋白表达量明显上调（$P < 0.05$）；依达拉奉组脑组织缺血周边区BDNF表达量与模型组比较，差异无统计学意义。

7. 注射用丹参多酚酸可上调脑组织缺血周边区 VEGF 蛋白的表达

图3-35结果显示，糖尿病大鼠脑缺血再灌注损伤14 d后，模型组缺血周边区的脑组织VEGF阳性细胞表达数与假手术比较增多；与模型组相比，丹参多酚酸酸10.5 mg/kg、21 mg/kg

治疗组VEGF阳性细胞表达数明显增多（$P < 0.05$）；依达拉奉治疗组VEGF阳性细胞表达数较模型组有增多趋势，无统计学意义。Western blot结果显示，模型组缺血周边区脑组织VEGF表达与假手术组比较均上调；与模型组比较，注射用丹参多酚酸酸21 mg/kg治疗组VEGF蛋白表达量明显上调（$P < 0.05$）。

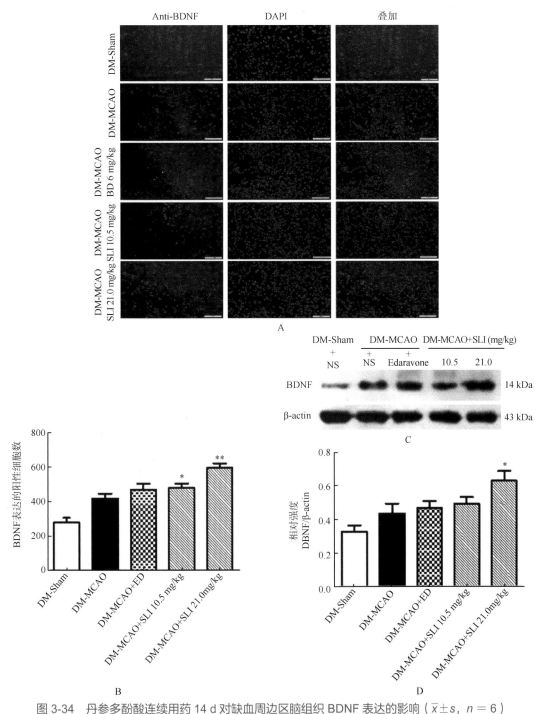

图 3-34　丹参多酚酸连续用药 14 d 对缺血周边区脑组织 BDNF 表达的影响（$\bar{x} \pm s$，$n = 6$）

注：A——免疫组化检测糖尿病大鼠脑缺血损伤后缺血周边区脑组织 BDNF 阳性细胞的表达变化；B——糖尿病大鼠脑缺血损伤后缺血周边区脑组织 BDNF 表达的阳性细胞数统计分析；C、D——Western blot 检测缺血周边区脑组织 BDNF 蛋白表达量。与模型组比较，$*P < 0.05$，$**P < 0.01$。

8. 注射用丹参多酚酸可上调缺血周边区脑组织中 p-AKT 的表达

图3-36结果显示，糖尿病大鼠脑缺血再灌注损伤14 d后，模型组缺血周边区的脑组织p-AKT阳性细胞表达数较假手术组增多；与模型组相比，注射用丹参多酚酸连续用药14 d，丹参多酚酸21 mg/kg治疗组脑组织中p-AKT阳性细胞表达数增多（P＜0.01）；依达拉奉和丹参多酚酸10.5 mg/kg治疗组脑组织p-AKT阳性细胞表达数较模型组增多趋势明显，无统计学意义。Western blot结果显示，糖尿病大鼠脑缺血再灌注损伤14 d后，模型组脑组织缺血周边区p-AKT蛋白表达与假手术比较均上调；与模型组比较，丹参多酚酸酸10.5 mg/kg、21 mg/kg治疗组缺血周边区脑组织VEGF蛋白表达量显著上调（P＜0.01）；依达拉奉组脑组织缺血周边区p-AKT表达量与模型组比较差异无统计学意义。

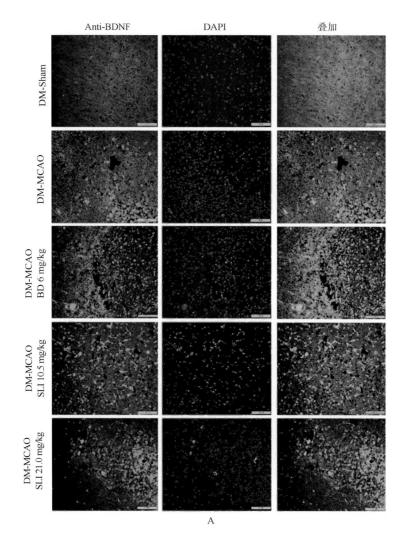

A

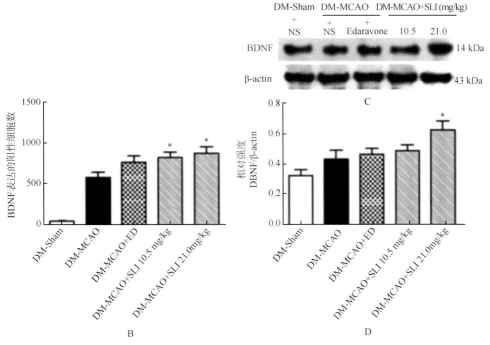

图 3-35　丹参多酚酸连续用药 14 d 对缺血周边区脑组织 VEGF 表达的影响（$\bar{x} \pm s$，$n = 6$）

注：DM-Sham——糖尿病模型组，DM-MCAO——糖尿病脑缺血再灌注损伤模型组，SLI——注射用丹参多酚酸组，ED——依达拉奉组。A——免疫组化检测糖尿病大鼠缺血损伤后缺血周边区脑组织 VEGF 阳性细胞的表达变化，B——糖尿病大鼠脑缺血损伤后缺血周边区脑组织 VEGF 表达的阳性细胞数统计分析，C、D——Western blot 检测缺血周边区脑组织 VEGF 蛋白表达量。与模型组相比，*$P < 0.05$，**$P < 0.01$；与依达拉奉组相比，#$P < 0.05$，##$P < 0.01$。

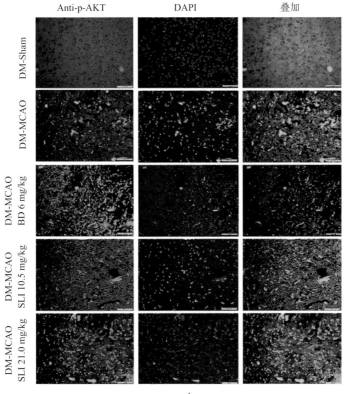

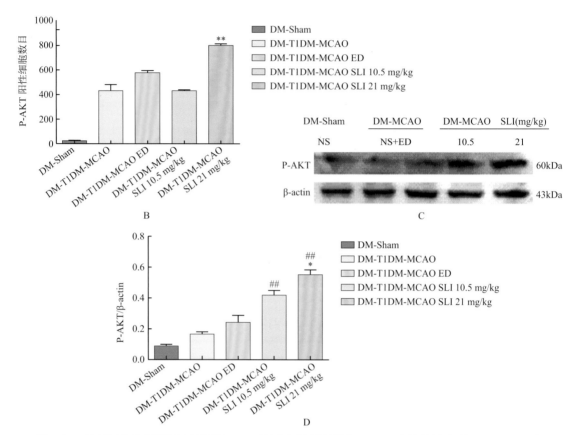

图 3-36　注射用丹参多酚酸连续用药 14 d 对缺血周边区脑组织 p-AKT 表达的影响（$\bar{x} \pm s$，$n = 6$）

注：DM-Sham——糖尿病模型组；DM-T1DM-MCAO——糖尿病脑缺血再灌注损伤模型组；SLI——注射用丹参多酚酸组；ED——依达拉奉组；A——免疫组化检测糖尿病大鼠脑缺血损伤后缺血周边区脑组织 p-AKT 阳性细胞的表达变化；B——糖尿病大鼠脑缺血损伤后缺血周边区脑组织 p-AKT 表达的阳性细胞数统计分析；C、D——Western blot 检测缺血周边区脑组织 p-AKT 蛋白表达量。与模型组比较，$*P < 0.05$，$**P < 0.01$；与依达拉奉组比较，$\#P < 0.05$，$\#\#P < 0.01$。

9. 注射用丹参多酚酸可调节缺血脑组织中 Bcl-2、Bax 及 Caspase3 蛋白表达

　　结果显示，糖尿病大鼠脑缺血再灌注 14 d 后，假手术大鼠脑组织皮质区 Bcl-2、Bax 及 Caspase-3 可见少量阳性细胞表达；与假手术比较，模型组缺血周边区的脑组织 Bcl-2、Bax 和 Caspase-3 阳性细胞表达数显著增多（$P < 0.05$）；与模型组相比，依达拉奉和丹参多酚酸 10.5 mg/kg、21 mg/kg 治疗组缺血周边区脑组织中 Bcl-2 阳性细胞表达数增多，而 Bax 和 Caspase-3 阳性细胞表达数减少（$P < 0.01$，$P < 0.05$）。

　　此外，用 Western blot 检测 Bcl-2、Bax 及 Caspase-3 蛋白表达，结果与免疫组化结果相一致。丹参多酚酸可上调 Bcl-2 蛋白表达、下调 Caspase-3 蛋白表达，而依达拉奉组脑组织缺血周边区 Caspase-3 表达量与模型组相比差异无统计学意义。见图 3-37～图 3-39。

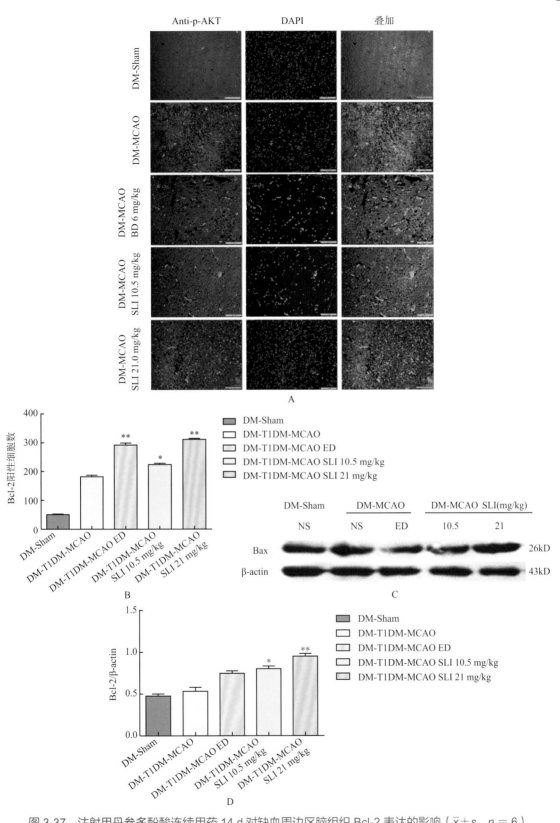

图 3-37　注射用丹参多酚酸连续用药 14 d 对缺血周边区脑组织 Bcl-2 表达的影响（$\bar{x} \pm s$，$n = 6$）

注：DM-Sham——糖尿病模型组，DM-T1DM-MCAO——糖尿病脑缺血再灌注损伤模型组，SLI——注射用丹参多酚酸组，ED——依达拉奉组，A——免疫组化检测糖尿病大鼠脑缺血损伤后缺血周边区脑组织 Bcl-2 阳性细胞的表达变化，B——糖尿病大鼠脑缺血损伤后缺血周边区脑组织 Bcl-2 表达的阳性细胞数统计分析，C、D——Western blot 检测缺血周边区脑组织 Bcl-2 蛋白表达量。与模型组相比，*$P < 0.05$，**$P < 0.01$；与依达拉奉组相比，#$P < 0.05$，##$P < 0.01$。

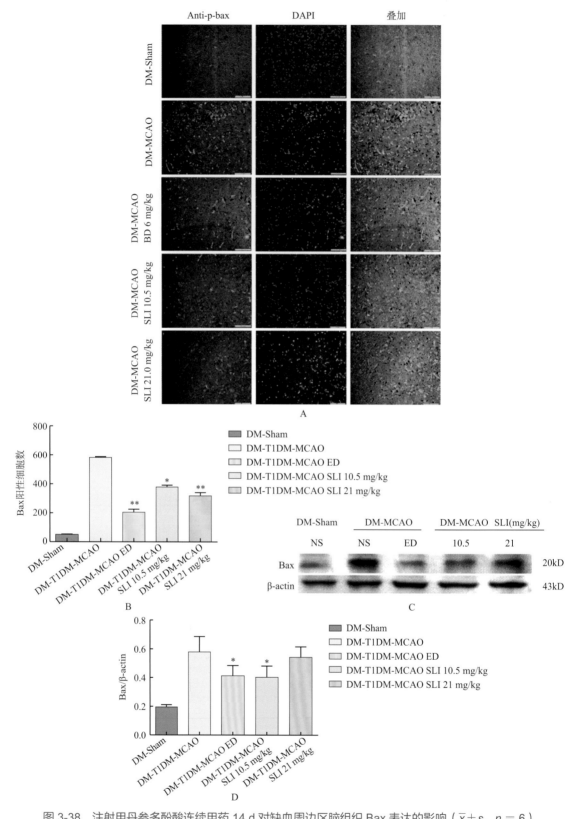

图 3-38 注射用丹参多酚酸连续用药 14 d 对缺血周边区脑组织 Bax 表达的影响（$\bar{x} \pm s$，$n = 6$）

注：DM-Sham——糖尿病模型；DM-T1DM-MCAO——糖尿病脑缺血再灌注损伤模型；SLI——注射用丹参多酚酸；ED——依达拉奉。A——免疫组化检测糖尿病大鼠脑缺血损伤后缺血周边区脑组织 Bax 阳性细胞的表达变化；B——糖尿病大鼠脑缺血损伤后缺血周边区脑组织 Bax 表达的阳性细胞数统计分析；C、D——Western blot 检测缺血周边区脑组织 Bax 蛋白表达量。与模型组相比，*$P < 0.05$，**$P < 0.01$；与依达拉奉组相比，#$P < 0.05$，##$P < 0.01$。

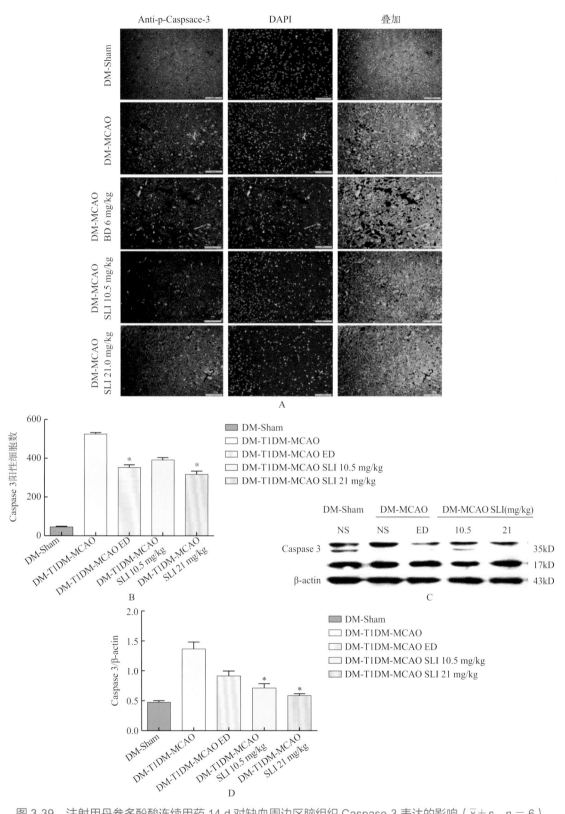

图 3-39 注射用丹参多酚酸连续用药 14 d 对缺血周边区脑组织 Caspase-3 表达的影响（$\bar{x} \pm s$，$n = 6$）

注：DM-Sham——糖尿病模型，DM-T1DM-MCAO——糖尿病脑缺血再灌注损伤模型，SLI——注射用丹参多酚酸，ED——依达拉奉，A——免疫组化检测糖尿病大鼠脑缺血损伤后缺血周边区脑组织 Caspase-3 阳性细胞的表达变化，B——糖尿病大鼠脑缺血损伤后缺血周边区脑组织 Caspase-3 表达的阳性细胞数统计分析；C、D——Western blot 检测缺血周边区脑组织 Caspase-3 蛋白表达量。与模型组相比，$*P < 0.05$，$**P < 0.01$；与依达拉奉组相比，$\#P < 0.05$，$\#\#P < 0.01$。

10. 注射用丹参多酚酸可调节缺血周边区脑组织中相关基因表达

结果显示，糖尿病大鼠脑中风14 d后，模型组与假手术组之间差异表达的基因有67条，其中41条基因上调，26条基因下调，这些基因可能与糖尿病脑缺血再灌注损伤的发生发展密切相关。丹参多酚酸治疗组与模型组之间差异表达的基因有64条，其中有45条基因在丹参多酚酸治疗以后明显上升，而19条基因在丹参多酚酸治疗以后明显下降（表3-33）。对差异表达基因进行非监督层次聚类（图3-40），计算多个样品两两之间的距离，构成距离矩阵，合并距离最近的两类为一新类，计算新类与当前各类的距离，再合并、计算，直至只有一类为止，用挑选的差异基因的表达情况来计算样品直接的相关性。一般来说，同一类样品能通过聚类出现在同一个簇中，聚在同一个簇中的基因可能具有相似的生物学功能。系统分析发现，假手术组、模型组与丹参多酚酸治疗组共表达的基因有176个，其中69个基因在模型组上调，丹参多酚酸治疗后均不同程度下调，71个基因在模型组下调，丹参多酚酸治疗后均不同程度上调，丹参多酚酸可能通过调节这些共同影响的基因发挥治疗糖尿病脑中风的作用。

表 3-33　注射用丹参多酚酸治疗组部分差异表达基因

基因登记号	基因名称	P	倍数变化 FC（abs）	调控
NM_139257	淋巴细胞抗原 6 复合物，位点 1	0.0181606	2.13	上调
XM_002726051	类似预测蛋白	0.047924	5.50	上调
NM_053896	醛脱氢酶 1 家族	0.024546	3.73	下调
NM_001191984	成对框基因 7	0.0049362	2.46	上调
NM_012688	胆囊收缩素 A 受体	0.0476489	2.33	上调
XM_001077044	类似 ETS 域转录因子 ERF	0.004489	3.85	上调
NM_001039505	易洛魁族同源盒 2	0.0466424	2.15	上调
NM_001012206	Plecstrin 同源域家族 A	0.0094857	2.43	上调
NM_001015032	UDP-N- 乙酰 -α-D- 半乳糖胺：多肽 N- 乙酰半乳糖氨基转移酶	0.0105576	3.15	下调
XR_085785	非 SMC 凝缩蛋白 I，亚单位 H	0.0482434	2.05	下调
XM_003751615	未描述 LOC100911264	0.0360623	3.48	上调
NM_001108383	早期 B 细胞因子 2	0.0272044	2.92	上调
NM_001106582	G 蛋白偶联受体 165	0.0487612	3.71	上调
NM_031737	NK6 同源框蛋白 1	0.0344709	2.32	上调
NM_001109366	预测蛋白 LOC 503435	0.036492	2.54	下调
NM_001013885	类似 RIKEN cDNA 4933417A18	0.0233138	2.28	下调
NM_012643	Ret 原癌基因	0.0273849	2.79	上调
NM_016989	腺苷酸环化酶激活肽 1	0.0343554	2.46	上调
NM_012742	叉头框蛋白 A1	0.0464439	3.32	上调
NM_198199	焦谷氨酰化 RF 酰胺肽受体	0.0354887	2.74	上调
NM_017078	烟碱型胆碱受体 α5	0.0415037	2.10	上调
NM_001107630	发育不全样 2（果蝇）	0.0161381	2.24	上调
XM_003754686	类似 APH1B 同源物（秀丽隐杆线虫）	0.0381344	2.69	下调
NM_001031654	膜联蛋白 A8	0.0132444	2.19	上调

续表

基因登记号	基因名称	P	倍数变化 FC（abs）	调控
NM_019150	尿皮质素	0.0324319	2.65	上调
NM_001271242	补体成分 1	0.0134813	5.80	上调
NM_019334	类成对同源框 2	0.0496667	10.46	上调
NM_001106849	含 splA/ryanodine 受体域和包含 SOCS 框蛋白 4	0.0278889	2.06	上调
M88345	胱硫醚 β 合成酶	0.0142189	2.38	上调
NM_017016	组氨酸脱羧酶	0.0058075	6.50	上调
NM_001109379	死端同源物（斑马鱼）	0.0340691	2.93	下调
NM_175592	电压依赖性钙离子通道蛋白 α2	0.0298227	2.04	上调
NM_001047967	Lrrgt00080	0.0342309	2.30	下调
NM_001134728	精子关联抗原 16	0.0031605	2.05	下调
NM_001105716	细胞视黄酸结合蛋白 1	0.0284544	2.94	上调
XM_235301	类似淋巴细胞蛋白酪氨酸激酶	0.0240933	2.47	上调
NM_017297	内向整流型钾离子通道	0.0209444	2.02	上调
XM_001062863	CWC22 剪接体相关蛋白同源物	0.0121676	2.05	下调
NM_138541	上皮细胞粘附分子	0.0305771	2.26	上调
NM_012794	糖基化依赖性细胞粘附分子 1	0.0377707	5.18	下调
NM_001047878	凝血因子 5（促凝血球蛋白原，不稳定因素）	0.0387652	3.55	下调
XM_002724783	MICAL 样 2	0.0132313	2.05	上调
NM_053626	D- 氨基酸氧化酶	0.0127327	5.68	上调
NM_024356	三磷酸鸟苷环水解酶 1	0.0251729	3.06	上调
NM_053731	轴突导向因子 1	0.0184913	2.30	上调
NM_021680	神经营养蛋白 4	0.0020712	3.07	上调
NM_020096	干扰素诱导的四肽重复序列 1	0.017037	36.45	上调
NM_001013248	叉头框蛋白 B1	0.0386898	7.06	上调
XM_001077542	肿瘤坏死因子受体超家族，13c	0.0219963	2.15	上调
NM_001107413	易洛魁族同源盒 3	0.0185713	3.21	上调
NM_170667	松弛素 3	0.0044357	14.95	上调
NM_013093	NK2 同源盒 1	0.0363568	13.09	上调
NM_001107435	电压门控钾离子通道，超家族 G，成员 4	0.0369103	2.09	上调
NM_001106629	前列腺六跨膜表皮抗原 1	0.0469522	2.91	下调
NM_001107641	单意同源物 1（果蝇）	0.0125593	4.13	上调
NM_012633	外周蛋白	0.007562	5.63	上调

（四）小结与讨论

本部分研究设假手术组、模型组、依达拉奉（6 mg/kg）和丹参多酚酸（21.0 mg/kg、10.5 mg/kg）治疗组。治疗组分别于脑缺血灌注 3 h 后尾静脉给药，每天 1 次，连续给药 14 d，假手术和模型组分别给予等量生理盐水。观察糖尿病大鼠脑缺血损伤后不同病理阶段神经功能变化；运用PET/CT检测脑组织对葡萄糖的摄取率，评价脑功能；CT重建脑血管3D结构，观察脑血管形态结构的变化；制备脑组织病理切片，HE染色和免疫组化染色，观察缺血周边区脑组织中BDNF、VEGF、p-AKT和凋亡因子的表达；取缺血周边区脑组织提取蛋白和RNA，作Western blot和基因芯片检测，分析丹参多酚酸连续治疗14 d对糖尿病大鼠脑缺血再灌注损伤脑功能恢复的影响，揭示其作用机制，为临床上运用丹参多酚酸治疗糖尿病缺血性脑卒中提供实验依据。

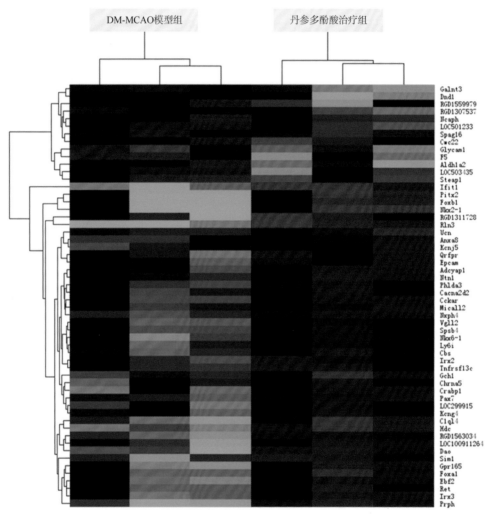

图 3-40　丹参多酚酸治疗组差异表达基因非监督层次聚类

注：色阶表示基因表达量从相对低（绿）到相对高（红）变化。

1. 丹参多酚酸对大鼠糖尿病脑缺血损伤一般状态的影响

在建立糖尿病模型的过程中，经腹腔注射STZ一周后，糖尿病大鼠血糖明显升高，均大于11.1 mmol/L，且呈现明显多饮、多食、多尿及消瘦症状，毛色灰黄无光泽，各组间血糖差异无显著性意义。在此基础上制作MCAO模型，随机分为假手术组、模型对照组、依达拉奉（6 mg/kg）及丹参多酚酸（10.5 mg/kg、21 mg/kg）治疗组，在治疗过程中，模型对照组精神状态最差，行动迟缓；而假手术组、依达拉奉和丹参多酚酸治疗组大鼠精神状态和活动能力要较模型组好，各组治疗14 d后大鼠血糖未见明显改善（$P > 0.05$），MCAO术前后体重减少。

2. 丹参多酚酸对糖尿病大鼠脑缺血损伤神经功能恢复的影响

既往研究表明，丹参多酚酸可减小脑梗死面积，改善神经功能缺损，对小鼠急性局灶性脑缺血具有神经保护作用；可显著抑制缺血脑组织中乳酸脱氢酶（LDH）和超氧化物歧化酶（SOD）活性降低，减少丙二醛的过量产生，表明丹参多酚酸对小鼠和大鼠脑缺血再灌注损伤有显著保护作用。丹酚酸B对大鼠局灶性脑缺血再灌注后可促进机体功能恢复，增加脑缺血大鼠侧脑室下层和海马齿状回颗粒下层的5-嗅脱氧尿嘧啶核苷细胞数目，改善缺血区神经元损伤，促进肢体功能恢复；丹酚酸B对局灶性脑缺血再灌注损伤大鼠脑组织形态具有保护作用，可改善脑组织缺血区结构紊乱，间质水肿减轻，坏死细胞明显减少，细胞变性程度减轻，缺血面积减小，细胞凋亡指数下降。本实验结果显示，糖尿病大鼠缺血再灌注损伤以后，神经运动功能明显下降，随恢复时间延长，神经功能缓慢恢复。在治疗14 d后，依达拉奉和丹参多酚酸（21 mg/kg）大鼠神经功能评分降低，与模型组比较有显著性差异（$P < 0.01$）；丹参多酚酸（10.5 mg/kg）治疗组也有改善作用，与模型组比较有统计学意义（$P < 0.05$）。说明丹参多酚酸可促进糖尿病大鼠脑缺血损伤后神经功能的恢复。

3. 丹参多酚酸对脑组织病理形态学变化的影响

神经元结构的变化是反映脑细胞损伤和修复最为直观的指标。本实验结果显示，假手术组脑组织细胞形态基本正常，神经元排列整齐，横纹规则清晰，细胞周围间隙致密；模型组脑组织缺血中心区组织结构紊乱，排列不规则，数量减少，间质疏松，部分神经元发生核固缩、深染、胞质疏松，细胞界限不清；依达拉奉和丹参多酚酸治疗组神经元改变不如脑缺血模型组明显，脑组织可见坏死区减小，神经元数量较多，变性坏死组织范围相对较小，提示丹参多酚酸对糖尿病脑缺血再灌注损伤有脑保护作用。

4. 丹参多酚酸对大鼠糖尿病脑缺血损伤脑功能恢复的影响

本实验利用T1DM-MCAO大鼠模型研究了^{18}F-FDG PET图像的糖代谢变化。结果显示，在模型组和丹参多酚酸组，在大脑皮质、半暗带和海马区^{18}F-FDG摄取率与模型组间比较，丹参多酚酸治疗组在大脑皮质、半暗带和海马区葡萄糖摄取显著增加，脑组织糖代谢水平得到大幅改善（$P < 0.05$或$P < 0.01$）。提示丹参多酚酸可促进糖尿病脑缺血再灌注损伤后脑功能的恢复。

5. 丹参多酚酸对糖尿病大鼠脑缺血损伤脑血管形态结构和数量的影响

本研究应用丹参多酚酸连续治疗14 d，结果显示丹参多酚酸对糖尿病脑缺血再灌注后的微血管形态产生了积极的影响，可增加脑缺血损伤后的血管灌注容量，促进血管内皮细胞增殖和血管再生，提高容量性灌注率。正常大鼠脑微血管分支众多，走行有序，呈网络状分布。模型组在损伤14 d后，缺血中心区处于失灌注状态，缺血边缘区血管明显减小，断裂，灌注量显著降低，但皮层大血管基本维持通畅。丹参多酚酸治疗组缺血中心区可见少量血管灌注，缺血边缘区血管增多，皮层大血管基本通畅，并且见大量齿状微血管，但数量不及正常脑血管多。脑血管3D形态学定量分析结果显示，与假手术组比较，脑缺血再灌注损伤14 d后缺血侧脑血管数目均显著减少（$P < 0.01$），丹参多酚酸治疗后微血管数目有所增加（与模

型组相比 $P < 0.05$ ），但都远低于正常水平。VVF、M. Th、Conn. D 和 M. Sp 定量分析测定，模型对照组和丹参多酚酸治疗组的 VVF 在脑缺血损伤 14 d 后有明显差异（ $P < 0.05$ ）。

6. 丹参多酚酸对糖尿病大鼠脑缺血损伤缺血周边区脑组织 VEGF 表达的影响

本研究结果显示，假手术组与模型组 VEGF 均有表达，假手术组表达较少。糖尿病大鼠脑缺血再灌注 14 d 后，VEGF 在缺血侧海马 CA1 区和缺血周边区的表达量高于假手术组（ $P < 0.05$ 或 $P < 0.01$ ）；与模型组比较，依达拉奉和丹参多酚酸治疗后，VEGF 在缺血侧海马 CA1 区的表达增多（ $P < 0.05$ ），VEGF 在缺血周边区的表达显著增多（ $P < 0.01$ ）。提示丹参多酚酸可促进糖尿病脑缺血损伤后 VEGF 的表达。

7. 丹参多酚酸对脑组织缺血周边区 BDNF、p-AKT 表达的影响

本研究观察到，糖尿病脑缺血再灌注 14 d 后缺血侧海马 CA1 区和缺血半暗带区 BDNF 的表达均明显增多，丹参多酚酸（21 mg/kg）治疗组 BDNF 的表达量显著高于模型组，提示丹参多酚酸对糖尿病脑缺血再灌注损伤有保护作用。

本实验制作糖尿病脑缺血再灌注损伤模型，采用免疫组化及 Western blot 技术检测大鼠缺血侧皮质区脑组织 p-AKT 表达情况。结果显示，糖尿病大鼠脑缺血再灌注损伤 14 d 后，模型组缺血周边区的脑组织 p-AKT 阳性细胞表达数显著增多，与假手术比较差异有统计学意义（ $P < 0.01$ ）；与模型组相比，丹参多酚酸酸 21 mg/kg 治疗组脑组织中 p-AKT 阳性细胞表达数增多（ $P < 0.01$ ）；阳性对照药依达拉奉和丹参多酚酸酸 10.5 mg/kg 治疗组脑组织 p-AKT 阳性细胞表达数较模型组增多趋势明显，无统计学意义。Western blot 结果与免疫组结果趋势相同，说明丹参多酚酸能促进脑缺血损伤后磷酸化 AKT 表达，从而发挥神经保护作用。

8. 丹参多酚酸对脑组织缺血周边区 Bcl-2、Bax 和 Caspase3 表达的影响

本实验结果显示，糖尿病大鼠脑缺血再灌注 14 d 后，假手术组大鼠缺血侧脑组织皮质区 Bcl-2、Bax 及 Caspase3 可见少量阳性细胞表达；模型组缺血周边区的脑组织 Bcl-2、Bax 和 Caspase3 阳性细胞表达数显著增多（ $P < 0.01$ ）；与模型组相比，丹参多酚酸酸 10.5 mg/kg、21 mg/kg 治疗组脑组织中 Bcl-2 阳性细胞表达数增多，而 Bax 和 Caspase3 阳性细胞表达数减少（ $P < 0.01$ ， $P < 0.05$ ）。Western blot 检测结果与免疫组化一致。说明丹参多酚酸连续用药 14 d 对糖尿病大鼠脑缺血再灌注损伤具有抗凋亡作用，从而发挥脑保护作用。

9. 丹参多酚酸对缺血周边区脑组织中相关基因表达的影响

本研究结果显示，假手术组、模型组与丹参多酚酸治疗组有共表达基因 176 个。其中 69 个基因在模型组上调，丹参多酚酸治疗后均下调，71 个基因在模型组下调，丹参多酚酸治疗后均上调。丹参多酚酸治疗后差异表达基因有 64 个，其中有 45 个基因上调，19 个基因下调。这些基因涉及炎症、凋亡、物质代谢、神经血管新生及信号传导等，可能是药物作用的靶点或药物信号传导通路上的重要环节。如参与炎症、凋亡发生发展的 MMP-9 和 c-fos 在模型组表达量比假手术组显著增多，丹参多酚酸治疗后 MMP-9 和 c-fos 表达下调，这可能是药物作用的靶点。

本实验结果显示，在糖尿病脑缺血再灌注损伤恢复期治疗 14 d 后，模型组 MMP-9 表达量上调，丹参多酚酸治疗组 MMP-9 表达下调，说明丹参多酚酸能改善糖尿病脑缺血再灌注损伤血脑屏障通透性，拮抗脑损伤，促进神经功能恢复。

本实验研究结果显示糖尿病脑缺血模型组*c-fos*基因在缺血周边区表达上调，丹参多酚酸治疗组c-fos基因表达下调，说明丹参多酚酸可以通过抑制脑缺血再灌注后细胞凋亡，促进恢复。

丹参多酚酸对糖尿病脑缺血再灌注损伤的治疗可能是通过多途径、多靶点发挥药理作用。糖尿病脑缺血再灌注损伤病理机制复杂，我们很难完全解释机体所有基因的生物学功能与生理病理机制及基因群之间的相互作用或药物作用靶点，但本研究利用基因芯片技术，从几万条基因中筛选出丹参多酚酸调节糖尿病脑缺血再灌注损伤恢复的几十条基因，从基因水平上阐释了注射用丹参多酚酸的药理作用，为进一步研究注射用丹参多酚酸治疗糖尿病脑卒中的机制提供了新的线索，可避免选择指标的盲目性。

综上所述，丹参多酚酸连续用药14 d对糖尿病大鼠脑缺血再灌注损伤有较好的治疗作用，可改善脑组织损伤引起的神经功能缺损，促进损伤脑组织修复，增强脑功能，皮层可见齿状毛血管，缺血周边区血管数量和密度增加，并且能上调缺血周边区BDNF、VEGF、p-AKT、Bcl-2蛋白的表达，下调Bax、Caspase-3蛋白的表达，有利于促进细胞存活，促进神经元再生和血管新生。基因芯片结果示差异基因主要涉及免疫（干扰素诱导表达蛋白）、炎症、凋亡、物质代谢（谷氨酸代谢）、神经血管新生及信号传导等，揭示了丹参多酚酸作用的靶点不仅是抗炎、抗氧化、抗凋亡，还与调节机体免疫系统和物质代谢有关，这为我们下一步深入研究其作用机制提供了参考。

四、注射用丹参多酚酸对氧糖剥夺 / 复糖复氧损伤神经元的抗凋亡作用

（一）实验材料

1. 受试药

注射用丹参多酚酸（天津天士力之骄药业有限公司）。

2. 试剂与仪器

（1）试剂

FBS、L-谷氨酰胺、胰蛋白酶、D-Hanks溶液（美国Gibco公司），MEM、青霉素-链霉素（美国Hyclone公司），CCK-8检测试剂盒（日本同仁化学研究所），CytoTox-ONE均质膜完整性检测试剂盒（美国Promega公司），1.5 mol/L Trillins-HCl、1 mol/L Trillins-HCl、Western及IP裂解液、JC-1线粒体膜电位检测试剂盒、活性氧检测试剂盒、ATP试剂盒（碧云天生物技术研究所），BCA蛋白浓度测定试剂盒（美国Thermo公司），化学发光试剂（美国Millipore公司），Tris、甘氨酸、Tween-20（北京索莱宝科技有限公司），过硫酸铵、SDS、TEMED（美国Sigma公司），Alexa Fluor 488膜联蛋白V/死细胞凋亡检测试剂盒（美国Invitrogen公司），Bcl-2、BAX抗体（英国Abcam公司），β-actin、Cleaved-caspase3抗体（美国CST公司），CytoTox-ONE均质膜完整性检测多孔板中试剂盒（美国Promega公司）。

（2）仪器

FORMA3111型CO_2恒温培养箱（美国Thermo公司），TE200倒置相差显微镜（日本Nikon

公司），Station3型多功能读板机（美国Molecular Divices公司），全自动生化分析仪（日本东芝公司），电泳仪和电泳槽、干转仪（美国Bio-Rad公司），流式细胞仪（美国BD公司），Millipore GatNb QGARDOOR1超纯水系统（美国Millipore公司）。

3. 溶液配制

1）母液：称取适量不含辅料的丹参多酚酸（丹酚酸B61.90%、丹酚酸Y5.76%、紫草酸3.4%、丹酚酸D0.54%、迷迭香酸0.50%），溶于纯水中，配制成1 mg/mL的母液，用200目的微孔滤膜过滤除菌，备用。由于丹参多酚酸中主要成分丹酚酸B不稳定，所以每次用药前都需要重新配制以保证药效。

2）1.5 mol/L Tris·HCl（pH8.8）：精确称取Tris 45.43 g，加入超纯水200 mL，溶解后，调至pH为8.8，最后用蒸馏水定容至250 mL，高温灭菌后室温下保存。

3）0.5 mol/L Tris·HCl（pH6.8）：精确称取Tris 15.14 g，加入超纯水200 mL，溶解后，调至pH为6.8，最后用蒸馏水定容至250 mL，高温灭菌后室温下保存。

4）10%SDS：精确称取SDS 10 g，加蒸馏水至100 mL，50℃下溶解，室温保存。

5）10%过硫酸铵溶液：精确称取过硫酸铵1.00 g，放入15 mL离心管，加超纯水10 mL，溶解后，分装到1.5 mL EP管内，-20℃保存；4℃可保存1周。

6）20%Tween20：量取Tween20 20 mL，加蒸馏水至100 mL，超声混匀后，4℃保存。

7）10×电泳液缓冲液：精确称取Tris 15.15 g、甘氨酸93.85 g和SDS 5 g放入干净的烧杯中，加适量蒸馏水超声溶解后，定容至500 mL，室温保存。用时用蒸馏水稀释成1×电泳液缓冲液，此溶液可重复使用3次。

8）转膜缓冲液：精确称取Tris 2.9 g、甘氨酸1.45 g和SDS 0.185 g放入干净的烧杯中，加入甲醇100 mL及适量蒸馏水超声溶解后，定容至500 mL，室温保存，此溶液可重复使用3次。

9）10×TBS缓冲液：精确称取NaCl 88 g，加入之前配好的1.0 mol/L Tris·HCl（pH7.5）100 mL，再加900 mL蒸馏水，充分溶解后室温保存。

10）TBST缓冲液：量取10×TBS缓冲液50 mL和20%Tween 1.25 mL，加水至500 mL，混匀后即可使用，最好现用现配。

11）封闭液：精确量取脱脂奶粉（国产，伊利牌）5 g，加入TBST100 mL，溶解后4℃保存，使用时，恢复室温，用量以盖过膜面即可。

12）显影液：购于天津市奥博商贸有限公司，将小袋药粉先溶于约50℃适量温水中完成溶解后再将大袋药品加入至全溶，冷却至室温后，定容至1 L，转入棕色瓶内，室温保存使用。

13）定影液：购于天津市奥博商贸有限公司，将袋装药粉加适量蒸馏水溶解后，定容至1 L，转入棕色瓶内，室温保存使用。

14）化学发光试剂：购于美国Millipore公司，分A和B两种试剂，4℃保存，用时1∶1混匀后使用。

4. 细胞分组及剂量设计

1）正常对照组：将完全培养基替换为MEM培养液，CO_2培养箱中正常培养4 h后，替换为完全培养基分别继续培养6 h、12 h、24 h。

2）氧糖剥夺/复糖复氧损伤模型组：将完全培养基替换为D-Hanks溶液，置于充满95%N₂ 5%CO₂混合气体的缺氧小室孵育4 h后，替换为完全培养基继续培养6 h、12 h、24 h。

3）注射用丹参多酚酸给药组：将完全培养基分别替换为含有不同浓度注射用丹参多酚酸（10 μg/mL、25 μg/mL、50 μg/mL）的D-Hanks溶液，置于充满95%N₂ 5%CO₂混合气体的缺氧小室孵育4 h后，再分别替换为含不同浓度注射用丹参多酚酸（10 μg/mL、25 μg/mL、50 μg/mL）的完全培养基继续培养6 h、12 h、24 h。

5. 实验细胞系

小鼠脑神经瘤细胞株Neuro-2a（北京协和医科大学）。

6. 实验细胞培养管理

1）细胞复苏及培养：提前准备好一个烧杯加入纯水，置于37℃水浴锅中，使纯水温度达到37℃。从液氮中取出冻存的Neuro-2a细胞，置于上述纯水中快速晃动，待完全融化后将Neuro-2a细胞接种于含有10%胎牛血清、100 U/mL青霉素、0.1 mg/mL链霉素、2 mmol/L L-谷氨酰胺的MEM培养基中，培养环境为37℃、湿度饱和的CO₂恒温培养箱。第二天换液，以后隔天换液。待细胞生长至90%接触时，弃去培养液，用D-Hanks溶液将细胞洗两遍，加入适量0.05%胰蛋白酶（含EDTA），显微镜下观察。待细胞伪足收缩，细胞间隙增大，大部分细胞漂起后，立即加入含10%胎牛血清的MEM培养液终止消化。用移液器轻轻吹打贴壁细胞，使细胞完全脱离瓶壁，形成单细胞悬液，1000 r/min离心5 min，弃去上清后加入新的完全培养基，细胞以1×10^5个/mL的密度接种，选取对数生长期细胞进行实验研究。

2）细胞冻存：准备好冻存盒使其温度恢复到室温，按上述步骤离心同时，计算所需冻存液的体积，按FBS∶DMSO＝9∶1的比例配制冻存液，细胞离心完成后轻轻倒掉上清，加入冻存液混匀后加入冻存管中，迅速置于冻存盒转移到负80℃冰箱，过夜后转移到液氮中保存。

（二）实验方法

1. 氧糖剥夺/复糖复氧损伤模型的建立及给药方法

将处于对数生长期的Neuro-2a细胞消化并吹打成单细胞悬液，调整细胞密度，使其达到4×10^5个/mL，然后接种于96孔板中。细胞分组及处理如下：①正常对照组：将培养板中完全培养基替换为MEM培养液，放置于CO₂培养箱中正常培养4 h，替换为完全培养基继续培养24 h。②氧糖剥夺/复糖复氧损伤模型组：将完全培养基替换为D-Hanks溶液，置于充满95%N₂ 5%CO₂混合气体的缺氧小室孵育4 h后，置换为完全培养基继续培养24 h。③注射用丹参多酚酸给药组：将完全培养基分别置换为含有不同浓度注射用丹参多酚酸（10 μg/mL、25 μg/mL、50 μg/mL）的D-Hanks溶液，置于充满95%N₂ 5%CO₂混合气体的缺氧小室孵育4 h后，再分别置换为含不同浓度注射用丹参多酚酸（10 μg/mL、25 μg/mL、50 μg/mL）的完全培养基继续培养24 h。

2. CCK-8 法检测注射用丹参多酚酸对氧糖剥夺 / 复糖复氧损伤 Neuro-2a 细胞活力的影响

CCK-8测定原理：CCK-8试剂中含有化合物2-（2-甲氧基-4-硝苯基）-3-（4-硝苯基）-5-（2，4-二磺基苯）-2H-四唑单钠盐（WST-8），WST-8在电子耦合试剂1-甲氧基-5-甲基吩嗪鎓硫酸二甲酯的作用下被线粒体内的脱氢酶还原生成水溶性极高的橙黄色甲臜产物。生成的甲臜数量在细胞个数相同时与细胞的活力成正比，利用这一特性使用酶标仪测定450 nm波长OD值来反映Neuro-2a细胞活力。

细胞分组处理后，移除上清，培养板中每孔加入100 μL含10%CCK-8的MEM培养液，37℃孵育30 min，酶标仪450 nm波长检测各孔光密度。

3. 注射用丹参多酚酸对氧糖剥夺 / 复糖复氧损伤 Neuro-2a 细胞 LDH 漏出量的影响

分析缓冲液配制：依照说明书，每管Subject Mix中加入55 μL分析缓冲液配制成CytoTox-ONE试剂。

细胞分组处理后，每组每个孔取25 μL上清，平行转移到新的96孔板中，加入配制好的CytoTox-ONE试剂，震荡，22℃放置10 min。加入Stop Solution，震荡。于560/590 nm处读荧光值。

4. 注射用丹参多酚酸对氧糖剥夺 / 复糖复氧损伤 Neuro-2a 细胞内 ROS 水平的影响

活性氧检测试剂盒（Reactive Oxygen Species Assay Kit）是一种利用荧光探针2′，7′-二氯荧光素二乙酸酯（DCFH-DA）进行活性氧检测的试剂盒。DCFH-DA本身没有荧光，可以自由穿过细胞膜，进入细胞内后，可以被细胞内的酯酶水解生成2′，7′-二氯二氢荧光素。而DCFH不能通透细胞膜，使得探针很容易就能装载到细胞内。无荧光的DCFH可以被细胞里的活性氧氧化成具有荧光的2′，7′-二氯荧光素。通过检测细胞内DCF的荧光强度来反映细胞内活性氧的水平。

细胞需要接种于96孔黑板中，其余同上。细胞分组处理后，弃去上清液，细胞用MEM洗涤3次，按照1∶1000用无血清培养液稀释DCFH-DA，使终浓度为10 μmol/L。去除细胞培养液，加入适当体积稀释好的DCFH-DA100 μL。37℃细胞培养箱内孵育20 min。用无血清细胞培养液洗涤细胞三次，以充分去除未进入细胞内的DCFH-DA。酶标仪488 nm激发波长，525 nm发射波长测定荧光强度值。

5. 注射用丹参多酚酸对氧糖剥夺 / 复糖复氧损伤 Neuro-2a 细胞凋亡率的影响

细胞凋亡研究中，Annexin V/P I双染法检测细胞凋亡是较为常用、公认的方法，可区分早期凋亡和晚期凋亡。凋亡发生的早期阶段，胞质膜磷脂的不对称性丧失，导致膜内侧磷脂酰丝氨酸（phosphatidylserine，PS）从细胞膜内层暴露于外层，从而可被PS特异的Annexin V探针所标记。PS转移到细胞膜外不是细胞凋亡特有的，也可发生在细胞坏死中。但在凋亡的早期细胞膜是完整的，而细胞坏死时细胞膜的完整性被破坏。由于碘化丙锭（propidiumiodide，PI）对细胞膜完整的活细胞和早期凋亡细胞是拒染的，而对膜完整性被破坏的晚期凋亡细胞或坏死细胞可以染色。因此，Annexin V结合PI进行双染色可以用于检测活细胞、凋亡细胞和坏死细胞。正常活细胞不会被染色，凋亡细胞可被标记上Annexin V，坏死和凋亡晚期细胞可被AnnexinV和PI同时染色。

1）把细胞培养液吸出至一合适离心管内，PBS洗涤贴壁细胞一次，加入适量胰蛋白酶（不含EDTA）消化细胞，37℃孵育至轻轻吹打可以使贴壁细胞吹打下来时，吸除胰蛋白酶细胞消化液，需避免胰蛋白酶的过度消化。

2）加入步骤1中收集的细胞培养液，稍混匀，转移到离心管内，1000 g离心5 min，弃上清，收集细胞，用冷的PBS清洗细胞。（加入步骤1中的细胞培养液一方面可以收集已经悬浮的发生凋亡或坏死的细胞，另一方面细胞培养液中的血清可以有效抑制或中和残留的胰蛋白酶；残留的胰蛋白酶会消化并降解后续加入的Annexin V-FITC导致染色失败）。

3）10 mL结合缓冲液母液加入40 mL超纯水配制结合缓冲液；将5 μL PI母液（1 mg/mL）加入到45 μL结合缓冲液中配制PI工作液（100 μg/μL）。

4）步骤2中细胞PBS洗过后，每个样品中加入150 μL结合缓冲液重悬。

5）每个样品加入PI工作液1 μL，Annexin V 5 μL，室温（20～25℃）避光孵育15 min，使用铝箔进行避光。染色完成后每个样品加入400 μL结合缓冲液，用移液器充分混匀。

6）将混匀的细胞悬液用300目筛网滤过，随即进行流式细胞仪检测，Annexin V-FITC为绿色荧光，PI为红色荧光。

6. 注射用丹参多酚酸对氧糖剥夺 / 复糖复氧损伤 Neuro-2a 细胞线粒体膜电位的影响

线粒体膜电位的下降是细胞凋亡早期的一个标志性事件。通过JC-1从红色荧光到绿色荧光的转变可以很容易地检测到细胞膜电位的下降，同时也可以用JC-1从红色荧光到绿色荧光的转变作为细胞凋亡早期的一个检测指标。JC-1单体的最大激发波长为514 nm，最大发射波长为529 nm；JC-1聚合物（J-aggregates）的最大激发波长为585 nm，最大发射波长为590 nm。实际观察时，使用常规的观察红色荧光和绿色荧光的设置即可。

细胞需要接种于96孔黑板中，其余同上。细胞分组处理后，弃去上清液，细胞用MEM洗涤3次，每孔加入100 μL 1∶500稀释的JC-1，37℃避光孵育20 min，MEM洗涤细胞3次，酶标仪490 nm激发波长，530 nm发射波长测定JC-1单体荧光强度值，525 nm激发波长，590 nm发射波长测定JC-1聚合物荧光强度值，结果用JC-1聚合物与JC-1单体荧光强度比值表示。

7. 注射用丹参多酚酸对氧糖剥夺 / 复糖复氧损伤 Neuro-2a 细胞 ATP 的影响

1）样品测定的准备：吸除培养液，12孔板中每孔加入100 μL裂解液裂解细胞。为了裂解充分，使用移液器进行反复吹打或晃动培养板使裂解液充分接触并裂解细胞。裂解后4℃12000 g离心5 min，取上清，用于后续的测定。

2）标准曲线测定的准备：冰上溶解待用试剂，把ATP标准溶液用ATP检测裂解液稀释成50 μmol/L、10 μmol/L、1 μmol/L、0.1 μmol/L、0.01 μmol/L、0.001 μmol/L的浓度梯度。

3）ATP检测工作液的配制：按照每个样品或标准品需100 μL ATP检测工作液的比例配制适当量的ATP检测工作液。把待用试剂在冰浴上溶解。取适量的ATP检测试剂，按照1∶9的比例用ATP检测试剂稀释液稀释ATP检测试剂。（例如100 μL ATP检测试剂可以加入900 μL ATP检测试剂稀释液配制成1 mL ATP检测工作液。）稀释后的ATP检测试剂即为用于后续实验的ATP检测工作液。ATP检测工作液可在冰浴上暂时保存。

4）ATP浓度的测定：①加100 μL ATP检测工作液到检测孔或检测管内。室温放置3～5 min，以使本底性的ATP全部被消耗掉，从而降低本底。把所需检测孔或检测管分别加上

100 μL ATP检测工作液，从而节省时间。②在检测孔或检测管内加上20 μL样品或标准品，迅速用微量移液器混匀，至少间隔2 s后，用光度计或液闪仪测定RLU值。③根据标准曲线计算出样品中ATP的浓度。④为了消除样品制备时由于蛋白量的差异而造成的误差，BCA蛋白浓度测定试剂盒测定样品中的蛋白浓度。然后把ATP的浓度换算成mmol/gprot的形式。

8. 注射用丹参多酚酸对氧糖剥夺/复糖复氧损伤 Neuro-2a 细胞 Cyt-c 释放的影响

1）标准品的稀释与加样：在酶标包被板上设标准品孔10孔，在第一第二孔中分别加标准品100 μL然后在第一第二孔中加标准品稀释液50 μL，混匀；然后从第一个孔，第二个孔中各取100 μL分别加到第三孔和第四孔，再在第三、四孔中分别加标准品稀释液50 μL，混匀；然后在第三、四孔中先各取50 μL弃掉，再各取50 μL分别加到第五第六孔中，再在第五第六孔中分别加标准品稀释液50 μL、混匀；然后从第五、第六孔中各取50 μL分别加到第七第八孔中，再在第七第八孔中分别加入标准品稀释液50 μL，混匀后从第七、第八孔中分别取50 μL加到第九第十孔中，再在第九第十孔分别加入标准品稀释液50 μL，混匀后从第九第十孔中各取50 μL弃掉。（稀释后各孔加样量都为50 μL，浓度分别为480 pg/mL、320 pg/mL、160 pg/mL、80 pg/mL、40 pg/mL。）

2）加样：分别设空白孔（空白对照孔不加样品及酶标试剂，其余各步操作相同）、待测样品孔。在酶标包被板上待测样品孔中先加样品稀释液40 μL、然后再加待测样品10 μL（样品最终浓度为5倍）。加样将样品加于酶标板底孔底部，尽量不触及孔壁。轻轻晃动混匀。

3）温育：用封板膜封板后置37℃温育30 min。

4）配液：将30倍浓缩洗涤液用蒸馏水稀释三十倍后备用。

5）洗涤：小心揭掉封板膜，弃去液体，甩干，每孔加满洗涤液，静置30 s后弃去，如此重复五次，拍干。

6）加酶：每孔加入酶标试剂50 μL，空白孔除外。

7）温育：用封板膜封板后置37℃温育30 min。

8）洗涤：小心揭掉封板膜，弃去液体，甩干，每孔加满洗涤液，静置30 s后弃去，如此重复五次，拍干。

9）显色：每孔加入显色剂A 50 μL，再加入显色剂B 50 μL，轻轻震荡混匀，37℃避光显色15 min。

10）终止：每孔加入终止液50 μL，终止反应（此时蓝色变成黄色）。

11）测定：以空白孔调零。450 nm波长依序测量各孔光密度。测定应在加入终止液后15 min以内进行。

9. 注射用丹参多酚酸对氧糖剥夺/复糖复氧损伤 Neuro-2a 细胞 Bcl-2、Bax 表达的影响及对 Caspase-3 活化水平的影响

（1）蛋白提取

细胞需要接种于6孔板中，处理方法同上。处理好的细胞用冷的D-Hanks溶液洗三次，加入提前配制好的含有1% PMSF的细胞裂解液，每个孔加入100 μL，用100 μL移液器反复吹打，置于冰上孵育10 min。分别收集每个孔中的裂解液于1.5 mL炮弹管中，4℃，12000 r/min离心15 min。吸取上清于新的离心管中，用BCA法测定蛋白浓度。

（2）BCA法测定蛋白质浓度

1）根据样品数量，按50体积BCA试剂A加1体积BCA试剂B（50∶1）配制适量BCA工作液，充分混匀。BCA工作液室温24 h内稳定。

2）用D-Hanks溶液稀释蛋白质标准品，使终浓度为2 mg/mL。

3）将标准品按0 μL、1 μL、2 μL、4 μL、8 μL、12 μL、16 μL、20 μL加到96孔板的标准品孔中，加D-Hanks溶液补足到20 μL。

4）加5 μL蛋白样品到96孔板的样品孔中，加用于稀释标准品的溶液到20 μL。

5）各孔加入200 μL BCA工作液，37℃放置30 min。反应会因温度升高而加快。如果浓度较低，适合在较高温度孵育，或延长孵育时间。

6）测定A562波长处光密度，制作标准曲线，根据标准曲线计算出蛋白质浓度。标准曲线 $Y = 0.4692X + 0.1266$，$R^2 = 0.9981$。

（3）蛋白质变性

水浴锅提前预热到100℃，根据上样所需稀释蛋白质溶液并加入5×loading buffer，使其终浓度达到1 μg/μL。

（4）Western blot操作步骤

1）配胶：按照表3-34配制分离胶和浓缩胶。

表 3-34　配胶成分

	10% 分离胶	5% 浓缩胶
双蒸水	4.85 mL	4.35 mL
30% 丙烯酰胺溶液	2.5 mL	0.75 mL
1.5 mol/L Tris·HCl（pH8.8）	2.5 mL	—
1 mol/L Tris·HCl（pH6.8）	—	0.75 mL
10%SDS	100 μL	60 μL
10% 过硫酸铵溶液	50 μL	60 μL
TEMED	5 μL	6 μL

2）灌胶：将玻璃板洗净晾干，放入制胶器卡紧，先加水检漏，然后将水倒掉。配制10%的分离胶，每块胶大概需要4～4.5 mL，加入少量的水使液面平整，待水和胶之间出现一道折线时说明胶已凝固，将水倒掉。然后配制5%的浓缩胶，将玻璃板灌满插入梳子，待胶凝固后（30 min左右）即可上样。灌胶时一定要沿玻璃板流下防止产生气泡。

3）上样及电泳：将电泳槽准备好，胶板的矮面朝里，加入电泳液，先在里面和外面个加入一半的电泳液，排净气泡后加满。上样量为15 μL，上样时要慢，如果担心样的中央处有凹陷，那就在边处让样流下。按照"红对红，黑对黑"的原则安装电极，开始电泳。先恒压80 V使蛋白质跑到同一条起跑线上，待跑至分离胶上时，将电压改为100 V，使溴酚蓝全部跑出时停止。电压越小跑的效果越好。

4）转膜：剪好滤纸和PVDF膜，PVDF膜需要在甲醇中激活3～5 min，滤纸要比膜小1～2 cm，后在转膜液中浸泡。准备托盘，里面装好转膜液，将膜取下，取的过程中要注意不要将膜弄破。按照滤纸、PVDF膜、胶、滤纸的顺序依次从下到上排列，不要急于将最后一层滤纸盖上，先将前面三层中的气泡赶走，然后再加入最上面一层滤纸，转膜条件，恒流280 mA。

5）封闭：将10 g脱脂奶粉加入到200 mLPBS中，混匀，配制成5%封闭液。将膜取出，放在去离子水中冲洗一下，放入封闭液中，置于摇床上，室温封闭3 h。

6）一抗孵育：将膜从封闭液中取出，用PBS冲洗3次，每次10 min。按照分子量将膜剪开。准备杂交袋，将膜用镊子放入，但是不能碰到膜的表面，将抗体加入，不能有气泡，4℃过夜。

7）二抗孵育：将膜从杂交袋中取出，一抗回收，将膜放在PBST中冲洗3次，5 min/次。配制二抗，浓度为1∶10000。将膜在二抗溶液中孵育1 h，PBST洗3次，每次5 min，最后再用PBS冲洗一次。

8）曝光：在X线片夹中预先铺一层保鲜膜，将HRP底物A、B等体积混合，把膜浸在混合液中2～3 min，把膜放入X线片夹中盖紧，到暗室曝光。在暗室中将1×的显影液和定影液倒入塑料盒中，剪与膜一样宽度的X线片放在膜上，开始计时，视荧光强弱看曝光时间，一般为1～5 min。取出X线片放在显影液中，待出现明显条带后，终止显影，马上放入定影液中至胶片透明为止，用自来水冲洗去除残留的定影液，晾干。

9）测定：对显示出的条带，用Image J分析软件进行灰度值测定，用以表示目的蛋白表达水平。

10. 数据统计

数据采用SPSS17.0统计软件进行分析，数据用$\bar{x}\pm s$表示，组间比较采用单因素方差分析，$P<0.05$为有显著性差异。

（三）实验结果

1. 氧糖剥夺不同时间对细胞活力及 LDH 漏出量的影响

如表3-35及图3-41所示，氧糖剥夺2 h、4 h、6 h/复糖复氧24 h后，与对照组相比，细胞活力均显著下降（$P<0.01$），LDH漏出量显著性增加（$P<0.01$）。

表3-35　氧糖剥夺不同时间点对 Neuro-2a 细胞活力及 LDH 漏出量的影响（$\bar{x}\pm s$，$n=6$）

分组	CCK-8（Control 组倍数）	LDH（Control 组倍数）
Control	1.00 ± 0.07	1.00 ± 0.08
OGD2 h/R24 h	0.89 ± 0.02[##]	1.79 ± 0.04[##]
OGD4 h/R24 h	0.56 ± 0.02[##]	4.06 ± 0.32[##]
OGD6 h/R24 h	0.32 ± 0.04[##]	5.73 ± 0.06[##]

注：Control——正常对照组，OGD2 h/R24 h、OGD4 h/R24 h、OGD6 h/R24 h——氧糖剥夺2 h、4 h、6 h/复糖复氧24 h。与对照组相比，##$P<0.01$。

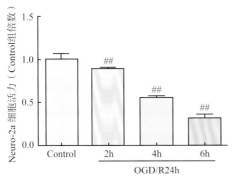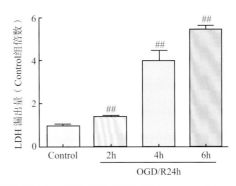

图 3-41 氧糖剥夺不同时间点对 Neuro-2a 细胞活力及 LDH 漏出量的影响（$\bar{x} \pm s$, $n = 6$）

注：Control—— 正常对照组，OGD2 h/R24 h、OGD4 h/R24 h、OGD6 h/R24 h—— 氧糖剥夺 2 h、4 h、6 h/复糖复氧 24 h。与对照组相比，##$P < 0.01$。

2. 注射用丹参多酚酸对氧糖剥夺 / 复糖复氧损伤 Neuro-2A 细胞形态的影响

如图 3-42 所示，倒置显微镜下可以观察到，正常组 Neuro-2A 细胞呈多边形，贴壁生长良好，细胞密度大，胞体饱满；模型组细胞稀疏，贴壁性差，胞体明显皱缩；10 μg/mL 丹参多酚酸组细胞形态有所改善，轮廓相对融合，25 μg/mL、50 μg/mL 丹参多酚酸组细胞形态较模型组有明显改善，轮廓融合，细胞贴壁性良好。

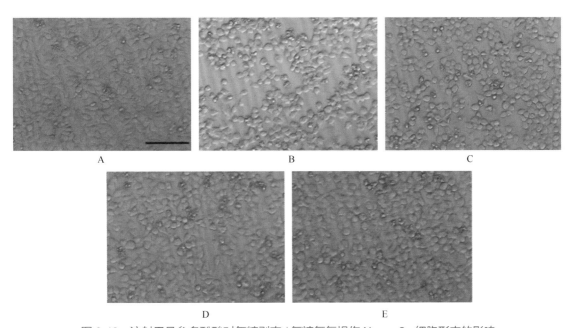

图 3-42 注射用丹参多酚酸对氧糖剥夺 / 复糖复氧损伤 Neuro-2a 细胞形态的影响

注：A——正常对照组，B——氧糖剥夺 / 复糖复氧组，C——注射用丹参多酚酸 10 μg/mL 组，D——注射用丹参多酚酸 25 μg/mL 组，E——注射用丹参多酚酸 50 μg/mL 组。

3. 注射用丹参多酚酸对氧糖剥夺 / 复糖复氧损伤 Neuro-2a 细胞活力及 LDH 漏出量的影响

如表 3-36 及图 3-43 所示，与正常对照组比较，氧糖剥夺 / 复糖复氧损伤模型组细胞活力明显降低（$P < 0.01$）；与模型组比较，注射用丹参多酚酸 25 μg/mL、50 μg/mL 组可以显著增加细胞活力（$P < 0.05$，$P < 0.01$）。与正常对照组比较，模型组细胞上清中 LDH 漏出量明显

升高（$P<0.01$）；与模型组比较，注射用丹参多酚酸10 μg/mL、25 μg/mL、50 μg/mL均组可以减少细胞上清中LDH漏出量（$P<0.05$，$P<0.01$），重复三次，趋势基本一致。

表3-36　注射用丹参多酚酸对氧糖剥夺/复糖复氧损伤Neuro-2a细胞活力及LDH漏出量的影响（$\bar{x}\pm s$, $n=6$）

分组	剂量（μg/mL）	CCK-8（Control组倍数）	LDH漏出量（Control组倍数）
Control	—	1.00±0.03	1.00±0.03
OGD/R	—	0.63±0.07##	2.24±0.18##
注射用丹参多酚酸	10	0.65±0.07	1.91±0.27*
	25	0.74±0.12*	1.70±0.05**
	50	0.75±0.06**	1.71±0.11**

注：Control——正常对照组，OGD/R——氧糖剥夺/复糖复氧损伤模型组。与正常对照组相比，##$P<0.01$；与模型对照组相比，*$P<0.05$，**$P<0.01$。

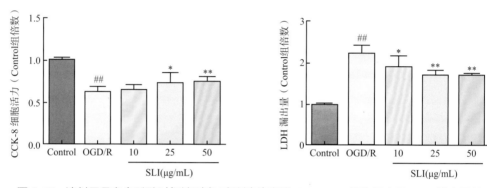

图3-43　注射用丹参多酚酸对氧糖剥夺/复糖复氧损伤 Neuro-2a 细胞活力及 LDH 漏出量的影响（$\bar{x}\pm s$, $n=6$）

注：Control—— 正常对照组，OGD/R——氧糖剥夺/复糖复氧损伤模型组，SLI——注射用丹参多酚酸。与Control组相比，##$P<0.01$；与OGD/R组相比，*$P<0.05$，**$P<0.01$。

4. 加入自噬抑制剂 3-MA 后检测注射用丹参多酚酸对氧糖剥夺/复糖复氧损伤 Neuro-2a 细胞凋亡率的影响

如表3-37、图3-44及图3-45所示，与正常对照组比较，氧糖剥夺/复糖复氧损伤模型组细胞凋亡率显著升高（$P<0.01$）。与模型组比较，注射用丹参多酚酸25 μg/mL、50 μg/mL组均可显著降低细胞的凋亡率（$P<0.01$），重复三次，趋势基本一致。

表3-37　注射用丹参多酚酸对氧糖剥夺/复糖复氧损伤 Neuro-2a 细胞凋亡率的影响（$\bar{x}\pm s$, $n=6$）

分组	剂量（μg/mL）	凋亡率（%）
Control	—	11.52.0±7.14
OGD/R	—	36.67±5.67##
注射用丹参多酚酸	10	35.37±6.91
	25	25.40±7.02**
	50	22.45±6.59**

注：Control——正常对照组，OGD/R——氧糖剥夺/复糖复氧损伤模型组。与Control组相比，##$P<0.01$；与OGD/R组相比，**$P<0.01$。

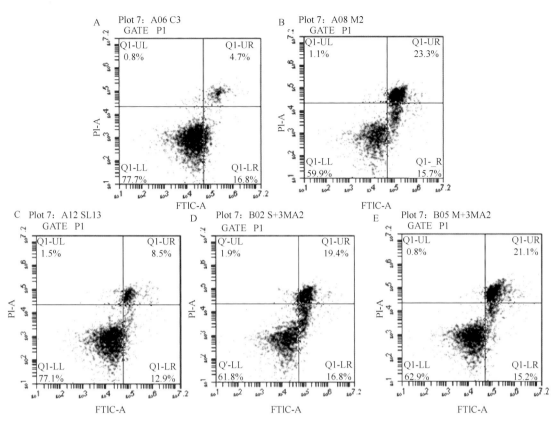

图 3-44　注射用丹参多酚酸对氧糖剥夺 / 复糖复氧损伤 Neuro-2a 细胞凋亡率的影响

注：A——正常对照组；B——氧糖剥夺 / 复糖复氧损伤模型组；C——注射用丹参多酚酸 10 μg/μL 组；D——注射用丹参多酚酸 25 μg/μL 组；E——注射用丹参多酚酸 50 μg/μL 组。

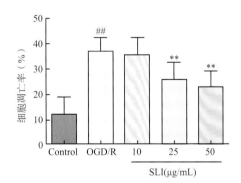

图 3-45　注射用丹参多酚酸对氧糖剥夺 / 复糖复氧损伤 Neuro-2a 细胞凋亡率影响（$\bar{x} \pm s$，$n = 6$）

注：Control——正常对照组，OGD/R——氧糖剥夺 / 复糖复氧损伤模型组，SLI——注射用丹参多酚酸。与 Control 组相比，##$P < 0.01$；与 OGD/R 组相比，**$P < 0.01$。

5. 注射用丹参多酚酸对氧糖剥夺 / 复糖复氧损伤 Neuro-2a 细胞活性氧水平的影响

如表 3-38 及图 3-46 所示，与正常对照组比较，氧糖剥夺/复糖复氧损伤模型组 ROS 水平显著升高（$P < 0.01$）；与模型组相比，注射用丹参多酚酸 10 μg/mL、25 μg/mL、50 μg/mL 组均可显著降低 ROS 水平（$P < 0.05$，$P < 0.01$）。

6. 注射用丹参多酚酸对氧糖剥夺 / 复糖复氧损伤 Neuro-2a 细胞线粒体膜电位的影响

如表 3-39 及图 3-47 所示，与正常对照组比较，模型组线粒体膜电位明显降低（$P < 0.01$）。

与模型组比较，SLI 25 μg/mL、50 μg/mL组可明显增加线粒体膜电位（$P < 0.05$，$P < 0.01$）。

表3-38　注射用丹参多酚酸对氧糖剥夺/复糖复氧损伤 Neuro-2a 细胞内 ROS 的影响（$\bar{x} \pm s$，$n = 6$）

分组	剂量（μg/mL）	ROS 荧光强度
Control	—	430.0 ± 18.3
OGD/R	—	$506.9 \pm 42.7^{\#\#}$
注射用丹参多酚酸	10	$485.8 \pm 23.0^{*}$
	25	$457.1 \pm 26.2^{*}$
	50	$435.0 \pm 21.6^{**}$

注：Control——正常对照组，OGD/R——氧糖剥夺/复糖复氧损伤模型组，SLI——注射用丹参多酚酸。与Control组相比 $\#\#P < 0.01$；与OGD/R组相比，$*P < 0.05$，$**P < 0.01$。

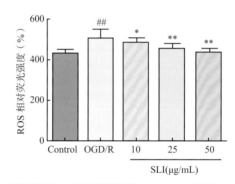

图 3-46　注射用丹参多酚酸对氧糖剥夺/复糖复氧损伤 Neuro-2a 细胞内 ROS 的影响（$\bar{x} \pm s$，$n = 6$）
注：Control—— 正常对照组，OGD/R——氧糖剥夺/复糖复氧损伤模型组，SLI——注射用丹参多酚酸。与 Control 组相比，$\#\#P < 0.01$；与 OGD/R 组相比，$*P < 0.05$，$**P < 0.01$。

表3-39　注射用丹参多酚酸对氧糖剥夺/复糖复氧损伤 Neuro-2a 细胞线粒体膜电位的影响（$\bar{x} \pm s$，$n = 6$）

分组	剂量（μg/mL）	JC-1（F525/590/F490/530）
Control	—	0.71 ± 0.11
Model	—	$0.36 \pm 0.05^{\#\#}$
注射用丹参多酚酸	10	0.41 ± 0.07
	25	$0.45 \pm 0.02^{*}$
	50	$0.46 \pm 0.04^{**}$

注：Control——正常对照组，OGD/R——氧糖剥夺/复糖复氧损伤模型组。与Control组相比，$\#\#P < 0.01$；与OGD/R组相比，$*P < 0.05$，$**P < 0.01$。

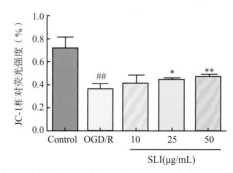

图 3-47　注射用丹参多酚酸对氧糖剥夺/复糖复氧损伤 Neuro-2a 细胞线粒体膜电位的影响（$\bar{x} \pm s$，$n = 6$）
注：JC-1（F525/590/F490/530）——JC-1 聚合物与 JC-1 单体荧光强度比值。Control—— 正常对照组，OGD/R——氧糖剥夺/复糖复氧损伤模型组，SLI——注射用丹参多酚酸。与 Control 组相比，$\#\#P < 0.01$；与 OGD/R 组相比，$*P < 0.05$，$**P < 0.01$。

7. 注射用丹参多酚酸对氧糖剥夺 / 复糖复氧损伤 Neuro-2a 细胞 ATP 的影响

实验结果如表3-40及图3-48所示，与正常对照组比较，模型组细胞内ATP明显降低（$P < 0.01$）。与模型组相比，SLT 50 µg/mL组可明显增加细胞内ATP（$P < 0.05$）。

表 3-40　注射用丹参多酚酸对氧糖剥夺 / 复糖复氧损伤 Neuro-2a 细胞内 ATP 的影响（$\bar{x} \pm s$，$n = 3$）

分组	剂量（µg/mL）	ATP（ng/mg）
Control	—	8.86±0.62
OGD/R	—	5.08±0.22##
注射用丹参多酚酸	10	4.00±0.32
	25	4.20±0.45
	50	8.47±1.36*

注：Control——正常对照组，OGD/R——氧糖剥夺/复糖复氧损伤模型组。与Control组相比，##$P < 0.01$；与OGD/R组相比，*$P < 0.05$。

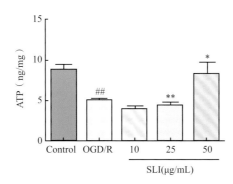

图 3-48　注射用丹参多酚酸对氧糖剥夺 / 复糖复氧损伤 Neuro-2a 细胞 ATP 的影响（$\bar{x} \pm s$，$n = 3$）

注：Control—— 正常对照组，OGD/R——氧糖剥夺 / 复糖复氧损伤模型组，SLI——注射用丹参多酚酸。与 Control 组相比，##$P < 0.01$；与 OGD/R 组相比，*$P < 0.05$。

8. 注射用丹参多酚酸对氧糖剥夺 / 复糖复氧损伤 Neuro-2a 细胞 Cyt-c 释放的影响

实验结果见表3-41及图3-49所示，与正常对照组比较，氧糖剥夺/复糖复氧损伤模型组细胞Cyt-c释放显著升高（$P < 0.01$）；与模型组比较，SLT 50 µg/mL组均可显著降低细胞Cyt-c释放，重复三次，趋势基本一致。

表 3-41　注射用丹参多酚酸对氧糖剥夺 / 复糖复氧损伤神经元 Cyt-c 释放的影响（$\bar{x} \pm s$，$n = 6$）

分组	剂量（µg/mL）	Cyt-c（pg/mL）
Control	—	488.3±110.0
OGD/R	—	1339.3±121.3##
注射用丹参多酚酸	10	1350.3±206.4
	25	1280.3±115.4
	50	839.3±223.3*

注：Control——正常对照组，OGD/R——氧糖剥夺/复糖复氧损伤模型组。与Control组相比，##$P < 0.01$；与OGD/R组相比，*$P < 0.01$。

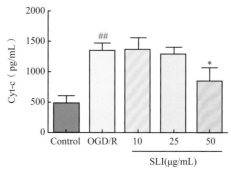

图 3-49　注射用丹参多酚酸对氧糖剥夺 / 复糖复氧损伤神经元 Cyt-c 释放的影响（$\bar{x} \pm s$, $n = 6$）

注：Control—— 正常对照组，OGD/R——氧糖剥夺 / 复糖复氧损伤模型组，SLI——注射用丹参多酚酸。与 Control 组相比，##$P < 0.01$；与 OGD/R 组相比，*$P < 0.01$。

9. 注射用丹参多酚酸对氧糖剥夺 / 复糖复氧损伤 Neuro-2a 细胞凋亡相关蛋白表达的影响

实验结果见图 3-50，与正常对照组比较，氧糖剥夺/复糖复氧损伤模型组细胞内 Cleaved-Caspase-3 蛋白含量显著升高（$P < 0.01$）；与模型组比较，注射用丹参多酚酸 25 μg/mL、50 μg/mL 组均可显著降低细胞内 Cleaved-Caspase3 蛋白的量（$P < 0.01$，$P < 0.05$）。与正常对照组比较，氧糖剥夺/复糖复氧损伤模型组细胞 Bcl-2 表达率显著降低（$P < 0.01$）；与模型组比较，注射用丹参多酚酸 25 μg/mL、50 μg/mL 组均可显著升高 Bcl-2 蛋白的表达（$P < 0.01$，$P < 0.05$），Bax 的表达没有显著性变化。

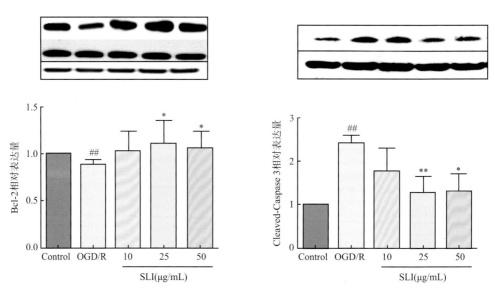

图 3-50　注射用丹参多酚酸对氧糖剥夺 / 复糖复氧损伤 Neuro-2a 细胞内 Cleaved-caspase3、Bcl-2、Bax 的影响（$\bar{x} \pm s$, $n = 3$）

注：Control—— 正常对照组；OGD/R——氧糖剥夺 / 复糖复氧损伤模型组；SLI——注射用丹参多酚酸。与 Control 组相比，##$P < 0.01$；与 OGD/R 组相比，*$P < 0.05$，**$P < 0.01$。

10. western blot 法检测注射用丹参多酚酸对氧糖剥夺 / 复糖复氧损伤过程中 Neuro-2a 细胞内 LC3BII 的影响

从实验结果（图 3-51）可以看出，与对照组相比氧糖剥夺 4 h 后 LC3 BII 已经出现显著性降低；复糖复氧 6 h 后与对照组相比，模型组 LC3B 表达显著降低（$P < 0.01$），与模型组相

比注射用丹参多酚酸10 µg/mL、25 µg/mL、50 µg/mL可以显著增加LC3BII的量（$P < 0.05$）。OGD4 h/R12、24 h与正常对照组比较，氧糖剥夺/复糖复氧损伤模型组细胞LC3BII的量显著降低（$P < 0.01$），与模型组比较，注射用丹参多酚酸组无显著性差异，重复3次，趋势一致。

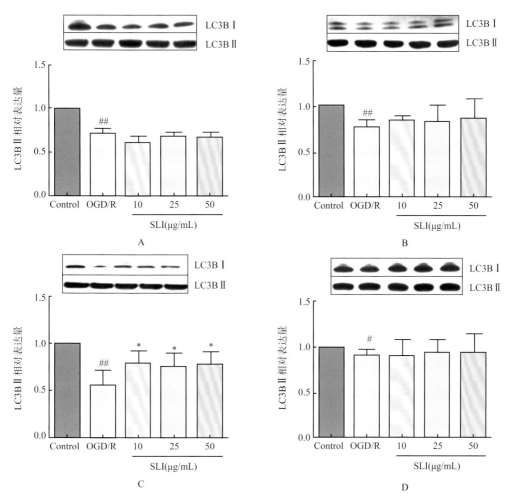

图 3-51　注射用丹参多酚酸对 OGD4 h、OGD4 h/R6 h、OGD4 h/R12 h，24 h损伤后 Neuro-2a 细胞内 LC3BII 的影响（$\bar{x} \pm s$，$n = 3$）

注：A——OGD4 h，B——OGD4 h/R12 h，C——OGD4 h/R6 h，D——OGD4 h/R24 h；Control——正常对照组，OGD/R——氧糖剥夺/复糖复氧损伤模型组，SLI——注射用丹参多酚酸。与 Control 组相比，#$P < 0.05$，##$P < 0.01$；与 OGD/R 组相比，*$P < 0.05$。

11. Western blot 法检测注射用丹参多酚酸对氧糖剥夺/复糖复氧损伤 Neuro-2a 细胞内 P62、Beclin-1、mTOR 的影响

　　实验结果见图3-52，与正常对照组比较，氧糖剥夺/复糖复氧损伤模型组细胞P62的量明显多于对照组（$P < 0.01$）；与模型组比较，注射用丹参多酚酸10 µg/mL、25 µg/mL、50 µg/mL组P62蛋白量明显减少（$P < 0.05$）。与正常对照组比较，氧糖剥夺/复糖复氧损伤模型组细胞Beclin-1表达率显著降低（$P < 0.01$）；与模型组比较，注射用丹参多酚酸10 µg/mL、25 µg/mL、50 µg/mL组均可显著升高Beclin-1蛋白的表达（$P < 0.01$，$P < 0.05$）。与正常对照组比较，氧糖剥夺/复糖复氧损伤模型组细胞mTOR表达率显著升高（$P < 0.01$）；与模型组比较，注射用丹参多酚酸25 µg/mL、50 µg/mL组均可显著降低mTOR蛋白的表达（$P <$

0.05），重复3次，趋势一致。

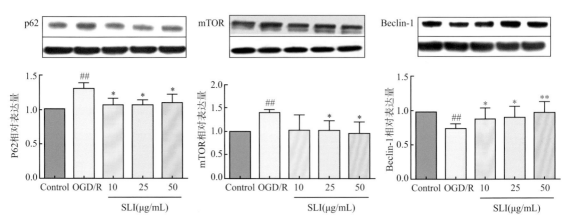

图 3-52　注射用丹参多酚酸对氧糖剥夺 / 复糖复氧损伤 Neuro-2a 细胞内 P62、Beclin-1 表达的影响
（$\bar{x}\pm s$，$n=3$）

注：Control——正常对照组；OGD/R——氧糖剥夺 / 复糖复氧损伤模型组；SLI——注射用丹参多酚酸。与 Control 组相比，
##$P < 0.01$；与 OGD/R 组相比，*$P < 0.05$，**$P < 0.01$。

12. Western blot 检测注射用丹参多酚酸对氧糖剥夺 / 复糖复氧损伤 Neuro-2a 细胞内 AKT、ERK 的磷酸化水平的影响

实验结果见图3-53，与正常对照组比较，氧糖剥夺/复糖复氧损伤模型组细胞 AKT 磷酸化水平显著升高（$P < 0.01$）；与模型组比较，注射用丹参多酚酸25 μg/mL、50 μg/mL组均可显著降低 AKT 磷酸化水平（$P < 0.05$）。与正常对照组比较，氧糖剥夺/复糖复氧损伤模型组细胞 ERK 磷酸化水平显著降低（$P < 0.01$）；与模型组比较，注射用丹参多酚酸25 μg/mL、50 μg/mL组均可显著降低 ERK 磷酸化水平（$P < 0.05$），重复3次，趋势一致。

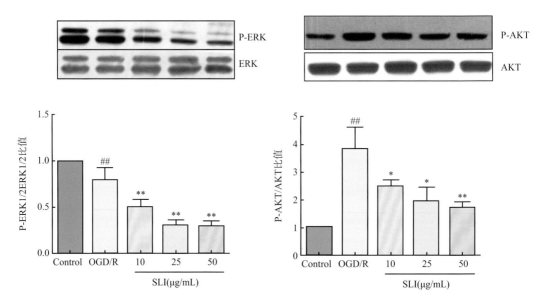

图 3-53　注射用丹参多酚酸对氧糖剥夺 / 复糖复氧 OGD4/R6 损伤 Neuro-2a 细胞内 AKT、ERK 磷酸化水平
的影响（$\bar{x}\pm s$，$n=3$）

注：Control——正常对照组；OGD/R——氧糖剥夺 / 复糖复氧损伤模型组；SLI——注射用丹参多酚酸。与 Control 组相比，
##$P < 0.01$；与 OGD/R 组相比，*$P < 0.05$，**$P < 0.05$。

（四）小结与讨论

本实验建立了OGD模型，探讨丹参多酚酸对氧糖剥夺/复糖复氧损伤神经元自噬相关蛋白的作用，获得以下结果。

1）Western blot法验证丹参多酚酸可以增加自噬相关蛋白LC3BII、beclin-1的表达，减少P62、mTOR的表达，表明丹参多酚酸能通过提高自噬水平发挥对氧糖剥夺/复糖复氧损伤神经元保护作用。

2）Western blot法验证丹参多酚酸可以降低AKT、ERK1/2磷酸化水平，表明丹参多酚酸能通过提高自噬水平发挥对氧糖剥夺/复糖复氧损伤神经元保护作用，这一作用可能是通过抑制PI3KI/AKT/mTOR、MAPK/ERK1/2/mTOR通路实现的。

3）丹参多酚酸对氧糖剥夺/复糖复氧损伤后的Neuro-2a细胞具有保护作用，可上调自噬水平以降低细胞凋亡率，且这一作用可能是通过抑制PI3KI/AKT、MAPK/ERK1/2通路激活实现的。

脑卒中已经成为人类致死的第三大因素，其主要特点为致残率、致死率高[26-27]。其中发病率较高的又以缺血性为主[28]，因此对于脑缺血性疾病的研究成为一项重要且艰巨任务。脑缺血损伤的病理生理机制极其复杂，已有研究表明脑缺血再灌注损伤中主要参与的病理生理过程包括物质能量代谢异常、酸中毒、兴奋性氨基酸毒性及缺血性神经元损伤、细胞内Ca^{2+}超载与缺血性神经损伤、氧自由基损伤、炎性细胞因子损伤、凋亡等，这些过程往往相互联系、互为因果，最终共同作用导致脑组织中部分细胞的死亡，造成人体某些功能出现障碍影响生活质量，更有甚者直接威胁到生命[29]。

注射用丹参多酚酸功能主治为活血通络，适应证为轻中度脑梗死，前期研究表明丹参多酚酸具有神经保护作用。因此本研究拟从保护与稳定神经元细胞方面考察注射用丹参多酚酸对氧糖剥夺/复糖复氧损伤神经元细胞保护作用及其机制。

1. OGD 模型的建立

体外研究中，OGD模型多用来模拟脑缺血这一过程。缺糖可以通过选择无糖培养液或者无糖平衡盐溶液来实现，常用的培养液包括：无糖DMEM培养液、PBS溶液、D-Hanks溶液、厄尔平衡盐溶液、HEPES缓冲溶液等。缺氧方法包括物理缺氧方法、化学缺氧方法，其中物理缺氧方法包括三期培养箱法、厌氧袋/厌氧罐法、液状石蜡封闭法等；化学氧糖剥夺方法中常用的化合物有$Na_2S_2O_4$、$NaNO_2$、$COCl_2$、氰化物、NaN_3等[30]。

本实验选择了D-Hanks平衡盐溶液作为培养液，缺氧过程使用了缺氧小室。实验结果表明，氧糖剥夺2 h、4 h、6 h复糖复氧24 h后，与对照组相比，细胞活力均显著下降，LDH漏出量显著性增加，2 h损伤程度较低细胞活力约为对照组90%，以后试验中可能造成模型不成功；6 h损伤过于严重，药物对受损的细胞可能已经发挥不了保护作用，氧糖剥夺4 h后细胞活力约为对照的56%，故选取OGD4 h/R24 h建立模型。

2. 脑缺血再灌注损伤中的氧自由基损伤

氧化应激是指机体组织或细胞内氧自由基增多、清除能力降低导致活性氧在体内或细胞内蓄积而引起的氧化损伤的过程。脑缺血过程中受损的细胞会产生一系列活性氧簇（reactive oxygen species，ROS），其主要包括氧的单电子还原产物、氧的双电子还原产物、处于激发状态的氧等[31]。氧自由基主要通过两个方面造成缺血再灌注后的损伤，一个是直接对大分子物质的损伤，另一个则是通过某些特定的信号转导通路[32-33]。通过 Chan PH 的总结我们知道有三条途径参与了 ROS 介导的脑缺血再灌注损伤：①ROS 可以作用于线粒体，导致线粒体受损、细胞色素 C（CytC）释放、进而激活 caspase 等一系列凋亡相关蛋白导致细胞凋亡的发生；②可以直接损伤一些 DNA 修复酶（APE），进而导致缺血再灌注损伤中细胞的损伤；③上调 NF-κB 的表达，从而使炎症相关因子（Cox2、iNOS、CKs）表达增高[34]。

3. 脑缺血再灌注损伤中凋亡的发生

细胞凋亡是受基因控制的细胞主动性死亡，细胞凋亡主要分为内源性、外源性途径。细胞外源性途径也就是死亡受体介导的凋亡通路，主要是由神经元细胞膜表面的凋亡受体 Fas 受体激活 Caspase-8，Caspase-8 可以直接激活下游的 Caspase-3（Caspase 3 是最终凋亡执行蛋白）酶解切割特异性底物 DNA 修复酶（PARP DNA），破坏细胞骨架蛋白和核蛋白导致细胞凋亡[35-37]；细胞内源性途径主要是当神经元细胞缺血氧糖剥夺造成线粒体内 Ca^{2+} 增多导致钙离子超载，细胞呼吸链受到抑制，造成氧化磷酸化脱耦联，线粒体膜电位下降，线粒体通透性转变 PT 孔开放、凋亡蛋白酶活化因子 -1（Apaf-1）、细胞色素 C 等释放，细胞色素 C 与 dAtp/Atp、死亡活化因子共同构成死亡体，激活 Caspase-9，Caspase-9 激活 Caspase-3 这一凋亡执行蛋白[38-40]。

Bcl-2 家族为一类原癌基因[41]，是细胞凋亡的重要调节因子，主要参与线粒体介导的凋亡通路，根据功能和结构可将其分为两类，一类为抗凋亡蛋白，如：Bcl-2、Bcl-xl、Bcl-w 等；一类为促凋亡蛋白，如：Bax、Bid、Bad 等，其中 Bax、Bcl-2、Bid、Bcl-xl 等最具代表性且研究较多。Bcl-2 家族蛋白对线粒体 PT 孔的开放和关闭具有很重要的调节作用，其中可以促进凋亡的蛋白 Bax 可以介导其开放，而抗凋亡类蛋白 Bcl-2 可通过与 Bax 竞争性地与腺苷转位因子（ANT）结合发挥其抗凋亡效应[42]。

因此本文通过对氧糖剥夺/复糖复氧损伤后 Neuro-2a 细胞凋亡率的检测、ROS 的检测、线粒体膜电位的检测、细胞 ATP、Cyt-c 释放量的检测及凋亡相关蛋白 Caspase-3 活化水平、Bcl-2、Bax 表达的检测证明了丹参多酚酸可以通过减少细胞内活性氧的生成、从而使得 Caspase-3 的活化减少、进而降低细胞的凋亡率。

4. 脑缺血再灌注损伤与自噬

自噬是一个吞噬自身细胞质、蛋白质、细胞器并且使这些物质包被进入囊泡，后与溶酶体融合形成自噬溶酶体，使得被包裹的物质发生降解的过程，借此实现细胞本身的代谢需要和某些细胞器的更新[43]。一般来说，在大多数细胞中都存在较低水平的自噬，自噬在正常的人体具有一定的生理功能，如保持细胞内氨基酸的水平，清除细胞内的一些代谢产物、错误折叠的蛋白质、衰老的细胞器、介导细胞的死亡、抑制癌症的发生、抗衰老等。在一些病理状况下，如脑中风可以诱导自噬的发生[44]。

细胞自噬可以分为以下三类：微自噬（microautophagy）、巨自噬（macroautophagy）、分子伴侣介导的自噬（chaperone-mediated autophagy，CMA）。微自噬也称小自噬，其自噬体外膜来源于溶酶体，过程中需要 ATPs、GTP、GTP 酶等的参与，其对底物的选择具有部分选择性；巨自噬也可称为大自噬，其自噬体的外膜主要来源于细胞质而非溶酶体，过程中需要 ATPs、GTP、GTP 酶、细胞骨架及 PI3 激酶等的参与，其对底物同样具有部分选择性；分子伴侣介导的自噬的发生没有涉及细胞膜结构的重构，过程中需要ATPs、尤其是分子伴侣的参与[45]，这里的分子伴侣指的是Hsc70蛋白，在其协助蛋白的帮助下，他可以特异性地识别具有KFERQ样五肽结构的包浆蛋白，在溶酶体表面受体Lamp-2的介导下，这些非折叠蛋白进入溶酶体腔内作为底物进行降解，具有明显的选择性[46]，微自噬、巨自噬与分子伴侣介导的自噬其主要区别就在于对底物的选择有无特异性。在这三种类型中巨自噬研究最为广泛，我们所研究的自噬也多指巨自噬[47-48]。

　　脑缺血过程十分复杂，同时自噬在这一病理过程中所发挥的作用也十分复杂，它就像一把双刃剑，有研究表明，自噬在长时间的缺血损伤过程中起到了神经元损伤作用，而在缺血再灌注损伤中确起到了一定的保护作用，也就是说自噬所发挥的作用可能跟缺血的时间、严重程度等有关[52]，在一定的损伤条件下细胞可通过上调自噬水平，为细胞提供能量，从而起到一定保护作用，损伤过重的情况下则可导致自噬性的细胞死亡[50]。

　　微管相关蛋白1轻链3（LC3），是自噬相关蛋白Atg8的同源物[51]，LC3又分为LC3I、LCII两种形式。自噬发生时LC3的表达水平是不会发生改变的，只是在自噬初始阶段时LC3在Atg7的作用下发生一系列反应，首先是LC3I的形成及其末端甘氨酸残基的暴露，紧接着LC3I转移到Atg3在磷脂酰乙醇胺（PE）的作用下发生酯化反应，转化成LC3II参与自噬体形成；自噬溶酶体形成后，LC3II在自噬蛋白Atg4作用下发生去酯化。因此，LC3II特异性表达于自噬前体及自噬体外膜，我们可以通过它的变化初步探究自噬活动水平的高低[52-54]。P62是一种泛素结合蛋白，参与两种方式的蛋白质降解，一种是泛素蛋白酶系统的降解，另一种是自噬溶酶体系统的降解。P62本身也是自噬过程中选择性底物，有研究表明，mTOR的作用机制也与P62有关，P62水平降低可以降低mTOR的活性，进而增强自噬水平。Beclin-1是自噬相关蛋白Atg6的同源体，其表达的增高也是评价自噬水平升高的重要指标之一，它与第三类磷脂酰肌醇3-激酶（class Ⅲ phosphatidylinositol 3-kinase，PI3K）及Atg14L结合形成复合体，对自噬前体及自噬体的形成起到调控作用[55-56]。

　　3-MA是一种经典的自噬抑制剂，应用十分广泛，它的作用靶点是PI3K，也就是说它可以阻断Beclin-1-PI3K-Atg14L复合物的形成，减少LC3I向LC3II的转化，抑制自噬体形成从而抑制自噬发生[57]。

　　mTOR是一种丝素氨酸蛋白激酶，属于磷脂酰肌醇3-激酶相关激酶（phosphatidy linositol 3-kinase-related kinase，PIKK）蛋白家族，在细胞生长增殖分化细胞周期调控等多个方面起到重要作用。mTOR信号通路是常见的自噬调节通路，mTOR能感受来自于上游的多种信号，从而增强或是减弱细胞的自噬水平，细胞氧糖剥夺的时候，细胞会发出一系列信号，mTOR将这些信号整合，进而调控细胞自噬的发生，以应对不同的外界环境刺激[58]。Unc-51样激酶1（ULK1）在自噬泡的形成过程中起到了很重要的作用，它与Atg13、FIP200共同形成复合物，当细胞缺氧缺糖时，mTOR的活性受到抑制，ULK1激活，使Atg13、FIP200及其自身发生磷酸化，开启了自噬反应的第一步[59]。经mTOR整合信号通路主要包括PI3K/AKT通路、AMPK信号通路、MAPK/ERK1/2信号通路、RagA/B复合物信号通路，已有研究表明PI3KI/AKT通路可以通过激活下游的mTOR发挥抑制自噬的作用[60]。

　　本实验结果表明，丹参多酚酸可以增加自噬相关蛋白LC3BII、beclin-1的表达，减少P62的表达；减少AKT、ERK1/2的磷酸化水平，减少mTOR的表达；表明丹参多酚酸能通过提高自噬水平发挥对氧糖剥夺/复糖复氧损伤神经元保护作用，这一作用是通过抑制PI3K/AKT、MAPK/ERK1/2通路从而使mTOR的活性受到抑制实现的。注射用丹参多酚酸50 μg/mL可以提高氧糖剥夺/复糖复氧损伤Neuro-2a细胞活力及LDH漏出量，但这一作用被自噬抑制剂3-MA抑制，注射用丹参多酚酸与3-MA共同处理后其细胞活力及LDH漏出量与模型组比较差异没有统计学意义，因此可以验证注射用丹参多酚酸可以通过上调自噬水平发挥对氧糖剥夺/复糖复氧损伤Neuro-2a的保护作用。

5. 自噬与凋亡

细胞死亡可以分为坏死、凋亡、自噬、这三种类型，凋亡被称为一型程序性细胞死亡，自噬被称为二型程序性细胞死亡；凋亡与自噬的主要区别在于，凋亡主要依赖caspase家族的参与，伴随凋亡小体的形成，最终可被巨噬细胞清除，而自噬过程中自噬体及其包含的内容物的清除主要通过溶酶体[60]。凋亡与自噬也存在密切的联系，自噬可以启动凋亡、阻止凋亡的发生，还可以转化为凋亡。

本实验得出自噬在Neuro-2a细胞氧糖剥夺/复糖复氧损伤过程中起到了一定的保护作用，可能与线粒体自噬的发生有关。线粒体是细胞中制造能量的细胞器，主要是进行有氧呼吸的主要场所，同时线粒体也是细胞中活性氧产生的主要场所，并且对凋亡起到一定调控作用[61]。细胞受损过程中产生的ROS可以作用于线粒体，导致线粒体受损，促进细胞色素C释放，进而激活caspase等一系列凋亡相关蛋白导致细胞凋亡的发生。线粒体自噬是指受损的线粒体或者是多余的线粒体通过自噬被选择性清除的过程[60]。正是通过这一作用，受损的线粒体被选择性地清除掉，从而阻断了线粒体介导的细胞凋亡。已有研究表明，活化的caspase-8是一种选择性的底物，可以被自噬体降解，说明自噬过程可以通过清除caspase家族来发挥抗凋亡作用[62]。Beclin-1作为caspase激酶的底物，在凋亡过程中可以直接被清除，活化的Becline-1会失去其自噬前体的功能，阻止自噬的发生，还会产生一个C端Beclin-1片段，它可以转位于线粒体敏感性细胞中，引起细胞的凋亡[63]，其机制可能是引起线粒体凋亡相关因子细胞色素C的释放[64-65]。

本实验结果中，加入自噬抑制剂后，注射用丹参多酚酸降低氧糖剥夺/复糖复氧损伤后Cyt-c漏出量的作用以及降低凋亡率的作用被消除，说明注射用丹参多酚酸可以通过上调自噬来降低细胞凋亡率。

本实验的结论是丹参多酚酸对氧糖剥夺/复糖复氧损伤后的Neuro-2a细胞具有保护作用，可上调自噬水平以降低细胞凋亡率，且这一作用可能是通过抑制PI3KI/AKT、MAPK/ERK1/2通路激活实现的。

参考文献

[1] 刘施，吴嘉瑞，蔺梦娟，等. 基于Meta分析的注射用丹参多酚酸治疗急性脑梗死临床评价[J]. 中国实验方剂学杂志，2017，（8）：202-207.

[2] 李海军. 注射用丹参多酚酸治疗急性脑梗死临床疗效观察[D]. 延安大学，2015.

[3] 刘家兰，邓礼娟，原欢欢，等. 小鼠局灶性脑缺血模型行为学指标相关性研究[J]. 中国药理学通报，2012，28（3）：430-435.

[4] Ferrera R，Benhabbouche S，Bopassa J C，et al. One hour reperfusion is enough to assess function and infarct size with TTC staining in Langendorff rat model[J]. Cardiovascular drugs and therapy，2009，23（4）：327-331.

[5] 彭英，马飞，许婷婷，等. 缺血性卒中药物临床前研究的挑战及其对策[J]. 药学学报，2017，52（3）：339-346.

[6] Jung C H，Jun C B，Ro S H，et al. ULK-Atg13-FIP200 complexes mediate mTOR signaling to the autophagy machinery[J]. Molecular biology of the cell，2009，20（7）：1992-2003.

[7] Wu L，Feng Z，Cui S，et al. Rapamycin upregulates autophagy by inhibiting the mTOR-ULK1 pathway，resulting in reduced podocyte injury[J]. PloS one，2013，8（5）：e63799.

[8] 陈萌，郭森，王爱乐，等. 抑制mTOR通路对局灶性脑缺血再灌注损伤大鼠自噬的影响[J]. 神经解剖学杂志，2016，（2）：246-250.

[9] Caelles C，Helmberg A，Karin M. p53-dependent apoptosis in the absence of transcriptional activation of p53-target genes[J]. Nature，1994，370（6486）：220.

[10] Feng Z，Zhang H，Levine A J，et al. The coordinate regulation of the p53 and mTOR pathways in cells[J]. Proceedings of the National Academy of Sciences of the United States of America，2005，102（23）：8204-8209.

[11] 聂雪坤，曾莉莉，牛培广，等. P53蛋白介导mTOR信号途径影响肿瘤细胞自噬的研究进展[J]. 中国肿瘤生物治疗杂志，2013，（6）：739-743.

[12] 乜全民，张世明. 大鼠局灶性脑缺血再灌注损伤后自噬的初步研究[J]. 中国临床神经科学，2010，18（1）：14-18.

[13] 陈兴泳，汪银洲，雷惠新，等. 大鼠脑缺血再灌注后自噬的变化及灯盏生脉胶囊干预的影响[J]. 中国康复理论与实践，2015，21（7）：773-779.

[14] 温雅丹. 自噬溶酶体途径在大鼠脑永久性缺血损伤引起的神经细胞死亡中的作用及机制[D]. 苏州大学，2007.

[15] Wen Y D，Sheng R，Zhang L S，et al. Neuronal injury in rat model of permanent focal cerebral ischemia is associated with activation of autophagic and lysosomal pathways[J]. Autophagy，2008，4（6）：762-769.

[16] Liang X H，Jackson S，Seaman M，et al. Induction of autophagy and inhibition of tumorigenesis by beclin 1[J]. Nature，1999，402（6762）：672-676.

[17] 李宝霞. ATM磷酸化Beclin1介导TPT诱导的肿瘤细胞的线粒体自噬及其分子机制[D]. 暨南大学，2014.

[18] Pattingre S，Tassa A，Qu X，et al. Bcl-2 antiapoptotic proteins inhibit Beclin 1-dependent autophagy[J]. Cell，2005，122（6）：927-939.

[19] Maiuri M C，Le Toumelin G，Criollo A，et al. Functional and physical interaction between Bcl-XL and a BH3-like domain in Beclin-1[J]. The EMBO journal，2007，26（10）：2527-2539.

[20] Matsunaga K，Saitoh T，Tabata K，et al. Two Beclin 1-binding proteins，Atg14L and Rubicon，reciprocally regulate autophagy at different stages[J]. Nature cell biology，2009，11（4）：385-396.

[21] Jin Y，Chen C，Meng L，et al. A CE–LIF method to monitor autophagy by directly detecting LC3 proteins in HeLa cells[J]. Analyst，2012，137（23）：5571-5575.

[22] Mehta P，Henault J，Kolbeck R，et al. Noncanonical autophagy：one small step for LC3，one giant leap for immunity[J]. Current opinion in immunology，2014，26：69-75.

[23] Kabeya Y，Mizushima N，Ueno T，et al. LC3，a mammalian homologue of yeast Apg8p，is localized in autophagosome membranes after processing[J]. The EMBO journal，2000，19（21）：5720-5728.

[24] 吕晓希，胡卓伟. 自噬流的检测方法[J]. 药学学报，2016，51（1）：45-51.

[25] Wang Y，Ballar P，Zhong Y，et al. SVIP induces localization of p97/VCP to the plasma and lysosomal membranes and regulates autophagy[J]. PloS One，2011，6（8）：e24478.

[26] Klionsky DJ，Abeliovich H，Agostinis P，et al. Guidelines for the use and interpretation of assays for monitoring autophagy in higher eukaryotes. Autophagy，2008，4（2）：151-175.

[27] Marsh JD，Keyrouz SG. Stroke prevention and treatment[J]. J Am Coll Cardiol，2010，56：683-691.

[28] Go AS，Mozaffarian D，Roger VL，et al. Heart disease and stroke statistics—2014 update：a report from the American Heart Association[J]. Circulation，2014，129：e28-e292.

[29] 方舒东，朱也森. 脑缺血再灌注损伤的病理生理研究进展 [J]. 医学综述，2006，12（18）：1114-1116.

[30] 齐倩倩，田晔. 氧糖剥夺缺糖模型的研究现状 [J]. 中华脑科疾病与康复杂志：电子版，2015，5（5）：71-74.

[31] 郭碧花. 活性氧诱导细胞凋亡作用机理的研究进展 [J]. 川北医学院学报，2002，17（4）：166-169.

[32] Le wen A，Mat z P，Chan PH. Free radical pathways in CNS injury[J]. JNeurotrauma，2000，17（10）：871-890.

[33] Cao G，Minnami M，Pei W. Intracellular bax translocation after transient cerebral ischemia：implications for a role of the mitochondrial apoptotic signaling pathway in ischemic neuronal death[J]. J Cereb Blood FlowMetab，2001，21（4）：321-333.

[34] Chan PH. Reactive oxygen radicals in signaling and damage in the ischemic brain[J]. J Cereb Blood Flow Metab，2001，21（1）：2-14.

[35] Martin Villalba A，Herr I，Jeremias I，et al. CD95 ligand（Fas-L/APO-1L）and tumor necrosis factor-related apoptosis-inducing ligand mediate ischemia-induced apoptosis in neurons[J]. J Neurosci，19（10）：3809-3817.

[36] Rosenbaum DM，Gupta G，D cAmore J，et al. Fas（CD95P APO-1）plays a role in the pathophysiology of focal cerebral ischemia[J]. J Neurosc Res，2000，61（6）：686-692.

[37] Stewart J H，Nguyen D，Chen G A，et al. Induction of apoptosis in malignant pleural mesothelioma cells by activation of the Fas（Apo-1/CD95）death signal pathway[J]. Thorac Cardiovasc Surg，2002，123：295-302.

[38] Fujimura M，Morita-Fujimura Y，Murakami K，et al. Cytosolic redistribution of cytochrome c after transient focal cerebral ischemia in rats[J]. J Cereb Blood Flow Met ab，1998，18（11）：1239-1247.

[39] Fujimura M，Morita-Fujimura Y，Kawase M，et al. Manganese superoxide dismutase mediates the early release of mitochondrial cytochrome and subsequent DNA fragmentation after permanent focal cerebral ischemia in mice[J]. J Neurosci，1999，19（9）：3414-3422.

[40] Green DR. Apoptotic pathway：the roads to ruin[J]. Cell，1998，94（6）：695-698.

[41] Lebedeva Ⅳ，Sarker D，Su ZZ，et al. Bcl-2 and Bcl-x（L）differentially protect human prostate cancer cells from induction of apoptosis by melanoma differentiationassociatedgene-7，mda-7/IL-24[J]. On-cogene，2003，22（54）：8758-8773.

[42] Belzacq AS，V ieira HL，K roemer G，Brenner C. The adenine nucleotide translocator in apoptosis[J]. Biochimie，2002，84（2-3）：167-176.

[43] Beth L，Milton P，Patrice C. Development of autophagy inducers in clinical medicine[J]. Journal of Clinical Investigation，2015，125（1）：14-24.

[44] Cuervo M. Autophagy：in sickness and in health. Trends in cell biology，2004，14（2）：70-77.

[45] Li P，Ji M，Lu F，et al. Degradation of AF1Q by chaperone-mediated autophagy[J]. Exper Cel Res，2014，327（1）：48-56.

[46] Mizushima N，Komatsu M. Autophagy：renovation of cells and tissues[J]. Cell，2011，147（4）：728-741.

[47] Shibutani ST，Yoshimori T. A current perspective of autophagosome biogenesis[J]. Cell Res，2014，24（1）：58-68.

[48] Zhang X，Yan H，Yuan Y，et al. Cerebral ischemia-reperfusion-induced autophagy protects against neuronal injury by mitochondrial clearance[J]. Autophagy，2013，9：1321-1333.

[49] Gabryel B，Kost A，Kasprowska D，etal. Review-Neuronal autophagy in cerebral ischemia-a potential target for neuroprotective strategies[J]. Pharmacol Rep，2012，64（1）：1-15.

[50] Ravikumar B，Futter M，Jahreiss L，et al. Mammalian macro autophagy at a glance[J]. J Cell Sci，2009，122（11）：1707-1711.

[51] Kaushik S，CuervoAM. Chsperone-mediated autophagy[J]. Methods Mol Biol，2008，445：227.

[52] TanidaI，UenoT，Kominami E. LC3and autophagy[J]. Methods Mol Biol，2008，445：77-88.

[53] Kimura S，Fujita N，Noda T. Monitoring autophagy in mammalian cultured cells through the dynamics of

LC3[J]. MethodsEnzymol，2009：1-12.

[54] Liang XH，Jackson S，Seaman M，Brown K，Kempkes B，Hibshoosh H，et al. Induction of autophagy and inhibition of tumorigenesis by beclin 1[J]. Nature，1999，402（6762）：672-676.

[55] Kihara A，Kabeya Y，Ohsumi Y，Yoshimori T. Beclin-phosphatidylinositol 3-kinase complex functions at the trans-Golgi network[J]. EMBO Rep，2001，2（4）：330-335.

[56] Heckmann B L，Yang X Zhang X，et al. The autophagic inhibitor 3-methyladenine potently stimulates PKA-dependent lipolysis in adipocytes J Br J Pharmacol[J]. Mol Biol Cell，2013，168（1）163-171.

[57] Jung CH，Ro SH，Cao J，Otto NM，Kim DH. mTOR regulation of autophagy. FEBS Lett，2010，584（7）：1287-1295.

[58] Hosokawa N，Hara T，Kaizuka T，Kishi C，Takamura A，Miura Y，et al. Nutrient-dependent mTORC1 association with the ULK1-Atg13-FIP200 complex required for autophagy. Mol Biol Cell，2009，20（7）：1981-1991.

[59] Jing L，Jian Z，Dan Z，et al. Bone marrow-derived mesenchymal stem cells enhance autophagy via PI3K/AKT signaling to reduce the severity of ischaemia/reperfusion-induced lung injury[J]. Journal of Cellular & Molecular Medicine，2015，19（10）：2341-2351.

[60] 马淇，刘垒，陈佺. 活性氧，线粒体通透性转换与细胞凋亡[J]. 生物物理学报，2012，（7）：523-536.

[61] Tolkovsky AM. Mitophagy[J]. Biochim Biophys Acta，2009，1793（9）：1508-1515.

[62] Wen H，Jie H，Caisheng L，et al. Autophagic degradation of active caspase-8：a crosstalk mechanism between autophagy and apoptosis[J]. Autophagy，2010，6（7）：891-900.

[63] Cho D H，Jo Y K，Hwang J J，et al. Caspase-mediated cleavage of ATG6/Beclin-1 links apoptosis to autophagy in HeLa cells[J]. Cancer Letters，2009，274（1）：95-100.

[64] Wirawan E，Vande W L，Kersse K，et al. Caspase-mediated cleavage of Beclin-1 inactivates Beclin-1-induced autophagy and enhances apoptosis by promoting the release of proapoptotic factors from mitochondria[J]. Cell Death & Disease，2010，1（1）：e18.

[65] Shouqing L，Rubinsztein D C. BCL2L11/BIM：a novel molecular link between autophagy and apoptosis[J]. Autophagy，2013，9（1）：104-105.

第三节　注射用丹参多酚酸药物相互作用研究

　　传统中药经常与处方西药伴行使用作为补充治疗手段。中药的优势在于其多活性成分发挥药效作用，调动机体自身的抗病能力，达到多效性和整体性的调节作用。中西药物结合的临床使用中确实有可以发挥各自优势，增强疗效，缩短疗程等好处，但中西药物合用也有可能会引起不良反应。近期研究证明，许多中药的不良反应并非与中药本身有关，而是来自与西药联合用药后的相互作用。注射用丹参多酚酸在临床治疗脑梗死的过程中，也经常存在与其他药物联合应用现象，联合用药不当可能会使药物疗效降低，或不良反应增加。

　　目前，已有许多国内外研究文献报道中药能改变药物代谢酶和转运体的表达，而对与其共同服用的药物的代谢产生影响。而药物代谢的主要场所是肝脏，肝脏进行生物转化则依赖于微粒体中的多种酶系，其中最重要的是细胞色素P450混合功能氧化酶（简称CYP450）。在CYP450中最重要的是CYP3A4亚族，参与约占该酶系中全部药物代谢的50%。而P-GP的结构、特点及组织分布也决定了其在药物的吸收、分布、代谢、排泄方面的重要作用。因此对P-GP和CYP450介导的中药–西药相互作用的研究对指导临床中西医合理用药意义重大，以提高中西药联合用药的疗效与安全性。联合用药时，如果一种药物诱导或抑制CYP450酶某一特定亚型，就可使经同一种酶代谢的另一种药物的代谢受到影响，产生代谢性药物相互作用。对酶的诱导作用可使药物代谢加快，血药浓度降低，导致药物疗效降低，达不到治疗效果；而对酶的抑制作用则可使药物代谢减慢，血药浓度升高，可能会使药物疗效增强，但也可能会使药物不良反应发生的风险增加。注射用丹参多酚酸与其他药物联用时是否会发生药物相互作用，以及会产生哪些影响，本章通过对其目前临床用药现状进行全面分析和归纳整理开展对注射用丹参多酚酸对CYP450酶各个亚型及P-GP相关研究，为临床更安全合理使用注射用丹参多酚酸提供依据，同时为注射用丹参多酚酸联合用药时药物相互作用的进一步广泛深入研究提供借鉴和参考，促进中西药联合应用的基础理论研究以及中药注射剂的现代化研究。

一、注射用丹参多酚酸对人细胞色素 P450 酶亚型的体外抑制作用

（一）实验材料

1. 试剂

α-萘黄酮、奎尼丁（天津一方科技有限公司），酮康唑（中国食品药品检定研究院），磺胺苯吡唑（德国 Ehrenstorfer Quality 公司），曲格列酮（美国 LKT Labs 公司）。

2. 试药

注射用丹参多酚酸由天津天士力之骄药业有限公司提供。

（二）实验方法

1. 溶液的配制

（1）注射用丹参多酚酸的配制

精密称取注射用丹参多酚酸26.624 mg，加1 mL去离子水配制成浓度为26.624 mg/mL的母液，依次用去离子水稀释2倍，共设8个浓度梯度。

（2）抑制剂的配制

1）α-萘黄酮：配制成初始浓度为0.61659 μmol/L的溶液，依次等比稀释8个浓度，终浓度为0.00028 μmol/L。

2）奎尼丁：配制成初始浓度为312.5 μmol/L的溶液，依次等比稀释8个浓度，终浓度为0.004 μmol/L。

3）酮康唑：配制成初始浓度为312.5 μmol/L的溶液，依次等比稀释8个浓度，终浓度为0.004 μmol/L。

4）磺胺苯吡唑：配制成初始浓度为1562.5 μmol/L的溶液，依次等比稀释8个浓度，终浓度为0.02 μmol/L。

5）曲格列酮：配制成初始浓度为1562.5 μmol/L的溶液，依次等比稀释8个浓度，终浓度为0.02 μmol/L。

（3）NADPH系统的配制

去离子水2.2 mL，solution A 250 μL，solution B 50 μL，混合均匀。

（4）CYP450酶系统的配制

1）CYP1A2：去荧光素水600 μL，1 mol/L的磷酸钾缓冲液500 μL，5 mmol/L荧光素-ME 100 μL，CYP1A2膜50 μL。

2）CYP2D6：去荧光素水710 μL，1 mol/L的磷酸钾缓冲液500 μL，5 mmol/L荧光素-MEEGE 15 μL，CYP2D6膜25 μL。

3）CYP3A4：去荧光素水735 μL，1 mol/L的磷酸钾缓冲液500 μL，5 mmol/L荧光素-IPA 5 μL，CYP3A4膜10 μL。

4）CYP2C19：去荧光素水970 μL，1 mol/L的磷酸钾缓冲液250 μL，5 mmol/L荧光素-HEGE 5 μL，CYP2C19膜25 μL。

5）CYP2C9：去荧光素水975 μL，1 mol/L的磷酸钾缓冲液125 μL，5 mmol/L荧光素-H 100 μL，CYP2C9膜50 μL。

（5）控制膜系统的配制

1）CYP1A2：去荧光素水16.71 μL，1 mol/L的磷酸钾缓冲液15 μL，5 mmol/L荧光素-ME 3 μL，控制膜2.73 μL。

2）CYP2D6：去荧光素水503.5 μL，1 mol/L的磷酸钾缓冲液350 μL，5 mmol/L荧光素-ME EGE 10.5 μL，控制膜11.36 μL。

3）CYP3A4：去荧光素水496.3 μL，1 mol/L的磷酸钾缓冲液350 μL，5 mmol/L荧光素-IPA 3.5 μL，控制膜25.2 μL。

4）CYP2C9：去荧光素水28.98 μL，1 mol/L的磷酸钾缓冲液3.75 μL，5 mmol/L荧光素-H 3 μL，控制膜1.785 μL。

5）CYP2C19：去荧光素水679 μL，1 mol/L的磷酸钾缓冲液175 μL，5 mmol/L荧光素-HEGE 3.5 μL，控制膜17.5 μL。

2.检测方法

1）取一块96孔板，加12.5 μL注射用丹参多酚酸到1～8列的A～C。

2）加12.5 μL去荧光素水到未处理组（NT），阴性对照组中。

3）依次加入12.5 μL各浓度抑制剂到阳性对照孔。

4）加入12.5 μL控制膜系统到阴性对照孔。

5）加入12.5 μL CYP450酶系统到除阴性对照孔及空孔的其他孔，按表3-42所示时间、温度预温孵进行预培养。

6）加25 μL NADPH系统到所有孔，简单混合，按表3-42所示时间、温度进行温孵。

7）加50 μL荧光检测试剂到所有孔，轻摇混合。

8）将板子在室温下放置20 min，用多功能酶标仪进行读数。

表 3-42 不同酶型温孵时间及温度

酶型	温度（℃）	预温孵时间（min）	温孵时间（min）
CYP 1A2	37	10	30
CYP 2D6	37	10	30
CYP 3A4	37	10	10
CYP 2C19	37	10	20
CYP 2C9	37	10	30

3. 数据分析

IC_{50} 的经典表示方法为 μmoL/L，但是注射用丹参多酚酸是一中药注射剂，其分子量很难计算出来，其中丹酚酸 B 是注射用丹参多酚酸的主要有效成分而且其分子量也是所有已知有效成分中最大者，因此，选择丹酚酸 B 的分子量来计算注射用丹参多酚酸的 IC_{50} 值，有一定的代表性。平行样取平均值，通过 GraphPad Prism 5.0 软件计算得出注射用丹参多酚酸的 IC_{50} 值以及五种酶型相应抑制剂的 IC_{50} 值。

（三）结果与讨论

本实验计算得出的抑制剂 IC_{50} 值与文献报道中的各抑制剂的 IC_{50} 值接近，由此验证了本方法的可靠性和准确性。药物组的 IC_{50} 值与抑制剂组的 IC_{50} 值均相差 10 倍以上。因此，注射用丹参多酚酸可能对人 CYP450 酶的五种亚型没有明显的体外抑制作用。结果见表 3-43，图 3-54。

表 3-43 注射用丹参多酚酸以及经典抑制剂对五种酶型的抑制作用

酶型	文献报道 IC_{50}（μmoL/L）	抑制剂 IC_{50}（μmoL/L）	注射用丹参多酚酸 IC_{50}（μmoL/L）
CYP1A2	0.02	0.012	8.40×10^2
CYP2C9	1.3	3.362	7.04×10^2
CYP2C19	4.2	3.236	3.06×10^2
CYP3A4	0.083	0.078	1.78×10^3
CYP2D6	0.18	0.117	2.66×10^3

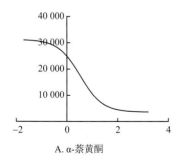

A. α-萘黄酮

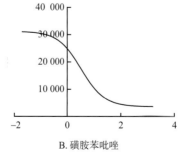

B. 磺胺苯吡唑

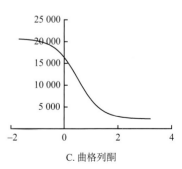

C. 曲格列酮

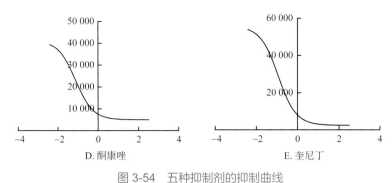

图 3-54　五种抑制剂的抑制曲线

注：X 轴——抑制剂浓度的对数值，Y 轴——酶标仪检测到的发光值（RLU）。

二、注射用丹参多酚酸对大鼠 CYP450 酶亚型（CYP1A2、CYP3A）的体内诱导作用

（一）实验动物

SPF 级 Wistar 大鼠 18 只，雌雄各半，体重 200～250 g 购于北京维通利华实验动物技术有限公司，合格证号 SCXK（京）2006-0009。

（二）方法与结果

1. 溶液的配制

1）蔗糖溶液的配制：称取适量蔗糖、Tris 和 EDTA，加水配制成含蔗糖 0.25mol/L、含 Tris 10 mmol/L、含 EDTA 1 mmol/L 的溶液，用 6 mol/L 的 HCl 调节 pH 至 7.4，备用。该溶液用于肝微粒体的制备。

2）Tris-HCl 缓冲液的配制：称取 Tris、EDTA 和二硫苏糖醇（DTT）适量，加 20% 甘油溶解，配成含 Tris 0.1 mol/L、EDTA 0.1 mmol/L、DTT 0.1 mmol/L 的溶液，用 6 mol/L 的 HCl 调节 pH 至 7.4，备用。该溶液用于肝微粒体的制备、贮存及孵化实验。

3）0.5 mol/L NaOH 溶液的配制：称取 NaOH 2 g，加水溶解至 100 mL。用于微粒体蛋白含量的测定。

4）2%（m/V）Na_2CO_3 的 NaOH（0.1 mol/L）溶液：称取 Na_2CO_3 5 g，溶于 250 mL 0.1 mol/L NaOH 溶液中即得。

5）1%（m/V）酒石酸钠钾溶液的配制：酒石酸钠 1.0 g，加水至 100 mL。

6）0.5%（m/V）$CuSO_4$ 的酒石酸钠钾（1%）溶液：称取 $CuSO_4$ 0.5 g，溶于 100 mL 酒石酸钠钾溶液（1%）中即得。

7）铜试剂的配制：将上述 2%（m/V）Na_2CO_3 的 NaOH（0.1 mol/L）溶液和 0.5%（m/V）$CuSO_4$ 的酒石酸钠钾（1%）溶液，按体积比 50：1 混合均匀即得，用于微粒体蛋白含量的测定。

8）牛血清白蛋白储备液配制：称取牛血清白蛋白 10 mg，加 0.5 mol/LNaOH 适量，放置于 4ºC 下 12 h，使之完全溶解，用 0.5 mol/LNaOH 稀释至 100 mL，即得 100 μg/mL 的储备液，

4℃下保存，24 h内使用。

9）牛血清白蛋白标准溶液的配制：量取上述储备液适量，用0.5 mol/L NaOH配制成0 μg/mL、20 μg/mL、40 μg/mL、60 μg/mL、80 μg/mL、100 μg/mL的标准溶液，用于微粒体蛋白含量测定。

10）NADPH溶液的配制：分别称取NADPH 1 mg、2 mg、4 mg、8 mg，用冰冷的Tris-HCl缓冲液0.1 mL溶解，置于冰上，2 h内使用，用于微粒体孵化实验。

11）苯巴比妥钠溶液的配制：用0.9%氯化钠注射液将苯巴比妥钠注射液配制成1 mg/mL的溶液。

12）注射用丹参多酚酸的配制：取注射用丹参总酚酸（冻干）一瓶（100 mg/0.13 g），加入10 mL生理盐水溶解，为母液。从母液中取2 mL，加入18 mL生理盐水配制成1 mg/mL的溶液，该给药剂量为由体表面积法换算得到的临床等效剂量。

2. 大鼠肝微粒体的制备

（1）给药方案

实验动物统一进食，自由饮水，保持12 h明、暗交替，在实验环境下适应7 d。按随机对照原则将18只Wistar大鼠分成3组，每组6只，雌雄各半，每天给药1次，连续给药7 d。苯巴比妥钠诱导组，静脉注射苯巴比妥钠（20 mg/kg）；空白对照组，静脉注射生理盐水（10 mL/kg）；注射用丹参多酚酸组，静脉注射给药（10 mg/kg）。

（2）肝微粒体的制备

实验前动物禁食18 h，将所用试剂、用具置于4℃预冷。动物拉颈椎处死，开腹取出肝脏，用滤纸吸干水分；立即放于冰冷的生理盐水中清洗，反复清洗至无血色；称重，加4倍肝重的蔗糖溶液，在冰浴中用组织匀浆机制成匀浆。按照差速离心法制备大鼠肝微粒体，保存于–80℃冰箱中。

3. 肝微粒体蛋白浓度的测定（Lowry法）

1）标准曲线制备：以0.5 mol/L NaOH溶液制备牛血清储备液，浓度为100 μg/mL，分别取上述储备液0，0.2，0.4，0.6，0.8，1.0 mL，以0.5 mol/L NaOH溶液稀释至1 mL。分别加5.0 mL铜试剂，混匀后放置10 min；各加Folinphenol试剂0.5 mL，充分混匀后，放置30 min；以蛋白质浓度为0者为空白对照，在750 nm测定光密度，以蛋白质浓度 Y 对光密度 X 进行线性回归，即得标准曲线，$Y = 0.00224X + 0.0104$，$R^2 = 0.9998$。

2）蛋白质浓度测定：肝微粒体样品用0.5 mol/L NaOH稀释适当倍数，取1.0 mL依"标准曲线制备"项下测定光密度，以同体积的Tris-HCl缓冲液代替肝微粒体样品同法处理后作为空白对照，根据标准曲线计算蛋白质浓度（表3-44）。

表3-44　各组光密度及浓度

分组	光密度	浓度（mg/mL）
注射用丹参多酚酸组	0.194	7.650
苯巴比妥钠诱导组	0.246	9.817
空白对照组	0.212	8.400

4. 方法学确证

（1）标准溶液及内标溶液的配制

1）非那西丁和对乙酰氨基酚系列标准溶液的配制：称取非那西丁及对乙酰氨基酚各5 mg，均用甲醇溶解配制成浓度为1 mg/mL的储备液。量取非那西丁储备液适量，用乙腈稀释为250 μg/mL，量取对乙酰氨基酚储备液适量，用15%乙腈溶液逐级稀释成浓度为20.0 μg/mL、10.0 μg/mL、5.0 μg/mL、2.0 μg/mL、1.0 μg/mL、0.5 μg/mL、0.2 μg/mL的标准系列溶液，置冰箱（4℃）保存。

2）睾酮和6β-羟基睾酮系列标准溶液的配制：称取睾酮及6β-羟基睾酮各5 mg，均用甲醇溶解配制成浓度为1 mg/mL的储备液。量取睾酮储备液适量，用乙腈稀释为250 μg/mL，量取6β-羟基睾酮储备液适量，用15%乙腈溶液逐级稀释成浓度为20.0 μg/mL、10.0 μg/mL、5.0 μg/mL、2.0 μg/mL、1.0 μg/mL、0.5 μg/mL、0.2 μg/mL的标准系列溶液，置冰箱（4℃）保存。

3）内标溶液的配制：精密称取内标地西泮5 mg，用甲醇溶解配制成4.0 μg/mL的内标溶液，置冰箱（4℃）保存。

（2）样品预处理

加入100 μL空白肝微粒体，100 μL对乙酰氨基酚，100 μL 6β-羟基睾酮，100 μL的内标溶液，再加入3 mL乙酸乙酯，涡旋3 min，4500 r/min离心10 min，分离上清液于空气下吹干，残留物用100 μL流动相溶解，12000 r/min离心5 min，吸取上清，取20 μL进样，记录色谱图。

（3）HPLC条件

色谱柱Waters Symmetry C18（250 mm×4.6 mm，5 μm）；流动相A为水–甲醇–乙腈（体积比80∶16∶4）；流动相B为水–甲醇–乙腈（体积比40∶48∶12）；流动相C为水–甲醇-乙腈（体积比30∶56∶14）；流动相A在0～4.5 min由0升至100%，第4.5～16 min变为流动相B，16～17 min变为流动相C，保持7 min；流速为1.0 mL/min，柱温为30ºC，检测波长为245 nm。

（4）方法的选择性

取灭活空白肝微粒体100 μL，除不加内标溶液和对乙酰氨基酚，6β-羟基睾酮，其余按"样品预处理"项下方法操作，获得空白肝微粒体的色谱图，将一定浓度的对乙酰氨基酚，6β-羟基睾酮标准溶液和内标溶液加入灭活空白肝微粒体，同法操作，获得相应的色谱图，见图3-55；其保留时间分别为5.4 min，18.7 min，24.1 min；实验结果表明，空白肝微粒体中的杂质不干扰对乙酰氨基酚、6-β羟基睾酮及内标的混合测定。

（5）线性关系考察

灭活空白肝微粒体100 μL，加入100 μL 4 μg/mL地西泮内标，再依次分别加入对乙酰氨基酚，6β-羟基睾酮标准系列溶液100 μL，浓度为0.2 μg/mL，0.5 μg/mL，1.0 μg/mL，2.0 μg/mL，5.0 μg/mL，10.0 μg/mL，20.0 μg/mL，其余按样品的预处理项下方法操作，建立标准曲线。以待测物浓度为横坐标X，待测物与内标峰面积比值为纵坐标Y，进行回归运算，求得直线回归方程，即为工作曲线，连续确证三天。对乙酰氨基酚典型工作曲线为 $Y=0.3287X+0.0236$，$R^2=0.9998$；最低检测质量浓度为 0.01 μg/mL（S/N≥3）；在 0.2～20 μg/mL 这一范围内线性关系良好，结果见图 3-56；6β-OH 睾酮典型工作曲线为 $Y=0.1997X-0.0268$，$R^2=0.9992$；最低检测质量浓度为 0.05 μg/mL（S/N≥3）；在 0.2～20 μg/mL 这一范围内线性关系良好。

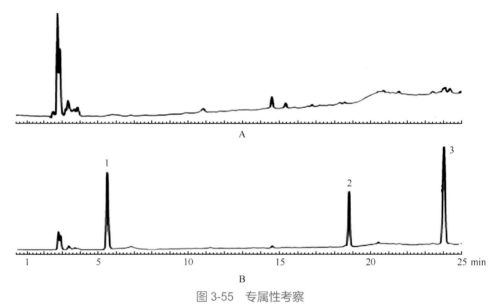

图 3-55　专属性考察

注：A——空白肝微粒体；B——空白肝微粒体 + 对乙酰氨基酚（1）+ 睾酮（2）+ 地西泮（3）

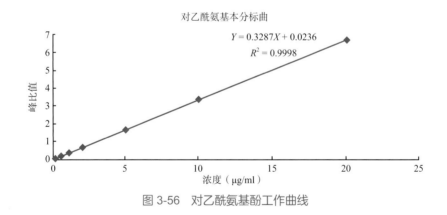

图 3-56　对乙酰氨基酚工作曲线

（6）方法的准确度与精密度

按"标准溶液及内标溶液的配制"项下方法分别配制对乙酰氨基酚，6β- 羟基睾酮灭活空白肝微粒体低、中、高三个浓度（浓度分别为 0.5 μg/mL，2.0 μg/mL，16.0 μg/mL）的质量控制样品（QC），6 样本，连续测定 3 d，并与标准曲线同时进行。根据当日标准曲线计算 QC 样品的浓度，根据 QC 样品结果计算本法的精密度与准确度；结果见表 3-45、表 3-46。

表 3-45　对乙酰氨基酚质控样品数据

进样次数	加入量（μg/mL）		
	0.5	2	16
1	0.5035	1.9467	16.0035
	0.5079	2.0860	15.9892
	0.4878	1.8619	16.1298
	0.4944	2.1872	16.1731
	0.4852	2.2467	15.6728
	0.4700	2.1780	16.6081
2	0.5169	2.1691	15.9014
	0.5276	2.1589	15.8620
	0.4686	1.9526	15.8399
	0.5285	2.0376	16.1680
	0.4988	2.1418	16.1639
	0.5082	1.9481	15.7573
3	0.4814	1.9913	15.8834
	0.5067	1.9393	16.1734
	0.5278	1.9655	16.1194
	0.5388	2.0631	16.0397
	0.5191	2.0802	16.2982
	0.5351	2.1049	16.1057
n	18	18	18
$\bar{x}$	0.51	2.06	16.05
s	0.02	0.11	0.22
相对误差（%）	1.18	2.94	0.31
日间 RSD（%）	6.52	3.71	1.33
日内 RSD（%）	3.86	5.46	1.36

表 3-46　6β- 羟基睾酮质控样品数据

进样次数	加入量（μg/mL）		
	0.5	2	16
1	0.5262	2.1457	15.8326
	0.5324	2.0991	15.8242
	0.5037	2.0193	16.1014
	0.5031	2.1121	16.1192
	0.5176	2.0547	15.3740
	0.4818	2.0853	16.0802

进样次数	加入量（μg/mL）		
	0.5	2	16
2	0.5146	2.1752	16.0531
	0.5349	2.0608	15.5734
	0.5221	2.0494	16.0689
	0.5391	2.0982	16.0139
	0.5185	1.9974	15.8685
	0.5171	2.0029	16.1341
3	0.5236	2.1550	15.4752
	0.5216	1.8903	16.1201
	0.5578	2.0488	16.1464
	0.5461	1.9140	15.7533
	0.5297	2.0432	15.9663
	0.5482	2.0269	15.9530
n	18	18	18
$\bar{x}$	0.52	2.05	15.91
s	0.02	0.08	0.24
相对误差（%）	4.87	2.72	−0.54
日间 RSD（%）	6.31	4.46	0.51
日内 RSD（%）	2.83	3.53	1.57

（7）提取回收率

分别测定每种待测物高、中、低三个浓度的提取回收率，方法为：①待测物的标准溶液进行溶解进样，所得测定值代表100%回收率；②以标准溶液加入空白肝微粒体中经过提取处理后的测定值与第①步所得的测定值相比，计算其提取回收率。结果见表3-47、表3-48。

表 3-47　对乙酰氨基酚的提取回收率

	理论浓度	QC 样品值（A/IS）	标准品值（A/IS）	提取回收率
Re1-1	0.5	0.4814	0.5043	0.94±0.012
Re1-2	0.5	0.5067	0.5339	
Re1-3	0.5	0.5278	0.5488	
Re1-4	0.5	0.5388	0.5687	
Re1-5	0.5	0.5191	0.5610	
Re1-6	0.5	0.5351	0.5662	
Re2-1	2	1.9913	2.2133	0.93±0.019
Re2-2	2	1.9393	2.0903	
Re2-3	2	1.9655	2.1584	
Re2-4	2	2.0631	2.1702	
Re2-5	2	2.0802	2.1967	
Re2-6	2	2.1049	2.2743	

续表

	理论浓度	QC样品值（A/IS）	标准品值（A/IS）	提取回收率
Re3-1	16	15.8834	17.5231	0.91±0.011
Re3-2	16	16.1734	17.8912	
Re3-3	16	16.1194	17.3230	
Re3-4	16	16.0397	17.8425	
Re3-5	16	16.2982	17.9874	
Re3-6	16	16.1057	17.8339	

表 3-48　6β-羟基睾酮提取回收率数据

	理论浓度	QC样品值（A/IS）	标准品值（A/IS）	提取回收率
Re1-1	0.5	0.5236	0.5793	0.91±0.018
Re1-2	0.5	0.5216	0.5699	
Re1-3	0.5	0.5578	0.6105	
Re1-4	0.5	0.5461	0.6026	
Re1-5	0.5	0.5297	0.5873	
Re1-6	0.5	0.5482	0.6138	
Re2-1	2	2.1550	2.4339	0.90±0.017
Re2-2	2	1.8903	2.1065	
Re2-3	2	2.0488	2.2688	
Re2-4	2	1.9140	2.0672	
Re2-5	2	2.0432	2.2017	
Re2-6	2	2.0269	2.2461	
Re3-1	16	15.4752	17.1689	0.91±0.012
Re3-2	16	16.1201	17.3093	
Re3-3	16	16.1464	17.8484	
Re3-4	16	15.7533	17.2390	
Re3-5	16	15.9663	17.4291	
Re3-6	16	15.9530	17.1722	

（8）样品稳定性

取灭活空白肝微粒体100 μL，按"标准溶液及内标溶液的配制"项下的方法制备低、中、高三个浓度的质量控制样品（QC），样品经液–液提取处理后，室温（约20℃）下放置24 h测定，以考察处理后的对乙酰氨基酚，6β-羟基睾酮样品在室温下的稳定性，每一浓度进行3样本分析。其RSD值均小于6.5%，说明对乙酰氨基酚，6β-羟基睾酮在24 h内稳定性良好。结果见表3-49、表3-50。

表 3-49　对乙酰氨基酚稳定性数据

	C	A	IS	比率	C'	RSD（%）
ST1-1	0.5	48056	254306	0.1890	0.5212	4.24
ST1-2	0.5	49265	268979	0.1832	0.5035	0.70

续表

	C	A	IS	比率	C′	RSD（%）
ST1-3	0.5	50142	279806	0.1792	0.4915	1.70
ST2-1	2	196578	278653	0.7055	2.0901	4.51
ST2-2	2	190875	289654	0.6590	1.9489	2.56
ST2-3	2	197569	285543	0.6919	2.0489	2.45
ST3-1	16	1523671	286790	5.3128	16.0858	0.54
ST3-2	16	1499908	279065	5.3748	16.2739	1.71
ST3-3	16	1569045	290876	5.3942	16.3329	2.08

表 3-50　6β-羟基睾酮稳定性数据

	C	A	IS	比率	C′	RSD（%）
ST1-1	0.5	20036	254306	0.0788	0.5216	4.32
ST1-2	0.5	20546	268979	0.0764	0.5094	1.88
ST1-3	0.5	21294	279806	0.0761	0.5079	1.58
ST2-1	2	98879	278653	0.3548	1.9308	3.46
ST2-2	2	110794	289654	0.3825	2.0720	3.60
ST2-3	2	99067	285543	0.3469	1.8905	5.47
ST3-1	16	926578	286790	3.2309	16.6118	3.82
ST3-2	16	869086	279065	3.1143	16.0167	0.11
ST3-3	16	885321	290876	3.0436	15.6561	2.15

5. Cocktail 组合中探针药物之间的相互作用研究

设非那西丁、睾酮、非那西丁+睾酮探针底物组，每组6样本，按照"大鼠肝微粒体的制备"项下的优化条件进行孵育，高效液相检测其代谢产物，以非那西丁和睾酮的代谢产物对乙酰氨基酚、6β-OH睾酮生成速率[ng/（mg protein·min）]来评价肝微粒体的活性，考察单独以非那西丁和睾酮为探针底物组与Cocktail组合探针底物组的酶活性是否存在差异，评价Cocktail组合中探针药物之间是否存在相互作用，试验结果见表3-51、表3-52。经统计学分析，各组数据之间无显著性差异（$P < 0.05$），各探针之间无相互作用。

表 3-51　非那西丁组与 Cocktail 组 CYP1A2 酶活性比较

组别	酶活性（对乙酰氨基酚生成速率）[ng/（mg protein·min）]	$\bar{x} \pm s$
非那西丁组	16.21	17.77±1.08
	18.42	
	19.39	
	17.33	
	18.74	
	16.55	

续表

组别	酶活性（对乙酰氨基酚生成速率）[ng/（mg protein·min）]	$\bar{x}\pm s$
Cocktail 组	15.41	17.25±1.23
	17.85	
	16.58	
	19.92	
	16.12	
	17.69	

表 3-52　睾酮组与 Cocktail 组 CYP3A 酶活性比较

组别	酶活性（6β-OH 睾酮生成速率）[ng/（mg protein·min）]	$\bar{x}\pm s$
睾酮	17.38	14.51±1.05
	14.06	
	13.54	
	13.87	
	14.79	
	13.44	
Cocktail 组	13.88	13.96±0.50
	12.74	
	15.09	
	13.91	
	14.34	
	17.69	

6. CYP1A2、CYP3A 酶活性的评价

为了同时评价CYP1A2、CYP3A的活性，选择非那西丁及睾酮分别作为其特异性底物，建立孵育体系，体系中含大鼠肝微粒体蛋白1.0 mg/mL、$MgCl_2$ 10.0 mmoL/L、KCl 10.0 mmoL/L、非那西丁6.28 μg/mL，睾酮32 μg/mL，0.1 moL/L Tris-HCl缓冲液（pH 7.4）定容至400 μL。预温孵5 min，加入100 μL NADPH系统40 mg/mL，孵育10 min后取样100 μL，立即加入100 μL冰冷的甲醇终止反应。经乙酸乙酯液-液提取，以Waters 2695-2489高效液相色谱仪进行分析测定。数据采用SPSS 17.0软件将各组CYP1A2、CYP3A的蛋白质活性数据进行方差齐性检验，并用双侧t检验进行统计学分析。结果显示空白组与苯巴比妥钠诱导组代谢产物生成速率有极显著性差异（$P<0.01$），表明此实验模型建立成功，注射用丹参多酚酸组与空白对照组产物生成速率没有显著性差异，因此注射用丹参多酚酸可能对大鼠CYP1A2、CYP3A无体内诱导作用。结果如表3-53。

表 3-53　各实验组大鼠肝微粒体 CYP1A2、CYP3A 的活性 [ng/（mg protein·min）]（$n=6$，$\bar{x}\pm s$）

酶型	空白组	诱导组	注射用丹参多酚酸组
CYP1A2	18.04±1.00	43.07±2.90[**]	16.03±2.41
CYP3A	15.79±1.43	40.86±3.32[**]	17.12±2.65

三、注射用丹参多酚酸对人 P-GP ATP 酶的影响

（一）实验材料

BD 公司 ATP 酶检测试剂盒

英文名称	中文名称	样品描述
Assay buffer	检测缓冲液	Tris-Mes 缓冲液（pH6.8）
Phosphate standard	磷酸盐标准品	用于配制标准曲线
Mg ATP	Mg ATP	ATP
NAOV	钒酸钠	ATP 酶抑制剂
Stop reagent	终止试剂	10%SDS 溶液
Color reagent A	显色剂 A	8% 钼酸铵（pH 5.0）
Color reagent B	显色剂 B	乙酸锌（pH 5.0）
Reducing reagent	还原试剂	10% 抗坏血酸
Verapamil in H_2O	水溶维拉帕米	阳性对照标准品（底物）

（二）方法与结果

1. 试剂的配制

1）注射用丹参多酚酸溶液的配制：精密称取丹参多酚酸8.434 mg，溶于2 mL去离子水中，得到4.212 mg/mL的母液，依次用去离子水稀释3倍，得到系列浓度梯度的注射用丹参多酚酸溶液。

2）膜混合物的配制：样品1使用90 μL（5 mg/mL）膜，13.5 μL去离子水，346.5 μL检测缓冲液，总体积450 μL，混匀，放在冰上直到使用。样品2使用90 μL（5 mg/mL）膜，13.5 μL 10 mmol/L NAOV，346.5 μL检测缓冲液，总体积450 μL，混匀，放在冰上直到使用。

3）Mg ATP溶液的配制：加600 μL 50 mmol/L Mg ATP到1.9 mL检测缓冲液中，得到12 mmol/L Mg ATP，保存在冰上直到使用。

4）相应的阳性对照品溶液的配制（表3-54）：

表 3-54　阳性对照品溶液的配制方法

	1 mol/L mVER（μL）	10 mmol/L NAOV（μL）	去离子水（μL）	检测缓冲液（μL）
底物	6	—	3	91
底物 + NAOV	6	3	—	91
空白对照	—	—	9	91
NAOV	—	3	6	91

5）磷酸盐标准曲线的配制：用10 mmol/L磷酸盐标准品来制备8个标准点（表3-55），用

1.5 mmol/L 和 0.5 mmol/L 溶液制备标曲的最后两点。

表 3-55 磷酸盐标准曲线的配制方法

磷酸盐标准品（mmol/L）	原始浓度（mmol/L）	原始浓度加液量（μL）	检测缓冲液（μL）	终浓度（nmol）
2.5	10	100	300	150
2.0	10	80	320	120
1.5	10	60	340	90
1.0	10	40	360	60
0.5	10	20	380	30
0.15	1.5	40	360	9
0.05	0.5	40	360	3
0	0	0	400	0

2. 检测方法

1）取一块透明96孔板，将先前配制好的磷酸盐标准溶液60 μL加到1，2列。

2）分别加20 μL底物至第三列的E、F；20 μL底物+NAOV至第三列的G、H；20 μL BLANK至第四列的E、F；20 μL NAOV至第四列的G、H；3×注射用丹参多酚酸到3-10列的A、B、C、D。

3）加20 μL样品1系统的膜到注射用丹参多酚酸以及各阳性对照孔中。

4）加20 μL样品2系统的膜到注射用丹参多酚酸+NAOV孔中。

5）盖好板子，边摇边在37℃下温孵5 min，将配制好的Mg ATP溶液倒入加液槽中，并在37℃下预温孵。

6）用8通道移液器加20 μL Mg ATP至所有孔中，除了标准曲线和未用孔。

7）盖上板子，边摇边在37℃下温孵20 min。

8）制备显色试剂：用去离子水制备20 mL10%的维生素C；混合2.5 mL 显色剂A和2.5 mL 显色剂B，然后加入20 mL 10%的维生素C中，倒转几次混匀，放置在室温，直到使用。

9）精确吸取5 mL 10% SDS至加液槽中，在温孵完后，所有孔中通过加入30 μL10% SDS终止反应，包括标曲。

10）将所用25 mL显色试剂倒入另一液槽，呈黄色，用8通道移液器向所有检测孔中加入200 μL，包括标曲。

11）小心盖好板子，边轻摇边在37℃温箱温孵20 min。

12）在800 nm波长下用Tecan infinite M200多功能酶标仪进行读数。

3. 标准曲线绘制

以磷酸盐标准品浓度为横坐标X，测得的不同浓度标准品发光值为纵坐标Y，进行回归运算，求得直线回归方程，典型工作曲线为$Y = 0.015X+0.082$，$R^2 = 0.995$。

4. 样品检测结果

各复孔取平均值，将发光值代入标准曲线中求出磷酸盐释放量，进而根据底物浓度及温孵时间计算出ATP酶的活性。结果显示空白组与维拉帕米底物组ATP酶活性差异显著，证明了此实验方法的灵敏性和准确性，各浓度注射用丹参多酚酸与空白对照组ATP酶活性处于同一水平。因此，注射用丹参多酚酸可能不是P-GP的底物或抑制剂。实验数据见表3-56、表3-57。

表 3-56　阳性对照组数据处理过程

	平均值
底物	1.053
底物 +NAOV	0.5265
空白对照	0.667
NAOV	0.5485
	磷酸盐释放量（nmol）
底物 —（底物 +NAOV）	29
空白对照 —NAOV	2.3
	ATP 酶的活性 [nmol/（mg·min）]
底物 —（底物 +NAOV）	72.5
空白对照—NAOV	5.75

表 3-57　不同浓度注射用丹参多酚酸对 P-GP ATP 酶活性的影响

注射用丹参多酚酸浓度（mg/mL）	TC 组发光均值	TC+NAOV 发光均值	TC-（TC+NAOV）	磷酸盐释放量（mmol）	ATP 活性[nmol/（mg·min）]
0.468	0.658	0.5425	0.1155	2.137255	5.34
0.156	0.6635	0.5455	0.118	2.300654	5.75
0.052	0.6845	0.57	0.1145	2.071895	5.18
0.017	0.6595	0.5415	0.118	2.300654	5.75
0.006	0.68	0.5655	0.1165	2.202614	5.51
0.002	0.67	0.5515	0.1185	2.333333	5.83
0.0006	0.6955	0.5805	0.115	2.104575	5.26
0.0002	0.6785	0.56	0.1185	2.333333	5.83

四、注射用丹参多酚酸用药合理性分析

近年来，由于天然中草药的使用越来越广泛，天然植物药与西药的相互作用受到越来越多的重视，对药物代谢酶P450酶系及转运蛋白P-GP研究将有助于我们指导临床上的药物合用，调整药物的使用方法，以达到减少药物不良反应及确保药物治疗作用的目的。

本实验所采用的重组CYP450酶抑制剂筛选法是目前国内外较为先进的高通量CYP450抑制剂筛选方法。基因重组P450酶系是利用基因工程及细胞工程，将调控P450酶系表达的基因整合到大肠杆菌或昆虫细胞，经细胞培养，将其培养成具表达水平的P450酶系，纯化后所获得的较纯的单一P450同工酶。目前，已应用基因重组的P450酶系研究药物的体外代谢途径、药物代谢产物的生成及药物的体外清除率等。

1）本实验利用此高通量筛选方法考察药物对人细胞色素 P450 亚型（CYP 1A2，CYP 2D6，CYP 3A4，CYP2C19，CYP2C9）的体外抑制作用。GraphPad Prism 5.0 软件计算 IC_{50} 值。测得的五种经典的抑制剂的 IC_{50} 值与曾经文献报道的 IC_{50} 值相符（α-萘黄酮，0.02 μmoL/L vs. 0.012 μmoL/L；磺胺苯吡唑，1.3 μmoL/L vs. 3.362 μmoL/L；曲格列酮，4.2 μmoL/L vs. 3.236 μmoL/L；奎尼丁，0.18 μmoL/L vs. 0.117 μmoL/L；酮康唑，0.083 μmoL/L vs. 0.078 μmoL/L），证明了该方法的科学性与准确性。

将所测得的抑制剂对五种酶型的 IC_{50} 值与注射用丹参多酚酸对五种酶型的 IC_{50} 值进行比较（CYP1A2，0.12 μmoL/L vs. 8.4×10^2 μmoL/L；CYP2C9，3.362 μmoL/L vs. 7.04×10^2 μmoL/L；CYP2C19，3.236 μmoL/L vs. 3.06×10^2 μmoL/L；CYP2D6，0.117 μmoL/L vs. 2.66×10^3 μmoL/L；CYP3A4，0.078 μmoL/L vs. 1.78×10^3 μmoL/L），两者相差 10 倍以上。因此，注射用丹参多酚酸对人细胞色素 P450 酶的五个主要亚型（CYP 1A2、CYP 2C9、CYP 2C19、CYP2D6、CYP3A4）无明显的体外抑制作用。

2）据 FDA 药物相互作用研究指南报道，目前研究尚未发现 CYP2D6 酶被诱导的情况，而 CYP2C、CYP2B 是可以和 CYP3A 一起诱导的。因此本实验创新性选择非那西丁和睾酮作为 CYP1A2 和 CYP3A 的混合探针底物，底物特异性好，两种探针底物/代谢物之间无相互作用。

本方法分离度，精密度，准确度和可靠性良好，通过检测肝微粒体中底物的代谢产物来评价注射用丹参多酚酸对大鼠肝微粒体主要细胞色素 P450 酶亚型（CYP 1A2、CYP 3A）的诱导作用；经测得，CYP1A2 空白组酶活性为 18.04 ± 1.00，诱导组酶活性 43.07 ± 2.90，注射用丹参多酚酸组酶活性为 16.03 ± 2.41；CYP3A 空白组酶活性为 15.79 ± 1.43，诱导组酶活性 40.86 ± 3.32；注射用丹参多酚酸组酶活性为 17.12 ± 2.65。与空白组对比均无显著性差异，结果表明，注射用丹参多酚酸对大鼠细胞色素 P450 酶亚型（CYP1A2、CYP 3A）无明显的体内诱导作用。

动物模型是研究药物对代谢酶诱导作用的主要模型，人类和实验动物 CYP1A 家族有相同的诱导机理，信号分子的差异性很小，当实验动物结果作用于人时，假阳性和假阴性结果出现的概率很低，因此，以动物模型研究的注射用丹参多酚酸对 CYP1A2 的作用可以用来作为以后研究的指导依据；但是，人类和实验动物 CYP3A 存在较大差异，特别是在信号通路、信号分子的结构和作用，以及 PRX 的结构方面。为了解决这一问题，本课题组将使用人原代肝细胞进行更深层次的研究。人肝细胞原代培养系统能全面地反映药物进入人体内的真实状态，其代谢处理系统与人体内极其相似，所得到的结果将更加可靠。

药物在机体内的生物转化主要由肝细胞内滑面内质网上的肝药酶催化，其中的细胞色素 P450 同工酶是催化药物进行氧化、还原、水解等代谢作用的重要的酶系。细胞色素 P450 酶系分布广泛，在肝、肾、脑、皮肤、肺、胃肠道、胎盘组织、肾上腺、主动脉等组织、细胞的内质网、线粒体和核膜内均有表达，但主要在肝脏表达。一些药物也可以诱导或抑制这类酶活性。酶的诱导可增加生物转化率，从而降低药物浓度，使药物作用降低；如代谢形成活性药物则增加了药物作用或毒性。若某种 P450 亚型被抑制则增加了该亚型代谢的药物的浓度，延长药理作用时间，增加药物的不良反应。因此，细胞色素 P450 系统在药物相互作用方面发挥重要的作用。在药物代谢相互作用中，酶抑制引起的药物相互作用占全部相互作用的 70%，酶诱导引起的相互作用约占 23%，其他则占 7%。因此，CYP450 不仅在药物的代谢、降解和排泄中起着重要作用，并且对中西药物间的联合应用有着重要的意义。

3）虽然上述实验结果表明注射用丹参多酚酸既不能抑制人细胞色素P450亚型（CYP1A2、CYP3A4、CYP2C19、CYP2C9、CYP2D6），也不能诱导大鼠细胞色素CYP1A2、CYP3A；且注射用丹参总酚酸（冻干）的主要有效成分为水溶性酚酸类，而文献报道的P-GP底物均为疏水性，但是考虑到P-GP在药物的吸收、分布、排泄，以及保护组织免受体内毒物和外源性物质的损害方面发挥着重要作用；而中药注射剂成分复杂，可能还有一些其他未知成分，为了确保实验结果的可靠性和科学性。因此，本实验以美国BD公司ATP酶检测试剂盒来评价注射用丹参多酚酸对P-GP ATP酶的影响作用。该试剂盒是基于使用发光检测的方法测量底物诱导ATP所释放出的无机磷酸盐来评价ATP酶的活性从而用来快速筛选ABC转运蛋白家族的底物或抑制剂的一类发光检测试剂盒。VER底物组的ATP酶活性为72.5，空白对照组的ATP酶活性为5.75，不同浓度的注射用丹参多酚酸的ATP活性分别为5.34、5.75、5.18、5.75、5.51、5.83、5.26、5.83。与空白对照组处于同一水平，注射用丹参多酚酸对P-GP ATP酶没有影响，因此，药物可能不是P-GP的底物或抑制剂。

P-GP是一种能量依赖性外排泵，可将其作用底物排出细胞外。人P-GP不仅存在于肿瘤细胞而且在肾脏、肝脏、小肠和大肠、脑、睾丸、肾上腺及受孕子宫等正常组织中也有表达。这种组织分布情况提示P-GP在机体将异生化合物及代谢物质排泄到尿液和胆汁以及肠腔，并且阻抑其在脑组织的积聚中发挥着重要的作用。P-GP在药物代谢中所起的作用包括在肾脏中的尿液排泄机制，在肝脏中的胆汁排泄机制，口服生物有效性的吸收屏障和决定簇以及作用于血脑屏障限制药物在脑组织中的积累。P-GP所有的这些功能都有赖于其作为一种能量依赖型的外排泵的主动转运机制的发挥。P-GP这种转运功能一旦受到抑制即可带来显著的临床药物相互作用，提高药物对组织的渗透力，增加药物在组织中的积累。P糖蛋白可识别和转运在结构、化学性质和药理学特性等方面均不同的广泛的化合物。P-GP如何识别如此广泛的底物，其作用机制目前还不十分清楚，但所有的P-GP底物都具有共同的特性——疏水性，由2～3个电子配基形成稳定的空间构型。

大多数药物包括抗肿瘤药物都是P-GP和CYP3A4两者的共同底物，口服这些药物时，能被肠道中P-GP转运的同时被肠道和肝脏中的CYP3A4代谢，如免疫抑制剂环孢霉素口服经肠道被P-GP转运的同时被肝脏和肠道中的CYP3A4代谢。因此，P-GP和CYP3A4能够共同阻止内源性和口服的外源性化合物进入机体，筑起了一道天然的生物屏障。

临床上由于药物相互作用而导致不良反应发生的情况时有发生，有时可能危害病人的生命。CYP450和P-GP作为药物相互作用的重要环节，影响着药物的临床疗效和安全性。近年来，中药与西药联合使用或序贯应用的情况越来越多，但目前对中-西药之间的相互作用的研究很少，使得临床上中西药联合应用存在很大的盲目性。这种情况一方面可能给病人带来不利的后果，这种后果无法预测或估计不足；另一方面有些中西药配伍可能会增强疗效的潜在益处未能发现。因此有必要加强对CYP450和P-GP介导的中西药之间相互作用的研究。通过研究，可以预估中药与某些西药联用后产生的后果，避免不良反应的发生，避免盲目联合用药，同时丰富科研资料为临床联合用药提供参考。对于一些有重要临床用途，价格昂贵的药物，如果能够通过联合用药而提高其血药浓度，则可能在降低此类药物的使用剂量下仍能达到治疗效果，因此可能降低毒副作用和节省治疗费用，更进一步，还有可能开发具有增效减毒作用的中药与西药的复方制剂。

以临床给药剂量为标准的一系列浓度的注射用丹参多酚酸既不能抑制人细胞色素P450

亚型（CYP 1A2，CYP 3A4，CYP2C19，CYP2C9，CYP2D6），也不能诱导大鼠细胞色素CYP1A2，CYP3A，同时也不是药物转运蛋白P-GP的底物或抑制剂，说明注射用丹参多酚酸不能通过药物代谢酶系统及P-GP影响其他受CYP450酶及P-GP影响的药物的代谢和转运，但是长期或者大剂量使用注射用丹参多酚酸对CYP450酶系以及P-GP的影响还值得进一步研究。

此外，本实验结果不能完全代表体内注射用丹参多酚酸对CYP450酶以及P-GP的作用，但可以为以后进一步的实验设计提供思路。我们认为有必要进一步考察注射用丹参多酚酸对P450酶系以及对P-GP的作用，以便进一步说明药物基于细胞色素P450和P-GP的作用和地位，为全面综合地阐明注射用丹参多酚酸用药科学性提供依据。

第四章
注射用丹参多酚酸的质量控制研究

第一节　注射用丹参多酚酸的质量标志物研究

中药质量是保障临床用药有效和安全的前提，中药质量控制方法的研究一直是业界专家讨论和关注的重点。随着中药现代化研究的深入开展，中药质量控制技术取得了大量成果，控制方法由单一指标提升为多指标成分测定结合指纹图谱评价的模式。但是，由于中药化学成分复杂，质量控制领域仍存在需要解决的问题，特别是如何选取具有代表性的物质对中药质量进行控制，始终是中药研究及生产领域亟待解决的难题。为此，刘昌孝院士[1-3]提出中药质量标志物（Q-marker）概念，为中药质量控制提供新的研究模式。中药Q-marker是指存在于中药材和中药产品（饮片、中药煎剂、中药提取物、中成药制剂等）中固有的或加工制备过程中形成的、与中药的功能属性密切相关的化学物质，作为反映中药安全性和有效性的标示性物质进行质量控制[1]。

基于此概念探究注射用丹参多酚酸的Q-marker，以期提升其质量控制方法。通过对注射用丹参多酚酸的物质组分、药效及药动学等的相关分析，确定其Q-marker为丹酚酸B、迷迭香酸、紫草酸、丹酚酸D及丹酚酸Y，并以Q-marker为核心建立多指标含量测定、指纹图谱、近红外在线控制及生物学质控为一体的质控体系。

一、中药注射剂质量控制现状

中药注射剂是由传统中药经提取精制而成的现代制剂，既具有中药的复杂性，又具有注射剂的快速起效等特质。自20世纪40年代第一个中药注射剂（柴胡注射剂）诞生以来，我国目前已经有132个中药注射剂品种，共有960个中药注射剂批准文号，涉及219家生产企业。129个品种为国家药品标准，3个为企业注册标准，129个品种中有5个品种收载于2015版《中国药典》，53个品种收载于部颁标准，还有78个收载于地标升国标、新药标准、局颁修订标准。个别中药既在部颁标准又在地标升国标收载；有的既在部颁或地标升国标收载，又在试行标准或局颁标准收载，可见同一名称中药注射剂标准各异，不同企业执行不同的标准[4]。

国家对于中药注射剂标准的提升也在不断提出要求，2007年国家药典委安排127个中药注射剂的质量标准提升工作，仅完成33个中药注射剂品种标准提高、修订和颁布工作，也就是说只有1/4的品种完成了质量标准提高工作。已完成质量标准升级的品种质量控制方法相对完善，如"鉴别"项多为对照品与对照药材的TLC鉴别；"检查"项增多，增加多项安全性控制项目；"含量测定"项多使用HPLC测定，有些品种也增加了一测多评法；"指纹图谱"项多用HPLC特征峰，也有一些是GC特征峰；采用全谱相似度和特征峰相似度评价方法进行相似度评价[4]。

虽然自中药注射剂诞生以来，技术人员做了大量标准提升工作，但仍存在一些问题。比如还有很多品种没有完成标准提升；有部分中药注射剂鉴别和含量测定项所用的检查方法专属性较差；有的检测指标含量非常低，既没有专属性，也没有意义；多味药组成的中药注射剂，质控覆盖面较低，有的仅控制其中一两个药味；中药注射剂来源于中药材，中药材的质量受到多种因素影响，容易造成中药注射剂各批次间的差异，需要加强源头控制中药材质量的力度。

针对中药注射剂质量提升工作，研究者们也做了大量工作。从目前质量控制研究方法进展情况看[5]，对内在组分进行定量分析手段，除了较常规的HPLC、GC，质谱检测手段也开始得到关注。常用的多成分质量控制方法包括一测多评及指纹图谱法。一测多评法可以用一个对照品实现同步测定注射剂中多个组分的含量，简单高效。指纹图谱技术也在原来常规的HPLC数据基础上，发展了基于GC、UPLC、MS等技术的指纹图谱。针对中药注射剂的质量评价手段，在传统的统计分析方法基础上，近年来基于多样本的数据分析发展也较为迅速，尤其是化学计量学和模式识别等统计方法在中药注射剂中的质量评价越来越多。

综上可以看出，中药注射剂的质量标准仍有待完善。常规的多指标含量测定指标的选择与药效和安全性有时关系不大，并不能满足实际质量控制的需要。为进一步提升质量控制水平，刘昌孝院士于2016年提出了Q-marker概念，带来了新的研究思路，有利于建立从原药材到最终成品制剂的全程质量控制及质量溯源体系。但是，中药注射剂采用Q-marker进行质量控制的研究还较少报道，特别是实际生产中的应用更少。

二、Q-marker 在中药中的应用

中药材由于受到品种、栽培条件、炮制加工条件、运输过程、储存过程中多种因素影响，质量会有差别。中药质量控制研究一直是业界关注的重点，近些年，《中国药典》也在一种或几种指标成分来评价中药品质的基础上，加入了多成分的质量控制，如一测多评方法、指纹图谱方法等，但是中药是多成分、多靶点的，临床起效并不一定是某一种或几种成分，需要将成分与药效相结合。

自Q-marker概念提出以来，刘昌孝院士及其团队发表多篇文章对其研究方法进行阐述[2-3, 6-13]，提出确定Q-marker的五个原则：有效性、特有性、传递与溯源、配伍环境、可测性。Q-marker是以中医药理论为基础，采用系统生物学、化学生物学和化学物质组学等现代研究方法进行的多学科整合研究。国内知名专家学者围绕Q-marker的确定原则，也提出了一

些研究思路和方法，目前，Q-marker 的研究已经在多种中药材和复方制剂（片剂、滴丸、注射剂等）中得到了研究及应用[14-34]。具体可见表4-1。

表4-1 Q-marker 在中药材及中成药中的应用情况

类型	药名	研究思路	Q-marker	文献
中药材	了哥王	根据"药效 – 毒性 – 成分"研究思路，探寻了哥王汗渍法炮制前后的 Q-marker	YH-10、YH-12、YH-15	14
	银杏	依据药代动力学发现中药的 Q-marker	黄酮苷	15
	人参	依据药代动力学发现中药的 Q-marker	人参皂苷 Rg_1、Re、Rb_1	15
	五加皮	依据药代动力学发现中药的 Q-marker	4- 甲氧基水杨醛	15
	桑白皮	依据药代动力学发现中药的 Q-marker	二苯乙烯苷	15
	柴胡	依据药代动力学发现中药的 Q-marker	柴胡皂苷	15
	黄芩	依据药代动力学发现中药的 Q-marker	黄芩苷、黄芩黄素	15
	泽泻	化学分析和网络药理学结合判断 Q-marker	泽泻醇 A、泽泻醇 B、泽泻醇 A23- 醋酸酯、泽泻醇 B23 醋酸酯、泽泻醇 A24 醋酸酯	16
	车前子	从化学成分与传统药性、传统功效、临床新用途相关性、入血成分、可测成分、不同配伍中显效成分、贮藏时间影响等几个方面对车前子 Q-marker 成分进行预测分析	多糖类、苯乙醇苷类、环烯醚萜、桃叶珊瑚苷	17
	黄精	基于化学成分及药理作用总结基础上进行 Q-marker 预测	多糖、皂苷类成分	18
	三七	反向功效 Q-marker 研究	人参皂苷类、三七素、槲皮苷等	19
	肉桂	对资源情况、化学成分、药理活性进行总结，并在此基础上，分析生源途径、成分与药效的关系	挥发油、肉桂醛、肉桂酸、多酚、黄烷醇、萜类	20
	延胡索	化学物质组分析、生源途径及成分特异性分析，通过药性、药效及药动学研究及物质基础的相关性分析，明确药效物质基础，确定 Q-marker	四氢巴马丁、延胡索甲素、黄连碱、巴马汀、去氢延胡索甲素、D- 四氢药根碱、原阿片碱	21
	益母草	药效物质、化学成分专属性、生物活性、可测性、指纹图谱研究等 5 个方面进行 Q-marker 研究	益母草碱等	22
	赶黄草	药效物质、化学成分专属性、生物活性、可测性、指纹图谱研究等 5 个方面进行 Q-marker 研究	赶黄草酮 B 等	22
	吴茱萸	开展基于"效 – 毒"关联评价的 Q-marker 合理辨识	吴茱萸碱、吴茱萸次碱、去氢吴茱萸碱、β- 蒎烯	23
中成药	元胡止痛片	依据整合药理学及数据挖掘技术鉴定 Q-marker	四氢巴马丁、欧前胡素、延胡索碱	24
	血脂灵片	通过研究其降脂作用、代谢组学、含量测定及药代动力学，确定 Q-marker	大黄酚 -1-O-β- 吡喃葡萄糖 -（1→3）-O-β-D- 吡喃葡萄糖→（1→6）-O-β-D- 吡喃葡萄糖 -（1→6）-O-β-D- 吡喃葡萄糖、决明蒽醌、2，3，5，4′- 四羟二苯乙烯 -2-O-β-D- 吡喃葡萄糖、红链霉素 – 龙胆二糖苷、橙黄决明素	25
	芪苈强心胶囊	依据药代药动学研究确定 Q-marker	黄芪皂苷、毛蕊异黄酮苷、芥子碱、人参皂苷 Rg1	26
	补阳还五注射液	基于总量统计矩法的复方多成分药物动力学研究方法确定 Q-marker	黄芪甲苷	27

续表

类型	药名	研究思路	Q-marker	文献
中成药	双黄连制剂（颗粒/胶囊/口服液）	通过定性分析物质组、生源途径特异性成分、药理作用、含量测定等相结合筛选 Q-marker	黄芩苷、绿原酸、绿原酸 A、木蝴蝶素A-7-葡萄醛酸苷、连翘酯苷 A、氧化马钱苷、松脂素 β-D-吡喃葡萄糖、连翘苷	28
	丹红注射液	从化学物质组分析、Q-marker、质控方法 3 个层次进行总结归纳阐述。	丹参素、原儿茶醛、丹酚酸 B、丹酚酸 A、原儿茶酸、迷迭香酸	29
	元胡止痛方	以大鼠脑组织内分布动力学判 Q-marker	延胡索甲素、四氢巴马丁、原阿片碱、欧前胡素、异欧前胡素	30
	脑心通胶囊	基于"成分-靶点-疾病"网络药理学多元统计方法判断 Q-marker	桑皮苷 A、阿魏酸、丹酚酸 B、羟基红花黄色素 A、芍药苷、毛蕊异黄酮苷、迷迭香酸、芒柄花素、丹参酮Ⅱ A	31
	桂枝茯苓方	综述化学成分及药理作用研究进展，利用五原则进行预测 Q-marker	芍药苷、丹皮酚、茯苓多糖、没食子酸、苦杏仁苷、桂皮醛	32
	元胡止痛滴丸	基于"性-效-物"三元论进行 Q-marker 研究	延胡索甲素、四氢巴马丁、原阿片碱、欧前胡素、异欧前胡素	33
	丹参滴丸	从化学层面阐述复方丹参滴丸中丹参的 Q-marker	丹参素	34

　　表4-1中可以看出，从Q-marker概念提出以来，关于这方面的研究已经逐渐增多，学者们采用网络药理学、药代动力学、代谢组学等多种技术去挖掘中药中的Q-marker。从中药材及复方制剂中筛选出的Q-marker，可以用于后续质量评价，特别是通过从药材源头到成品全过程的质量、标准和控制研究，构建可溯源的过程控制方法，Q-marker的提出对中药产业健康发展具有重大的现实意义。

三、注射用丹参多酚酸的 Q-marker 研究

　　研究团队在研究注射用丹参多酚酸质量评价方法中引入Q-marker，筛选了注射用丹参多酚酸的Q-marker。对注射用丹参多酚酸的物质组分进行鉴定并分析其来源，研究了注射用丹参多酚酸对大鼠缺血再灌注的药理作用，对靶细胞提取预测活性成分及药代动力学进行了研究[35]。另外，从丹参多酚酸中分离并鉴定出一个新的酚酸化合物——丹酚酸Y，其体外实验表明丹酚酸Y对过氧化氢诱导PC12细胞损伤有较明显的保护作用，说明其具有很好的神经保护作用[36]。综合以上化学成分、药理研究、药代研究结果最终确定丹酚酸B、迷迭香酸、紫草酸、丹酚酸D及丹酚酸Y是注射用丹参多酚酸的Q-marker。研究过程见图4-1。

四、Q-marker 在注射用丹参多酚酸生产质量控制中的应用

　　在上述Q-marker研究基础上，优选相应的指标建立全程质量控制体系，并在原料药材、提取过程及制剂成品等生产过程的质量控制中得到了应用。

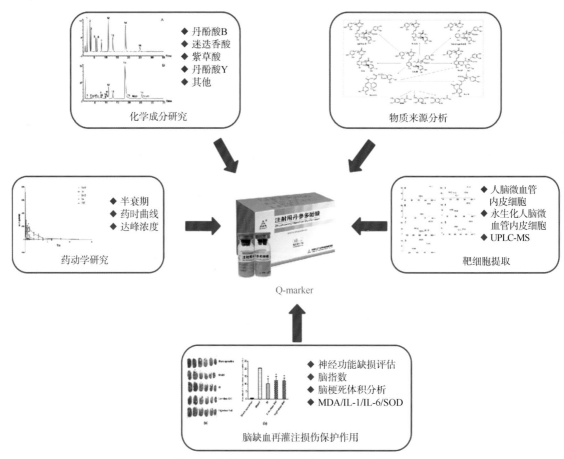

图 4-1　注射用丹参多酚酸的 Q-marker 研究

丹参药材经水提、酸沉、纯化、浓缩、冷冻干燥等工序制得以水溶性酚酸类为主的提取物，再通过制剂过程超滤工序进行纯化，经冷冻干燥后得到注射用丹参多酚酸成品。在前期研究中优选 Q-marker 进行生产整体过程的控制，包括多指标含量测定、指纹图谱与在线近红外（near infrared，NIR）过程控制。

（一）Q-marker 的指标测定

前期研究确定丹酚酸 B、迷迭香酸、紫草酸、丹酚酸 D 及丹酚酸 Y 是注射用丹参多酚酸的 Q-marker。从实际生产情况考虑，生产过程中主要测定丹酚酸 B、迷迭香酸、紫草酸及丹酚酸 Y。

1. 多种酚酸的测定

采用 HPLC-UV 法建立测定丹酚酸 B、迷迭香酸、紫草酸及丹酚酸 Y 的方法（图 4-2），用于丹参多酚酸提取物及制剂的质量放行控制。

2. 丹参多酚酸测定

采用紫外–可见分光光度法建立丹参多酚酸的测定方法，用于测定丹参多酚酸提取物及制剂中的含量，控制中间体及成品的质量均一稳定。

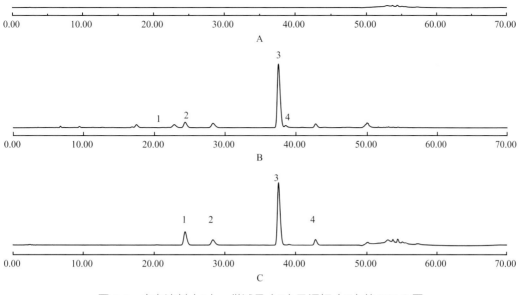

图 4-2　空白溶剂（A）、供试品（B）及混标（C）的 HPLC 图

注：1——迷迭香酸，2——紫草酸，3——丹酚酸 B，4——丹酚酸 Y。

（二）基于 Q-marker 的指纹图谱控制

采用 HPLC 法建立了指纹图谱，该指纹图谱包含丹酚酸 B、迷迭香酸、紫草酸、丹酚酸 D 及丹酚酸 Y 等成分，其对照指纹图谱见图 4-3。该指纹图谱用于注射用丹参多酚酸提取物中间体的控制，也是注射用丹参多酚酸成品的放行的标准之一。

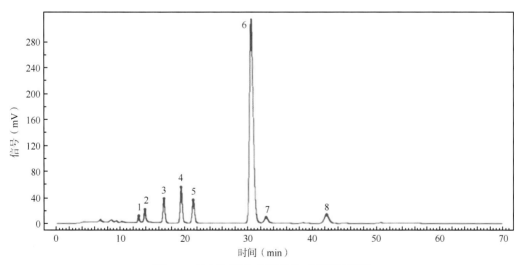

图 4-3　注射用丹参多酚酸的对照指纹图谱

注：1——丹酚酸 D，2——（7'S, 8'R, 8"R）-epi- 紫草酸，3——丹酚酸 E，4——迷迭香酸，5——紫草酸，6——丹酚酸 B，
7——（7'R, 8'R, 8"R, 8'"R）-epi- 丹酚酸 B，8——丹酚酸 Y。

（三）过程分析技术在注射用丹参多酚酸的 Q-marker 控制中的研究与应用

研究和构建过程质量检测体系，有助于提升现代中药制造过程控制水平以及产品质量，实施药品生产全程的质量监测，确保生产始终处于受控状态。过程分析技术（process analysis technology，PAT）能够及时测定原材料、制造过程物料的关键质量及性能指标，实现对制造过程的设计、分析和控制[37]。中药注射剂的生产包括提取、纯化、干燥等多个制造单元，生产过程复杂，制造流程单元之间物料检验若采用传统化学分析，放行的时间较长，降低了生产效率和质量监督的时效性。亟待通过过程分析技术的开发与产业应用，提升生产效率和产品质量稳定性。近红外光谱技术是一种无损、绿色的快速分析技术，近年来在中药鉴别、质量检测以及生产过程监测中得到了广泛研究，已经成为建设中药制造过程分析体系的关键技术之一。开展基于NIR光谱技术的中药注射剂生产过程分析与质量监测，将有助于不断提高产品质量的控制水平，有十分重要的产业意义。课题组从2015年开展NIR光谱分析技术在注射用丹参多酚酸生产中的应用研究，完成了生产中NIR光谱分析系统的建设，开发了多个Q-marker的监测模型，并在产品质量控制中得到实施。

注射用丹参多酚酸的生产过程主要分为提取和制剂两个环节。提取流程包括丹参饮片经过水煎煮、酸沉、聚酰胺柱层析、大孔树脂柱层析、干燥等工序，制成以水溶性酚酸为主要成分的干燥粉末提取物。为了对生产实施过程质量控制，在水提取、聚酰胺柱层析、大孔树脂柱层析和浓缩工序布局了在线NIR光谱分析系统。前期工作确认丹酚酸B、迷迭香酸、紫草酸、丹酚酸D及丹酚酸Y是注射用丹参多酚酸的Q-marker[35-36]。从生产实际监控情况考虑，课题组选择其中紫草酸、迷迭香酸和丹酚酸B三个Q-marker作为监测对象，开发了这些成分在聚酰胺和大孔树脂柱层析洗脱过程中含量变化的NIR光谱分析方法[38-39]。

水提取、聚酰胺柱层析、大孔树脂柱层析和浓缩工序是影响注射用丹参多酚酸质量的关键，然而这些工序的流程长，化学成分的变化需要被严格监测，以确保过程质量的稳定性和可控性。将建立完成的NIR光谱分析模型在生产过程中应用，对这些工序过程实施在线分析，用于监测紫草酸、迷迭香酸和丹酚酸B等Q-marker在生产过程中的含量变化（图4-4）。例如，以丹酚酸B含量为指标，开发了基于在线监测丹酚酸B含量的聚酰胺柱层析洗脱工序控制方法。该方法设置了丹酚酸B在聚酰胺柱层析过程的含量标准，在工艺规程操作范围内，根据丹酚酸B近红外光谱实时监测曲线判断聚酰胺洗脱步骤的起点和终点，精准控制洗脱过程的阀门参数，从而确保丹酚酸B含量的批次间稳定性。提取过程丹酚酸B在线监测图见图4-5。

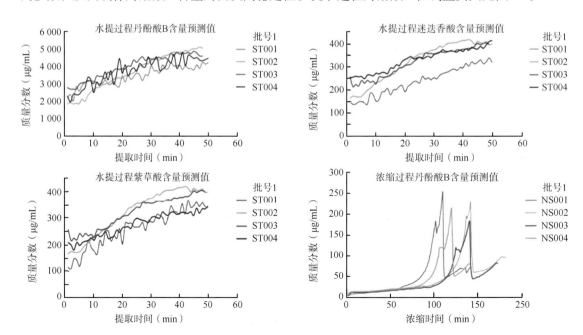

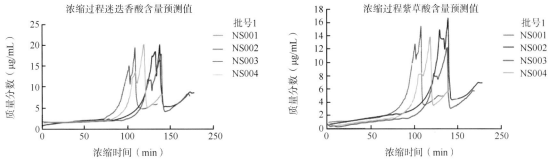

图 4-4　注射用丹参多酚酸水提和浓缩过程 Q-marker 在线监测图

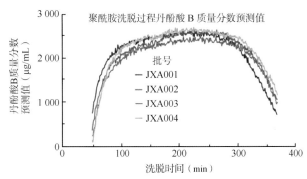

图 4-5　聚酰胺洗脱过程丹酚酸 B 在线监测图

注射用丹参多酚酸制剂流程包含配液、超滤、除菌和冷冻干燥等工序。课题组开发了超滤工序终点药液中，紫草酸、迷迭香酸和丹酚酸 B 三个 Q-marker 含量的 NIR 光谱分析模型。模型预测值和参考值之间的关系见图 4-6。注射用丹参多酚酸制剂中超滤工序是影响成分转移的关键步骤。将所开发的 NIR 光谱分析方法用于超滤工序，对紫草酸、迷迭香酸和丹酚酸 B 含量快速测定，能够及时判断生产过程中 Q-marker 的含量，确定标志物是否处于受控状态，并建立工序快速放行策略，从而对 Q-marker 实施过程控制，提升产品质量的稳定性。

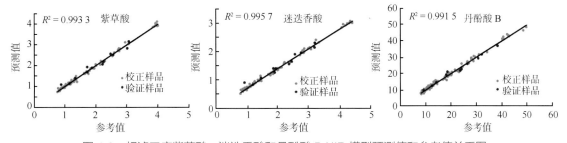

图 4-6　超滤工序紫草酸、迷迭香酸和丹酚酸 B NIR 模型预测值和参考值关系图

（四）生物学质控研究

文献报道[40-43]氧化应激损伤是缺血性脑卒中的核心机制之一，脑缺血再灌注时，活性氧和自由基大量产生，脑卒中患者体内存在明显的氧化损伤并且抗氧化活性水平显著下降。研究表明[44-46]丹酚酸类成分均有较好的抗氧化活性，能够有效地清除机体内氧自由基。通过前期研究已明确注射用丹参多酚酸的含量较大的成分为丹酚酸 B、迷迭香酸、紫草酸、丹酚

酸 D 和丹酚酸 Y，约占到丹参多酚酸含量的75%左右，而这些成分也是注射用丹参多酚酸的 Q-marker。为了多维度去评价注射用丹参多酚酸质量，研究团队从分子生物学角度去进行质量评价，将丹参多酚酸含量与抗氧化活性相结合进行质量控制。

研究团队采用紫外可见分光光度法，建立注射用丹参多酚酸体外抗氧化活性测定方法，以维生素 C 作为对照，以注射用丹参多酚酸清除 1，1-二苯基 -2-苦肼基自由基（DPPH）的半抑制浓度（IC_{50}）和相对抗氧化活性作为衡量其抗氧化活性指标，并测定29批样品体外抗氧化活性。测定结果见图4-7，结果表明注射用丹参多酚酸相对抗氧化活性为61.8%，具有较强的抗氧化活性。本研究所采用方法有效地将注射用丹参多酚酸含量与抗氧化活性相关联，从生物化学维度对中药注射剂的质量进行评价，通过多批次含量 – 相对抗氧化活性趋势可知，该方法或可从整体上反映注射用丹参多酚酸的量 – 效关系，为多维度评价中药质量提供新思路。

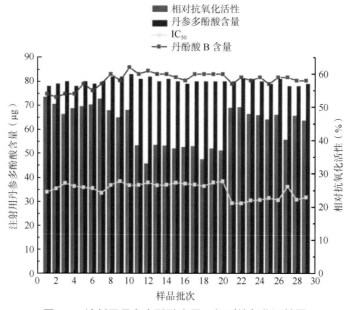

图 4-7　注射用丹参多酚酸含量 – 相对抗氧化活性图

五、小结

中药产品质量是保障其疗效的关键，为达到这一目的，需要在制药过程中引入质量控制。过程质量控制需要在保证产品处方满足临床疗效要求的前提下，考虑物料平衡与质量传递，再结合生产过程的特点，建立完善的质量控制体系，并持续改进。制药过程质量控制是保证中成药质量和其有效性的重要手段，其主要目的是通过对关键工艺参数、关键工艺步骤、关键质量属性等进行控制，确保产品批与批之间的质量一致性，降低中药质量风险。制药过程质量可控，需要不断引进先进技术和手段等，来提升整体控制能力和水平。

Q-marker 的提出，为中药质量控制提出了新的研究模式与思路，本文针对注射用丹参多酚酸注射剂产品进行 Q-marker 的理论与应用研究，期望可以对中药注射剂的质量评价提供参考。在对注射用丹参多酚酸化学物质组研究基础上，将化学物质组及其有效性进行关联性分析，进而确定 Q-marker。基于这些指标成分，在注射用丹参多酚酸原料药材等控制上采用含量测定及指纹图谱进行评价，保障产品所用原料药材的品质均一稳定，并将NIR光谱技术应用于注射用丹参多酚酸提取及制剂关键工序点，建立以Q-marker为核心的离线与在线过程控制模型，大大缩短中间体检验放行时间，提高产品质量稳定性和生产效率，尝试建立以Q-marker为核心的化学成分与抗氧化活性相结合的生物学质控方法。本文将目前注射用丹参多酚酸的Q-marker研究成果进行归纳总结，Q-marker研究是一个多学科融合的产物，深知还有许多可以改进和完善的地方，期望可以和更多同行人员进行探讨。

参考文献

[1] 刘昌孝，陈士林，肖小河，等. 中药质量标志物（Q-Marker）：中药产品质量控制的新概念[J]. 中草药，2016，47（9）：1443-1457.

[2] 刘昌孝. 从中药资源-质量-质量标志物认识中药产业的健康发展[J]. 中草药，2016，47（18）：3149-3154.

[3] 刘昌孝. 基于中药质量标志物的中药质量追溯系统建设[J]. 中草药，2017，48（18）：3669-3676.

[4] 赵燕，石上梅，王旭，等. 中药注射剂国家药品标准提高及进展情况分析[J]. 中国药事，2017，31（8）：861-876.

[5] 褚延斌，苏小琴，李德坤，等. 中药注射剂质量控制研究进展[J]. 药物评价研究，2018，41（3）：345-353.

[6] 张铁军，许浚，申秀萍，等. 基于中药质量标志物（Q-Marker）的元胡止痛滴丸的"性-效-物"三元关系和作用机制研究[J]. 中草药，2016，47（13）：2199-2211.

[7] 张铁军，王杰，陈常青，等. 基于中药属性和作用特点的中药质量标志物研究与质量评价路径[J]. 中草药，2017，48（6）：1051-1060.

[8] 张铁军，白钢，陈常青，等. 基于"五原则"的复方中药质量标志物（Q-marker）研究路径[J]. 中草药，2018，49（1）：1-13.

[9] 张铁军，白钢，刘昌孝. 中药质量标志物的概念、核心理论与研究方法[J]. 药学学报，2019，54（2）：16-26.

[10] 白钢，侯媛媛，丁国钰，等. 基于中药质量标志物构建中药材品质的近红外智能评价体系[J]. 药学学报，2019，54（2）：27-33.

[11] Liu C，Guo D A，Liu L. Quality transitivity and traceability system of herbal medicine products based on quality markers[J]. Phytomedicine，2018，44：247-257.

[12] Yang W，Zhang Y，Wu W，et al. Approaches to establish Q-marker for the quality standards of traditional Chinese medicines[J]. Acta Pharmaceutica Sinica B，2017，7（4）：439-446.

[13] Zhang T，Bai G，Han Y，et al. The method of quality marker research and quality evaluation of traditional Chinese medicine based on drug properties and effect characteristics[J]. Phytomedicine，2018，44：204-211.

[14] Feng G，Chen Y L，Li W，et al. Exploring the Q-marker of "sweat soaking method" processed radix Wikstroemia indica：based on the "effect-toxicity-chemicals" study[J]. Phytomedicine，2018，45：49-58.

[15] He J，Feng X，Wang K，et al. Discovery and identification of quality markers of Chinese medicine based on pharmacokinetic analysis[J]. Phytomedicine，2018，44：182-186.

[16] Liao M，Shang H，Li Y，et al. An integrated approach to uncover quality marker underlying the effects of Alisma orientale on lipid metabolism，using chemical analysis and network pharmacology[J]. Phytomedicine，2018，45：93-104.

[17] 李冲冲，龚苏晓，许浚，等. 车前子化学成分与药理作用研究进展及质量标志物预测分析[J]. 中草药，2018，49（6）：1233-1246.

[18] 姜程曦，张铁军，陈常青，等. 黄精的研究进展及其质量标志物的预测分析[J]. 中草药，2017（1）：9-24.

[19] 侯小涛，郝二伟，杜正彩，等. 基于反向功效差异性特点的中药质量标志物研究思路——以三七为例[J].

药学学报，2019，54（2）：41-51.

[20] 侯小涛，郝二伟，秦健峰，等.肉桂的化学成分、药理作用及质量标志物（Q-marker）的预测分析[J].中草药，2018（1）：20-34.

[21] 张铁军，许浚，韩彦琪，等.中药质量标志物（Q-marker）研究：延胡索质量评价及质量标准研究[J].中草药，2016，47（9）：1458-1467.

[22] 熊亮，彭成.基于中药质量标志物（Q-Marker）的基本条件研究益母草和赶黄草的Q-Marker[J].中草药，2016，47（13）：2212-2220.

[23] 孙蓉，李晓宇，王亮，等.基于"效-毒"相关的Q-marker合理辨识与科学控制[J].世界科学技术：中医药现代化，2016，18（8）：1224-1231.

[24] Li K，Li J，Su J，et al. Identification of quality markers of Yuanhu Zhitong tablets based on integrative pharmacology and data mining[J]. *Phytomedicine*，2018，44：212-219.

[25] Nie C，Zhang F，Ma X，et al. Determination of quality markers of Xuezhiling tablet for hyperlipidemia treatment[J]. Phytomedicine International Journal of Phytotherapy & Phytopharmacology，2018，44：231-238.

[26] Zhang F，Zhang Y，Li X，et al. Research on Q-marker of Qiliqiangxin capsule for chronic heart failure treatment based on pharmacokinetics and pharmacodynamics association[J]. Phytomedicine，2018，44：220-230.

[27] Zhang Y T，Xiao M F，Liao Q，et al. Application of TQSM polypharmacokinetics and its similarity approach to ascertain Q-marker by analyses of transitivity in vivo of five candidates in Buyanghuanwu injection[J]. *Phytomedicine*，2018，45：18-25.

[28] 王琼珺，谢伟容，邬艳妮，等.基于Q-Marker成分定性与定量的双黄连制剂质量评价[J].中国实验方剂学杂志，2017，23（18）：36-46.

[29] 杨静，江振作，柴欣，等.中药注射液"marker"的辨析研究——丹红注射液研究实例[J].世界科学技术–中医药现代化，2016，18（12）：2056-2061.

[30] 武欣，张洪兵，许浚，等.基于质量标志物的元胡止痛方配伍大鼠脑组织分布研究[J].中草药，2018，49（1）：45-49.

[31] 刘妍如，唐志书，宋忠兴，等.多元统计及"分-靶点-疾病"在线关联分析脑心通胶囊中质量标志物[J].中草药，2018，49（12）：2775-2785.

[32] 张莉野，田成旺，刘素香，等.桂枝茯苓方的化学成分、药理作用及质量标志物（Q-marker）的预测分析[J].中草药，2019，50（2）：265-272.

[33] 张铁军，许浚，申秀萍，等.基于中药质量标志物（Q-Marker）的元胡止痛滴丸的"性-效-物"三元关系和作用机制研究[J].中草药，2016，47（13）：2199-2211.

[34] 李伟，李淑明，李挺洋，等.复方丹参滴丸中君药丹参的质量标志物研究[J].中草药，2018，49（9）：2000-2006.

[35] Li W，Polachi N，Wang X，et al. A quality marker study on salvianolic acids for injection[J]. *Phytomedicine*，2018，44：138-147.

[36] Gong J，Ju A，Zhou D，et al. Salvianolic acid Y：a new protector of PC12 cells against hydrogen peroxide-induced injury from *Salvia officinalis*[J]. *Molecules*，2015，20（1）：683-692.

[37] Food and Drug Administration. Guidance for industry：PAT—a framework for innovative pharmaceutical development，manufacturing and quality assurance[R]. Washington：FDA，2004.

[38] 侯湘梅，张磊，岳洪水，等.近红外光谱分析技术在线监测丹参多酚酸聚酰胺柱色谱过程[J].中国实验方剂学杂志，2017，23（3）：80-85.

[39] 侯湘梅，张磊，岳洪水，等.基于近红外光谱分析技术的丹参多酚酸大孔吸附树脂柱色谱过程监测方法[J].中国中药杂志，2016，41（13）：2435-2441.

[40] 詹佳虹，简文轩，万江帆，等.天然化合物治疗缺血性脑卒中抗氧化作用机制的研究进展[J].神经药理学报，2017（6）：60-64.

[41] 戴玥，郑佳，郑黎强. 抗氧化物质和自由基产物与脑卒中关系的研究进展[J]. 实用医学杂志，2019，35（3）：489-491.

[42] 胡昔奇，夏鹰. 活性氧与缺血性脑卒中[J]. 中国临床神经外科杂志，2014，19（5）：316-318.

[43] 王志成，吕晓红. 缺血性脑卒中的氧化应激相关因子研究进展[J]. 中风与神经疾病杂志，2013，30（1）：87-89.

[44] 安丽平，于琨，耿海波，等. 丹酚酸B抗氧化应激损伤机制的研究进展[J/OL]. 中国实验方剂学杂志：1-8[2019-09-10]. https：//doi.org/10.13422/j.cnki.syfjx.20192005.

[45] 刘梅，夏鑫华，张志敏，等. 丹参素、原儿茶醛、咖啡酸和丹酚酸B体外抗氧化活性比较研究[J]. 中药材，2009，32（2）：265-267.

[46] 张晓晓，张硕，黄晓燕，等. 几种天然有机多酚酸体外抗脂质过氧化研究[J]. 天然产物研究与开发，2014，26（3）：398-402.

第二节　注射用丹参药材质量控制研究

注射用丹参多酚酸是由丹参单味药组成，丹参药材作为起始物料，其质量差异将直接决定提取物及制剂质量的差异，因此需要从药材源头进行优选和控制，以保障注射用丹参多酚酸的质量。丹参为唇形科植物丹参 *Salvia miltiorrhiza* Bge 的干燥根及根茎。春、秋二季采挖，除去泥沙，干燥。丹参药材全国大部分地区都有分布，且质量差异较大。

丹参药材被《中国药典》收录，其标准包括性状鉴定、显微鉴别、薄层鉴别、灰分、浸出物、丹参酮类及丹酚酸B含量测定，含量仅规定了最低限，若批间差异过大，会最终造成产品质量的波动。

为了确保注射用丹参多酚酸所使用的丹参药材来源可靠、质量稳定，丹参在中国药典标准基础上增加了一些研究，从DNA条形码分子鉴定层面确保丹参药源，从指纹图谱与总酚酸含量整体控制丹参药材质量，并开发黄曲霉毒素（AF）测定方法，多个方面对丹参药材进行质量控制。对鲜丹参中丹酚酸B含量测定研究酚酸类成分在鲜药材里的累积及转化，为丹参采收期的确定及丹参饮片加工工艺等有一定的意义。

一、DNA 条形码分子鉴定研究

DNA 条形码是2003年由加拿大动物学家Hebert首次提出，它是利用基因组中一段公认的标准短序列来进行物种鉴定的分子诊断新技术。DNA 条形码技术在药用植物鉴定中的应用是中药鉴定方法的创新，是传统形态鉴别方法的有效补充。本实验借用此技术进行丹参药材的鉴定研究，研究结果表明，此方法能够准确地鉴定出是否为丹参 *Salvia miltiorrhiza* Bge。

（一）实验材料

1. 仪器与试剂

球磨仪、PCR仪、凝胶电泳仪、DP320型试剂盒、乙醇、超纯水。

2. 试药

丹参药材（陕西省商洛丹参GAP基地）、新鲜丹参叶片（陕西省商洛丹参GAP基地）。

（二）实验方法

1. 供试品制备

丹参饮片75%乙醇漂洗后，小刀去皮，球磨仪中粉碎备用。注意：本步骤为防止品种之间污染，各环节均应在操作前进行75%乙醇擦拭。

2. DNA 提取

1）取处理好的丹参粉末约50 mg，加入400 μL缓冲液LP1和6 μL RNase A（10 mg/mL），涡旋振荡1 min，室温放置10 min。

2）加入130 μL缓冲液LP2，充分混匀，涡旋振荡1 min。

3）12000 r/min离心5 min，将上清液转移至新的离心管中。

4）重复操作步骤3）。

5）加入1.5倍体积的缓冲液LP3，立即充分振荡混匀15 s，此时可能会出现絮状沉淀。

6）将上一步所得溶液和絮状沉淀都加入一个吸附柱CB3中（吸附柱放入收集管中），12000 r/min离心30 s，倒掉废液，吸附柱CB3放入收集管中。

7）向吸附柱CB3中加入600 μL漂洗液PW（使用前先检查是否已加入无水乙醇），12000 r/min离心30 s倒掉废液，将吸附柱CB3放入收集管中。注意：如果吸附柱膜呈现绿色，向吸附柱CB3中加入500 μL无水乙醇，12000 r/min离心30 s，倒掉废液，将吸附柱CB3放入收集管中。

8）重复操作步骤7）。

9）将吸附柱CB3放回收集管中，12000 r/min离心2 min，倒掉废液。将吸附柱CB3置于室温放置数分钟，以彻底晾干吸附材料中残余的漂洗液。注意：这一步目的是将吸附柱中残余的漂洗液去除，漂洗液中乙醇的残留会影响后续的酶反应（酶切、PCR等）实验。

10）将吸附柱CB3转入离心管中，向吸附膜的中间部位悬空滴加50～200 μL洗脱缓冲液TE，室温放置2～5 min，12000 r/min离心2 min，将溶液收集到离心管中。注意：为增加基因组DNA的收率，可将离心得到的溶液再加入吸附柱CB3中，室温放置2 min，12000 r/min离心2 min。洗脱缓冲液体积不应少于50 μL，体积过小影响回收效率。洗脱液的pH对洗脱效率有很大影响。若用重蒸水做洗脱液应保证其pH在7.0～8.5范围内，pH低于7.0会降低洗脱效率；且DNA产物应保存在−20℃，以防DNA降解。

3. PCR 扩增

（1）体系配制

$2×Taq$ PCR Master Mix 12.5 μL，正向引物（2.5 μm）1.00 μL，反向引物（2.5 μm）1.00 μL，重蒸水8.50 μL，模板（基因组DNA < 0.1 μg）2.00 μL。

（2）反应条件

反应条件如表4-2所示。片段1TS2的引物1TS2F序列为5′-ATGCGATACTTGGTGTGAAT-3′，引物1TS3R序列为5′- GACGCTTCTCCAGACTACAAT-3′。

表4-2 反应条件

温度	持续时间	循环数
94℃	5 min	—
94℃	30 s	40
56℃	30 s	
72℃	45 s	
72℃	10 min	—

4. PCR产物检测（凝胶电泳法）

1）根据预分离DNA片段大小用凝胶缓冲液配制适宜浓度的琼脂糖凝胶：准确称量琼脂糖干粉，加入三角烧瓶内，定量加入电泳缓冲液（琼脂糖量为电泳液的1%）。

2）放入微波炉内加热熔化。冷却片刻，加入适量染料（一般不超过1 μL），轻轻旋转以充分混匀凝胶溶液，倒入制胶槽中，待其凝固。

3）室温下30～45 min后凝胶完全凝结，小心拔出梳子，将凝胶安放在电泳槽内。

4）向电泳槽中倒入电泳缓冲液，其量以没过胶面1 mm为宜，如样品孔内有气泡，应设法除去。

5）将被浸没的凝胶加样孔内加入5 μL样品和核酸分子量标准标志物。

6）接通电源，红色为正极，黑色为负极，切记DNA样品由负极往正极泳动（靠近加样孔的一端为负）。一般60～100 V电压，电泳时间约40 min即可。根据指示剂泳动的位置，判断是否终止电泳。

7）电泳完毕，关上电源，在凝胶成像仪上观察电泳带及其位置，并与核酸分子量标准标志物比较被扩增产物的大小。

5. 测序

进行PCR未纯化产物测序。

6. 鉴定

根据测序结果，进行物种鉴定。

（三）实验结果

1. 影响因素考察

（1）PCR体系摸索

1）PCR体系摸索条件如表4-3所示。

表 4-3　PCR 体系摸索条件

序号	重蒸水（μL）	模板（μL）
1	5.50	5.00
2	6.50	4.00
3	7.50	3.00
4	8.50	2.00
5	9.50	1.00

2）凝胶电泳结果见图4-8。

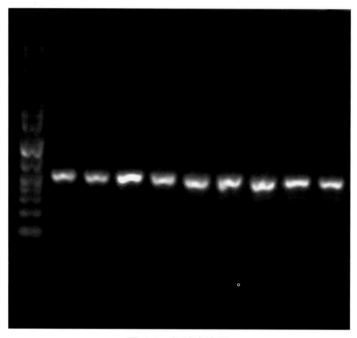

图 4-8　凝胶电泳图

注：最左端的样品为核酸分子量标准标志物，样品从左到右分别为：1-1；1-2；1-3；1-4；1-5；1-6；1-7；1-8；1-9；1-10。

模板 5 μL		模板 4 μL		模板 3 μL		模板 2 μL		模板 1 μL	
1-1	1-2	1-3	1-4	1-5	1-6	1-7	1-8	1-9	1-10

3）测序结果：送检测序样品为1-1、1-3、1-5、1-7、1-9。测序结果均为丹参。由以上凝胶电泳图谱可以看出，模板量1～5 μL，PCR均可扩增成功。但测序显示1 μL模板测序浓度低。故排除1 μL模板PCR体系。由以上凝胶电泳图谱选出最亮条带PCR体系为3 μL模板。

（2）称样量的摸索

1）摸索条件：分别摸索10 mg、20 mg、30 mg、40 mg、50 mg、60 mg、70 mg、80 mg、90 mg、100 mg称样量的适用性。

2）凝胶电泳图：凝胶电泳结果见图4-9。

3）测序结果：送检测序样品为1-1、1-2、2-1、2-2、3-1、3-2、4-1、4-2、5-1、5-2、6-1、6-2、7-1、7-2、8-1、8-2、9-1、9-2、10-1、10-2。测序结果均为丹参。由以上凝胶电泳图谱可以看出，称样量10～100 mg均可PCR扩增出很亮条带。为操作的实用性及便捷性，选定

40～60 mg为丹参药材DNA条形码鉴定的最佳称样量范围。

2. 方法适用性考察

1）根据以上确定影响因素条件，丹参DNA分子鉴定试验，PCR模板体系选定3 μL，称样量40～60 mg进行方法适用性考察。

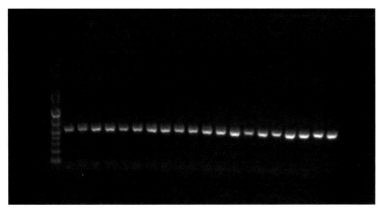

图 4-9　凝胶电泳图

注：最左端的样品为核酸分子量标准标志物；样品从左到右分别为：1-1；1-2；2-1；2-2；3-1；3-2；4-1；4-2；5-1；5-2；6-1；6-2；7-1；7-2；8-1；8-2；9-1；9-2；10-1；10-2。

10 mg		20 mg		30 mg		40 mg		50 mg	
1-1	1-2	2-1	2-2	3-1	3-2	4-1	4-2	5-1	5-2
60 mg		70 mg		80 mg		90 mg		100 mg	
6-1	6-2	7-1	7-2	8-1	8-2	9-1	9-2	10-1	10-2

2）考察批次：20130801、20130802、20131201、20131204、20131205、20100301、20100306、20100307、20100308、20110601、20110501、20111203，样品信息见表4-4。

表 4-4　样品信息表

序号	批号	测序编号	
1	20130801	DS1	DS2
2	20130802	DS3	DS4
3	20131201	DS5	DS6
4	20131204	DS9	DS10
5	20131205	DS11	DS12
6	20100301	DS20	DS21
7	20100306	DS22	DS23
8	20100307	DS24	DS25
9	20100308	DS26	DS27
10	20110601	DS28	DS29
11	20110501	DS30	DS31
12	20111203	DS32	DS33

3）测序序列及鉴定结果：上述12批所查询序列最接近的物种为 *Salvia miltiorrhiza*（丹参）。

3. 基原物种比对验证

基原物种比对验证，是利用经药材分类专家权威鉴定过的丹参药材正品的基原植物，取其新鲜叶片，进行DNA分子鉴定实验，以印证丹参药材DNA条形码鉴定试验的准确性。由于新鲜叶片DNA提取效率高，故应适当降低模板样品浓度。结合以上确定影响因素条件，丹参叶片DNA分子鉴定实验，PCR退火温度选定56℃，PCR模板体系选定1 μL，称样量约50 mg进行基原物种比对验证。

经鉴定，丹参叶片所制备的5份平行样，鉴定结果均为 *Salvia miltiorrhiza*（丹参）。

4. 对照药材比对验证

由中国食品药品检定研究院提供，批号120923-201414丹参对照药材，按照以上摸索好的实验方法，进行丹参对照药材DNA条形码分子鉴定实验。

测序序列及鉴定结果显示所查询序列最接近的物种为 *Salvia miltiorrhiza*（丹参）。

5. 结论

由以上方法学验证结果可以看出，所建立丹参药材DNA条形码鉴定方法稳定可靠，可作为丹参药材基原的鉴定方法。

二、丹参药材指纹图谱研究

注射用丹参多酚酸主要为酚酸类成分，丹参药材的指纹图谱模拟生产提取工艺，对丹参药材进行提取，对酚酸类成分建立指纹图谱，指纹图谱的方法经方法学验证，结果表明此方法准确、可靠，可以作为丹参质量的控制指标之一。

（一）实验材料

1. 仪器与试剂

Waters e2695型高效液相色谱仪、AL204万分之一天平、乙腈（色谱纯）、磷酸（色谱纯）、乙酸乙酯（分析纯）、超纯水。

2. 试药

丹酚酸B对照品（中国药品生物制品鉴定所）、丹参药材（天津天士力之骄药业有限公司）。

（二）方法与结果

1. 对照品溶液的制备

取丹酚酸B对照适量，精密称定，加流动相制成每1 mL含有0.2 mg的丹酚酸B对照品溶液，即得。

2. 供试品溶液的制备

取丹参粉末（过三号筛）约1.0 g，精密称定，备用。量取100 mL纯化水，称定，加热至沸腾，加入已称定的本品粉末，继续煮沸30 min，放冷至室温，加纯化水补充失重，过滤，取续滤液，即得。

3. 色谱条件

用十八烷基硅烷键合硅胶为填充剂（建议 Agilent Eclipse Plus C18 250 mm×4.6 mm，5 μm 色谱柱或相当者），以乙腈—0.05%磷酸水溶液（22∶78）为流动相，等度洗脱；柱温25℃；检测波长为288 nm；流速为0.7 mL/min；进样量为10 μL。理论板数按丹酚酸B峰计算应不低于10000。

4. 方法学验证

（1）日内精密度考察

取同一供试品溶液，连续进样6针，记录色谱图，并计算图谱中各共有峰的相对保留时间和峰3与峰S峰面积比值，结果见表4-5。

表4-5　相对保留时间及峰3与峰S峰面积比值计算结果

相对保留时间							
相对保留时间	第1针	第2针	第3针	第4针	第5针	第6针	RSD（%）
峰1	0.464	0.464	0.464	0.463	0.463	0.464	0.16
峰2	0.555	0.556	0.556	0.556	0.556	0.556	0.14
峰3	0.640	0.641	0.640	0.640	0.639	0.641	0.17
峰4	0.704	0.704	0.705	0.705	0.704	0.705	0.09
S峰	1.000	1.000	1.000	1.000	1.000	1.000	0.00
峰6	1.074	1.073	1.073	1.073	1.074	1.074	0.04
峰7	1.344	1.344	1.342	1.344	1.344	1.342	0.08
峰3与峰S峰面积比值							
	第1针	第2针	第3针	第4针	第5针	第6针	RSD（%）
峰面积比值	0.0823	0.0822	0.0822	0.0823	0.0823	0.0823	0.08

由上表可见，样品相对保留时间及峰3与峰S峰面积比值RSD符合规定，仪器检测精密度良好。

（2）日间精密度考察

取同一供试品溶液，冷藏放置，连续6天取样检测，考察各共有峰的相对保留时间和峰3与峰S峰面积比值。结果见表4-6。

表4-6　相对保留时间及峰3与峰S峰面积比值

相对保留时间							
相对保留时间	第1天	第2天	第3天	第4天	第5天	第6天	RSD（%）
峰1	0.464	0.464	0.467	0.466	0.465	0.463	0.35
峰2	0.555	0.556	0.559	0.571	0.555	0.545	1.52
峰3	0.640	0.641	0.646	0.644	0.643	0.638	0.43

续表

相对保留时间							
相对保留时间	第1天	第2天	第3天	第4天	第5天	第6天	RSD（%）
峰4	0.704	0.704	0.707	0.706	0.705	0.703	0.20
S峰	1.000	1.000	1.000	1.000	1.000	1.000	0.07
峰6	1.074	1.074	1.073	1.073	1.073	1.075	0.00
峰7	1.344	1.342	1.343	1.342	1.342	1.340	0.09
峰3与峰S峰面积比值							
	第1天	第2天	第3天	第4天	第5天	第6天	RSD（%）
峰面积比值	0.0822	0.0816	0.0810	0.0807	0.0809	0.0802	0.85

由上表可见，样品相对保留时间及峰3与峰S峰面积比值RSD均符合规定，样品在6天内，日间精密度良好。

（3）重复性考察

精密称定同批药材共6份，按照确定的供试品溶液的制备方法制备后，检测。计算6份样品中各共有峰的相对保留时间和峰3与峰S峰面积比值，结果见表4-7。

表4-7 重复性试验结果

相对保留时间							
相对保留时间	样1	样2	样3	样4	样5	样6	RSD（%）
峰1	0.464	0.464	0.464	0.464	0.464	0.464	0.04
峰2	0.555	0.556	0.556	0.556	0.556	0.556	0.07
峰3	0.640	0.641	0.641	0.641	0.640	0.640	0.07
峰4	0.704	0.704	0.704	0.704	0.704	0.704	0.03
S峰	1.000	1.000	1.000	1.000	1.000	1.000	0.00
峰6	1.074	1.074	1.074	1.074	1.074	1.074	0.02
峰7	1.344	1.342	1.343	1.342	1.342	1.342	0.06
峰3与峰S峰面积比值							
	样1	样2	样3	样4	样5	样6	RSD（%）
峰面积比值	0.0823	0.082	0.0823	0.0826	0.0818	0.0820	0.33

由上表可见，样品相对保留时间、相对峰面积以及峰3与峰S峰面积比值RSD均符合规定，指纹图谱检查方法重复性良好。

（4）稳定性考察

取同一份供试品溶液，于室温放置。分别在0 h、8 h、13 h、17.5 h、21 h、24.5 h进样检测，考察各共有峰的相对保留时间和峰3与峰S峰面积比值，结果见表4-8。

表 4-8　相对保留时间及峰 3 与峰 S 峰面积比值计算结果

相对保留时间							
相对保留时间	0 h	8 h	13 h	17.5 h	21 h	24.5 h	RSD（%）
峰 1	0.464	0.464	0.464	0.463	0.463	0.464	0.06
峰 2	0.555	0.556	0.556	0.556	0.556	0.556	0.07
峰 3	0.640	0.641	0.640	0.640	0.639	0.641	0.11
峰 4	0.704	0.704	0.704	0.704	0.703	0.704	0.04
S 峰	1.000	1.000	1.000	1.000	1.000	1.000	0.00
峰 6	1.074	1.074	1.074	1.074	1.074	1.074	0.02
峰 7	1.344	1.343	1.342	1.342	1.341	1.342	0.07
峰 3 与峰 S 峰面积比值							
	0 h	8 h	13 h	17.5 h	21 h	24.5 h	RSD（%）
峰面积比值	0.0823	0.0822	0.0822	0.0820	0.0820	0.0817	0.25

由上表可见，样品相对保留时间及峰 3 与峰 S 峰面积比值 RSD 均符合规定，样品在室温环境下日内精密度良好。

5. 共有峰的标定

收集丹参药材共计 30 批次。依上法测定。根据 30 批药材的检测结果制定了丹参药材的指纹图谱，标定共有峰，各共有峰保留时间见表 4-9。

表 4-9　30 批药材的保留时间测定结果

药材批号	峰 1	峰 2	峰 3	峰 4	S 峰	峰 6	峰 7
S001	13.55	16.22	18.73	20.52	29.05	31.17	39.03
S002	13.57	16.25	18.76	20.55	29.09	31.21	39.09
S003	13.57	16.26	18.77	20.56	29.10	31.23	39.10
S004	13.58	16.26	18.77	20.57	29.12	31.25	39.10
S005	13.60	16.28	18.79	20.59	29.17	31.29	39.15
S006	13.61	16.29	18.80	20.61	29.20	31.33	39.18
S007	13.61	16.29	18.80	20.61	29.19	31.32	39.18
S008	13.71	16.41	18.92	20.78	29.50	31.64	39.57
S009	13.67	16.42	18.92	20.76	29.38	31.58	39.41
S010	13.60	16.27	18.78	20.58	29.13	31.25	39.04
S011	13.71	16.41	18.93	20.79	29.48	31.64	39.57
S012	13.79	16.53	19.03	20.93	29.70	31.94	39.90
S013	13.63	16.32	18.82	20.63	29.24	31.36	39.23
S014	13.72	16.43	18.94	20.80	29.51	31.67	39.59
S015	13.72	16.42	18.93	20.79	29.47	31.66	39.58
S016	13.64	16.32	18.83	20.65	29.24	31.39	39.25
S017	13.64	16.33	18.83	20.66	29.26	31.41	39.28

药材批号	峰1	峰2	峰3	峰4	S峰	峰6	峰7
S018	13.69	16.40	18.91	20.76	29.45	31.60	39.52
S019	13.62	16.29	18.80	20.61	29.18	31.33	39.22
S020	13.61	16.29	18.81	20.62	29.19	31.33	39.21
S021	13.60	16.28	18.79	20.60	29.14	31.30	39.16
S022	13.59	16.27	18.78	20.58	29.19	31.28	39.15
S023	13.57	16.24	18.76	20.55	29.14	31.24	39.12
S024	13.83	16.59	19.09	21.01	29.83	32.09	40.08
S025	13.80	16.55	19.05	20.96	29.78	31.99	39.95
S026	13.67	16.36	18.87	20.71	29.36	31.51	39.38
S027	13.59	16.26	18.78	20.58	29.16	31.28	39.16
S028	13.75	16.50	19.00	20.88	29.61	31.84	39.77
S029	13.70	16.40	18.91	20.76	29.45	31.61	39.52
S030	13.81	16.57	19.07	20.98	29.82	32.04	40.01

以丹酚酸B的色谱峰为参照峰,各峰的相对保留时间见表4-10。

表4-10 各样品图谱相对保留时间结果统计表

药材批号	峰1	峰2	峰3	峰4	S峰	峰6	峰7
S001	0.467	0.558	0.645	0.706	1.000	1.073	1.344
S002	0.466	0.559	0.645	0.706	1.000	1.073	1.344
S003	0.467	0.559	0.645	0.707	1.000	1.073	1.344
S004	0.466	0.558	0.645	0.706	1.000	1.073	1.343
S005	0.466	0.558	0.644	0.706	1.000	1.073	1.342
S006	0.466	0.558	0.644	0.706	1.000	1.073	1.341
S007	0.466	0.558	0.644	0.706	1.000	1.073	1.342
S008	0.465	0.556	0.641	0.704	1.000	1.073	1.341
S009	0.465	0.559	0.644	0.707	1.000	1.075	1.341
S010	0.467	0.559	0.645	0.706	1.000	1.073	1.340
S011	0.465	0.557	0.642	0.705	1.000	1.073	1.342
S012	0.464	0.557	0.641	0.705	1.000	1.075	1.343
S013	0.466	0.558	0.644	0.706	1.000	1.073	1.342
S014	0.465	0.557	0.642	0.705	1.000	1.073	1.342
S015	0.465	0.557	0.643	0.706	1.000	1.074	1.343
S016	0.466	0.558	0.644	0.706	1.000	1.073	1.342
S017	0.466	0.558	0.644	0.706	1.000	1.074	1.343
S018	0.465	0.557	0.642	0.705	1.000	1.073	1.342
S019	0.467	0.558	0.644	0.706	1.000	1.074	1.344
S020	0.466	0.558	0.644	0.706	1.000	1.073	1.343
S021	0.467	0.559	0.645	0.707	1.000	1.074	1.344

药材批号	峰1	峰2	峰3	峰4	S峰	峰6	峰7
S022	0.466	0.557	0.643	0.705	1.000	1.072	1.341
S023	0.466	0.557	0.644	0.705	1.000	1.072	1.343
S024	0.464	0.556	0.640	0.704	1.000	1.076	1.344
S025	0.463	0.556	0.640	0.704	1.000	1.074	1.341
S026	0.466	0.557	0.643	0.705	1.000	1.073	1.341
S027	0.466	0.558	0.644	0.706	1.000	1.073	1.343
S028	0.465	0.557	0.642	0.705	1.000	1.075	1.343
S029	0.465	0.557	0.642	0.705	1.000	1.073	1.342
S030	0.463	0.555	0.639	0.703	1.000	1.074	1.342
均值	0.466	0.558	0.643	0.706	1.000	1.073	1.342

　　根据上述批次药材样品确定的相对保留时间，确定本品7个共有峰的相对保留时间。各共有峰和丹酚酸B的相对保留时间应在规定值 ±10%之内，规定值为0.46（峰1）、0.55（峰2）、0.65（峰3）、0.71（峰4）、1.00（S峰）、1.08（峰6）、1.34（峰7）。

6. 共有峰峰面积比值计算

　　各样品图谱标定丹参药材共有指纹峰为7个。各共有指纹峰面积见表4-11。

表4-11　各共有峰面积占总峰面积百分比

批号	峰1	峰2	峰3	峰4	S峰	峰6	峰7
Y001	1.37%	3.23%	7.77%	5.36%	71.01%	0.88%	3.23%
Y002	1.40%	3.86%	8.58%	4.92%	66.93%	0.91%	3.03%
Y003	1.48%	3.64%	8.61%	5.02%	68.22%	0.90%	3.09%
Y004	1.59%	3.59%	7.38%	4.75%	69.30%	0.89%	3.15%
Y005	1.74%	3.54%	6.85%	4.83%	70.39%	0.82%	3.14%
Y006	1.41%	3.69%	7.51%	4.94%	71.00%	0.81%	3.09%
Y007	1.25%	4.00%	6.91%	4.86%	70.71%	0.96%	3.12%
Y008	2.05%	4.92%	6.44%	4.83%	69.09%	0.96%	2.93%
Y009	1.27%	3.17%	5.87%	4.97%	73.39%	0.88%	3.32%
Y010	1.65%	5.20%	5.85%	4.23%	71.39%	1.06%	3.11%
Y011	1.54%	4.78%	6.15%	4.29%	72.13%	1.06%	3.12%
Y012	0.83%	3.92%	6.44%	4.41%	74.36%	0.90%	3.38%
Y013	1.41%	3.22%	6.91%	5.92%	65.90%	0.85%	2.90%
Y014	1.82%	4.62%	5.47%	4.52%	72.36%	0.90%	3.14%
Y015	1.04%	4.10%	6.07%	4.04%	74.76%	0.90%	3.34%
Y016	1.46%	3.23%	7.35%	6.04%	66.88%	0.92%	2.97%
Y017	1.25%	4.13%	8.71%	5.88%	68.06%	1.13%	3.02%
Y018	1.94%	4.53%	5.70%	4.56%	72.19%	0.80%	3.14%
Y019	1.18%	3.43%	7.64%	6.37%	67.63%	1.08%	3.05%

批号	峰1	峰2	峰3	峰4	S峰	峰6	峰7
Y020	1.27%	2.94%	7.31%	5.94%	68.39%	0.89%	3.07%
Y021	1.37%	3.19%	7.29%	5.44%	72.24%	0.94%	3.29%
Y022	2.09%	2.76%	6.50%	6.30%	63.45%	0.77%	2.69%
Y023	1.85%	3.17%	7.23%	6.43%	64.83%	0.89%	2.79%
Y024	1.00%	3.57%	6.28%	5.01%	73.29%	0.82%	3.32%
Y025	1.68%	4.13%	5.22%	4.39%	69.93%	0.80%	3.05%
Y026	1.95%	3.46%	6.63%	5.93%	65.41%	0.90%	2.89%
Y027	1.50%	3.48%	6.44%	5.48%	70.91%	0.85%	3.03%
Y028	0.57%	3.42%	6.02%	4.55%	76.48%	0.71%	3.44%
Y029	1.95%	4.18%	6.73%	5.01%	67.78%	0.89%	2.96%
Y030	1.28%	3.89%	6.42%	4.61%	69.10%	0.77%	3.01%
均值	1.47%	3.77%	6.81%	5.13%	69.92%	0.89%	3.09%

各样品图谱中S峰的峰面积占总峰面积的百分比最大，均大于50%，因该峰为S峰，其相对峰面积始终为1。除参照峰外，其他峰的峰面积占总峰面积的百分比均小于10%。根据《中药注射剂指纹图谱研究的技术要求（暂行）》，共有峰的相对峰面积暂不作规定。

7. 非共有峰面积

各样品非共有峰总面积占总峰面积百分比统计见表4-12。

表 4-12　各批次非共有峰总面积占总峰面积百分比（%）

药材批号	百分比	药材批号	百分比	药材批号	百分比
Y001	7.15%	Y011	6.93%	Y021	6.23%
Y002	10.36%	Y012	5.76%	Y022	15.43%
Y003	9.03%	Y013	12.91%	Y023	12.80%
Y004	9.34%	Y014	7.18%	Y024	6.71%
Y005	8.69%	Y015	5.76%	Y025	10.78%
Y006	7.54%	Y016	11.16%	Y026	12.85%
Y007	8.20%	Y017	7.82%	Y027	8.30%
Y008	8.77%	Y018	7.15%	Y028	4.80%
Y009	7.14%	Y019	9.59%	Y029	10.49%
Y010	7.51%	Y020	10.20%	Y030	10.59%

上表是对各样品非共有峰总面积占总峰面积百分比的统计，非共有峰面积和占总峰面积百分比大于10%的有10批。根据产品的实际情况及相关技术要求，规定本品中非共有峰面积和占总峰面积百分比不得超过总峰面积的10%。

三、丹参药材多酚酸含量测定研究

注射用丹参多酚酸主要为酚酸类成分，主要含有丹酚酸B、迷迭香酸、紫草酸、丹酚酸Y等，因此对产品的多酚酸类成分进行整体控制，为保障产品的质量稳定，对丹参药材的多酚酸含量开展了研究，具体研究过程如下。

（一）实验材料

1. 仪器与试剂

HACH DR 5000紫外可见分光光度计、HACH2100AN浊度仪、XAL 204型万分之一天平、XS 105型十万分之一天平、Milli-Q超纯水处理系统、L550低速自动平衡离心机、DZG-404SB型电热真空干燥箱、WK-200B高速药物粉碎机，磷酸、盐酸为分析纯。

2. 试药

丹参饮片（天津天士力之骄药业有限公司）、迷迭香酸（中国食品药品检定研究院）、丹酚酸B（中国食品药品检定研究院）、紫草酸（批号10092603，天津一方科技有限公司）、丹酚酸Y（纯度大于98%，自制）。

（二）方法与结果

1. 对照品储备液的制备

精密称取丹酚酸B对照品适量，用甲醇溶解配制成每毫升含0.2 mg的丹酚酸B溶液，置4℃冰箱中避光保存。

2. 供试品溶液的制备

精密称取丹参粉末（过3号筛）1 g至圆底烧瓶中，加入煮沸的水100 mL，回流提取30 min，1次；趁热过滤，冷置酸沉离心，精密量取上清液5 mL；上样PSZG填料的SPE柱（规格500 mg/6 mL），使用40%的甲醇溶液淋洗10 mL后用甲醇溶液洗脱至10 mL量瓶中近刻度，加甲醇至刻度，混匀，即得到供试品溶液备用液；将供试品溶液母液精密量取1 mL至10 mL量瓶中，加甲醇至刻度，混匀，即得供试品溶液。

3. 方法学考察

（1）线性关系考察

精密量取0.40 mL、0.80 mL、1.20 mL、1.40 mL、1.80 mL、2.00 mL对照品溶液，分别置于10 mL量瓶中，甲醇稀释到刻度，混匀。以甲醇为空白对照，用紫外分光光度计在288 nm处测定光密度，以光密度对丹酚酸B浓度C进行回归。结果表明线性回归方程为 $A = 21.533C -$

0.0037，$R^2 = 0.9994$，表明丹酚酸B在7.54～37.68 μg/mL的浓度范围内线性关系良好。

（2）精密度考察

精密吸取1 mL对照品溶液至10 mL量瓶中，加甲醇至刻度，混匀，紫外分光光度仪连续测定6次，结果显示，RSD为0.12%，表明仪器精密度良好。

（3）重复性实验考察

精密称取6份丹参粉末适量，按上述供试品溶液制备方法制备，测定。结果显示RSD为1.69%，表明方法重复性良好。

（4）稳定性考察

取按上述供试品溶液制备方法制备的供试品溶液，于0 h、2 h、4 h、6 h、18 h、24 h、48 h、72 h进行测定，考察供试品溶液的稳定性。结果显示，RSD为1.86%，表明丹参提取液在72 h内稳定。

（5）加样回收率实验考察

精密称取丹酚酸B含量已知的丹参粉末（过3号筛）适量，共6份，每份精密加入丹酚酸B对照品适量，按上述供试品溶液制备方法制备供试品溶液，测定结果见表4-13。结果显示，供试品溶液的平均加样回收率为99.98%，RSD为1.89%，表明丹酚酸B的加样回收率良好。

表4-13　供试品溶液所含丹酚酸B含量的加样回收率结果

编号	样品含量（mg）	加入量（mg）	测得量（mg）	回收率（%）	平均回收率（%）	RSD（%）
1	3.70	3.71	7.46	101.29	99.98	1.89
2	3.70	3.82	7.43	97.62		
3	3.70	3.78	7.52	100.92		
4	3.70	3.73	7.53	102.56		
5	3.70	3.72	7.38	98.87		
6	3.70	3.77	7.42	98.60		

4. 丹参总酚酸含量计算说明

（1）校正因子F值来源说明

1）色谱条件：色谱柱Agilent Eclipse Plus C18（4.6 mm×250 mm，5 μm），流动相乙腈-0.05%磷酸水（22：78）等度洗脱，流速0.7 mL/min，测定波长288 nm，柱温25℃，进样体积10 μL。

2）混合对照品溶液的制备：称量丹参素、原儿茶醛、丹酚酸D、迷迭香酸、紫草酸、丹酚酸B、丹酚酸Y适量，甲醇溶解制备成混合对照品储备液待用（各成分浓度分别为0.0188 mg/mL、0.0112 mg/mL、0.0588 mg/mL、0.0792 mg/mL、0.0624 mg/mL、0.0468 mg/mL、0.0424 mg/mL）。精密量取1 mL、2.5 mL、4 mL、7.5 mL、10 mL混合对照品储备液于

10 mL的棕色量瓶中，甲醇加至刻度，摇匀。

3）相对校正因子f：连续进样测定不同浓度的对照品溶液，以丹酚酸B为参照物，按①式计算丹参素、原儿茶醛、丹酚酸D、迷迭香酸、紫草酸、丹酚酸Y的相对校正因子，结果见表4-14。

$$\text{相对校正因子}\, f_{is} = \frac{f_i}{f_s} = \frac{A_i/C_i}{A_s/C_s} \qquad ①$$

式中，A_s为参照物丹酚酸B的峰面积，C_s为参照物丹酚酸B的浓度，A_i为待测物i的峰面积，C_i为待测物i的浓度。

表4-14　丹参饮片中各成分的相对校正因子

	f_1	f_2	f_3	f_4	f_5	f_{mean}	RSD（%）
丹参素	0.47	0.46	0.46	0.46	0.46	0.46	0.74
原儿茶醛	3.39	3.28	3.29	3.26	3.24	3.29	1.72
丹酚酸D	1.25	1.22	1.21	1.2	1.2	1.22	1.95
迷迭香酸	2.01	1.96	1.99	1.96	1.97	1.98	1.08
紫草酸	1.34	1.3	1.3	1.28	1.29	1.30	1.74
丹酚酸Y	1.06	1.03	1.04	1.03	1.03	1.04	1.33

4）F值测定：本方法中的F是一个经验值，丹参饮片的指纹图谱中有11个色谱峰，且这11个色谱峰在288 nm下的峰面积之和已达到总峰面积的97%以上，因此认为这11个色谱峰的含量之和可代表丹参总酚酸的含量。其中未知的4个色谱峰默认它与丹酚酸B结构一致，相对校正因子均为1。通过测定12批丹参饮片供试液的液相图谱，计算这12批丹参饮片供试液中11个峰的峰面积比的平均值即（$n_1 : n_2 : n_3 : \cdots : n_{11} = 1 : 1.5 : 1.2 : 4.5 : 1.2 : 7.4 : 18.4 : 9 : 167.3 : 8.3 : 8.9$），见表4-15。根据液相紫外检测器与紫外分光光度计都是紫外吸收的特点，认为由液相获得的各成分峰面积之比可表示各单体酚酸成分在供试品溶液所测得的总光密度中的贡献度比；

$$n = \frac{n_i}{n_1 + n_2 + \cdots + n_{11}} \times 100\% \qquad ②$$

由①式推算出单一成分的浓度为

$$C_i = \frac{n \times D \times C_r}{D_r \times f_{is}} \qquad ③$$

丹参总酚酸的浓度：

$$C = \sum_{i=1}^{i=11} C_i = \left(\sum_{i=1}^{i=11} \frac{n}{f_{is}} \right) \times \frac{D \times C_r}{D_r} \qquad ④$$

式中，n为各成分的峰面积百分比，D为供试品溶液的光密度，D_r为丹酚酸B对照品溶液的光密度，C_r为丹酚酸B对照品溶液的浓度，f_{is}为各成分相对于丹酚酸B的相对校正因子。

④式中的$\sum_{i=1}^{i=11} \dfrac{n}{f_{is}}$即校正因子F，F是一个常数，经计算F = 0.94。

表 4-15　12 批丹参饮片中 11 种丹参多酚酸成分的峰面积测定结果

批号	峰面积										
	1	2	3	4	5	6	7	8	9	10	11
1	15.80	16.59	49.87	41.73	13.79	55.95	220.54	67.16	1735.39	94.88	120.75
2	9.92	17.54	19.88	65.24	12.03	112.57	203.04	113.44	1887.91	100.64	96.07
3	10.14	18.47	10.00	48.05	14.59	83.29	199.46	96.66	1843.19	83.67	94.12
4	13.20	16.87	12.46	46.08	20.33	60.81	222.00	82.83	1906.12	93.18	104.87
5	13.99	17.31	9.59	50.21	15.82	89.11	210.57	112.16	2007.26	100.94	101.83
6	13.54	14.56	7.65	55.08	13.43	96.41	197.33	114.20	1845.98	81.73	93.00
7	12.46	16.88	6.66	53.56	12.91	83.02	207.83	110.82	1909.22	100.94	99.25
8	7.92	16.55	9.75	49.96	11.91	84.95	217.93	102.14	1964.10	99.33	97.15
9	8.64	17.52	7.68	54.89	9.31	95.55	200.77	113.14	1827.40	94.34	91.25
10	11.42	15.66	7.39	48.54	14.81	87.08	194.72	102.72	1884.73	77.22	89.93
11	9.22	17.85	5.90	43.77	12.00	69.82	198.03	91.58	1857.18	104.39	102.22
12	8.68	15.78	8.37	52.71	10.84	84.79	211.65	106.96	1901.71	99.93	107.31
$\bar{x}$	11.24	16.80	12.93	50.82	13.48	83.61	206.99	101.15	1880.85	94.27	99.82
s	1.00	1.49	1.15	4.52	1.20	7.44	18.41	9.00	167.34	8.38	8.88

（2）丹参总酚酸含量计算公式

$$丹参总酚酸含量/\% = \frac{F \times D \times C_r \times V}{D_r \times m} \times 100\% \qquad ⑤$$

式中，F 为校正因子，D 为样品光密度，C_r 为丹酚酸 B 对照品浓度，D_r 为丹酚酸 B 对照品光密度，V 为供试品体积，m 为药材质量。

（3）计算方法可行性分析

目前文献中对丹参总酚酸的含量测定方法主要是比色法和紫外分光光度法。由于比色法操作复杂且干扰因素较多，所以大多数文献采用紫外分光光度法测定丹参饮片中总酚酸的含量，但基本上是以单一对照品为外标来计算丹参总酚酸含量，并不能真实地体现总酚酸含量，所以需要引入校正因子来进一步获得真实总酚酸含量。为明确所得校正因子的准确性，通过 HPLC 外标法、本研究的计算方法所计算的总酚酸含量差别来判定本研究的计算方法的可行性，结果如表 4-16 所示。

表 4-16　不同算法下不同批次的丹参饮片中的总酚酸含量

编号	总酚酸含量（%）		相对平均偏差（%）
	HPLC 外标	本方法计算值	
1	5.30	5.37	0.6
2	5.24	5.60	3.2
3	4.75	4.85	1.1
4	5.03	5.39	3.5
5	5.41	5.49	0.7

结果表明HPLC外标法测定的丹参多酚酸含量与本研究提到的计算方法测定的丹参多酚酸含量之间相对平均偏差在5%之内。所以，本研究提到的计算方法准确可行，可以用来计算丹参饮片中多酚酸的含量。

5. 样品测定

按要求制备供试品溶液，在紫外分光光度计下测定，并计算丹参饮片中的总酚酸含量，测定结果见表4-17。

表4-17　10批丹参饮片中总酚酸含量结果（$n=2$）

样品编号	1	2	3	4	5	6	7	8	9	10
总酚酸含量（%）	4.00	5.16	4.25	4.45	5.14	4.90	5.78	5.10	5.48	5.82

四、鲜丹参中丹酚酸 B 含量测定

鉴于鲜丹参药材中水溶性酚酸类成分研究及含量测定方法较少，本实验通过研究比较鲜丹参经过不同的预处理方法的成分变化，证明鲜丹参中存在水溶性酚酸类成分，并建立一套丹参鲜药材中丹酚酸B的含量测定方法，该方法的建立对于研究丹参药材中酚酸类成分积累及转化、丹参采收期的确定、丹参饮片加工工艺及丹参植株的优选等都具有一定的意义。

（一）实验材料

1. 仪器与试剂

Waters 2695型高效液相色谱仪、MS 204型万分之一电子分析天平、XS 105型十万分之一电子分析天平、KQ 5200型超声波清洗器、J-2高速组织捣碎机、乙腈（色谱纯）、超纯水。

2. 试药

丹参鲜药材（陕西省商洛丹参GAP基地）、丹参提取物（自制）、丹酚酸B对照品（批号111562-201313，中国食品药品检定研究院）、迷迭香酸对照品（批号111871-201001，中国食品药品检定研究院）、紫草酸对照品（批号10092603，天津一方科技有限公司）。

（二）方法与结果讨论

1. 对照品溶液的制备

取丹酚酸B对照品适量，精密称定，加流动相制成浓度约0.2 mg/mL丹酚酸B对照品溶液。

2. 色谱条件

色谱柱为Dikma Diamonsil C18（2）（4.6 mm×250 mm，5 μm），流动相为乙腈—0.05%

磷酸水溶液（22∶78），等度洗脱，柱温为25℃，检测波长为288 nm，流速为0.7 mL/min。

3. 提取方法考察

（1）提取方式的选择

采用以下2种方式制备样品：①取鲜丹参，切成长度为1 cm左右小段，取10 g，加水100 mL，回流提取30 min。滤过，进样分析。②取鲜丹参，匀浆机粉碎，取10 g，加水100 mL，回流提取30 min。滤过，进样分析。

结果表明鲜药材经过粉碎后提取得到的水溶性酚酸类成分含量甚微，因此选用切段状态的鲜丹参进行提取。由于高温下丹参的主要成分丹酚酸B含量下降较快，无法得到准确的药材本身固有信息，因此选择超声提取。

（2）提取溶剂的选择

取鲜丹参，切成1 cm左右小段，称取3份样品各10 g，分别加入100 mL水、甲醇、25%氯化钠溶液，粉碎，超声提取30 min。离心，滤过，进样分析。结果表明鲜药材切段后在水中粉碎，提取液图谱中未发现明显的酚酸类色谱峰；鲜药材切段后在甲醇或25%氯化钠溶液中粉碎，提取液中有大量酚酸类物质，说明鲜药材样品中含有丹酚酸，并可以被提取出来。因此，使用高浓度盐溶液及甲醇溶液均可提取出丹酚酸，选择常用的甲醇作为提取溶剂。

（3）提取溶剂用量的选择

取鲜丹参，切成1 cm左右小段，取4份各25 g，分别加入10倍甲醇，粉碎。加入甲醇使各溶液甲醇加入量分别为10倍、25倍、50倍、100倍，室温下超声提取30 min。补重，离心，滤过，进样分析。各样品中丹酚酸B含量分别为0.827%、0.898%、0.906%、0.911%。使用25倍甲醇即可满足提取要求。

（4）提取时间选择

取鲜丹参，切成1 cm左右小段，取4份各25 g，分别加入10倍甲醇，粉碎。加入甲醇使溶剂量达到25倍，室温下超声提取5 min、10 min、30 min、60 min。补重，离心，滤过，进样分析。各样品中丹酚酸B含量分别为0.765%、0.849%、0.901%、0.893%。加入溶剂后的药材不易被均匀粉碎，药材经粉碎后仍可见纤维状粗粉，过短的时间不足以将目标成分完全提取，30 min可满足提取要求。

（5）供试品溶液制备方法的确定

取丹参鲜药材切成1 cm左右小段，取样25 g，加入10倍甲醇，粉碎。加入甲醇使溶剂量达到25倍，超声提取30 min。离心，滤过，补重即得供试品溶液。

4. 方法学考察

（1）样品稳定性试验

取鲜丹参，切成1 cm左右小段，取25 g，加入10倍甲醇，粉碎。加入甲醇使溶剂量达到

25倍，室温下超声提取30 min。离心，滤过，分别在0 h、2 h、4 h、8 h、12 h进样分析。

结果表明各时间点图谱中，丹酚酸B峰面积波动均在2%以内（迷迭香酸、紫草酸色谱峰面积波动在3%以内），说明供试品溶液在12 h内稳定。

（2）重现性试验

取鲜丹参，切成1 cm左右小段，取6份各25 g，分别加入10倍甲醇，粉碎。加入甲醇使溶剂量达到25倍，室温下超声提取30 min，补重，离心，滤过，进样分析。各样品中丹酚酸B含量分别为0.907%、0.902%、0.898%、0.883%、0.911%、0.904%，均值为0.903%，RSD＝1.09%。结果表明该方法重现性良好。

（3）加样回收率试验

取鲜丹参，切成1 cm左右小段，取6份各12.5 g，分别加入10倍甲醇，加入丹酚酸B对照品溶液适量，粉碎，加入甲醇使溶剂量达到25倍，室温下超声提取30 min。补重，离心，滤过，进样分析。各样品加样回收率分别为97.6%、98.3%、103.2%、96.8%、100.5%、97.4%。结果表明加样回收率良好。

以上考察说明该方法适用于丹参鲜药材的提取。

5. 样品测定

取丹参鲜药材6批，按已确定的供试品制备方法制备供试品溶液，进样分析。另分别取各批切段后的药材25 g，加热干燥，计算各自水分。分别以鲜药材及干药材计，计算各批样品中丹酚酸B含量，结果见表4-18。结果表明丹参鲜药材中存在一定量的丹酚酸B。

表4-18　丹参鲜药材中丹酚酸B含量测定结果

样品	水分（%）	丹酚酸B含量（%）	
		鲜药材计	干药材计
1	73.5	1.62	6.12
2	78.2	1.15	5.28
3	79.4	1.21	5.88
4	76.1	1.15	4.83
5	79.5	0.91	4.45
6	76.8	1.24	5.33

6. 讨论

本实验建立了一套丹参鲜药材的预处理方法，且该方法简便快捷，重现性与准确度良好。并明确酚酸类成分为鲜丹参固有成分，同时证明鲜丹参药材中存在一种能够转化丹参多酚酸的物质。本方法仅针对丹参鲜药材进行探讨，其他新鲜的中药材中可能也存在类似情况，本方法可为此类研究提供思路，在相关研究中应引起注意。

五、黄曲霉毒素测定研究

（一）实验材料

1. 仪器与试剂

Waters Acquity超高效液相色谱仪、乙腈（色谱纯）、甲醇（色谱纯）、异丙醇（色谱纯）、氯化钠。

2. 试药

丹参饮片（批号1701001，天津天士力之骄药业有限公司）、黄曲霉毒素混合对照品（LC08901V，美国Supelco公司）。

（二）实验方法

1. 溶液制备

（1）对照品溶液的制备

精密量取黄曲霉毒素混合标准品[黄曲霉毒素B1（AFB1）、B2（AFB2）、G1（AFG1）、G2（AFG2）标识浓度分别为0.97 μg/mL、0.29 μg/mL、0.98 μg/mL、0.34 μg/mL]0.25 mL，置于50 mL棕色量瓶中，30%甲醇稀释至刻度，摇匀，即得黄曲霉毒素混合对照品贮备溶液。精密量取此溶液2 mL置于25 mL棕色量瓶中，30%甲醇定容，摇匀，即得黄曲霉毒素混合对照品溶液。

（2）供试品溶液的制备

称取丹参饮片2 g（粉碎后过2号药典筛），精密称定，加入氯化钠3 g，置于均质瓶中，精密加入70%甲醇75 mL，高速搅拌2 min；将搅拌后的溶液倒入离心管中，离心5 min（离心速度3000 r/min）；精密吸取上清液15 mL置于50 mL量瓶中，用纯化水定容，摇匀；以玻璃纤维滤纸滤过，精密吸取续滤液20 mL，加入免疫亲和柱（调节流速3 mL/min）；完全通过后再分别用磷酸缓冲盐溶液、纯化水10 mL洗脱2次；弃去洗脱液，使空气进入柱子，将水挤出，再用甲醇2 mL洗脱；收集洗脱液，定容置2 mL量瓶中，摇匀，用0.22 μm有机微孔滤膜过滤，即得。

（3）空白溶液的制备

以初始流动相作为空白溶液。

2. 色谱条件与系统适用性

（1）色谱条件

色谱柱Acquity UPLC BEH C18（2.1 mm×100 mm，1.7 μm），流动相A相为水，B相为50%甲醇-50%乙腈，按照表4-19进行梯度洗脱，柱温30℃，流速0.4 mL/min，FLR检测器激发波长365 nm、发射波长456 nm，进样量2 μL。

表 4-19　流动相洗脱梯度表

时间（min）	流速（mL/min）	A（%）	B（%）
0	0.4	70	30
8	0.4	70	30
10	0.4	30	70
13	0.4	30	70
14	0.4	70	30
16	0.4	70	30

（2）系统适用性

取配制好的对照品溶液，连续进六针，进行分析。采用"3. 方法学考察（1）专属性"项下得到的任一样品图谱，进行理论板数的计算。黄曲霉毒素混合对照品连续进6针，对照品各峰面积RSD%≤5.0%、分离度＞1.5，系统适用性符合要求。

3. 方法学考察

（1）专属性

考察空白溶液对于检测的影响，按照"溶液制备"项中配制空白溶液，对照品溶液，供试品溶液进样测试。每份溶液进一针。空白溶液在对照品相应色谱峰位置未出峰，说明空白溶液对于供试品测试无干扰。

（2）检测限和定量限

采用信噪比法，根据不同浓度对照品S/N结果，S/N接近10∶1时浓度定为定量限，结果表明黄曲霉毒素G2、黄曲霉毒素G1、黄曲霉毒素B2、黄曲霉毒素B1的定量限分别为0.03 ppb[①]，0.39 ppb，0.03 ppb，0.10 ppb。此方法灵敏度能够达到限度要求。

（3）线性关系考察

取"溶液制备"项下配好的黄曲霉毒素混合对照品贮备溶液，分别精密移取0.25 mL、0.5 mL、1 mL、2 mL、4 mL至10 mL棕色量瓶，30%甲醇定容，分别配制成相应浓度的线性溶液。按照"色谱条件与系统适用性"项下的色谱条件进样分析，记录峰面积Y，以峰面积Y对质量浓度X（ng/mL）进行线性回归，绘制标准曲线，得到各成分的回归方程及线性范围，见表4-20。

表 4-20　线性和范围结果

成分	线性方程	R	线性范围（ng/mL）
AFB1	$Y = 286000X - 25500$	0.9946	0.1201～1.9208
AFB2	$Y = 1010000X - 28400$	0.9938	0.0361～0.5772
AFG1	$Y = 96700X - 9380$	0.9942	0.1221～1.9540
AFG2	$Y = 544000X - 15800$	0.9944	0.0421～0.6732

---

① 1ppb=$1×10^{-9}$，后同。

结果表明：黄曲霉毒素B1、B2、G1、G2各标准曲线相关系数≥0.99，线性关系良好。

（4）中间精密度

按"供试品溶液的制备"项制备供试品溶液，按照上述色谱条件，分别由不同人员（2个）在同一台仪器，同一人员在不同天数（3天）进样测定，计算不同人员、不同天数各测定成分含量的RSD。每份样品进2针，计算含量。见表4-21、表4-22。

表4-21　中间精密度测试结果（不同人员）

| 成分 | 含量（%） | | | | RSD（%） |
	人员A		人员B		
称样量（g）	2.0014	2.0010	2.0009	2.0011	—
AFB1含量（ng/g）	5.39	5.27	5.30	5.30	1.0
AFB1、AFB2、AFG1、AFG2总含量（ng/g）	10.88	11.21	10.84	10.86	1.6

表4-22　中间精密度测试结果（不同天数）

| 成分 | 含量（%） | | | RSD（%） |
	2019.06.28	2019.07.02	2019.08.21	
称样量（g）	2.0004	2.0003	2.0011	—
AFB1含量（ng/g）	6.30	6.42	6.07	2.9
AFB1、AFB2、AAFG1、AFG2总含量（ng/g）	11.59	11.44	12.13	3.1

不同人员共制备的4份样品在同一台仪器检测结果中黄曲霉毒素B1含量RSD≤5.0%，黄曲霉毒素B1、B2、G1、G2总含量RSD≤5.0%，符合要求。同一人员于不同天数共制备3份样品检测结果中黄曲霉毒素B1含量RSD≤5.0%，黄曲霉毒素B1、B2、G1、G2总含量RSD≤5.0%，符合要求。

（5）重复性

按"供试品溶液的制备"项制备供试品溶液6份，考察重复性。见表4-23。

表4-23　重复性试验结果（$n = 6$）

| 成分 | 含量（%） | | | | | | RSD（%） |
	1	2	3	4	5	6	
AFB1含量（ng/g）	5.39	5.27	5.44	5.42	5.04	5.08	3.3
AFB1、AFB2、AFG1、AFG2总含量（ng/g）	10.88	11.21	11.34	11.41	11.15	10.26	3.8

丹参饮片6份平行样中黄曲霉毒素B1含量RSD≤5.0%，黄曲霉毒素B1、B2、G1、G2总含量RSD≤5.0%，均符合要求。

（6）稳定性

按"供试品溶液的制备"项制备供试品溶液及对照品溶液。分别在0 h、3 h、7 h、10 h、

15 h、20 h、24 h，按"色谱条件与系统适用性"项下色谱条件进行色谱分析，分别计算黄曲霉毒素 B1、B2、G1、G2峰面积的 RSD，考察供试品稳定性。见表4-24、表4-25。

24 h之内，对照品溶液与供试品溶液中各成分峰面积的 RSD ≤ 5.0%，24 h内对照品溶液与供试品溶液稳定性良好。

表4-24 稳定性试验结果（对照品）

| 成分 | 各个时间点峰面积值 | | | | | | | RSD（%） |
	0 h	3 h	7 h	10 h	15 h	20 h	24 h	
AFB1	72322	80251	77674	80411	81522	82845	75905	4.6
AFB2	90038	91513	91267	92758	92936	93501	84889	3.2
AFG1	33337	33853	34090	33390	33609	33493	31570	2.5
AFG2	66871	67186	66804	67800	67271	67447	62889	2.5

表4-25 稳定性试验结果（供试品）

| 成分 | 各个时间点峰面积值 | | | | | | | RSD（%） |
	0 h	3 h	7 h	10 h	15 h	20 h	24 h	
AFB1	101880	96827	94297	95333	94012	93587	101803	3.7
AFB2	67865	63833	63597	63043	63396	62505	66984	3.2
AFG1	26689	25637	26267	24559	24967	24443	26034	3.4
AFG2	6986	6395	6145	6637	6679	6759	6863	4.3

（7）加样回收率实验

1）免疫亲和柱（IAC）回收率：精密吸取黄曲霉毒素混合对照品贮备液2 mL，加入免疫亲和柱（调节流速3 mL/min），完全通过后再分别用10 mL纯化水洗脱2次，弃去洗脱液，使空气进入柱子，将水挤出，再用甲醇2 mL洗脱，收集洗脱液，置于2 mL量瓶中，摇匀，用0.22 μm有机微孔滤膜过滤，即得。平行配制3份。结果见表4-26。

表4-26 免疫亲和柱（IAC）回收率

| 成分 | 加样回收率（%） | | | |
	AFG2	AFG1	AFB2	AFB1
1	100	101	105	106
2	96	96	97	95
3	98	104	106	106

2）丹参饮片回收率：精密称取已知含量的丹参饮片2 g（粉碎后过2号药典筛），分别精密加入混合对照品贮备溶液0.6 mL、2 mL、4 mL，按"溶液制备"项下方法配制供试品溶液，每个浓度3份，共9份，作为低、中、高三个浓度的供试品溶液，进样测定。每份样品进2针，计算回收率。结果见表4-27、表4-28。

表 4-27　丹参饮片回收率（AFB1 加样回收率）

序号	样品含量（ng）	加入量（ng）	测得量（ng）	回收率（%）	平均值	RSD（%）
低 -1	0.0	0.230	0.232	101		
低 -2	0.0	0.230	0.265	115		
低 -3	0.0	0.230	0.230	100		
中 -1	0.0	0.768	0.863	112		
中 -2	0.0	0.768	0.843	110	107	6
中 -3	0.0	0.768	0.870	113		
高 -1	0.0	1.537	1.544	101		
高 -2	0.0	1.537	1.571	102		
高 -3	0.0	1.537	1.609	105		

表 4-28　丹参饮片回收率（AFB1、AFB2、AFG1、AFG2 总加样回收率）

序号	样品含量（ng）	加入量（ng）	测得量（ng）	回收率（%）	平均值	RSD（%）
低 -1	0.0	0.62	0.46	75		
低 -2	0.0	0.62	0.53	86		
低 -3	0.0	0.62	0.49	80		
中 -1	0.0	2.05	1.74	85		
中 -2	0.0	2.05	1.79	88	80	9
中 -3	0.0	2.05	1.82	89		
高 -1	0.0	4.10	2.89	71		
高 -2	0.0	4.10	2.99	73		
高 -3	0.0	4.10	3.10	76		

　　平行 3 份实验，AFB1、AFB2、AFG1、AFG2 回收率均符合标准要求（不小于 80%）；丹参饮片供试品溶液：黄曲霉毒素 B1 和黄曲霉毒素总量的回收率平均值分别为 107% 和 80%，RSD % 分别为 6% 和 9%，符合标准要求。

（8）耐用性实验

　　取同一批丹参饮片，按准确度项下丹参饮片制备方法，制备中浓度供试品溶液，通过调整色谱柱（使用三根序列号不同色谱柱），流速 ±10%，柱温 ±10%，考察耐用性。每份样品进 1 针，计算含量。结果见表 4-29～表 4-31。

表 4-29　不同色谱柱耐用性结果

成分	含量			RSD（%）
	02693730725174	03393911615156	02613520215784	
AFB1 含量（ng/g）	6.30	6.07	6.51	3.5
AFB1、AFB2、AFG1、AFG2 总量（ng/g）	11.59	12.13	12.22	2.9

表 4-30　不同流速耐用性结果

成分	含量			RSD（%）
	0.36 mL/min	0.40 mL/min	0.44 mL/min	
AFB1 含量（ng/g）	5.52	5.57	5.73	1.9
AFB1、AFB2、AFG1、AFG2 总量（ng/g）	10.90	10.79	10.66	1.1

表 4-31　不同柱温耐用性结果

成分	含量			RSD（%）
	27℃	30℃	33℃	
AFB1 含量（ng/g）	5.68	5.57	5.60	0.9
AFB1、AFB2、AFG1、AFG2 总量（ng/g）	11.10	10.79	10.84	1.5

结果说明，同一批次丹参饮片，通过调整色谱柱（使用三根序列号不同的色谱柱），流速 ±10%，柱温 ±10% 测定，黄曲霉毒素 B1 含量，以及黄曲霉毒素 B1、B2、G1、G2 总量的 RSD 均小于 5.0%，说明该方法耐用性良好。

综上，对丹参饮片中黄曲霉毒素测定方法进行方法学考察，各项指标均符合标准规定，证明所建立的液相方法用于黄曲霉毒素测定适用于丹参饮片质量控制的检测要求，其检测数据准确可靠。

第三节　丹参提取物丹参多酚酸的质量控制研究

丹参多酚酸为注射用丹参多酚酸的中间提取物，丹参多酚酸的质量是保障注射用丹参多酚酸质量稳定、均一、安全、有效的关键。注册标准包括性状、鉴别、水分、炽灼残渣、重金属、砷盐、树脂残留、指纹图谱、丹酚酸 B 含量测定及丹参多酚酸含量测定，随着对产品认识的加深和科技的进步，基于产品的药效、剂型特点，对产品的质量控制指标研究做了进一步提升工作。在现标准基础上，选择与药效相关的主要成分进行指纹图谱技术、多指标成分含量研究，从化学物质数量及含量两个方面控制产品稳定均一、有效，并通过溶剂残留、重金属与有害元素、细菌内毒素及树脂残留等多方面的控制保障产品的安全。

一、丹参多酚酸指纹图谱研究

（一）实验材料

1. 仪器与试剂

Waters e2695-2489 型高效液相色谱仪、Agilent 1260 型高效液相色谱仪、AL 204 型万分之一电子分析天平、XS105DU 型十万分之一电子天平、乙腈（色谱纯）、磷酸（色谱纯）、超纯水。

2. 试药

丹参多酚酸（天津天士力之骄药业有限司）、丹酚酸B（批号111562-201615，中国食品药品检定研究院）。

（二）方法与结果

丹参多酚酸主要成分为丹酚酸B，约占50%，进行相似度比较时，丹酚酸B起主要作用，对丹酚酸B已建立了含量测定方法，批次间质量波动，不能很好地评价其他酚酸类成分，因此屏蔽丹酚酸B峰后，以剩余峰的相似度评价批次间波动更加合理。

1. 参照物溶液的制备

取丹酚酸B对照品适量，精密称定，加流动相制成每1 mL中含丹酚酸B 0.3 mg的溶液，即得。

2. 供试品溶液的制备

取本品适量，精密称定，加流动相溶解并稀释制成每1 mL中约含0.6 mg的溶液，即得。

3. 色谱条件

色谱柱以十八烷基硅烷键合硅胶为填充剂（推荐 Agilent Eclipse Plus C18 4.6×250 mm，5 μm色谱柱或相当者），流动相为乙腈-0.05%磷酸水溶液（22∶78），流速0.7 mL/min，柱温25℃，检测波长288 nm，进样体积20 μL，理论塔板数按丹酚酸B峰计算应不低于7000。

4. 测定法

分别精密吸取参照物溶液与供试品溶液各20 μL，注入液相色谱仪，测定，记录70 min内的色谱图，即得（图4-10）。

供试品指纹图谱中与参照物保留时间相同的峰为S峰。采用峰谷到峰谷积分类型，对峰面积值为参照物峰面积0.2%及以上的色谱峰进行积分，按中药色谱指纹图谱相似度评价系统计算，供试品指纹图谱（扣除S峰）与对照指纹图谱（扣除S峰）相似度不得低于0.90。

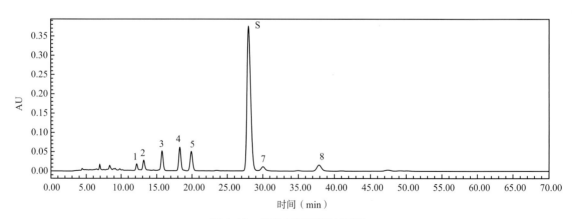

图 4-10　丹参多酚酸指纹图谱

注：1——丹酚酸D，2——紫草酸异构体，3——丹酚酸E，4——迷迭香酸，5——紫草酸，S——丹酚酸B，7——丹酚酸B异构体，8——丹酚酸Y。本图采用 Waters e2695-2489 高效液相色谱仪测定，色谱柱为 Agilent Eclipse Plus C18（4.6×250 mm，5 μm），工作站 Empower2，积分参数为峰宽30、阈值20、积分类型峰谷到峰谷，分析时间 70 min。

5. 方法学考察

（1）日内精密度考察

取同一批丹参多酚酸适量，1份，精密称定，按照"供试品溶液的制备"项下供试品溶液的制备方法和"色谱条件"项下色谱条件进行测定，连续进样6针，用计算机相似度处理软件"中药色谱指纹图谱相似度评价系统"（中国药典会出版，版本2012.1）生成对照图谱，计算相似度，比较6针的相似度。具体结果见表4-32。

表 4-32　日内精密度相似度结果

	精密度 1	精密度 2	精密度 3	精密度 4	精密度 5	精密度 6	对照指纹图谱
精密度 1	1.000	1.000	1.000	1.000	1.000	1.000	1.000
精密度 2	1.000	1.000	1.000	1.000	1.000	1.000	1.000
精密度 3	1.000	1.000	1.000	1.000	1.000	1.000	1.000
精密度 4	1.000	1.000	1.000	1.000	1.000	1.000	1.000
精密度 5	1.000	1.000	1.000	1.000	1.000	1.000	1.000
精密度 6	1.000	1.000	1.000	1.000	1.000	1.000	1.000
对照指纹图谱	1.000	1.000	1.000	1.000	1.000	1.000	1.000

结果表明：连续进样6针所得指纹图谱的相似度均为1.000，方法色谱系统稳定性比较好。

（2）日间精密度考察

取同一批丹参多酚酸样品1份，精密称定，按照"供试品溶液的制备"项下供试品溶液的制备方法和"色谱条件"项下色谱条件进行测定。样品冷藏保存，每日取供试品溶液适量，进样分析，共考察7 d。用计算机相似度处理软件"中药色谱指纹图谱相似度评价系统"（中国药典会出版，版本2012.1）生成对照图谱，计算相似度，比较7 d的相似度。具体结果见表4-33。

表 4-33　日间精密度相似度结果

	1	2	3	4	5	6	7	对照指纹图谱
日间精密度 1	1.000	1.000	1.000	0.999	0.999	0.999	0.999	1.000
日间精密度 2	1.000	1.000	1.000	0.999	0.999	0.999	0.998	1.000
日间精密度 3	1.000	1.000	1.000	0.999	0.999	0.999	0.999	1.000
日间精密度 4	0.999	0.999	0.999	1.000	0.999	0.999	0.999	1.000
日间精密度 5	0.999	0.999	0.999	0.999	1.000	0.998	0.998	0.999
日间精密度 6	0.999	0.999	0.999	0.999	0.998	1.000	0.999	1.000
日间精密度 7	0.999	0.998	0.999	0.999	0.998	0.999	1.000	0.999
对照指纹图谱	1.000	1.000	1.000	1.000	0.999	1.000	0.999	1.000

结果表明：所有指纹图谱的相似度均在0.99以上，本方法日间精密度比较好。

（3）重现性考察

同一批丹参多酚酸6份，精密称定，按照"供试品溶液的制备"项下供试品溶液的制备方法和"色谱条件"项下色谱条件进行测定，每份样品进1针，用计算机相似度处理软件"中药色谱指纹图谱相似度评价系统"（中国药典会出版，版本2012.1），计算相似度，比较6份的相似度。具体结果见表4-34。

表4-34　重现性相似度结果

	重复性1	重复性2	重复性3	重复性4	重复性5	重复性6	对照指纹图谱
重复性1	1.000	1.000	1.000	1.000	1.000	0.999	1.000
重复性2	1.000	1.000	0.999	0.999	0.999	1.000	1.000
重复性3	1.000	0.999	1.000	1.000	1.000	1.000	1.000
重复性4	1.000	0.999	1.000	1.000	1.000	0.999	1.000
重复性5	1.000	0.999	1.000	1.000	1.000	0.999	1.000
重复性6	0.999	1.000	1.000	0.999	0.999	1.000	1.000
对照指纹图谱	1.000	1.000	1.000	1.000	1.000	1.000	1.000

结果表明：所有指纹图谱的相似度均在0.99以上，本方法重现性比较好。

（4）溶液稳定性考察

同一批丹参多酚酸1份，精密称定，按照"供试品溶液的制备"项下供试品溶液的制备方法和"色谱条件"项下色谱条件进行测定，在不同时间进样分析。用计算机相似度处理软件"中药色谱指纹图谱相似度评价系统"（中国药典会出版，版本2012.1）生成对照图谱，计算相似度，比较不同时间的相似度。具体结果见表4-35。

表4-35　溶液稳定性相似度结果

	0 h	6 h	10.5 h	14 h	17.5 h	21 h	24.5 h	对照指纹图谱
稳定性 0 h	1.000	1.000	1.000	1.000	1.000	1.000	1.000	1.000
稳定性 6 h	1.000	1.000	1.000	1.000	1.000	1.000	1.000	1.000
稳定性 10.5 h	1.000	1.000	1.000	1.000	1.000	1.000	1.000	1.000
稳定性 14 h	1.000	1.000	1.000	1.000	1.000	1.000	1.000	1.000
稳定性 17.5 h	1.000	1.000	1.000	1.000	1.000	1.000	1.000	1.000
稳定性 21 h	1.000	1.000	1.000	1.000	1.000	1.000	1.000	1.000
稳定性 24.5 h	1.000	1.000	1.000	1.000	1.000	1.000	1.000	1.000
对照指纹图谱	1.000	1.000	1.000	1.000	0.999	1.000	0.999	1.000

结果表明：所有指纹图谱的相似度均为1.000，溶液在24 h内比较稳定。

6. 指纹图谱的测定

收集从2005年临床研究用样品至今的共76批生产批次，考虑不同人员、不同仪器、不同实验室因素对指纹图谱测定的影响，76批样品共测定150张图谱，采用峰谷到峰谷积分类型，屏蔽丹酚酸B峰后，对峰面积值高于丹酚酸B参照物溶液峰面积0.2%的色谱峰进行积分，按中药色谱指纹图谱相似度评价系统全谱峰匹配，生成对照图谱，作为丹参多酚酸指纹图谱的标准图谱。具体图谱见图4-11。

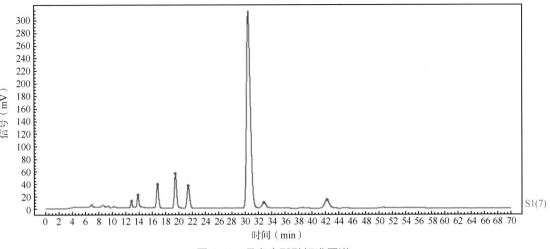

图 4-11　丹参多酚酸标准图谱

7. 相似度评价

利用"中药色谱指纹图谱相似度评价系统"计算软件，将测定用15批样品的指纹图谱与标准图谱匹配，进行相似度评价，结果见表4-36。

表 4-36　15批丹参多酚酸提取物新方法相似度测定结果

批号	相似度	批号	相似度	批号	相似度
S001	0.943	S006	0.973	S011	0.988
S002	0.960	S007	0.973	S012	0.980
S003	0.944	S008	0.975	S013	0.960
S004	0.967	S009	0.968	S014	0.956
S005	0.968	S010	0.994	S015	0.993

结果表明，15批丹参多酚酸提取物指纹图谱相似度均大于0.9，不同批次丹参多酚酸提取物具有较好的一致性。

二、丹参多酚酸多指标成分含量测定研究

（一）实验材料

1. 仪器与试剂

Waters e2695-2489型高效液相色谱仪、Agilent 1260型高效液相色谱仪、XS105DU型十万分之一电子天平、XPE 26型百万分之一电子分析天平、甲醇（色谱纯）、乙腈（色谱纯）、磷酸（色谱纯）、四氢呋喃（色谱纯）、甲酸（色谱纯）、超纯水。

2. 试药

丹参多酚酸（天津天士力之骄药业有限公司）、迷迭香酸（批号111871-201505，中国食品药品检定研究院）、紫草酸（批号20130908，天津马克生物技术有限公司）、丹酚酸B（批号111562-201615，中国食品药品检定研究院）、丹酚酸Y（自制）。

（二）方法与结果

1. 对照品溶液制备

（1）外标法方法学验证所用对照品

1）丹酚酸B对照品溶液制备：取丹酚酸B对照品适量，精密称定，加乙腈—0.05%磷酸水（22：78）制成每1 mL含丹酚酸B约为0.3 mg的溶液，摇匀，即得。

2）迷迭香酸对照品溶液制备：取迷迭香酸对照品适量，精密称定，加乙腈—0.05%磷酸水（22：78）制成每1 mL含迷迭香酸约为0.03 mg的溶液，摇匀，即得。

3）紫草酸和丹酚酸Y混合对照品溶液制备：取紫草酸、丹酚酸Y对照品适量，精密称定，加乙腈—0.05%磷酸水（22：78）制成每1 mL含紫草酸、丹酚酸Y各0.03 mg的对照品溶液，作为紫草酸和丹酚酸Y混合对照品溶液，摇匀，即得。

（2）相对校正因子测定所用对照品

1）丹酚酸B对照品溶液制备：取丹酚酸B对照品适量，精密称定，加乙腈—0.05%磷酸水（22：78）制成每1 mL含丹酚酸B约为1 mg的溶液，作为丹酚酸B对照品储备液。精密吸取丹酚酸B对照品储备液适量，加乙腈—0.05%磷酸水（22：78）逐级稀释成丹酚酸B浓度为0.5 mg/mL、0.3 mg/mL、0.06 mg/mL、0.03 mg/mL、0.01 mg/mL系列浓度的对照品溶液。

2）迷迭香酸对照品溶液制备：同"1）丹酚酸B对照品溶液制备"。

3）紫草酸和丹酚酸Y混合对照品溶液制备：同"1）丹酚酸B对照品溶液制备"。

2. 供试品溶液的制备

（1）丹参多酚酸

取本品30 mg，精密称定，置于50 mL量瓶中，加乙腈—0.05%磷酸水（22：78）溶解并稀释制成每1 mL中约含0.6 mg的溶液，摇匀，即得。

（2）空白溶液的制备

乙腈—0.05%磷酸水（22：78）。

（3）空白辅料的制备

取18 mg辅料，精密称定，置于100 mL棕色量瓶中，用乙腈—0.05%磷酸水（22：78）定容，摇匀，即得。

3. 色谱条件与系统适用性试验

（1）色谱条件

色谱柱Agilent Eclipse Plus C18（4.6 mm×250 mm，5 μm），流动相A相为0.4%甲酸溶液，B相为乙腈—2%甲醇—2%四氢呋喃，柱温28℃，流速0.9 mL/min，检测波长288 nm，进样体积10 μL。梯度洗脱洗脱程序见表4-37。

表 4-37　流动相洗脱梯度表

时间（min）	流速（mL/min）	A（%）	B（%）
0	0.9	81	19
30	0.9	78.5	21.5
35	0.9	75	25
45	0.9	75	25
50	0.9	5	95
60	0.9	60	40
65	0.9	81	19
70	0.9	81	19

（2）系统适用性试验

取丹酚酸B对照品溶液（浓度0.3 mg/mL），按上述条件进样测定，连续进样6针，进行分析。采用"方法学考察"项下得到的任一样品图谱，进行理论板数的计算。6针丹酚酸B对照品峰面积RSD %≤2.0%，理论板数＞5000，样品中丹酚酸B、迷迭香酸、紫草酸、丹酚酸Y四成分的分离度均大于1.5，理论塔板数按迷迭香酸计算不低于10000。

4. 方法学考察

（1）专属性考察

按照上述条件配制空白溶液及空白辅料，迷迭香酸（0.03 mg/mL）、紫草酸（0.03 mg/mL）、丹酚酸B（0.3 mg/mL）、丹酚酸Y（0.03 mg/mL）单标对照品溶液，提取物供试品溶液进样测试。结果显示空白溶液及空白辅料在对照品色谱峰位置均未出峰，对供试品待测成分无干扰。

（2）线性关系考察

精密吸取混合对照品储备液，分别制成7个不同质量浓度的对照品溶液，按上述色谱条件进行测定。记录相应的峰面积，以峰面积为纵坐标（Y），对照品质量浓度为横坐标（X），绘制标准曲线并进行回归计算。4个成分的线性回归方程见表4-38。

表 4-38　线性和范围结果

成分	线性方程	R^2	线性范围（mg/mL）
迷迭香酸	$Y = 47751998.25X - 2875.9$	0.9996	$0.0015 \sim 0.0607$
紫草酸	$Y = 33230188.04X - 1010.9$	0.9997	$0.0015 \sim 0.0604$
丹酚酸B	$Y = 29831073.08X - 78932.7$	0.9999	$0.0046 \sim 0.6071$
丹酚酸Y	$Y = 26884073.14X - 1988.3$	0.9997	$0.0015 \sim 0.0612$

结果表明：四成分在各自浓度范围内线性关系良好。

（3）中间精密度试验

取同一批丹参多酚酸，按照确定的供试品溶液的制备方法和色谱条件，分别由不同人员在同一台仪器，同一人员在不同仪器进样测定，计算不同人员、不同仪器各测定成分含量的RSD。结果见表4-39、表4-40。

表4-39　中间精密度测试结果（不同人员）

| 成分 | 含量（%） | | | | RSD（%） |
	人员 A		人员 B		
迷迭香酸	3.38	3.39	3.41	3.40	0.4
紫草酸	4.70	4.75	4.77	4.74	0.6
丹酚酸 B	51.48	51.67	52.14	51.88	0.6
丹酚酸 Y	3.25	3.25	3.26	3.30	0.8

表4-40　中间精密度测试结果（不同仪器）

| 成分 | 含量（%） | | | | RSD（%） |
	Waters		Agilent		
迷迭香酸	3.37	3.38	3.38	3.39	0.2
紫草酸	4.53	4.55	4.70	4.75	2.4
丹酚酸 B	50.29	50.54	51.48	51.67	1.3
丹酚酸 Y	3.06	3.08	3.25	3.25	3.3

结果表明：不同人员在同一台仪器（Agilent），提取物中四种成分含量RSD≤2.0%；同一人员在不同仪器（Agilent及Waters），提取物中丹酚酸Y含量RSD为3.3%（在5.0%范围内），是由于该方法在不同仪器上对丹酚酸Y分离效果不同造成的差异。

（4）重复性试验

取同一批丹参多酚酸，分别精密称取6份，按照"供试品溶液的制备"和"色谱条件与系统适用性试验"项下色谱条件进行测定，考察重复性。记录迷迭香酸、紫草酸、丹酚酸B、丹酚酸Y4个化合物的色谱峰面积，并计算各含量的RSD（%）。结果见表4-41。

表4-41　重复性试验结果（$n = 6$）

| 成分 | 含量（%） | | | | | | RSD（%） |
	1	2	3	4	5	6	
迷迭香酸	3.17	3.10	3.15	3.15	3.13	3.14	0.9
紫草酸	4.51	4.41	4.51	4.49	4.50	4.49	0.8
丹酚酸 B	52.65	51.65	52.63	52.60	52.42	52.69	0.7
丹酚酸 Y	3.09	3.04	3.07	3.08	3.07	3.07	0.8

结果表明，供试品色谱图中迷迭香酸、紫草酸、丹酚酸B和丹酚酸Y4个化合物的含量RSD均小于2.0%，本方法重复性良好。

（5）稳定性试验

取"2、供试品溶液的制备"项下配制的供试品溶液，密闭，放置于室温，分别在0 h、6 h、12 h、18 h、24 h、30 h、36 h时间间隔下，按"色谱条件与系统适用性试验"项下色谱条件进行分析，记录丹酚酸B、紫草酸、迷迭香酸、丹酚酸Y4个化合物的色谱峰面积，计算峰面积RSD（%），结果见表4-42。

表 4-42　稳定性试验结果

| 成分 | 各个时间点峰面积值 | | | | | | | RSD（%） |
	0 h	6 h	12 h	18 h	24 h	30 h	36 h	
迷迭香酸	426733	430139	432510	429187	434224	435275	434896	0.8
紫草酸	399163	401255	402529	401906	404678	404979	405448	0.6
丹酚酸 B	4155004	4167771	4165331	4168374	4183721	4186034	4185017	0.3
丹酚酸 Y	217848	218907	218917	218464	219863	220020	219760	0.4

结果表明，供试品溶液放置36 h，迷迭香酸、紫草酸、丹酚酸B、丹酚酸Y4个化合物的峰面积RSD均≤2.0%，供试品溶液室温放置36 h之内稳定性良好。

（6）加样回收率

按照"供试品溶液的制备"项下配制供试品溶液，精密吸取上述溶液2 mL，置于5 mL量瓶中，分别精密加入丹酚酸B、迷迭香酸，紫草酸和丹酚酸Y对照品储备液适量，配成浓度为标准溶液含量50%、100%、160%的溶液，每个浓度3份，共9份，然后用初始流动相定容，作为低、中、高三个浓度的供试品溶液，计算回收率和RSD（%）。结果见表4-43。

表 4-43　加样回收率试验结果

| 成分 | 各成分回收率（%） | | | | | | | | | 平均值（%） | RSD（%） |
	L-1	L-2	L-3	M-1	M-2	M-3	H-1	H-2	H-3		
迷迭香酸	100	100	98	100	101	101	97	100	99	100	1.4
紫草酸	93	94	92	100	100	99	102	104	104	99	4.6
丹酚酸 B	96	97	95	101	100	100	103	103	103	100	3.0
丹酚酸 Y	95	95	94	100	100	99	101	103	103	99	3.4

结果表明，供试品中迷迭香酸、紫草酸、丹酚酸B、丹酚酸Y4个化合物的回收率均在92%～105%范围内，RSD≤5.0%。本品加样回收率良好。

（7）耐用性测试

取同一批丹参多酚酸，通过调整色谱柱（使用同一型号不同序列号三根，不同型号色谱柱两根），流速±0.1，柱温±2℃，流动相pH，有机相组成（2个不同人员配制）考察耐用性。结果见表4-44～表4-48。

表 4-44　不同色谱柱耐用性结果

成分	含量（%）				RSD（%）
	USUXA19854	ZORBAXSB-C18	USUXA11460	USUXA11555	
迷迭香酸	3.26	3.26	3.19	3.21	1.1
紫草酸	4.35	4.57	4.62	4.61	2.7
丹酚酸 B	50.15	51.34	49.89	49.50	1.6
丹酚酸 Y	2.91	2.99	3.04	3.03	2.1

表 4-45　不同流速耐用性结果

成分	含量（%）			RSD（%）
	0.8 mL/min	0.9 mL/min	1.0 mL/min	
迷迭香酸	3.10	3.03	3.06	1.1
紫草酸	4.39	4.34	4.37	0.5
丹酚酸 B	51.80	52.94	51.64	1.4
丹酚酸 Y	3.03	2.94	2.57	8.5

表 4-46　不同柱温耐用性结果

成分	含量（%）			RSD（%）
	26℃	28℃	30℃	
迷迭香酸	3.21	3.23	3.20	0.5
紫草酸	4.41	4.50	4.56	1.7
丹酚酸 B	49.43	49.76	49.08	0.7
丹酚酸 Y	3.09	3.07	3.08	0.4

表 4-47　不同流动相（水相）耐用性结果

成分	含量（%）			RSD（%）
	0.3% 甲酸水	0.4% 甲酸水	0.5% 甲酸水	
迷迭香酸	3.21	3.23	3.20	0.6
紫草酸	4.50	4.50	4.49	0.2
丹酚酸 B	49.14	49.76	49.46	0.6
丹酚酸 Y	3.12	3.07	3.14	1.1

表 4-48　不同人员耐用性结果

成分	含量（%）		RSD（%）
	人员 1	人员 2	
迷迭香酸	3.23	3.14	2.0
紫草酸	4.50	4.57	1.0
丹酚酸 B	49.76	49.24	0.7
丹酚酸 Y	3.07	3.13	1.4

　　结果表明，不同流速对丹酚酸 Y 含量结果影响较大，含量 RSD（%）超过 5.0%；其余条件耐用性测试结果含量 RSD% 均≤5.0%。

5. 相对校正因子的确定

由于丹酚酸 B 对照品易得且稳定性好，出峰位置在迷迭香酸、紫草酸、丹酚酸 Y 中间，故选丹酚酸 B 做参照成分。相对校正因子采用浓度平均值法求得，配制一系列浓度的参照成分及待测成分的对照品溶液，注入液相色谱仪，按照公式⑥计算多个值，再求其算数平均值即得。

$$f_{si} = \frac{f_s}{f_f} = \frac{A_s/C_s}{A_i/C_i} \qquad ⑥$$

式中，f_{si} 为内参物 s 对待测成分 i 的校正因子，A_s 为内参物对照品 s 峰面积或峰高，C_s 为内参物对照品 s 浓度，A_i 为某待测成分对照品 i 峰面积或峰高，C_i 为某待测成分对照品 i 浓度。

（1）相对校正因子的测定

配制浓度为 0.5 mg/mL、0.3 mg/mL、0.06 mg/mL、0.03 mg/mL、0.01 mg/mL 的丹酚酸 B 对照品溶液，0.03 mg/mL 迷迭香酸对照品溶液，0.03 mg/mL 紫草酸、0.03 mg/mL 丹酚酸 Y 的混合对照品溶液，以"色谱条件与系统适用性"项下色谱条件测定，记录峰面积及保留时间，以丹酚酸 B 作为内参物，不同浓度分别计算迷迭香酸、紫草酸、丹酚酸 Y 相对校正因子，求其平均值。不同人员（3 名人员）各配制一份，分别在不同仪器（三台）、相同型号不同序列号色谱柱（三根）上进行测定，计算相对校正因子、相对保留时间。不同人员配制、不同仪器测定校正因子结果见表 4-49。

表 4-49　校正因子结果汇总

不同人员	$f_{迷迭香酸/丹B}$			$f_{紫草酸/丹B}$			$f_{丹Y/丹B}$		
	Agilent	Waters（1）	Waters（2）	Agilent	Waters（1）	Waters（2）	Agilent	Waters（1）	Waters（2）
人员 A	0.6246	0.6225	0.6046	0.9042	0.9068	0.8810	1.0998	1.0963	1.0802
	0.6236	0.6261	0.6020	0.9027	0.9120	0.8773	1.0980	1.1026	1.0756
	0.6090	0.5995	0.5941	0.8817	0.8733	0.8656	1.0724	1.0558	1.0613
	0.5922	0.5796	0.5761	0.8573	0.8443	0.8395	1.0427	1.0208	1.0293
	0.5811	0.5705	0.5709	0.8413	0.8310	0.8319	1.0233	1.0047	1.0200
人员 B	0.6685	0.6559	0.6535	0.9316	0.9287	0.9102	1.1266	1.1177	1.1135
	0.6687	0.6528	0.6466	0.9319	0.9243	0.9006	1.1269	1.1124	1.1018
	0.6504	0.6360	0.6375	0.9064	0.9004	0.8879	1.0961	1.0837	1.0862
	0.6049	0.5898	0.5887	0.8430	0.8351	0.8200	1.0194	1.0051	1.0031
	0.6126	0.5972	0.6059	0.8537	0.8455	0.8439	1.0324	1.0177	1.0324
人员 C	0.6245	0.6189	0.6042	0.9174	0.9184	0.8928	1.1174	1.1150	1.1004
	0.6186	0.6093	0.6016	0.9088	0.9042	0.8890	1.1070	1.0977	1.0957
	0.6121	0.6023	0.5974	0.8992	0.8938	0.8827	1.0953	1.0851	1.0880
	0.5955	0.5824	0.5831	0.8749	0.8643	0.8617	1.0656	1.0493	1.0621
	0.5934	0.5829	0.5839	0.8718	0.8651	0.8628	1.0619	1.0503	1.0635
平均值	0.6186	0.6084	0.6033	0.8884	0.8832	0.8698	1.0790	1.0676	1.0675
校正因子	0.6101			0.8805			1.0714		
RSD（%）	1.3			1.1			0.6		

结果表明，3名人员、3台仪器测定相对校正因子RSD％结果均≤5.0％。

（2）相对校正因子耐用性考察

待测成分相对校正因子和相对保留时间耐用性是指在测定条件有小的变动时，相对校正因子对影响的承受程度。为使所建立的待测成分的相对校正因子、相对保留时间能用于常规检验，应对待测成分相对校正因子的耐用性进行全面的考察。

本实验考察了不同检测波长、不同流速、不同色谱柱、不同流动相pH、不同人员配制流动相、不同色谱柱温度、不同仪器（同一色谱柱）对于待测成分相对校正因子的影响。具体数值见表4-50～表4-56。

表4-50 不同波长对于校正因子影响结果

波长（nm）	$f_{迷迭香酸/丹B}$	$f_{紫草酸/丹B}$	$f_{丹Y/丹B}$
286	0.6139	0.8847	1.0698
288	0.5895	0.8591	1.0533
290	0.5625	0.8346	1.0589
平均值	0.5886	0.8595	1.0606
RSD（%）	4.4	2.9	0.8

表4-51 不同流速对于校正因子影响结果

流速（mL/min）	$f_{迷迭香酸/丹B}$	$f_{紫草酸/丹B}$	$f_{丹Y/丹B}$
0.8	0.6035	0.9184	1.1168
0.9	0.6008	0.9170	1.1136
1.0	0.5986	0.9149	1.1127
平均值	0.6010	0.9168	1.1144
RSD（%）	0.4	0.2	0.2

表4-52 不同色谱柱对于校正因子影响结果

色谱柱	$f_{迷迭香酸/丹B}$	$f_{紫草酸/丹B}$	$f_{丹Y/丹B}$
USUXA19854	0.5997	0.8735	1.0561
USUXA11460	0.5928	0.9142	1.1157
USUXA11555	0.5920	0.9015	1.1073
USCL071289	0.6030	0.8962	1.0948
平均值	0.5969	0.8964	1.0935
RSD（%）	0.9	1.9	2.4

表4-53 不同流动相pH对于校正因子影响结果

流动相pH	$f_{迷迭香酸/丹B}$	$f_{紫草酸/丹B}$	$f_{丹Y/丹B}$
0.3% 甲酸	0.6240	0.8910	1.0777
0.4% 甲酸	0.6410	0.8933	1.0803
0.5% 甲酸	0.6234	0.8909	1.0811
平均值	0.6295	0.8917	1.0797
RSD（%）	1.6	0.2	0.2

表 4-54 不同人员配制流动相对于校正因子影响结果

不同人员	$f_{迷迭香酸/丹B}$	$f_{紫草酸/丹B}$	$f_{丹Y/丹B}$
人员 1	0.6061	0.8774	1.0672
人员 2	0.6166	0.9007	1.0966
平均值	0.6113	0.8891	1.0819
RSD（%）	−0.9	−1.3	−1.4

表 4-55 不同色谱柱温度对于校正因子影响结果

柱温（℃）	$f_{迷迭香酸/丹B}$	$f_{紫草酸/丹B}$	$f_{丹Y/丹B}$
26	0.6199	0.9039	1.0989
28	0.6166	0.9007	1.0966
30	0.6182	0.9033	1.0997
平均值	0.6182	0.9026	1.0984
RSD（%）	0.3	0.2	0.2

表 4-56 不同仪器对于校正因子影响结果

仪器	$f_{迷迭香酸/丹B}$	$f_{紫草酸/丹B}$	$f_{丹Y/丹B}$
Waters-1	0.5997	0.8735	1.0561
Waters-2	0.5938	0.8673	1.0579
Agilent	0.6008	0.9107	1.1136
平均值	0.5981	0.8859	1.0758
RSD（%）	0.6	3.1	3.0

结果表明，290 nm波长对迷迭香酸、紫草酸校正因子测定结果影响较大；不同流速、不同色谱柱、不同流动相pH、不同人员配制流动相、不同色谱柱温度、不同仪器（同一色谱柱）对校正因子测定结果影响较小（RSD均≤5.0%）。

（3）相对校正因子的制定

根据不同因素下对相对校正因子的考察，扣除影响因素偏差较大条件（波长290 nm）数据以及重复引用数据，计算出多个值，分别求其算术平均值即得。具体结果见表4-57。根据以上考察结果，最终确定$f_{迷迭香酸/丹B}=0.61$、$f_{紫草酸/丹B}=0.89$、$f_{丹Y/丹B}=1.09$。

表 4-57 相对校正因子的制定

因素	测定条件	迷迭香酸	紫草酸	丹酚酸 Y
3 名人员 3 台仪器测定结果	Agilent- 色谱柱 11460- 人员 1	0.6061	0.8774	1.0672
	Agilent- 色谱柱 11460- 人员 2	0.6410	0.8933	1.0803
	Agilent- 色谱柱 11460- 人员 3	0.6088	0.8944	1.0894
	Waters C030036- 色谱柱 19854- 人员 1	0.5997	0.8735	1.0561
	Waters C030036- 色谱柱 19854- 人员 2	0.6264	0.8868	1.0673
	Waters C030036- 色谱柱 19854- 人员 3	0.5992	0.8892	1.0795
	Waters C030016- 色谱柱 11555- 人员 1	0.5895	0.8591	1.0533
	Waters C030016- 色谱柱 11555- 人员 2	0.6264	0.8725	1.0674
	Waters C030016- 色谱柱 11555- 人员 3	0.5940	0.8778	1.0819

因素	测定条件	迷迭香酸	紫草酸	丹酚酸 Y
不同色谱柱	Agilent ZORBAX SB C18（USCL071289）	0.6030	0.8962	1.0948
	Agilent Eclipse Plus C18（USUXA11460）	0.5928	0.9142	1.1157
	Agilent Eclipse Plus C18（USUXA11555）	0.5920	0.9015	1.1073
不同波长	286 nm	0.6139	0.8847	1.0698
不同仪器	Waters HPLC	0.5938	0.8673	1.0579
不同柱温	26℃	0.6199	0.9039	1.0989
	28℃	0.6166	0.9007	1.0966
	30℃	0.6182	0.9033	1.0997
不同流速	0.8 mL/min	0.6035	0.9184	1.1168
	0.9 mL/min	0.6008	0.9170	1.1136
	1.0 mL/min	0.5986	0.9149	1.1127
不同水相	0.3% 甲酸	0.6240	0.8910	1.0777
	0.5% 甲酸	0.6234	0.8909	1.0811
平均值	—	0.61	0.89	1.09

6. 相对保留时间的制定

（1）相对保留时间的测定

另配制一份混合对照品溶液（丹酚酸 B 为 0.3 mg/mL、迷迭香酸为 0.03 mg/mL、紫草酸为 0.03 mg/mL、丹酚酸 Y 为 0.03 mg/mL）用于相对保留时间的测定。以丹酚酸 B 对照品作为内参物对照品，计算迷迭香酸、紫草酸、丹酚酸 Y 相对于丹酚酸 B 的相对保留时间。结果见表 4-58。

表 4-58　相对保留时间（RRT）结果汇总

仪器	RRT迷迭香酸/丹B	RRT紫草酸/丹B	RRT丹Y/丹B
Agilent	0.640	0.744	1.138
Waters-1	0.653	0.758	1.139
Waters-2	0.641	0.747	1.139
平均值	0.645	0.749	1.139

（2）相对保留时间耐用性

本实验考察了不同检测波长、不同流速、不同色谱柱、不同流动相 pH、不同人员配制流动相、不同色谱柱温度、不同仪器（同一色谱柱）对于待测成分相对校正因子的影响。具体数值见表 4-59～表 4-65。

表 4-59　不同波长对于相对保留时间影响结果

波长（nm）	$f_{迷迭香酸/丹B}$	$f_{紫草酸/丹B}$	$f_{丹Y/丹B}$
286	0.649	0.758	1.134
288	0.641	0.747	1.139
290	0.644	0.750	1.136
平均值	0.645	0.752	1.136

表 4-60　不同流速对于相对保留时间影响结果

流速	$f_{迷迭香酸/丹B}$	$f_{紫草酸/丹B}$	$f_{丹Y/丹B}$
0.8 mL/min	0.678	0.779	1.136
0.9 mL/min	0.648	0.749	1.142
1.0 mL/min	0.628	0.730	1.165
平均值	0.652	0.753	1.147

表 4-61　不同色谱柱对于相对保留时间影响结果

色谱柱	$f_{迷迭香酸/丹B}$	$f_{紫草酸/丹B}$	$f_{丹Y/丹B}$
USUXA19854	0.653	0.758	1.139
USUXA11460	0.645	0.753	1.134
USUXA11555	0.643	0.749	1.136
USCL071289	0.638	0.744	1.137
平均值	0.645	0.751	1.136

表 4-62　不同流动相 pH 对于相对保留时间影响结果

流动相 pH	$f_{迷迭香酸/丹B}$	$f_{紫草酸/丹B}$	$f_{丹Y/丹B}$
0.3% 甲酸	0.640	0.744	1.142
0.4% 甲酸	0.640	0.744	1.138
0.5% 甲酸	0.638	0.741	1.141
平均值	0.639	0.743	1.140

表 4-63　不同人员配制流动相对于相对保留时间影响结果

不同人员	$f_{迷迭香酸/丹B}$	$f_{紫草酸/丹B}$	$f_{丹Y/丹B}$
人员 1	0.640	0.744	1.138
人员 2	0.640	0.745	1.138
平均值	0.640	0.744	1.138

表 4-64　不同色谱柱温度对于相对保留时间影响结果

柱温	$f_{迷迭香酸/丹B}$	$f_{紫草酸/丹B}$	$f_{丹Y/丹B}$
26℃	0.650	0.758	1.133
28℃	0.640	0.745	1.138
30℃	0.635	0.736	1.149
平均值	0.642	0.746	1.140

表 4-65　不同仪器对于相对保留时间影响结果

仪器	$f_{迷迭香酸/丹B}$	$f_{紫草酸/丹B}$	$f_{丹Y/丹B}$
Waters-1	0.653	0.758	1.139
Waters-2	0.658	0.764	1.138
Agilent	0.648	0.749	1.142
平均值	0.653	0.757	1.140

（3）相对保留时间的制定

根据不同因素下对相对校正因子的考察，扣除影响因素偏差较大条件（波长290 nm）数据以及重复引用数据，计算出多个值，分别求其算术平均值即得。具体结果见表4-66。根据以上考察结果，最终确定各成分间的相对保留时间的波动范围，分别为$t_{迷迭香酸/丹B} = 0.628 \sim 0.678$ min、$t_{紫草酸/丹B} = 0.730 \sim 0.779$ min、$t_{丹Y/丹B} = 1.133 \sim 1.165$ min。

表 4-66　相对保留时间的制定

因素	测定条件	迷迭香酸	紫草酸	丹酚酸 Y
3 台仪器测定结果	Agilent 1260 HPLC	0.640	0.744	1.138
	Waters HPLC-1	0.653	0.758	1.139
	Waters HPLC-2	0.641	0.747	1.139
不同色谱柱	Agilent ZORBAX SB C18（USCL071289）	0.638	0.744	1.137
	Agilent Eclipse Plus C18（USUXA11460）	0.645	0.753	1.134
	Agilent Eclipse Plus C18（USUXA11555）	0.643	0.749	1.136
不同波长	286 nm	0.649	0.758	1.134
	290 nm	0.644	0.750	1.136
不同仪器	Waters HPLC	0.658	0.764	1.138
不同柱温	26℃	0.650	0.758	1.133
	28℃	0.640	0.745	1.138
	30℃	0.635	0.736	1.149
不同流速	0.8 mL/min	0.678	0.779	1.136
	0.9 mL/min	0.648	0.749	1.142
	1.0 mL/min	0.628	0.730	1.165
不同水相	0.3% 甲酸	0.640	0.744	1.142
	0.5% 甲酸	0.638	0.741	1.141
平均值	—	0.645	0.750	1.140
波动范围	—	0.628 ～ 0.678	0.730 ～ 0.779	1.133 ～ 1.165

7. 样品测定

分别对26批提取物进行含量测定，根据外标法和相对校正因子法，分别计算迷迭香酸、紫草酸、丹酚酸Y含量，为制定相应限度提供依据。具体结果见表4-67。结果表明，使用外标法、相对校正因子方法分别计算迷迭香酸、紫草酸、丹酚酸Y三种成分含量，相对偏差均在2%以内，说明两种方法无显著性差异，一测多评方法可以应用到丹参多酚酸中迷迭香酸、紫草酸、丹酚酸Y含量测定。

表 4-67　丹参多酚酸含量测定结果

样品批号	迷迭香酸（%）			紫草酸（%）			丹酚酸 Y（%）			丹酚酸 B（%）
	外标法	QAMS	相对偏差	外标法	QAMS	相对偏差	外标法	QAMS	相对偏差	外标法
S001	3.66	3.58	1.11	4.36	4.23	1.50	3.22	3.16	0.95	51.96
S002	3.34	3.27	1.11	4.49	4.35	1.50	3.29	3.23	0.95	51.32

续表

| 样品批号 | 迷迭香酸（%） | | | 紫草酸（%） | | | 丹酚酸 Y（%） | | | 丹酚酸 B（%） |
	外标法	QAMS	相对偏差	外标法	QAMS	相对偏差	外标法	QAMS	相对偏差	外标法
S003	3.50	3.42	1.11	4.35	4.22	1.50	3.55	3.49	0.95	51.54
S004	3.59	3.52	1.11	4.22	4.10	1.50	3.17	3.11	0.95	52.24
S005	3.54	3.46	1.11	4.48	4.35	1.50	3.12	3.06	0.95	54.45
S006	3.23	3.16	1.11	4.30	4.18	1.50	3.08	3.02	0.95	53.31
S007	3.12	3.05	1.11	4.07	3.95	1.50	3.17	3.11	0.95	57.32
S008	2.89	2.82	1.11	4.15	4.02	1.50	3.11	3.05	0.95	52.96
S009	3.20	3.13	1.11	4.29	4.17	1.50	3.62	3.55	0.95	58.80
S010	3.21	3.14	1.11	4.13	4.01	1.50	3.23	3.17	0.95	57.56
S011	3.22	3.15	1.11	4.23	4.11	1.50	3.06	3.00	0.95	57.22
S012	3.13	3.06	1.11	4.05	3.94	1.50	2.90	2.84	0.95	57.67
S013	3.22	3.15	1.11	4.06	3.94	1.50	2.81	2.76	0.95	48.99
S014	3.12	3.05	1.11	4.29	4.17	1.50	3.27	3.21	0.95	54.71
S015	3.13	3.06	1.11	4.06	3.94	1.50	3.75	3.68	0.95	56.93
S016	3.27	3.20	1.11	3.94	3.82	1.50	2.97	2.91	0.95	47.29
S017	3.27	3.20	1.11	4.06	3.94	1.50	2.91	2.85	0.95	49.10
S018	3.24	3.17	1.11	4.21	4.08	1.50	2.86	2.81	0.95	49.00
S019	3.22	3.15	1.11	4.41	4.28	1.50	2.88	2.83	0.95	49.15
S020	3.10	3.03	1.11	4.27	4.14	1.50	2.86	2.81	0.95	49.20
S021	3.20	3.13	1.11	4.32	4.19	1.50	2.84	2.79	0.95	49.20
S022	3.14	3.07	1.11	4.38	4.25	1.50	2.91	2.86	0.95	49.19
S023	4.08	3.99	1.11	4.63	4.49	1.50	2.66	2.61	0.95	54.39
S024	4.18	4.09	1.11	4.51	4.37	1.50	2.89	2.84	0.95	54.94
S025	4.45	4.35	1.11	4.50	4.36	1.50	2.58	2.54	0.95	55.91
S026	4.18	4.09	1.11	4.65	4.52	1.50	2.53	2.48	0.95	56.10

三、丹参多酚酸残留溶剂研究

丹参多酚酸由丹参经水提取后，经聚酰胺、AB-8 大孔吸附树脂纯化后得到，过程中使用的有机溶剂有乙醇，因此对丹参多酚酸中的乙醇残留开展了研究，经方法学验证，此方法适用丹参多酚酸中乙醇残留的质量控制。

（一）实验材料

1. 仪器与试剂

Agilent 7890A 型气相色谱仪、超纯水。

2. 试药

丹参多酚酸（天津天士力之骄药业有限公司）。

（二）方法与结果

1. 溶液制备

1）对照品溶液制备：精密称取乙醇标准品210 mg（265.82 μL）至已装有少量水的25 mL干净量瓶中，加水使溶解，定容，摇匀，得到乙醇对照品储备液。精密吸取对照品储备液5 mL于50 mL的量瓶中，用水定容，摇匀，即得。

2）供试品溶液的制备：取丹参多酚酸504 mg，精密称定，置容积为10 mL的顶空取样瓶中，精密加水3 mL，加盖密封，振摇使溶解，即得。

3）空白溶液的制备：移取3 mL水于10 mL顶空瓶中，密封。

2. 色谱条件

色谱柱为毛细管柱DB-624 30 m×0.53 mm×3.0 μm；柱温程序50℃保持5 min，然后以50℃/min的速度升温至150℃，保持3 min，运行时间为11 min；检测器温度250℃；进样口温度200℃；载气 N_2，载气流速4.0 mL/min；分流比40∶1；顶空温度85℃；定量环温度90℃；传输线温度95℃；平衡时间30 min。

3. 专属性与系统适用性试验

（1）专属性试验

考察空白溶液，空白辅料对于检测的影响，分别按照"溶液制备"项下实验方法制备空白溶液。空白溶液、对照品溶液、提取物溶液各进一针。结果表明，空白溶液在对照品色谱峰位置无干扰。

（2）系统适用性确认

按照"溶液制备"项下实验方法配制对照品溶液，连续进样5针，进行分析。采用"专属性与系统适用性试验"项下专属性试验得到的图谱，进行分离度/理论板数的计算。结果表明，5针对照品峰面积的RSD≤2.0%，理论板数＞2000，系统适用性良好。

4. 方法学考察

（1）定量限试验

配制已知低浓度的乙醇对照品溶液，按照"色谱条件"项下方法测定，把对照品溶液测出的信号与空白溶液测试的信号进行比较，以信噪比约10∶1时乙醇对照品的浓度确定为定量限。每份样品进1针。结果表明，乙醇对照品溶液定量限浓度为0.002 mg/mL。

（2）线性关系考察

精密吸取乙醇对照品储备液2.4 μL，0.2 mL，0.5 mL，1.0 mL，1.5 mL，2 mL，4 mL置10 mL量瓶中，用水定容至刻度，配成定量限、0.17 mg/mL、0.42 mg/mL、0.84 mg/mL、

1.26 mg/mL、1.68 mg/mL、3.36 mg/mL 的系列浓度溶液。分别精密吸取 3 mL 各浓度线性溶液至 10 mL 顶空瓶中，密封，进样测定。以进样浓度（X）为横坐标，以乙醇峰面积（Y）为纵坐标，绘制标准曲线。结果见表 4-68。结果表明：乙醇在 0.002～3.356 mg/mL 浓度范围内线性关系良好。

表 4-68　乙醇线性关系

样品编号	1	2	3	4	5	6	7
浓度（mg/mL）	0.002	0.168	0.420	0.839	1.259	1.678	3.356
峰面积	2.4	159.8	399.2	778.8	1190.3	1617.8	3313.8
线性方程				$Y = 987.118X - 22.691$			
相关系数				0.9996			
线性范围				0.002～3.356 mg/mL			

（3）中间精密度试验

取同一批丹参多酚酸，按照"溶液制备"项中供试品溶液的制备方法制备供试品溶液，按照"色谱条件"项下方法测定，分别由 3 名不同人员在同一台仪器以及不同的 3 天进行测定。每份样品进 1 针，计算供试品乙醇残留量的 RSD 值。结果见表 4-69。结果表明不同人员、不同天数测得丹参多酚酸中乙醇残留量的 RSD 均≤5.0%，中间精密度良好。

表 4-69　中间精密度结果

	人员 -1	人员 -2	人员 -3	RSD（%）
乙醇残留量（%）	0.22	0.21	0.22	1.42
	天数 -1	天数 -2	天数 -3	RSD（%）
乙醇残留量（%）	0.205	0.21	0.203	2.29

（4）重复性试验

取同一批丹参多酚酸，按照"溶液制备"项中供试品溶液的制备方法制备 6 份供试品溶液。按照"色谱条件"项中测定法进样测定。每份样品进 1 针，分别计算 6 份供试品乙醇残留量的 RSD 值。结果见表 4-70。结果表明，6 份丹参多酚酸中乙醇残留量的 RSD 均≤5.0%，分析重复性良好。

表 4-70　重复性试验结果（$n = 6$）

	1	2	3	4	5	6	RSD（%）
乙醇残留量（%）	0.189	0.198	0.196	0.204	0.201	0.206	3.090

（5）稳定性试验

按照"溶液制备"项下配制对照品溶液，分别在 0 h、2 h、6 h、8 h、12 h、18 h、24 h进样测定乙醇峰面积；按照"溶液制备"项下配制提取物供试品溶液，分别在 0 h、2 h、6 h、8 h、12 h、18 h、24 h测定乙醇峰面积，进行稳定性实验。每份样品进 1 针。结果见表 4-71。

表 4-71　稳定性试验结果

时间（h）	0	2	6	8	12	18	24	RSD（%）
对照品溶液峰面积	605.5	589.1	603.7	635.6	610.1	627.6	616.4	2.54
供试品溶液峰面积	241.2	247.1	243.6	256.4	245.6	249.0	261.3	2.89

结果表明，对照品及供试品溶液乙醇峰面积RSD均小于等于5.0%，溶液在24 h内比较稳定。

（6）加样回收率试验

取同一批丹参多酚酸，按照"溶液制备"项中供试品溶液的制备方法分别制备2份供试品溶液。取同一批丹参多酚酸，分别精密称取0.5 g，共取9份，分别置于10 mL量瓶中，精密加入对照品储备液0.5 mL、1 mL、1.5 mL，使乙醇残留量为限量的50%、100%、150%，加水定容至刻度，摇匀，精密吸取3 mL置于10 mL的顶空瓶中，密封，分别上样进行检测。每份样品进1针。结果见表4-72。

表 4-72　加样回收率试验结果

样品编号	样品乙醇量（mg）	对照品加入量（mg）	测得总量（mg）	回收率（%）	平均值（%）	RSD（%）
1	1.099	1.26	2.33	97.44	97.07	1.48
2	1.099	1.26	2.33	97.00		
3	1.099	1.26	2.32	96.76		
4	1.099	2.53	3.63	100.01	97.04	
5	1.099	2.53	3.55	96.81		
6	1.099	2.53	3.48	94.34		
7	1.099	3.78	4.93	101.15	99.57	
8	1.099	3.78	4.87	99.72		
9	1.099	3.78	4.80	97.85		

结果表明，9份丹参多酚酸提取物的平均回收率在90%～110%，RSD≤5.0%，方法准确度良好。

（7）耐用性试验

通过调整色谱柱（使用3根编号不同的色谱柱）考察耐用性，每份样品进1针。结果见表4-73。

表 4-73　耐用性试验结果

色谱柱	USB249635H	USB640637H	USF461041H	RSD（%）
乙醇残留量（%）	0.20	0.21	0.20	3.23

结果表明，使用不同编号色谱柱，测得丹参多酚酸中乙醇残留量的RSD均小于等于

5.0%，方法耐用性良好。

通过对不同批次丹参多酚酸的乙醇残留溶剂的检测发现，多批次注射用丹参多酚酸乙醇残留量均符合中国药典残留溶剂＜0.5%的要求，结果如表4-74所示。

表4-74　多批次丹参多酚酸乙醇残留测定结果

样品	乙醇残留率平均值（%）
1	0.06
2	0.25
3	0.10
4	0.46

综上，对丹参多酚酸中乙醇残留溶剂测定方法进行方法学考察，各项指标均符合标准规定，证明所建立的用于乙醇残留溶剂的测定方法适用于丹参多酚酸质量控制的检测要求，其检测数据准确可靠。

四、重金属与有害元素研究

（一）实验材料

1. 仪器与试剂

安捷伦7500CE型电感耦合等离子质谱（ICP-MS）仪、微波消解仪、硝酸（Z0320241 411）、超纯水。

2. 试药

丹参多酚酸（天津天士力之骄药业有限公司）、As对照品（1000 μg/mL，批号213015087，美国AccuStandard公司）、Rh对照品（1000 μg/mL，批号41-525909，美国Alfa Aesar公司）、Ru对照品（1000 μg/mL，批号33-472476C，美国Alfa Aesar公司）、Pb对照品（1000 μg/mL，批号42-576147A，美国Alfa Aesar公司）、Cd对照品（1000 μg/mL，批号33-475139B，美国Alfa Aesar公司）、Os对照品（1000 μg/mL，批号41-529341A，美国Alfa Aesar公司）、Ir对照品（1000 μg/mL，批号13-16239A，美国Alfa Aesar公司）、Pt对照品（1000 μg/mL，批号24-18678P，Alfa Aesar）、Pd对照品（1000 μg/mL，批号11-10411G，Alfa Aesar）、Cu对照品（1000 μg/mL，批号13-14581J，美国Alfa Aesar公司）、V对照品（1000 μg/mL，批号03-1016535G，美国Alfa Aesar公司）、Mo对照品（1000 μg/mL，批号HC388949，德国Merck公司）、Ni对照品（1000 μg/mL，批号HC387419，德国Merck公司）、Cr对照品（1000 μg/mL，批号HC386521，德国Merck公司）、Hg对照品（1000 μg/mL，批号HC409181，德国Merck公司）、Au对照品（100 μg/mL，批号5-56Au，德国Merck公司）、内标液（Bi、Ge、In、Li、Sc、Tb、Y，10 mg/L，批号5183-4681，美国Agilent公司）、调谐液（Li、Mg、Y、Co、Ce、Tl，10 mg/L，批号5185-5959，美国Agilent公司）。

（二）方法与结果

1. 对照品溶液制备

1）混合对照品溶液I（除Hg）：分别精密移取Cd对照品50 μL，Pb对照品100 μL，As对照品30 μL，Ir、Os、Pd、Pt、Rh、Ru、Cr、Mo、V对照品200 μL，Ni对照品1 mL，Cu对照品2 mL，以4%硝酸溶液定容至50 mL，即得。

2）Hg对照品溶液I：精密移取Hg对照品30 μL，Au对照品3 mL，以4%硝酸溶液定容至50 mL，即得。

3）混合对照品溶液II（除Hg）：精密移取混合对照品溶液I（除Hg）5 mL，以4%硝酸溶液定容至50 mL，即得。

4）Hg对照品溶液II：精密移取Hg对照品溶液I 5 mL，以4%硝酸溶液定容至50 mL，即得。

5）混合对照品溶液（除Hg，1J浓度）：精密移取混合对照品溶液I（除Hg）100 μL，以4%硝酸溶液定容至40 mL，即得。

6）Hg对照品溶液（1J浓度）：精密移取Hg对照品溶液I 100 μL，以4%硝酸溶液定容至40 mL，即得。

2. 供试品溶液的制备

准确称量丹参多酚酸0.2 g，于酸泡洗净的聚四氟乙烯（PTFE）密闭消解罐中，加入5 mL硝酸，微波消解，参数见表4-75。消解结束后，待温度降至室温后取出消解罐，将样品转移至50 mL聚丙烯离心管中，稀释定容至20 mL，ICP-MS测定，仪器参数见表4-76。

表 4-75　微波消解参数

功率（W）	升温时间（min）	持续时间（min）	排风量
800	5	10	1
1400	10	30	1
0	0	15	3

表 4-76　仪器工作参数

ICP-MS 参数	值
射频功率	1500 W
射频电压	1.70 V
雾化室温度	2℃
载气流速	0.90 L/min
补偿气流速	0.25 L/min
选择气（%）	0.0
蠕动泵提升速率	1.0 r/s

3. 测定方法

于每天测定前配制系列标准溶液（分别为空白、0.2 J、0.5 J、1 J、2 J、5 J）进样测定，仪器自动生成标准曲线。按当日实验内容配制相应的对照品及供试品溶液，进样检测，仪器根据标准曲线自动计算各元素的含量，所得值乘以样品消解过程中的稀释因子（100倍），即得最终样品中各元素的含量值。

4. 专属性与系统适用性试验

（1）专属性试验

取空白溶液（4%硝酸溶液）进样检测，验证空白对供试品测定无干扰；无同位素的V、As、Pd、Ru、Rh采用N-1法配制1 J浓度的对照品溶液，进样检测；Hg标准品样品单独配制；有同位素的其他9种元素可以利用同位素比值确定背景成分对检测元素有无。结果见表4-77、表4-78。

表 4-77　无同位素的元素

元素名称	空白值	实测值	差值绝对值
V	−0.188	−0.144	0.044
As	−0.008	0.023	0.031
Pd	0.167	0.193	0.026
Ru	−0.099	−0.098	0.001
Rh	0.071	0.072	0.001

表 4-78　有同位素的元素

元素名称	理论同位素比值	实际同位素比值	差值绝对值
Cd	0.446	0.430	0.016
Pb	0.460	0.433	0.027
Hg	0.774	0.774	0
Ir	0.595	0.591	0.004
Os	0.820	0.808	0.012
Pt	0.975	0.960	0.015
Cr	8.82	8.590	0.230
Mo	1.663	1.610	0.053
Ni	7.223	5.369	1.854
Cu	2.241	2.067	0.174

结果表明，理论值与实测值的差值绝对值均≤2.0，背景成分对检测元素不产生干扰，且背景成分不与待测元素发生反应。

（2）系统适用性试验

按要求配制标准溶液及样品溶液。

1）标准溶液：取混合对照品溶液I与Hg对照品溶液I，分别稀释为含有2 J目标化合物的对照品溶液。

2）样品溶液：称取同一批次提取物0.2 g，按"供试品溶液的制备"项下供试品溶液配制方法进行配制。在样品批次前后测量2J浓度的标准溶液。具体结果见表4-79。

表 4-79 系统适用性结果

元素	1	2	3	平均值	4	5	6	7	8	平均值	漂移值（%）
V	19.18	19.32	19.1	19.2	−0.099	−0.1	19.82	19.23	19.32	19.457	1.34
Cr	19.08	19.51	19.15	19.247	4.331	4.117	19.69	19.29	19.08	19.353	0.55
Ni	96.39	95.89	95.25	95.84	6.392	6.174	98.97	96.63	96.03	97.21	1.43
Cu	197.3	197.6	194.6	196.5	2.827	2.702	202.1	196.7	196.2	198.33	0.93
As	3.04	2.92	2.94	2.97	1.83	1.86	3.13	3.06	3.04	3.07	3.66
Mo	19.47	19.35	19.34	19.39	0.87	0.81	20.13	19.88	19.85	19.95	2.92
Ru	19.39	19.17	19.22	19.26	−0.05	−0.01	20.01	19.44	19.47	19.64	1.97
Rh	19.12	18.81	18.77	18.9	0.10	0.13	19.62	19.12	19.07	19.27	1.96
Pd	20.22	20.08	20.06	20.12	0.33	0.34	20.83	30.56	20.4	20.60	2.37
Cd	4.79	4.82	4.80	4.81	0.02	0.02	4.86	4.77	4.79	4.81	−0.01
Os	19	19.42	19.10	19.17	−0.10	−0.17	19.19	19.36	19.21	19.25	0.42
Ir	19.08	19.11	19.02	19.07	−0.07	−0.07	19.27	19.03	19.07	19.12	0.28
Pt	19.41	18.88	19.03	19.11	−0.09	−0.09	19.59	19.37	19.27	19.41	1.59
Hg	2.80	2.83	2.88	2.84	0.03	0.02	2.84	2.89	2.87	2.87	1.05
Pb	9.62	9.54	9.51	9.56	0.64	0.65	9.70	9.51	9.52	9.57	0.20

结果表明：丹参多酚酸样品批次前后标准溶液的漂移值均≤ ±20%，系统适用性良好。

5. 方法学考察

（1）检测限和定量限试验

取空白对照溶液进行测试，连续进样11次，以空白对照溶液测定值的3倍标准偏差除以相应元素标准曲线的斜率计算该方法的检出限（limit of detection，LOD），以空白对照溶液测定值的10倍标准偏差除以相应元素标准曲线的斜率计算该方法的定量限（limit of quantitation，LOQ）。具体结果见表4-80。

表 4-80 检测限和定量限测试（单位 ppb）

元素	V	Cr	Ni	Cu	As	Mo	Ru	Rh
LOD	0.011	1.058	0.454	0.875	0.365	0.182	0.004	0.001
LOQ	0.036	3.527	1.513	2.917	1.216	0.607	0.015	0.005

元素	Pd	Cd	Os	Ir	Pt	Hg	Pb
LOD	1.061	0.028	0.016	0.004	0.007	0.014	0.361
LOQ	3.537	0.095	0.053	0.015	0.022	0.048	1.205

（2）线性关系考察

取混合对照品溶液Ⅱ与Hg对照品溶液Ⅱ，分别精密移取0.2 mL、0.5 mL、1 mL、2 mL、5 mL至50 mL离心管中，以4%硝酸溶液定容至40 mL，配制成浓度分别为0.2 J、0.5 J、1 J、

2 J、5 J的系列标准溶液。按优化好的工作条件对系列标准工作溶液以及空白溶液（4%硝酸溶液）进行测定，绘制标准曲线，得到各元素的线性回归方程及相关系数。具体结果见表4-81。

表 4-81　线性和范围结果

元素名称	线性方程	相关系数	范围
V	$Y = 1.318X - 0.2062$	0.9999	2 ～ 50 ppb
Cr	$Y = 0.1464X + 0.01152$	0.9999	2 ～ 50 ppb
Ni	$Y = 0.4052X + 0.2286$	0.9999	10 ～ 250 ppb
Cu	$Y = 0.5783X + 0.6912$	0.9999	20 ～ 500 ppb
As	$Y = 0.2792X + 0.001999$	0.9999	0.3 ～ 7.5 ppb
Mo	$Y = 0.1682X - 0.01311$	0.9999	2 ～ 50 ppb
Ru	$Y = 0.1966X - 0.007047$	0.9999	2 ～ 50 ppb
Rh	$Y = 1.088X - 0.2217$	0.9998	2 ～ 50 ppb
Pd	$Y = 0.1955X + 0.1164$	0.9997	2 ～ 50 ppb
Cd	$Y = 0.1017X - 0.001356$	0.9999	0.5 ～ 12.5 ppb
Os	$Y = 0.2089X - 0.02102$	0.9999	2 ～ 50 ppb
Ir	$Y = 0.7245X - 0.1548$	0.9990	2 ～ 50 ppb
Pt	$Y = 0.2374X - 0.003929$	0.9999	2 ～ 50 ppb
Hg	$Y = 0.1076X + 0.003279$	0.9996	0.3 ～ 7.5 ppb
Pb	$Y = 0.7227X + 0.07251$	0.9999	1 ～ 25 ppb

结果表明，15种元素在各自浓度范围内，相关系数R均≥0.999，线性关系良好。

（3）日内精密度试验

取对照品溶液连续进样6针，计算进样重复性。具体结果见表4-82。结果表明，进样重复性每种目标元素RSD均小于20%，方法精密度良好。

表 4-82　进样重复性（元素单位 ppb）

元素名称	1	2	3	4	5	6	RSD（%）
V	9.94	10.15	9.85	9.89	9.76	9.75	1.49
Cr	10.08	10.23	9.965	9.963	9.869	9.855	1.41
Ni	50.68	51.24	50.53	50.33	49.66	49.6	1.25
Cu	101.1	102.5	100.9	100.7	99.76	99.28	1.12
As	1.486	1.523	1.502	1.511	1.462	1.471	1.58
Mo	9.955	10.2	10.06	10.16	9.952	9.97	1.09
Ru	10.01	10.15	9.954	10.07	9.838	9.828	1.28
Rh	9.931	10.08	9.874	9.941	9.744	9.756	1.28
Pd	10.12	10.27	10.1	10.18	9.941	10.02	1.15
Cd	2.483	2.544	2.471	2.486	2.466	2.461	1.22

元素名称	1	2	3	4	5	6	RSD（%）
Os	9.856	9.961	9.922	9.848	9.733	9.86	0.79
Ir	9.837	9.975	9.816	9.844	9.68	9.771	0.99
Pt	10.07	10.17	9.976	10.03	9.826	9.908	1.22
Hg	1.489	1.493	1.475	1.476	1.47	1.49	0.65
Pb	4.998	5.064	4.984	4.981	4.918	4.951	0.98

（4）中间精密度试验

分别于不同时间（3天），配制分别加入1J浓度对照物质的供试品溶液，进样检测，考察中间精密度。具体结果见表4-83。结果表明，中间精密度每种目标元素RSD均小于25%，方法精密度良好。

表4-83　中间精密度（元素单位 ppb）

元素名称	D1	D2	D3	RSD（%）
V	9.771	9.857	9.776	0.49
Cr	9.913	10.01	9.931	0.52
Ni	49.67	49.5	49.29	0.38
Cu	99.62	100	98.75	0.64
As	1.492	1.517	1.505	0.83
Mo	9.834	9.941	9.904	0.55
Ru	9.89	10.03	9.968	0.70
Rh	9.822	9.902	9.778	0.64
Pd	9.889	9.939	9.882	0.31
Cd	2.474	2.536	2.485	1.32
Os	9.756	9.866	9.864	0.64
Ir	9.76	9.913	9.753	0.92
Pt	9.917	10.06	9.998	0.72
Hg	1.477	1.494	1.507	1.01
Pb	4.94	5.011	4.981	0.72

（5）重复性试验

采用样品加标溶液进样检测。取同一批丹参多酚酸，分别精密称取6份，且分别加入1J浓度的对照物质，进样检测，考察分析重复性。具体结果见表4-84。结果表明：分析重复性每种目标元素RSD均小于20%，本方法重复性良好。

表4-84　重复性分析

元素名称	RSD（%）
V	2.43
Cr	2.04
Ni	2.22

续表

元素名称	RSD（%）
Cu	2.30
As	3.01
Mo	1.89
Ru	2.61
Rh	2.65
Pd	2.57
Cd	3.05
Os	2.91
Ir	1.69
Pt	1.84
Hg	1.82
Pb	1.61

（6）加样回收率试验

分别精密称取同一批提取物样品0.2 g，按"供试品溶液的制备"项下供试品溶液配制方法进行消解，消解完全后将剩余样品溶液以4%硝酸溶液转移至50 mL聚丙烯离心管中，分别精密加入混合对照品溶液Ⅱ与Hg对照品溶液Ⅱ 0.25 mL、0.5 mL、1 mL（向被测样品中分别加目标元素浓度为50% J、100% J、200% J的对照物质），定容至20 mL。每个浓度3份，共9份，作为低、中、高三个浓度的供试品溶液进样检测，计算回收率和RSD值。具体结果见表4-85。

表4-85 加样回收率试验结果

元素名称	1	2	3	4	5	6	7	8	9
V	100.0	99.2	95.5	109.5	109.5	109.1	106.9	108.3	107.8
RSD（%）		2.3			0.1			0.8	
Cr	119.1	115.9	109.1	116.3	116.6	115.3	104.6	106.8	106.0
RSD（%）		6.2			0.4			1.4	
Ni	104.1	106.3	100.5	106.6	107.0	106.5	103.2	104.4	103.9
RSD（%）		3.2			0.3			0.6	
Cu	85.6	87.6	81.1	101.9	102.1	101.7	100.0	101.3	100.6
RSD（%）		4.0			0.2			0.7	
As	104.7	105.0	108.5	122.5	123.1	122.6	118.4	122.5	121.5
RSD（%）		7.1			0.9			1.7	
Mo	82.9	86.9	78.2	102.4	102.5	102.1	106.0	108.6	107.6
RSD（%）		5.4			0.7			1.3	
Ru	99.4	102.0	95.3	109.6	111.1	109.6	104.3	105.9	105.4
RSD（%）		3.5			0.9			0.8	

续表

元素名称	1	2	3	4	5	6	7	8	9
Rh	93.2	95.6	89.1	103.0	103.8	103.3	99.1	100.5	100.3
RSD（%）		3.8			0.6			0.8	
Pd	80.5	83.2	75.7	96.1	97.2	96.3	93.3	95.1	94.0
RSD（%）		4.9			0.9			1.0	
Cd	90.5	90.7	85.6	95.2	95.4	94.1	93.0	94.7	94.0
RSD（%）		3.5			0.5			0.9	
Os	96.6	99.5	93.5	97.2	97.4	98.7	97.9	99.3	98.3
RSD（%）		3.4			0.3			1.0	
Ir	101.3	102.2	95.7	101.3	101.2	102.1	101.4	102.7	102.1
RSD（%）		3.6			0.2			0.8	
Pt	105.7	108.1	100.6	110.9	111.4	112.1	112.0	114.0	113.3
RSD（%）		3.7			0.4			0.9	
Hg	94.7	96.9	90.2	95.3	92.2	88.9	101.8	102.6	101.6
RSD（%）		3.7			2.2			0.9	
Pb	114.3	111.8	105.5	116.9	117.0	116.6	106.2	108.1	107.4
RSD（%）		4.7			0.2			1.1	

结果表明，丹参多酚酸低、中、高三个浓度的测定回收率均在70%～150%范围内，RSD≤20%，方法准确度良好。

综上，对丹参多酚酸中15种重金属元素测定方法进行方法学考察，各项指标均符合标准规定，证明所建立的ICP-MS用于15种重金属元素测定方法适用于丹参多酚酸质量控制的检测要求，其检测数据准确可靠。

五、细菌内毒素研究

（一）实验材料

1. 仪器与试剂

ATi321-06型动态试管检测仪、TAL-40D型试管恒温仪、XS 105DU型十万分之一电子分析天平、动态浊度法鲎试剂（10～0.01 EU/mL）、凝胶法鲎试剂（0.125 EU/mL）、细菌内毒素检查用水。

2. 试药

丹参多酚酸（天津天士力之骄药业有限公司）、细菌内毒素工作标准品（80 EU/mL，批号150601-201580，150601-201681，中国食品药品检定研究院）。

（二）方法与结果讨论

丹参多酚酸的细菌内毒素按照《中国药典》2015年版四部（1143细菌内毒素检查法）及注射用丹参多酚酸的给药剂量计算细菌内毒素的限度，分别对光度测定法中的浊度法及凝胶限度法进行了方法考察。

1. 光度测定法中的浊度法

（1）细菌内毒素标准溶液的制备

取细菌内毒素工作标准品1支，加细菌内毒素检查用水1 mL复溶，在漩涡混合器上振荡15 min，使之充分溶解，用细菌内毒素检查用水稀释至5 EU/mL、0.5 EU/mL、0.05 EU/mL、0.01 EU/mL四个浓度的内毒素标准溶液，每稀释一步均应在漩涡混合器上混匀30 s，作为标准曲线四个点。

（2）供试品溶液的制备

称取提取物25 mg，加入2.5 mL细菌内毒素检查用水溶解，在漩涡混合器上混匀30 s，制成10 mg/mL溶液，此溶液逐步稀释，每稀释一步均应在漩涡混合器上混匀30 s，制成浓度为0.05 mg/mL的供试品溶液。

（3）供试品阳性对照溶液的制备

取浓度为0.1 EU/mL的细菌内毒素标准溶液0.4 mL，加入浓度为0.1 mg/mL供试品溶液0.4 mL，漩涡混合，制成样品浓度为0.05 g/mL的供试品阳性对照溶液。

（4）阴性对照溶液的制备

取细菌内毒素检查用水，作为阴性对照溶液。

（5）加样及反应

取动态浊度法鲎试剂2～3支，分别加入1.25 mL细菌内毒检查用水复溶，静置，待澄清后，合并，备用。取8 mm×75 mm的反应试管，各加入0.1 mL鲎试剂后，再分别加入0.1 mL阴性对照溶液、四个浓度内毒素标准溶液、供试品溶液、供试品阳性对照溶液，其中细菌内毒素标准溶液平行3管，其余各平行2管。将所有试管轻轻混匀，插入动态试管检测仪中反应。

（6）试验有效性评价标准

试验结果必须符合以下三个条件方为有效：标准曲线的相关系数（R）的绝对值应大于或等于0.980；计算所得样品中内毒素的回收率在50%～200%；阴性对照的反应时间大于标准曲线最低点的反应时间。

（7）样品测定

按照光度测定法中的浊度法，对20批进行细菌内毒素检测，结果见表4-86。

表 4-86　20 批丹参多酚酸细菌内毒素测定结果

批号	称样量（g）	标准曲线相关系数	回收率（%）	结果
S001	0.0254	−0.9925	143	符合规定
S002	0.0253	−0.9925	139	符合规定
S003	0.0248	−0.9925	147	符合规定
S004	0.0252	−0.9925	120	符合规定
S005	0.0249	−0.9925	161	符合规定
S006	0.0249	−0.9925	168	符合规定
S007	0.0254	−0.9925	168	符合规定
S008	0.0248	−0.9925	138	符合规定
S009	0.0251	−0.9918	152	符合规定
S010	0.0251	−0.9933	154	符合规定
S011	0.0254	−0.9933	148	符合规定
S012	0.0253	−0.9933	148	符合规定
S013	0.0246	−0.9933	159	符合规定
S014	0.0250	−0.9918	165	符合规定
S015	0.0253	−0.9918	141	符合规定
S016	0.0247	−0.9918	133	符合规定
S017	0.0246	−0.9918	162	符合规定
S018	0.0249	−0.9918	161	符合规定
S019	0.0254	−0.9933	183	符合规定
S020	0.0252	−0.9918	151	符合规定

结果可见，细菌内毒素均符合限度要求（每 1 mg 含内毒素不得过 5 EU）。

2. 光度测定法中的凝胶限度法

（1）干扰实验供试品溶液的制备过程

称取提取物 27 mg 加入 10 mL 细菌内毒素检查用水溶解，在漩涡混合器上混匀 30 s，制成 2.7 mg/mL 溶液，此溶液逐步稀释，每稀释一步均应在漩涡混合器上混匀 30 s，制成浓度为 0.03375 mg/mL 的供试品溶液。

（2）细菌内毒素工作标准品稀释

鲎试剂灵敏度的标示值为 λ，选取规格为 0.125 EU/mL 鲎试剂。取细菌内毒素工作标准品 1 支，加细菌内毒素检查用水 1 mL 复溶，在漩涡混合器上振荡 15 min，使之充分溶解，用细菌内毒素检查用水稀释至 2λ、λ、0.5λ、0.25λ 四个浓度的内毒素标准溶液，每稀释一步均应在漩涡混合器上混匀 30 s。

（3）干扰样品溶液的制备

$$a：0.0675\ \text{mg/mL} \xrightarrow[\text{0.3 mL 溶液（0.5EU/mL）}]{\text{0.3 mL 样品（0.0675 mg/mL）}} 2\lambda\ \text{干扰实验溶液}$$

$$b：0.0675\ mg/mL\ \xrightarrow[\text{0.3 mL 溶液（0.25EU/mL）}]{\text{0.3 mL 样品（0.0675 mg/mL）}} λ\ 干扰实验溶液$$

$$c：0.0675\ mg/mL\ \xrightarrow[\text{0.3 mL 溶液（0.125EU/mL）}]{\text{0.3 mL 样品（0.0675 mg/mL）}} 0.5λ\ 干扰实验溶液$$

$$d：0.0675\ mg/mL\ \xrightarrow[\text{0.3 mL 溶液（0.0625EU/mL）}]{\text{0.3 mL 样品（0.0675 mg/mL）}} 0.25λ\ 干扰实验溶液$$

（4）检验操作过程

1）供试品组：取供试品溶液0.1 mL，加入已经复溶好的0.1 mL鲎试剂内，混匀，放入仪器内，在37℃保温60 min，平行2管。

2）干扰试验系列：分别取溶液2λ、1λ、0.5λ、0.25 λ 0.1 mL，加入已经复溶好的0.1 mL鲎试剂内，混匀，放入仪器内，在37℃保温60 min，每个溶液平行4管。

3）鲎试剂标示灵敏度对照系列：分别取溶液Ⅱ、Ⅲ、Ⅳ、Ⅴ 0.1 mL，加入已经复溶好的0.1 mL鲎试剂内，混匀，放入仪器内，在37℃保温60 min，每个溶液平行2管。

4）阴性对照：取细菌内毒素检查用水0.1 mL，加入已经复溶好的0.1 mL鲎试剂内，混匀，放入仪器内，在37℃保温60 min，平行2管。

测定结果见下表4-87。结果表明，溶液1）和4）的所有平行管均为阴性，且系列溶液3）的结果在鲎试剂灵敏度复核范围内，试验结果有效。系列2）溶液的结果满足灵敏度复核要求故判定丹参多酚酸浓度为0.03375 mg/mL时，供试品对细菌内毒素不存在干扰作用。

表4-87　试验结果

样品批号	阴性对照		干扰试验组					鲎试剂灵敏度复核对照组				供试品组		结论
	检查用水		稀释用液：供试品溶液					稀释用液：检查用水				供试品溶液		
	—		内毒素浓度		结果			内毒素浓度		结果		结果		—
Y001	–	–	2λ	+	+	+	+	2λ	+	+		–	–	合格
			λ	+	+	+	+	λ	+	+				
			0.5 λ	–	–	–	–	0.5 λ						
			0.25 λ					0.25 λ						
Y002	–	–	2 λ	+	+	+	+	2 λ	+	+		–	–	合格
			λ	+	+	+	+	λ	+	+				
			0.5λ	–	–	–	–	0.5λ						
			0.25 λ					0.25 λ						
Y003	–	–	2 λ	+	+	+	+	2 λ	+	+		–	–	合格
			λ	+	+	+	+	λ	+	+				
			0.5λ	–	–	–	–	0.5λ						
			0.25 λ					0.25 λ						

注："–"表示结果呈阴性，"+"表示结果呈阳性。

（5）试验有效性评价标准

试验结果必须符合以下三个条件方为有效：①干扰实验结果符合鲎试剂灵敏度复核试验要求，认为供试品溶液在该浓度下无干扰作用；②阴性对照组呈阴性符合要求；③鲎试剂灵敏度复核试验符合要求。

（6）样品测定

按照光度测定法中的凝胶法，对7批进行细菌内毒素检测，结果见表4-88。

表 4-88　7批丹参多酚酸细菌内毒素测定结果

编号	产品批号	结果	
供试品阴性	B001	−	−
	B002	−	−
	B003	−	−
	B004	−	−
	B005	−	−
	B006	−	−
	B007	−	−
供试品阳性	B001	+	+
	B002	+	+
	B003	+	+
	B004	+	+
	B005	+	+
	B006	+	+
	B007	+	+
阳性	−	+	+
阴性	−	−	−

由上表得出，选取7批丹参多酚酸，进行凝胶法细菌内毒素的检验，检验结果为供试品组呈阴性、供试品阳性组呈阳性、阴性对照组呈阴性、阳性对照组呈阳性实验成立，此7批提取物均符合规定。

3. 讨论

丹参多酚酸的细菌内毒素按照《中国药典》2015年版四部（1143细菌内毒素检查法）及注射用丹参多酚酸的给药剂量计算细菌内毒素的限度，分别对光度测定法中的浊度法及凝胶限度法进行了考察。细菌内毒素限度计算公式为 $L = K/M$。其中，L为供试品的细菌内毒素限值，一般以 EU/mL、EU/mg 或 EU/U（活性单位）表示；K为人每千克体重每小时最大可接受的内毒素剂量，以 EU/(kg·h) 表示，注射剂 $K = 5$ EU/(kg·h)；M为人用每千克体重每小时的最大供试品剂量，以 mL/(kg·h)，mg/(kg·h) 或 U/(kg·h) 表示，人均体重按60kg计算。根据注射用丹参多酚酸使用说明"静脉滴注，每日1次，每次1支，用250 mL0.9%氯化钠注射液稀释后静脉滴注，每分钟40滴"。K为按规定的给药途径，临床无任何不良反应的内毒素阈剂量，注射剂为5 EU/(kg·h)；人平均体重按60 kg计，则每小时可接受的最大内毒素量为 $60 \times 5 = 300$ EU。

注射用丹参多酚酸规格为0.13 g/支，丹参多酚酸含有100 mg。根据文献，每分钟40滴约为2 mL，则一小时滴注的体积为120 mL。如将注射用丹参多酚酸溶入到250 mL大输液中，则一小时输入人体丹参多酚酸的量为100 mg（120 mL÷250 mL）。同时考虑到如将本品溶解到大输液中（0.9氯化钠注射液内毒素限值为0.5 EU/mL），则大输液所含内毒素的量应在计算中去除，计算限值为L＝[300 EU−（120 mL×0.5 EU/mL）]÷[100 mg×（120 mL÷250 mL）]＝5 EU/mg，因此，丹参多酚酸根据给药剂量，细菌内毒素限制暂定为5 EU/mg。

六、聚酰胺树脂残留研究

（一）实验材料

1. 仪器与试剂

Waters 2695型高效液相色谱仪、DR5000紫外分光光度计、AL 204型万分之一电子分析天平、XS 105型十万分之一电子分析天平、HI 9025便携式pH计、EMS-10型磁力搅拌器、DGG-101-1BS型电热鼓风干燥箱、KQ-500DE型数控超声波清洗器、乙腈（色谱纯）、甲醇（色谱纯）、超纯水。

2. 试药

丹参多酚酸（天津天士力之骄药业有限公司）、聚酰胺树脂（目数30～60目，批号20050510，台州市路桥四甲生化塑料厂）、处理后聚酰胺树脂（目数30～60目，批号20050510，台州市路桥四甲生化塑料厂）、己内酰胺对照品（批号100235-1997011，中国食品药品检定研究院）、氨基己酸（批号F20110112，国药集团化学试剂公司）。

（二）方法与结果

1. 聚酰胺水解液中氨基己酸的测定

（1）氨基己酸对照品溶液的制备

精密称取氨基己酸68.10 mg，至50 mL量瓶中，加纯化水充分溶解后，加水至刻度，摇匀，即可。

（2）供试品溶液的制备

1）聚酰胺树脂盐酸水解液的制备：称取聚酰胺树脂10.0 g，加入200 mL浓盐酸，加热回流水解，分别回流4 h、6 h、8 h、10 h、12 h放凉，转移至250 mL量瓶中，加水至刻度，摇匀，备用。精密量取10 mL水解液，调节pH至6～7，转移至100 mL量瓶中，加水至刻度，摇匀，备用。

2）聚酰胺树脂40%硫酸水解液的制备：称取聚酰胺树脂10.0 g，加入200 mL 40%硫酸，加热回流水解，分别回流4 h、6 h、8 h、10 h放凉，转移至250 mL量瓶中，加水至刻度，摇匀，备用。精密量取10 mL水解液，调节pH至6～7，转移至100 mL量瓶中，加水至刻度，摇匀，备用。

3）聚酰胺树脂甲酸水解液的制备：称取聚酰胺树脂10.0 g，加入200 mL甲酸，加热回流水解，分别回流4 h、6 h、8 h、10 h放凉，转移至250 mL量瓶中，加水至刻度，摇匀，备用。精密量取10 mL水解液，调节pH至6～7，转移至100 mL量瓶中，加水至刻度，摇匀，备用。

（3）色谱条件

色谱柱Diamonsil C18（4.6 mm×250 mm，5 μm）；流动相A相为水，B相为甲醇；梯度洗脱（梯度洗脱程序见表4-89）；柱温30℃；检测波长209 nm；流速0.5 mL/min。

表4-89　梯度洗脱条件

时间（min）	A（%）	B（%）
0	95	5
10	90	10
20	90	10

（4）测定方法

将聚酰胺树脂盐酸水解液、聚酰胺树脂40%硫酸水解液、聚酰胺树脂甲酸水解液和氨基己酸溶液按照"色谱条件"项进行检测，记录实验结果。

（5）聚酰胺水解液中氨基己酸的测定

聚酰胺树脂盐酸水解液、聚酰胺树脂40%硫酸水解液、聚酰胺树脂甲酸水解液实验结果见表4-90～表4-92。实验结果可以看出，浓盐酸和40%硫酸随着聚酰胺树脂水解时间的延长，氨基己酸的含量逐步增加；浓盐酸水解12 h，氨基己酸含量趋于稳定；40%硫酸水解10 h，氨基己酸含量也趋于稳定；甲酸只能溶解聚酰胺树脂，甲酸水解聚酰胺树脂的水解率很低。

表4-90　盐酸水解聚酰胺树脂实验结果

水解时间	样品量（g）	峰面积	氨基己酸浓度（mg/mL）	氨基己酸质量（mg）
4 h	10.8273	7018750	10.3231	5.1615
6 h	10.0245	10630327	15.6349	7.8175
8 h	10.1256	10923730	16.0664	8.0332
10 h	10.0123	12020012	17.6788	8.8394
12 h	10.0234	11906676	18.0037	9.0019

表4-91　40%硫酸水解聚酰胺树脂实验结果

水解时间	取样量（g）	峰面积	氨基己酸浓度（mg/mL）	氨基己酸质量（mg）
4 h	10.0344	3586931	2.7357	6.8392
6 h	10.0032	4673146	3.5641	8.9102
8 h	9.9216	4691143	3.5778	8.9446

表 4-92　甲酸水解聚酰胺树脂实验结果

水解时间	取样量（g）	峰面积	氨基己酸浓度/（mg/mL）	氨基己酸质量（mg）
4 h	10.0281	0	0	0
6 h	10.0456	0	0	0
8 h	10.0321	0	0	0
10 h	10.0348	0	0	0

2. 聚酰胺水解液中己内酰胺的测定

（1）己内酰胺对照品溶液的制备

精密称定己内酰胺标准品50.125 mg，至50 mL量瓶中，加水至刻度，摇匀，备用。精密量取2 mL上述溶液，至25 mL量瓶中，加水定容至刻度，摇匀，即可。

（2）供试品溶液的制备

1）聚酰胺树脂盐酸水解液的制备：称取聚酰胺树脂10.0 g，加入200 mL浓盐酸，加热回流水解，分别回流4 h、6 h、8 h、10 h、12 h放凉，转移至250 mL量瓶中，加水至刻度，摇匀，备用。精密量取50 mL水解液，调节pH至8～9，转移至100 mL量瓶中，加水至刻度，摇匀，备用。

2）聚酰胺树脂40%硫酸水解液的制备：称取聚酰胺树脂10.0 g，加入200 mL 40%硫酸，加热回流水解，分别回流4 h、6 h、8 h、10 h放凉，转移至250 mL量瓶中，加水至刻度，摇匀，备用。精密量取10 mL水解液，调节pH至8～9，转移至100 mL量瓶中，加水至刻度，摇匀，备用。

3）聚酰胺树脂甲酸水解液的制备：称取聚酰胺树脂10.0 g，加入200 mL甲酸，加热回流水解，分别回流4 h、6 h、8 h、10 h放凉，转移至250 mL量瓶中，加水至刻度，摇匀，备用。精密量取50 mL水解液，调节pH至8～9，转移至100 mL量瓶中，加水至刻度，摇匀，备用。

（3）色谱条件

色谱柱 Waters Symmetry C18（4.6 mm×250 mm，5 μm）；流动相A相为水，B相为乙腈，梯度洗脱（梯度洗脱程序见表4-93）；柱温35℃；检测波长209 nm；流速1 mL/min；进样量10 μL。

表 4-93　梯度洗脱表

时间（min）	A（%）	B（%）
0	95	5
10	88	12
20	88	12

（4）测定方法

将聚酰胺树脂盐酸水解液、聚酰胺树脂40%硫酸水解液、聚酰胺树脂甲酸水解液和氨基己酸溶液按照"色谱条件"项进行检测，记录实验结果。

（5）聚酰胺水解液中己内酰胺的测定

聚酰胺树脂盐酸水解液、聚酰胺树脂40%硫酸水解液、聚酰胺树脂甲酸水解液实验结果见表4-94～表4-96。

表4-94　盐酸水解液中己内酰胺和氨基己酸的含量

水解时间（h）	样品量（g）	己内酰胺浓度（μg/mL）	氨基己酸浓度（mg/mL）	水解率（%）
4	10.8273	2.2635	51.6153	51.98
6	10.0245	2.1643	78.1746	85.03
8	10.1256	1.0398	80.3322	86.51
10	10.0123	0.9451	88.3942	96.27
12	10.0234	0.0000	91.1000	98.53

表4-95　40%硫酸水解液中己内酰胺和氨基己酸的含量

水解时间（h）	样品量（g）	己内酰胺浓度（μg/mL）	氨基己酸浓度（mg/mL）	水解率（%）
4	10.0344	15.3734	68.3917	74.33
6	10.0032	8.1769	89.1024	97.13
8	9.9216	5.2714	89.4456	98.31
10	10.0901	0.0000	91.2200	98.58

表4-96　甲酸水解液中己内酰胺和氨基己酸含量

水解时间（h）	样品量（g）	己内酰胺浓度（μg/mL）	氨基己酸浓度（mg/mL）	水解率（%）
4	10.0281	24.6774	0	0.027
6	10.0456	27.1261	0	0.029
8	10.0321	34.4245	0	0.037
10	10.0348	63.7263	0	0.069

从表4-94～表4-96可以看出，浓盐酸水解12 h后，测定的水解液中只含有氨基己酸，没有检测到己内酰胺，说明聚酰胺树脂被完全水解成氨基己酸，水解率达到95%以上。40%硫酸水解10 h，聚酰胺树脂也能被完全水解成氨基己酸，水解率也能达到95%以上，但是通过重复实验观察，40%硫酸水解聚酰胺树脂的重复性不如浓盐酸水解12 h的好。甲酸水解聚酰胺树脂只能得到己内酰胺，不能水解成氨基己酸，并且水解率很低。综上所述，选择浓盐酸水解12 h作为水解聚酰胺树脂的方法。

3. 聚酰胺树脂中己内酰胺及其低聚体的测定

（1）氨基己酸对照品溶液的制备

精密称取氨基己酸适量，至50 mL量瓶中，加水溶解后，加水至刻度，摇匀，即得。

（2）供试品溶液的制备

1）未处理聚酰胺树脂供试品的制备：①纯化水提取未处理聚酰胺树脂中的己内酰胺及其

低聚体：称取未处理的聚酰胺树脂100.0 g，加入2000 mL纯化水，水浴回流6 h，将水提液浓缩转移至100 mL量瓶中，加水定容至刻度线，摇匀。精密量取上述提取液40 mL，在60℃下真空水浴蒸干，加入适量浓盐酸加热回流水解12 h，最后将水解液转移至100 mL量瓶中，加纯化水定容至刻度，混匀。精密量取50 mL，调节pH至6～7之间，转移至100 mL量瓶中，最后加纯化水定容，摇匀，即得。②甲醇提取未处理聚酰胺树脂中的己内酰胺及其低聚体：称取未处理的聚酰胺树脂100.0 g，加入2000 mL甲醇，水浴回流6 h，将醇提液浓缩并转移至100 mL量瓶中，加甲醇至刻度，摇匀。精密量取提取液40 mL，在60℃下真空水浴蒸干，加入适量浓盐酸加热回流水解12 h，将水解液转移至100 mL量瓶中，加纯化水定容至刻度，混匀。精密量取50 mL，调节pH至6～7之间，转移至100 mL量瓶中，加纯化水定容至刻度，摇匀，即得。

2）处理后聚酰胺树脂供试品的制备：①纯化水提取处理后聚酰胺树脂中的己内酰胺及其低聚体：称取处理后的聚酰胺树脂100.0 g，加入2000 mL纯化水，水浴回流6 h，将水提液浓缩转移至100 mL量瓶中，加水定容至刻度线，摇匀。精密量取上述提取液40 mL，在60℃下真空水浴蒸干，加入适量浓盐酸加热回流水解12 h，最后将水解液转移至100 mL量瓶中，加纯化水定容至刻度，混匀。精密量取50 mL，调节pH至6～7之间，转移至100 mL量瓶中，最后加纯化水定容，摇匀，即得。②甲醇提取处理后的聚酰胺树脂中的己内酰胺及其低聚体：称取处理后的聚酰胺树脂100.0 g，加入2000 mL甲醇，水浴回流6 h，将醇提液浓缩并转移至100 mL量瓶中，加甲醇至刻度，摇匀。精密量取提取液40 mL，在60℃下真空水浴蒸干，加入适量浓盐酸加热回流水解12 h，将水解液转移至100 mL量瓶中，加纯化水定容至刻度，混匀。精密量取50 mL，调节pH至6～7之间，转移至100 mL量瓶中，加纯化水定容至刻度，摇匀，即得。

3）阴性对照溶液的制备：除不加样品，其他条件相同，按照"供试品溶液的制备"，得到阴性对照溶液。

（3）色谱条件

色谱柱Atlantis® T3色谱柱（4.6 mm×250 mm，5 μm）；流动相A相为水，B相为乙腈，梯度洗脱（梯度洗脱程序见表4-97）；柱温30℃；检测波长209 nm；流速0.5 mL/min。

表4-97　梯度洗脱条件

时间（min）	A（%）	B（%）
0	95	5
10	90	10
20	90	10

（4）测定方法

分别取水提未处理聚酰胺树脂水解液、甲醇提未处理聚酰胺树脂水解液、水提处理后聚酰胺树脂水解液、甲醇提处理后聚酰胺树脂水解液和氨基己酸溶液，按照"色谱条件"项进行检测，记录实验结果。

（5）方法学考察

1）专属性实验：精密吸取氨基己酸溶液和空白溶液 10 μL，按照"色谱条件"项进样，记录色谱图，结果表明本实验条件下，专属性良好，无干扰，见图 4-12。

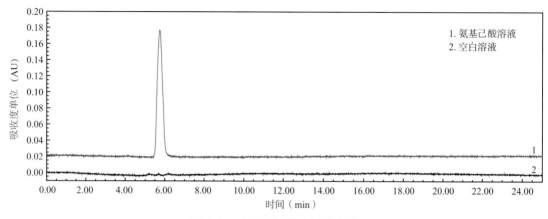

图 4-12　氨基己酸的专属性实验

2）检测限的测定：取氨基己酸 11.25 mg，至 50 mL 量瓶中，加水至刻度，摇匀，即得。然后逐步稀释，直到信噪比（S：N）为 3：1 时，测得浓度为 4.5223 μg/mL。

3）线性关系考察：取氨基己酸 965.40 mg，至 50 mL 量瓶中，加水使溶解后，摇匀，即得。然后逐步稀释得到五个浓度梯度，分别为 19.3080 mg/mL、15.3024 mg/mL，5.564 mg/mL，2.0785 mg/mL 和 0.0045 mg/mL，按照"色谱条件"项进行测定，记录色谱图及峰面积。以氨基己酸峰面积 Y 对溶度浓度 X 进行回归处理，得到线性回归方程，$Y = 787417X + 55302$，$R = 0.9998$，结果表明氨基己酸在 19.3080～0.0045 mg/mL 范围内，线性关系良好。

4）精密度实验：精密吸取浓度为 1.8138 mg/mL 的氨基己酸溶液 10 μL，按照"色谱条件"项测定，连续进样 6 次，测得氨基己酸峰面积 RSD 为 0.22%，表明仪器精密度良好，实验结果见下表 4-98。

表 4-98　氨基己酸的精密度实验结果（$n = 6$）

样品编号	峰面积	RSD（%）
1	1377100	0.22
2	1375576	
3	1381567	
4	1379890	
5	1374562	
6	1377451	

5）重复性实验：精密称取聚酰胺树脂 5.0 g，平行 6 份，每份中加入 100 mL 浓盐酸，加热回流水解 12 h，转移至 100 mL 量瓶中，摇匀。精密量取 50 mL，调节 pH 至 6～7，转移至 100 mL 量瓶中，摇匀，即得。按照"色谱条件"项测定，测得氨基己酸含量的 RSD 为 1.19%，表明样品重复性良好，实验结果见表 4-99。

表 4-99 氨基己酸的重复性实验结果（n = 6）

样品编号	样品量（g）	氨基己酸峰面积	氨基己酸含量（%）	RSD（%）
1	5.0080	5764117	97.84	
2	5.0015	5917702	100.61	
3	5.0098	5879016	98.45	
4	5.0229	5945050	99.13	1.19
5	5.0013	5968450	99.38	
6	5.0048	5698719	97.32	

6）稳定性实验：精密吸取浓度为 1.7974 mg/mL 的氨基己酸溶液 10 μL，按照"色谱条件"项测定，依次于 0 h、1 h、3 h、5 h、8 h、12 h（n = 6）进样测定，测得氨基己酸峰面积 RSD 为 1.17%，表明供试品溶液 12 h 内稳定，实验结果见表 4-100。

表 4-100 氨基己酸的稳定性实验结果（n = 6）

时间（h）	峰面积	RSD（%）
0	1234896	
1	1264914	
3	1254915	
5	1241397	1.17
8	1267684	
12	1270055	

7）加样回收率实验：称取聚酰胺树脂 2.5 g，共 6 份，分别添加氨基己酸 2.5 g。平行配制 6 份样品。每份样品中加入 100 mL 浓盐酸，加热回流水解 12 h，将水解液转移至 100 mL 量瓶中，摇匀，即得。分别精密量取 30 mL 水解液，调节 pH 至 6～7，分别将水解液转移至 100 mL 量瓶中，摇匀，即得。按照"色谱条件"项测定，结果平均回收率为 99.21%，RSD 为 1.48%，表明该方法回收率良好，实验结果见表 4-101。

表 4-101 加样回收率实验结果（n = 6）

样品编号	样品量（g）	加入氨基己酸（mg）	测得氨基己酸（mg）	回收率（%）	平均回收率（%）	RSD（%）
1	2.5053	2.5053	5.0001	99.58		
2	2.5027	2.5054	4.9605	97.99		
3	2.5013	2.5028	5.0493	101.75	99.21	1.48
4	2.5049	2.5013	4.9963	99.75		
5	2.5100	2.5046	4.9594	98.01		
6	2.5175	2.5038	4.9625	98.20		

（6）样品测定

未处理聚酰胺树脂中己内酰胺及其低聚物、处理后聚酰胺树脂水解液 HPLC 色含量测定结果见表 4-102。未处理聚酰胺树脂水解液 HPLC 色谱叠加图及处理后聚酰胺树脂水解液

HPLC色谱叠加图见图4-13、图4-14。

表 4-102   未处理聚酰胺树脂中己内酰胺及其低聚体的含量

样品类别	取样量（g）	峰面积	浓度（mg/mL）	含量（%）
水提水解液	100.02	2605710	3.9156	0.87
甲醇提水解液	100.01	1173903	1.7640	0.39

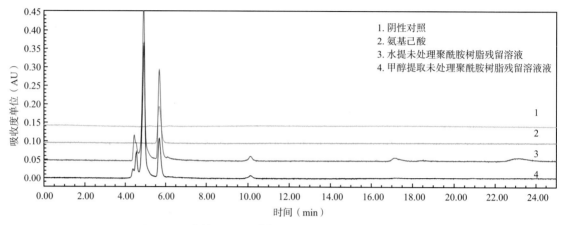

图 4-13   未处理聚酰胺树脂残留溶液 HPLC 色谱叠加图

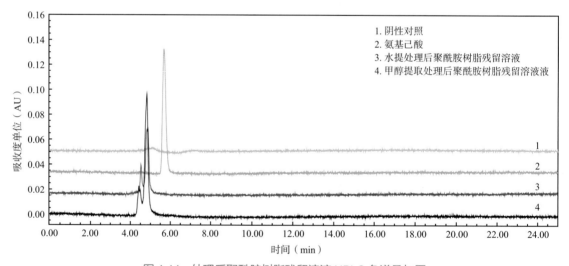

图 4-14   处理后聚酰胺树脂残留溶液 HPLC 色谱叠加图

通过研究，建立了测定聚酰胺树脂成品中己内酰胺及其低聚物的方法，并进行了方法学验证，证明方法良好。从表4-101实验结果可以看出，通过水提取未处理聚酰胺树脂，己内酰胺及其低聚物能被提取得更完全。测定结果显示未处理聚酰胺树脂成品中含有己内酰胺及其低聚物，但是含量不到1%。通过液相图4-14可以看出，聚酰胺树脂经过处理后，处理后的聚酰胺树脂水解液中不含有己内酰胺及其低聚物，说明聚酰胺树脂经过预处理后，能够去除己内酰胺及其低聚物，同时也验证了该方法测定聚酰胺树脂中己内酰胺及其低聚物残留的可行性。

4. 丹参多酚酸提取物中己内酰胺及其低聚体的测定

（1）氨基己酸溶液的制备

取氨基己酸89.87 mg，至50 mL量瓶中，加水溶解后，加水至刻度，摇匀，即得。

（2）供试品溶液的制备

1）丹参多酚酸提取物水解液的制备：取丹参多酚酸提取物约2.0 g，分别加入40 mL浓盐酸，加热回流降解12 h，得到盐酸水解液，将水解液转移至50 mL量瓶中，加水至刻度，摇匀。精密量取10 mL水解液，调节pH至6～7，转移至25 mL量瓶中，加水至刻度，摇匀，备用。精密量取上述溶液10 mL，上已处理好的SPE商品柱，流速约1.0 mL/min，用水15 mL洗脱，收集洗脱液于25 mL量瓶中，用水稀释至刻度，摇匀。

2）阴性对照溶液的制备：除不加丹参多酚酸提取物，其他条件相同按照丹参多酚酸提取物水解液的制备方法制备阴性对照溶液。

（3）色谱条件

色谱柱Atlantis® T3色谱柱（4.6 mm×250 mm，5 μm）；流动相A相为水，B相为乙腈，梯度洗脱（梯度洗脱程序见下表4-103）；柱温30℃；检测波长209 nm；流速0.5 mL/min。

表 4-103　梯度洗脱条件

时间（min）	A（%）	B（%）
0	95	5
10	90	10
20	90	10

（4）方法学考察

1）属性实验：精密吸取氨基己酸溶液和空白溶液10 μL，记录色谱图，结果表明本实验条件下，专属性良好，无干扰，见图4-15。

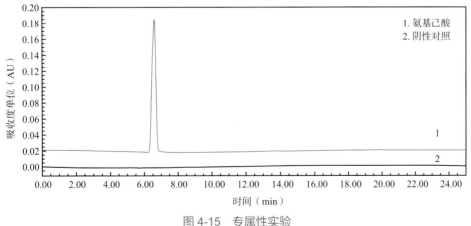

图 4-15　专属性实验

2）检测限：取氨基己酸11.25 mg，至50 mL量瓶中，加水至刻度，摇匀，即得。然后逐步稀释，直到信噪比（S∶N）为3∶1时，测得浓度为4.5223 μg/mL。

3）线性关系：取氨基己酸350.63 mg，至50 mL量瓶中，加纯化水充分溶解后，摇匀，即得。然后逐步稀释得到五个浓度梯度，分别为7.0126 mg/mL，5.1244 mg/mL，2.3974 mg/mL，0.05167 mg/mL和0.0045 mg/mL，按照上述色谱条件进样记录色谱图及峰面积。以氨基己酸峰面积（Y）对浓度（X）进行线性回归处理，计算氨基己酸的线性回归方程及线性范围，$Y = 729335X + 22693$，$R = 0.9998$，结果表明，氨基己酸在7.0126～0.0045 mg/mL范围内，线性关系良好。

4）精密度实验：精密吸取浓度为2.3123 mg/mL氨基己酸溶液10 μL，按照"色谱条件"项测定，连续进样6次，测得氨基己酸峰面积RSD为1.14%，表明仪器精密度良好，实验结果见表4-104。

表4-104　氨基己酸的精密度实验结果（$n = 6$）

样品编号	峰面积	RSD（%）
1	2725198	1.14
2	2662391	
3	2645211	
4	2656078	
5	2658027	
6	2643056	

5）重复性实验：取丹参多酚酸提取物约1.000 g，添加氨基己酸约1.000 g，加入40 mL浓盐酸，加热回流水解12 h，将水解液转移至50 mL量瓶中，加水至刻度，摇匀。精密量取10 mL，调节pH至6～7之间，转移至25 mL量瓶中，加水至刻度，摇匀。精密量取上述溶液10 mL，上已处理好的SPE商品柱，流速约1.0 mL/min，用水15 mL洗脱，收集洗脱液于25 mL量瓶中，加水至刻度，摇匀，平行6份，按照"色谱条件"项测定，测得氨基己酸含量RSD为2.17%，表明样品重复性良好，实验结果见表4-105。

表4-105　氨基己酸的重复性实验结果（$n = 6$）

样品编号	样品量（g）	氨基己酸峰面积	含量（%）	RSD（%）
1	2.0038	4652800	48.21	2.17
2	2.0084	4678760	48.72	
3	2.0108	4709880	49.26	
4	2.0211	4696240	48.56	
5	2.0052	4692320	51.14	
6	2.0049	4652360	48.26	

6）稳定性实验：取丹参多酚酸提取物1.0293 g，添加氨基己酸1.0046 g，加入40 mL浓盐酸，加热回流水解12 h，将水解液加水转移至50 mL量瓶中，加水至刻度，摇匀。精密量取10 mL，调节pH至6～7，转移至25 mL量瓶中，加水至刻度，摇匀。精密量取上述溶液10 mL，上已处理好的SPE商品柱，流速约1.0 mL/min，用水15 mL洗脱，收集洗脱液于25 mL量瓶中，加水至刻度，摇匀。按照"色谱条件"项依次于0 h、1 h、3 h、5 h、8 h、12 h（$n = 6$）进样测定，测得氨基己酸峰面积RSD为0.93%，表明供试品溶液12 h内稳定，

实验结果见表4-106。

表 4-106　氨基己酸的稳定性实验结果（$n = 6$）

时间（h）	峰面积	RSD（%）
0	4731760	0.93
1	4726120	
3	4750960	
5	4684680	
8	4648960	
12	4650160	

　　7）加样回收率实验：取丹参多酚酸提取物约1.000 g，加入氨基己酸约1.000 g，加入40 mL浓盐酸，加热回流水解12 h，将水解液转移至50 mL量瓶中，加水至刻度，摇匀。精密量取10 mL，调节pH至6～7，转移至25 mL量瓶中，加水至刻度，摇匀。精密量取上述溶液10 mL，上已处理好的SPE商品柱，流速约1.0 mL/min，用水15 mL洗脱，收集洗脱液于25 mL量瓶中，加水至刻度，摇匀，平行6份，按照"色谱条件"项测得氨基己酸的回收率为96.62%，RSD值为1.17%，表明该方法回收率良好，实验结果见表4-107。

表 4-107　加样回收率实验结果（$n = 6$）

样品编号	样品量（g）	加入氨基己酸（g）	测得氨基己酸（g）	回收率（%）	平均回收率（%）	RSD（%）
1	1.0254	1.0117	0.9937	98.22	96.62	1.17
2	1.0452	1.0109	0.9839	97.33		
3	1.0159	1.0242	0.9943	97.04		
4	1.0345	1.0078	0.9679	96.04		
5	1.0267	1.0245	0.9737	95.04		
6	1.0038	1.0627	1.0206	96.04		

　　取丹参多酚酸提取物约1.000 g，添加聚酰胺树脂约1.000 g，加入40 mL浓盐酸，回流水解12 h，将水解液转移至50 mL量瓶中，加水至刻度，混匀。精密量取10 mL，调节pH至6～7，转移至25 mL量瓶中，加水至刻度，摇匀。精密量取上述溶液10 mL，上已处理好的SPE商品柱，流速约1.0 mL/min，用水15 mL洗脱，收集洗脱液于25 mL量瓶中，用水稀释至刻度，摇匀，共平行处理6份，按照"色谱条件"项测得氨基己酸的回收率为101.27%，RSD为3.49%，表明该方法回收率良好，实验结果见表4-108。

表 4-108　加样回收率实验结果（$n = 6$）

样品编号	样品量（g）	加入聚酰胺树脂（g）	测得氨基己酸（g）	回收率（%）	平均回收率（%）	RSD（%）
1	1.0320	0.9338	0.9980	106.88	101.27	3.49
2	1.0023	0.9571	0.9741	101.78		
3	1.0062	0.924	0.8920	97.08		
4	1.0048	0.9345	0.9366	100.22		
5	1.0126	0.9643	0.9491	98.42		
6	1.0347	0.9427	0.9733	103.25		

综上可知，在添加氨基己酸和聚酰胺树脂的回收率实验中，最后水解液中只能检测到氨基己酸，没有检测到己内酰胺，说明水解很完全，己内酰胺及其低聚物能被完全水解成氨基己酸，并且回收率实验都能达到理性的实验结果，表明该方法回收率良好。

（5）样品检测

丹参多酚酸提取物HPLC色谱叠加图见图4-16。

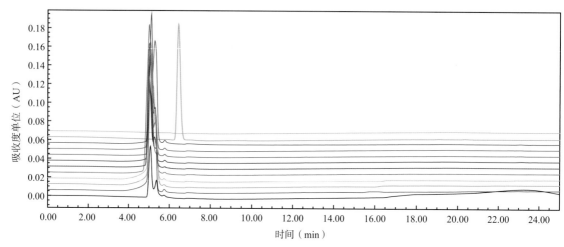

图 4-16　丹参多酚酸、氨基己酸和阴性对照 HPLC 色谱叠加图

在添加氨基己酸和聚酰胺树脂的回收率实验中，只能检测到氨基己酸没有检测到己内酰胺，说明己内酰胺及其低聚物能被完全水解成氨基己酸，水解很完全。通过上面液相图谱可以看出，10批丹参多酚酸提取物中不含氨基己酸。综上所述，10批丹参多酚酸提取物不含有己内酰胺及其低聚物或者低于检测限未检出。

（三）实验讨论

1）由于国内还没有对聚酰树脂中的己内酰胺和低聚物残留做过相关研究，通过资料查阅得知己内酰胺及其低聚体在酸性条件下，能被水解成氨基己酸。前期通过考察浓盐酸、40%硫酸、甲酸和不同水解时间对聚酰胺树脂水解程度，发现浓盐酸水解12 h的条件下，聚酰胺树脂的水解率能达到98%，稳定性好，通过对聚酰胺树脂盐酸水解液检测发现，只存在氨基己酸，检测不到己内酰胺单体，说明己内酰胺单体被完全水解成氨基己酸，低聚体也被水解成氨基己酸。

2）由于国内对氨基己酸测定的方法研究还很少，本次研究对液相条件进行了摸索，由于丹参多酚酸提取物中成分复杂，在使用浓盐酸水解过程中可能会产生很多未知产物。由于氨基己酸极性很强，可能很容易被提取物中的物质掩盖住，在样品中添加氨基己酸，在普通的C18色谱柱分离分析发现，不能使氨基己酸很好地分离，通过对洗脱溶剂和色谱柱的考察发现，使用甲醇梯度洗脱比乙腈好，使用 Atlantis® T3 能使氨基己酸得到很好的分离。

3）由于丹参多酚酸提取物中成分复杂，含有的杂质很多，需要对样品进行预处理并对氨基己酸进行富集。本次实验使用SPE固体萃取小柱，对样品进行除杂预处理和对氨基己酸进行富集，通过方法学验证发现，方法良好，可应用于丹参多酚酸提取物中己内酰胺低聚物的残留测定。

七、可水解鞣质研究

注射用丹参多酚为中药注射剂，有关物质中需要对鞣质进行控制，现中国药典中的方法为限度检查法及含量测定方法，限度检查法专属性比较差，含量测定方法不适用本产品，因此本节根据鞣质的性质，建立了可水解鞣质含量测定方法。根据可水解鞣质都是以没食子酸、鞣花酸为构成单位，通过测定样品中水解前后没食子酸、鞣花酸的情况，可以间接反映样品中鞣质的情况。

（一）实验材料

1. 仪器与试剂

Waters 2695型高效液相色谱仪、MS 204型万分之一电子分析天平、XS 105型十万分之一电子分析天平、DK-S28型电热恒温水浴锅。

2. 试药

没食子酸对照品（批号110831-201605，中国食品药品检定研究院）、鞣花酸对照品（批号111959-201605，中国食品药品检定研究院）。

（二）方法与结果讨论

1. 没食子酸

（1）对照品溶液的制备

精密称定没食子酸对照品适量，加50%甲醇溶液，制成每1 mL含40 μg的对照品溶液，根据需要对储备液进行稀释。

（2）色谱条件

色谱柱Agilent Eclipse Plus C18（4.6 mm×250 mm，5 μm）；流动相A为甲醇，流动相B为0.1%磷酸溶液，按照表4-109进行梯度洗脱；流速0.5 mL/min；柱温30℃；检测波长273 nm；进样体积10 μL。

表 4-109　没食子酸梯度洗脱条件

时间（min）	流动相 A（%）	流动相 B（%）
0～20	5～15	95～85
20～30	15～95	85～5
30～40	95	5
40～45	95～5	5～95
45～60	5	95

（3）样品溶液的制备方法确认

参考中国药典2015版一部五倍子鞣质的测定方法，确认供试品的水解方法。

（4）五倍子水解及未水解溶液的制备

1）水解样品：取五倍子粉末（过四号筛）约0.5 g，精密称定，精密加入4 mol/L盐酸50 mL，在100℃水浴中，回流加热3.5 h，放冷，滤过。精密量取续滤液1 mL，置100 mL量瓶中，加50%甲醇至刻度，摇匀，滤过，取续滤液，即得（浓度0.1 mg/mL）。

2）未水解样品：取五倍子粉末（过四号筛）约0.5 g，精密称定，精密加入50 mL水，在100℃水浴中，回流加热3.5 h，放冷，滤过。精密量取续滤液1 mL，置100 mL量瓶中，加50%甲醇至刻度，摇匀，滤过，取续滤液，即得（浓度0.1 mg/mL）。

3）测定及结果：精密吸取没食子酸对照品溶液（4.4120 μg/mL）、五倍子水解样品（0.1 mg/mL）、五倍子未水解样品（0.1 mg/mL）各10 μL，注入高效液相色谱仪，记录色谱图，结果见图4-17。

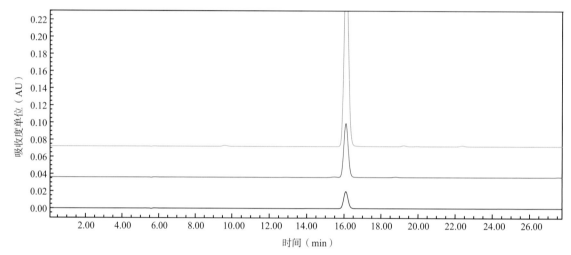

图4-17　没食子酸对照品及五倍子水解前后色谱对照图

注：由上至下分别为五倍子水解样品、五倍子未水解样品、没食子酸对照品。

由图4-17可以看出，五倍子饮片经酸水解后较未经酸水解的样品中没食子酸含量明显增加，表明该酸水解方法有效可行。

另考察不同量的五倍子进行水解后，不同浓度下测得鞣质含量。结果鞣质测定结果基本一致，表明此水解方法准确性比较好，结果见表4-110。

表 4-110　不同浓度五倍子水解样品中鞣质含量

样品	浓度（μg/mL）	没食子酸峰面积	鞣质含量（%，以没食子计）
五倍子水解样品 -1	100	4284315	68.3
五倍子水解样品 -2	0.03354	1267	60.2

可以得出结论，按照此方法鞣质在0.022 μg/mL浓度时可以检出。

（5）丹参多酚酸溶液的制备

1）丹参多酚酸未水解溶液的制备：精密称定丹参多酚酸0.5 g，置50 mL量瓶中，加50%甲醇溶解并稀释至刻度，摇匀，即得。精密吸取1 mL置于100 mL量瓶中，加50%甲醇稀释至刻度，摇匀，即得（浓度为0.1 mg/mL）。

2）丹参多酚酸水解溶液的制备：精密称定丹参多酚酸0.5 g，先加适量水溶解，后加4 mol/L盐酸溶液50 mL，在100℃水浴中，回流加热3.5 h，放冷，过滤。精密量取续滤液1 mL，置100 mL量瓶中，加50%甲醇至刻度，摇匀，即得（浓度0.1 mg/mL）。

（6）样品检测

没食子酸对照品溶液（0.02206 μg/mL）、丹参多酚酸水解样品（0.1 mg/mL）以及未水解样品（0.1 mg/mL）各10 μL，分别注入高效液相色谱仪，记录色谱图，结果见图4-18。由图可知丹参多酚未水解及水解样品中均未检出没食子酸。

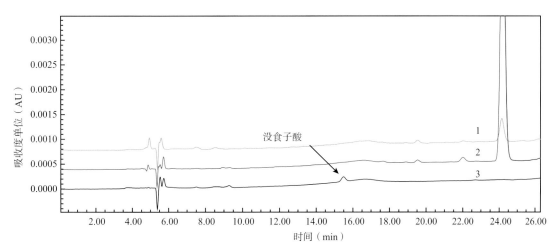

图4-18 对照品及丹参多酚酸水解前后色谱对照图

注：1——丹参多酚酸未水解样品；2——丹参多酚酸水解样品；3——没食子酸对照品。

2. 鞣花酸

（1）对照品溶液的制备

精密称定鞣花酸对照品2.6 mg，置250 mL量瓶中，加50 mL DMSO溶解后，加50%甲醇溶液，稀释至刻度，制成浓度0.01 mg/mL的对照品溶液，根据需要使用50%甲醇溶液进行稀释。

（2）供试品溶液的制备

1）丹参多酚酸未水解溶液的制备：精密称定丹参多酚酸0.5 g，批号20141201，置50 mL量瓶中，加50%甲醇溶解并稀释至刻度，摇匀，即得。精密吸取1 mL置于100 mL量瓶中，加50%甲醇稀释至刻度，摇匀，即得浓度为0.1 mg/mL的未水解溶液。

2）丹参多酚酸水解溶液的制备：精密称定丹参多酚酸0.5 g，批号20141201，先加适量水溶解，后加4 mol/L盐酸溶液50 mL，在100℃水浴中，回流加热3.5 h，放冷。精密量取1 mL，置100 mL量瓶中，加DMSO 20 mL，再加50%甲醇至刻度，摇匀，即得浓度为0.1 mg/mL的水解溶液。

（3）色谱条件

色谱柱Agilent Eclipse Plus C18（4.6 mm×250 mm，5 μm）；流动相为18%乙腈-82% 0.1%磷酸溶液；流速0.5 mL/min；柱温30℃；检测波长254 nm；进样体积10 μL。

（4）样品检测

丹参多酚酸中可水解鞣质进行检测，精密吸取鞣花酸对照品溶液（0.009541 mg/mL）、丹参多酚酸水解样品（0.1 mg/mL）以及未水解样品（0.1 mg/mL）各10 μL，分别注入高效液相色谱仪，记录色谱图，结果见图4-19。

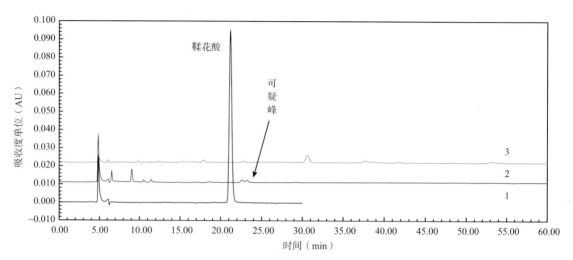

图 4-19　对照品及丹参多酚酸水解前后色谱对照图

注：1——鞣花酸标准品；2——丹参多酚酸水解样品；3——丹参多酚酸未水解样品。

由图4-19丹参多酚酸未水解样品中未见鞣花酸，但在水解样品中鞣花酸对照品位置上有可疑峰出现，将样品加鞣花酸对照品进行确认（取浓度为0.06106 μg/mL的鞣花酸对照品与水解样品按照体积1∶1混合），结果见图4-20。

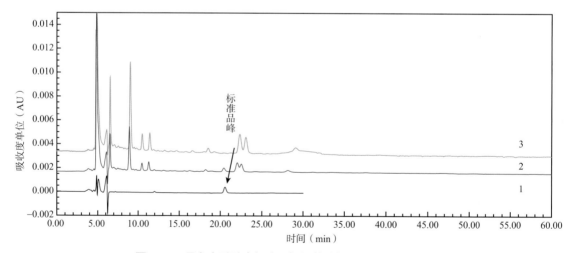

图 4-20　丹参多酚酸水解液及加鞣花酸标准品后色谱对照图

注：1——鞣花酸对照品；2——丹参多酚酸水解液加鞣花酸；3——丹参多酚酸水解液。

由图4-19、图4-20可以看出，丹参多酚酸未水解样品中未见鞣花酸，但在水解样品中鞣花酸对照品位置上有可疑峰出现，进行加标确认可疑峰不是鞣花酸，表明丹参多酚酸中未检出含有鞣花酸可水解鞣质。

3. 多批次丹参多酚酸可水解鞣质测定结果

按照上述方法，取丹参多酚酸9批，进行没食子酸及鞣花酸测定，结果见表4-111。

表4-111　丹参多酚酸可水解鞣质测定结果

序号	批号	是否存在没食子酸	是否存在鞣花酸	序号	批号	是否存在没食子酸	是否存在鞣花酸
1	Y001	否	否	6	Y006	否	否
2	Y002	否	否	7	Y007	否	否
3	Y003	否	否	8	Y008	否	否
4	Y004	否	否	9	Y009	否	否
5	Y005	否	否				

4. 讨论

通过对五倍子饮片进行酸水解测定水解前后样品中没食子酸含量证明该水解方法有效可行，能够将可水解鞣质水解，可检出浓度约为0.02 μg/mL。

再对丹参多酚酸的未水解及水解样品进行了没食子酸及鞣花酸测定，浓度均为0.1 mg/mL，在没食子酸、鞣花酸的位置均无相应峰出现。因此得出丹参多酚酸中鞣酸未检出。

本实验选用高效液相色谱法对注射用丹参多酚酸中的鞣质类物质进行排除性检测，操作简单，结果准确可靠，也为其他药材中鞣质的检测及含量测定起到一定借鉴作用。

第四节　注射用丹参多酚酸制剂的质量控制研究

注射用丹参多酚酸是由天津天士力之骄药业有限公司生产的现代中药注射剂，该品种为2007年《药品注册管理办法》（国家食品药品监督管理局令第28号）和《中药、天然药物注射剂基本技术要求》（国食药监注[2007]743号）颁布之后国家批准的中药注射剂，其完全符合中药注射剂再评价相关技术要求。注射用丹参多酚酸药品注册批件法定质量标准的控制项目包括《中国药典》一部附录制剂通则"注射剂"项下要求的装量差异、可见异物、不溶性微粒、注射剂有关物质（蛋白质、鞣质、树脂、草酸盐、钾离子）、重金属及有害元素残留量、无菌、热原以及本品种的质量控制指标，即性状、鉴别、色泽、pH、水分、炽灼残渣、异常毒性、过敏反应、溶血与凝聚、血管刺激性、肌肉刺激性、指纹图谱、含量（丹酚酸B、丹参多酚酸）。

本研究在现标准基础上，选择与药效相关的主要成分进行指纹图谱技术提升研究、多指标成分含量研究，并通过大分子研究、重金属与有害元素、细菌内毒素等方面的控制保障产品的安全，通过辅料的测定可以侧面反映工艺的稳定性。

一、注射用丹参多酚酸制剂的指纹图谱研究

（一）实验材料

Waters e2695-2489型高效液相色谱仪（美国Waters公司），AL 204型万分之一电子分析

天平、XS105DU型十万分之一电子天平（瑞士Mettler Toledo公司），乙腈（色谱纯，德国Merck公司），磷酸（色谱纯，天津市精细化工研究所），超纯水（Sartorius VF-TOC超纯水机），注射用丹参多酚酸（天津天士力之骄药业有限公司），丹酚酸B（批号111562-201615，中国食品药品检定研究院）。

（二）方法与结果

注射用丹参多酚酸主要成分为丹酚酸B，约占70%，进行相似度比较时，丹酚酸B起主要作用，丹酚酸B已建立了含量测定方法，批次间质量波动，不能很好地评价其他酚酸类成分，因此屏蔽丹酚酸B峰后，以剩余峰的相似度进行评价批次间波动更加合理。

1. 参照物溶液的制备

取丹酚酸B对照品适量，精密称定，加流动相制成每1 mL中含丹酚酸B 0.3 mg的溶液，即得。

2. 供试品溶液的制备

取装量差异项下的本品内容物适量，精密称定，加流动相溶解并稀释制成每1 mL中约含0.8 mg的溶液，即得。

3. 色谱条件

色谱柱为十八烷基硅烷键合硅胶为填充剂（推荐 Agilent Eclipse Plus C18 4.6×250 mm，5 μm色谱柱或相当者）；流动相乙腈-0.05%磷酸水溶液（22∶78）；流速0.7 mL/min；柱温25℃；检测波长288 nm；进样体积20 μL；理论板数按丹酚酸B峰计算应不低于7000。

4. 测定法

分别精密吸取参照物溶液与供试品溶液各20 μL，注入液相色谱仪，测定，记录70 min内的色谱图，即得。见图4-21。

供试品指纹图谱中与参照物保留时间相同的峰为S峰。采用峰谷到峰谷积分类型，对峰面积值为参照物峰面积0.2%及以上的色谱峰进行积分，按中药色谱指纹图谱相似度评价系统计算，供试品指纹图谱（扣除S峰）与对照指纹图谱（扣除S峰）相似度不得低于0.90。

5. 方法学考察

（1）日内精密度考察

取同一批注射用丹参多酚酸适量，精密称定，按照"供试品溶液的制备"和"色谱条件"项下的色谱条件进行测定，连续进样6针，用计算机相似度处理软件"中药色谱指纹图谱相似度评价系统"（中国药典会出版，版本2012.1）生成对照图谱，计算相似度，比较6针的相似度。具体结果见表4-112。

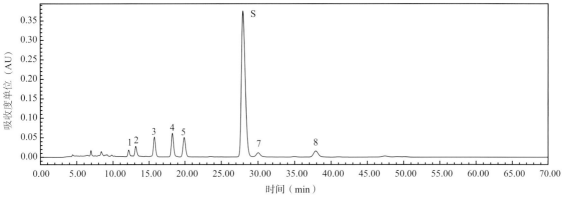

图 4-21　注射用丹参多酚酸指纹图谱

注：本图采用 Waters e2695-2489 高效液相色谱仪测定；色谱柱为 Agilent Eclipse Plus C18 250 mm×4.6 mm，5 μm；工作站 Empower2；积分参数为峰宽 30、阈值 20、积分类型峰谷到峰谷，分析时间 70 min。峰 1——丹酚酸 D，峰 2——紫草酸异构体，峰 3——丹酚酸 E，峰 4——迷迭香酸，峰 5——紫草酸，峰 S——丹酚酸 B，峰 7——丹酚酸 B 异构体，峰 8——丹酚酸 Y。

表 4-112　精密度相似度结果

	精密度 1	精密度 2	精密度 3	精密度 4	精密度 5	精密度 6	对照指纹图谱
精密度 1	1.000	1.000	1.000	1.000	1.000	1.000	1.000
精密度 2	1.000	1.000	1.000	1.000	1.000	1.000	1.000
精密度 3	1.000	1.000	1.000	1.000	1.000	1.000	1.000
精密度 4	1.000	1.000	1.000	1.000	1.000	1.000	1.000
精密度 5	1.000	1.000	1.000	1.000	1.000	1.000	1.000
精密度 6	1.000	1.000	1.000	1.000	1.000	1.000	1.000
对照指纹图谱	1.000	1.000	1.000	1.000	1.000	1.000	1.000

结果表明：连续进样所得指纹图谱的相似度均为 1.000，方法色谱系统稳定性比较好。

（2）日间精密度考察

同一批注射用丹参多酚酸 1 份，按照"供试品溶液的制备"和"色谱条件"进行测定，样品冷藏保存，每日取供试品溶液适量，进样分析，共考察 7 d。用计算机相似度处理软件"中药色谱指纹图谱相似度评价系统"（中国药典会出版，版本 2012.1）生成对照图谱，计算相似度，比较 7 d 的相似度。具体结果见表 4-113。

表 4-113　日间精密度相似度结果

	1	2	3	4	5	6	7	对照指纹图谱
日间精密度 1	1.000	1.000	1.000	1.000	0.999	0.999	0.999	1.000
日间精密度 2	1.000	1.000	1.000	1.000	0.999	0.999	0.998	1.000
日间精密度 3	1.000	1.000	1.000	0.999	0.999	0.999	0.999	1.000
日间精密度 4	1.000	1.000	0.999	1.000	1.000	1.000	0.999	1.000

续表

	1	2	3	4	5	6	7	对照指纹图谱
日间精密度5	0.999	0.999	0.999	1.000	1.000	1.000	0.999	1.000
日间精密度6	0.999	0.999	0.999	1.000	1.000	1.000	0.999	1.000
日间精密度7	0.999	0.998	0.999	0.999	0.999	0.999	1.000	0.999
对照指纹图谱	1.000	1.000	1.000	1.000	1.000	1.000	0.999	1.000

结果表明，所有指纹图谱的相似度均在0.99以上，供试品溶液及色谱分析系统非常稳定。

（3）重现性考察

取同一批注射用丹参多酚酸，精密称定，按照"供试品溶液的制备"平行制备6份，按照已确定的色谱条件进行测定，每份样品进1针，用计算机相似度处理软件"中药色谱指纹图谱相似度评价系统"（中国药典会出版，版本2012.1），计算相似度，比较6针的相似度。具体结果见表4-114。

表4-114　重现性相似度结果

	重复性1	重复性2	重复性3	重复性4	重复性5	重复性6	对照指纹图谱
重复性1	1.000	1.000	1.000	1.000	0.997	0.995	1.000
重复性2	1.000	1.000	1.000	1.000	0.997	0.995	1.000
重复性3	1.000	1.000	1.000	1.000	0.997	0.995	1.000
重复性4	1.000	1.000	1.000	1.000	0.997	0.995	1.000
重复性5	0.997	0.997	0.997	0.997	1.000	1.000	0.999
重复性6	0.995	0.995	0.995	0.995	1.000	1.000	0.998
对照指纹图谱	1.000	1.000	1.000	1.000	0.999	0.998	1.000

结果表明，所有指纹图谱的相似度均在0.99以上，样品处理及色谱分析系统非常稳定。

（4）稳定性考察

取1份同一批注射用丹参多酚酸适量，按照"供试品溶液的制备"和"色谱条件"项进行测定，在不同时间进样分析。用计算机相似度处理软件"中药色谱指纹图谱相似度评价系统"（中国药典会出版，版本2012.1）生成对照图谱，计算相似度，比较不同时间的相似度。具体结果见表4-115。

表4-115　溶液稳定性相似度结果

	0 h	6 h	9 h	13 h	17.5 h	21 h	24.5 h	对照指纹图谱
稳定性0 h	1.000	1.000	1.000	1.000	1.000	1.000	1.000	1.000
稳定性6 h	1.000	1.000	1.000	1.000	1.000	1.000	1.000	1.000
稳定性9 h	1.000	1.000	1.000	1.000	1.000	1.000	1.000	1.000
稳定性13 h	1.000	1.000	1.000	1.000	1.000	1.000	1.000	1.000
稳定性17.5 h	1.000	1.000	1.000	1.000	1.000	1.000	1.000	1.000

续表

	0 h	6 h	9 h	13 h	17.5 h	21 h	24.5 h	对照指纹图谱
稳定性21 h	1.000	1.000	1.000	1.000	1.000	1.000	1.000	1.000
稳定性24.5 h	1.000	1.000	1.000	1.000	1.000	1.000	1.000	1.000
对照指纹图谱	1.000	1.000	1.000	1.000	1.000	1.000	1.000	1.000

结果表明，所有指纹图谱的相似度均为1.000，溶液在24 h内非常稳定。

6. 指纹图谱的测定

收集从2003年临床研究用样品至今的生产批次，共83批，考虑不同人员、不同仪器、不同实验室因素对指纹图谱测定的影响，83批样品共测定145张图谱，采用峰谷到峰谷积分类型，屏蔽丹酚酸B峰后，对峰面积值高于丹酚酸B参照物溶液峰面积0.2%的色谱峰进行积分，按中药色谱指纹图谱相似度评价系统全谱峰匹配，生成对照图谱，作为注射用丹参多酚酸指纹图谱标准图谱。具体图谱见图4-22。

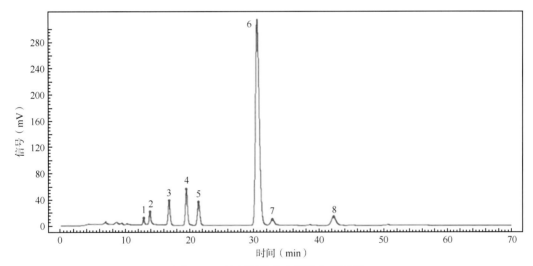

图 4-22　注射用丹参多酚酸标准图谱

注：1——丹酚酸 D；2——紫草酸异构体；3——丹酚酸 E；4——迷迭香酸；5——紫草酸；6——丹酚酸 B；7——丹酚酸 B 异构体；8——丹酚酸 Y

7. 相似度评价

利用《中药色谱指纹图谱相似度评价系统》计算软件，将15批样品与标准图谱匹配，进行相似度评价，结果见表4-116。

表 4-116　15 批注射用丹参多酚酸新方法相似度测定结果

批号	相似度	批号	相似度	批号	相似度
S001	0.967	S006	0.986	S011	0.973
S002	0.966	S007	0.991	S012	0.993
S003	0.987	S008	0.992	S013	0.988
S004	0.971	S009	0.983	S014	0.985
S005	0.994	S010	0.978	S015	0.992

取10批注射用丹参多酚酸，将屏蔽丹酚酸B后相似度计算（新方法）与全谱相似度计算（现方法），两种评价方法进行对比，结果见表4-117。

表4-117　10批注射用丹参多酚酸新方法与现行方法相似度结果比较

批号	Y001	Y002	Y003	Y004	Y005
新方法相似度	0.963	0.953	0.975	0.972	0.978
现方法相似度	0.997	0.997	0.999	0.999	0.997
批号	Y006	Y007	Y008	Y009	Y010
新方法相似度	0.965	0.969	0.976	0.988	0.983
现方法相似度	0.999	0.998	0.998	0.997	0.996

结果表明，新方法较现方法结果偏低，新方法较现行方法（全谱比较）更严格，在丹酚酸B采用含量方法进行控制基础上，其他酚酸类成分采用指纹图谱方法更能控制产品质量。

二、注射用丹参多酚酸制剂多指标成分含量测定研究

（一）实验材料

Waters e2695-2489型高效液相色谱仪（美国Waters公司）；Agilent 1260型高效液相色谱仪（美国Agilent公司）；XS105DU型十万分之一电子天平、XPE 26型百万分之一电子分析天平（瑞士Mettler Toledo公司）；甲醇、乙腈（色谱纯，美国Merck公司）；磷酸（色谱纯，天津市精细化工研究所）；四氢呋喃（色谱纯，天津市康科德科技有限公司）；甲酸（色谱纯，上海市试剂一厂）；超纯水（Sartorius VF-TOC超纯水机）；注射用丹参多酚酸（天津天士力之骄药业有限公司）；甘露醇（批号20140301，中国食品药品检定研究院）；迷迭香酸对照品（批号111871-201505，中国食品药品检定研究院）；紫草酸对照品（批号20130908，天津马克生物技术有限公司）；丹酚酸B对照品（批号111562-201615，中国食品药品检定研究院）；丹酚酸Y对照品（自制）。

（二）方法与结果

1. 对照品溶液的制备

1）丹酚酸B对照品储备液Ⅰ：取丹酚酸B对照品30 mg，精密称定，置于25 mL容量瓶中，加乙腈-0.05%磷酸水（22：78）制成每1 mL含丹酚酸B约为1.2 mg的溶液。

2）丹酚酸B对照品储备液Ⅱ：取丹酚酸B对照品10 mg，精密称定，置于10 mL量瓶中，加乙腈-0.05%磷酸水（22：78）制成每1 mL含丹酚酸B约为1 mg的溶液，作为丹酚酸B对照品储备液Ⅱ。

3）丹酚酸B对照品溶液：精密吸取丹酚酸B对照品储备液Ⅰ适量，加乙腈-0.05%磷酸水（22：78）逐级稀释成每1 mL含丹酚酸B0.3 mg的溶液，作为丹酚酸B对照品溶液。

4）丹酚酸B对照品浓度梯度溶液：精密吸取丹酚酸B对照品储备液Ⅱ适量，加乙腈

-0.05%磷酸水（22∶78）分别稀释成丹酚酸B浓度为0.5 mg/mL、0.3 mg/mL、0.06 mg/mL、0.03 mg/mL、0.01 mg/mL系列浓度的对照品溶液。

5）迷迭香酸对照品储备液Ⅰ：取迷迭香酸对照品12 mg，精密称定，置于10 mL量瓶中，加乙腈-0.05%磷酸水（22∶78）制成每1 mL含迷迭香酸约为1.2 mg的溶液。

6）迷迭香酸对照品储备液Ⅱ：精密吸取迷迭香酸对照品储备液Ⅰ2.50 mL，置于25 mL量瓶中，加乙腈-0.05%磷酸水（22∶78）稀释定容至刻度，制成每1 mL含迷迭酸约为0.12 mg的溶液。

7）迷迭香酸对照品储备液Ⅲ：取迷迭香酸对照品7.5 mg，精密称定，置于25 mL容量瓶中，加乙腈-0.05%磷酸水（22∶78）制成每1 mL含迷迭香酸约为0.3 mg的溶液，作为迷迭香酸对照品储备液Ⅲ。

8）迷迭香酸对照品溶液：精密吸取迷迭香酸对照品储备液Ⅰ适量，加乙腈-0.05%磷酸水（22∶78）逐级稀释成每1 mL含迷迭酸约为0.03 mg的溶液，作为迷迭香酸对照品溶液。

9）紫草酸和丹酚酸Y混合对照品储备液Ⅰ：分别取紫草酸对照品12 mg，丹酚酸Y对照品12 mg，精密称定，置于10 mL量瓶中，加乙腈-0.05%磷酸水（22∶78）溶解定容至刻度，配成每1 mL含紫草酸、丹酚酸Y各1.2 mg的混合溶液，作为紫草酸和丹酚酸Y混合对照品储备液Ⅰ。

10）紫草酸和丹酚酸Y混合对照品储备液Ⅱ：精密吸取紫草酸和丹酚酸Y混合对照品储备液Ⅰ2.5 mL，置于25 mL量瓶中，加乙腈-0.05%磷酸水（22∶78）稀释定容至刻度，配成每1 mL含紫草酸、丹酚酸Y各0.12 mg的混合溶液，作为紫草酸和丹酚酸Y混合对照品储备液Ⅱ。

11）紫草酸和丹酚酸Y混合对照品储备液Ⅲ：取紫草酸对照品、丹酚酸Y对照品7.5 mg，精密称定，置于25 mL量瓶中，加乙腈-0.05%磷酸水（22∶78）制成每1 mL含紫草酸、丹酚酸Y约为0.3 mg的溶液，作为紫草酸和丹酚酸Y对照品储备液Ⅲ。

12）紫草酸和丹酚酸Y混合对照品溶液：分别精密吸取紫草酸和丹酚酸Y对照品储备液Ⅰ适量，加乙腈-0.05%磷酸水（22∶78）稀释成每1 mL含紫草酸、丹酚酸Y各0.03 mg的对照品溶液，作为紫草酸和丹酚酸Y混合对照品溶液。

13）紫草酸和丹酚酸Y混合对照品溶液：精密吸取紫草酸和丹酚酸Y对照品储备液Ⅲ适量，加乙腈-0.05%磷酸水（22∶78）制成每1 mL含紫草酸约为0.03 mg、含丹酚酸Y约为0.03 mg溶液，作为紫草酸和丹酚酸Y混合对照品溶液。

2. 供试品溶液的制备

1）注射用丹参多酚酸：取装量差异项下的本品内容物，混匀，取40 mg，精密称定，置于50 mL量瓶中，加乙腈-0.05%磷酸水（22∶78）溶解并稀释制成每1 mL中约含0.8 mg的溶液，即得。

2）空白溶液的制备：乙腈-0.05%磷酸水（22∶78）。

3）空白辅料的制备：取18 mg辅料，精密称定，置于100 mL棕色量瓶中，用乙腈-0.05%磷酸水（22∶78）定容，摇匀。

3. 色谱条件

色谱柱Agilent Eclipse Plus C18（4.6×250 mm，5 μm）；流速0.9 mL/min；柱温28℃；

检测波长288 nm；进样体积10 μL；流动相中有机相为乙腈-2%甲醇-2%四氢呋喃，水相为0.4%甲酸溶液，按照表4-118进行梯度洗脱。

表4-118　梯度洗脱程序

时间（min）	有机相（%）	水相（%）
0	19	81
30	21.5	78.5
35	25	75
45	25	75
50	95	5
60	40	60
65	19	81
70	19	81

4. 方法学考察

（1）专属性测试

按照"供试品溶液的制备"项下配制空白溶液及空白辅料，迷迭香酸（0.03 mg/mL）、紫草酸（0.03 mg/mL）、丹酚酸B（0.3 mg/mL）、丹酚酸Y（0.03 mg/mL）单标对照溶液，提取物供试品溶液进样测试。结果显示，空白溶液及空白辅料在对照品色谱峰位置均未出峰，对供试品待测成分无干扰。

（2）线性关系考察

精密吸取混合对照品储备液，分别制成7个不同质量浓度的对照品溶液，按上述色谱条件进行测定。记录相应的峰面积，以峰面积为纵坐标（Y），对照品质量浓度为横坐标（X），绘制标准曲线并进行回归计算。结果显示，迷迭香酸、紫草酸、丹酚酸B、丹酚酸Y分别在（0.0015～0.0607）、（0.0015～0.0604）、（0.0046～0.6071）、（0.0015～0.0612）浓度范围内线性关系良好。

（3）精密度试验

将同一份供试品溶液连续进样6针，计算样品进样重复性。取同一批注射用丹参多酚酸，按照"供试品溶液的制备"和"色谱条件"项，分别由不同人员（2个）在同一台仪器，同一人员在不同仪器（2台）进样测定，计算不同人员、不同仪器各测定成分含量的RSD。结果见表4-119～表4-121。

表4-119　进样重复性测试结果

成分	峰面积值						RSD（%）
	1	2	3	4	5	6	
迷迭香酸	879189	881667	867243	886322	867201	867694	1.0
紫草酸	819117	817626	814620	817687	828138	815662	0.6
丹酚酸B	9454410	9477402	9474793	9505143	9492808	9492752	0.2
丹酚酸Y	532779	533015	526907	529612	533965	529640	0.5

表 4-120　中间精密度测试结果（不同人员）

| 成分 | 含量（mg/支） | | | | RSD（%） |
	人员 A		人员 B		
迷迭香酸	2.87	2.87	2.86	2.86	0.2
紫草酸	3.94	3.95	3.93	3.94	0.2
丹酚酸 B	50.58	50.53	50.35	50.54	0.2
丹酚酸 Y	3.11	3.11	3.09	3.11	0.3

表 4-121　中间精密度测试结果（不同仪器）

| 成分 | 含量（mg/支） | | | | RSD（%） |
	Waters		Agilent		
迷迭香酸	2.86	2.86	2.85	2.88	0.4
紫草酸	3.93	3.94	3.94	3.99	0.7
丹酚酸 B	50.35	50.54	50.24	50.79	0.5
丹酚酸 Y	3.09	3.11	3.15	3.17	1.2

结果表明，不同人员在同一台仪器（Agilent），制剂中四种成分含量RSD≤2.0%；同一人员在不同仪器（Agilent及Waters），制剂中四种成分含量RSD≤2.0%。该方法精密度良好。

（4）重复性测试

取同一批注射用丹参多酚酸，分别精密称取6份，按照"供试品溶液的制备"和"色谱条件"项进行测定，考察分析重复性。结果见表4-122。

表 4-122　分析重复性测试结果

| 成分 | 含量（mg/支） | | | | | | RSD（%） |
	1	2	3	4	5	6	
迷迭香酸	2.91	2.96	2.93	2.97	2.94	2.97	1.0
紫草酸	4.03	4.01	4.01	4.02	4.04	4.03	0.6
丹酚酸 B	52.49	52.49	52.44	52.50	52.60	52.71	0.2
丹酚酸 Y	3.23	3.25	3.22	3.24	3.25	3.25	0.6

结果表明，四成分峰面积（含量）RSD均小于2.0%，本方法重复性良好。

（5）稳定性测试

取配制的丹酚酸B对照品、迷迭香酸对照品及紫草酸和丹酚酸Y混合对照品溶液，分别在0 h，6 h，12 h，18 h，24 h，30 h，36 h，按规定的色谱条件进行分析，考察供试品及对照品稳定性。结果见表4-123、表4-124。

表 4-123 稳定性测试结果（对照品溶液）

成分	峰面积值							RSD（%）
	0 h	6 h	12 h	18 h	24 h	30 h	36 h	
迷迭香酸	731979	732378	734468	733813	736452	737988	741488	0.5
紫草酸	458710	458739	460731	460242	461897	462410	461491	0.3
丹酚酸B	4198304	4220932	4218882	4238795	4288715	4273860	4294782	0.9
丹酚酸Y	375894	376408	377688	377237	378260	378395	378036	0.3

表 4-124 稳定性测试结果（供试品溶液）

成分	峰面积值							RSD（%）
	0 h	6 h	12 h	18 h	24 h	30 h	36 h	
迷迭香酸	411787	419817	417933	417239	426359	425707	433547	1.7
紫草酸	378057	384137	383109	384639	390637	390866	400470	1.9
丹酚酸B	4472956	4521665	4512167	4525152	4601322	4585652	4702466	1.7
丹酚酸Y	241711	244461	243817	244603	248963	248275	254790	1.8

结果表明，36 h之内，迷迭香酸、紫草酸、丹酚酸B、丹酚酸Y峰面积RSD均小于2.0%，稳定性良好。

（6）加样回收率试验

按照"供试品溶液的制备"项下配制供试品溶液，精密吸取上述溶液2 mL，置于5 mL量瓶中，分别精密加入丹酚酸B对照品储备液Ⅰ、迷迭香酸对照品储备液Ⅰ、Ⅱ，紫草酸和丹酚酸Y混合对照品储备液Ⅰ、Ⅱ适量，配成浓度为标准溶液含量50%、100%、160%的溶液，每个浓度3份，共9份，然后用乙腈-0.05%磷酸水（22∶78）定容，作为低、中、高三个浓度的供试品溶液，计算回收率和RSD（%）。结果见表4-125。

表 4-125 准确度测试结果

成分	低-1	低-2	低-3	中-1	中-2	中-3	高-1	高-2	高-3	平均值	RSD（%）
迷迭香酸	95%	95%	97%	98%	99%	100%	96%	95%	96%	97%	1.9
紫草酸	93%	93%	97%	99%	100%	100%	98%	97%	99%	97%	2.6
丹酚酸B	99%	97%	102%	101%	102%	101%	100%	100%	100%	100%	1.6
丹酚酸Y	96%	95%	98%	99%	100%	100%	98%	97%	98%	98%	1.7

结果表明，制剂中四种成分回收率测定结果均在92%～105%范围内，RSD≤5.0%。方法准确度良好。

（7）耐用性测试

取同一批注射用丹参多酚酸，通过调整色谱柱（使用同一型号不同序列号三根，不同型号色谱柱两根），流速±0.1，柱温±2℃，流动相pH，有机相组成（2个不同人员配制）考察耐用性。结果见表4-126～表4-130。

表 4-126　不同色谱柱检测结果

成分	含量（mg/ 支）				RSD（%）
	USUXA19854	ZORBAXSB-C18	USUXA11460	USUXA11555	
迷迭香酸	2.92	2.94	2.87	2.88	1.2
紫草酸	3.85	4.04	4.11	4.05	2.8
丹酚酸 B	51.90	51.84	50.20	49.47	2.4
丹酚酸 Y	3.00	3.04	3.15	3.13	2.2

表 4-127　不同流速检测结果

成分	含量（mg/ 支）			RSD（%）
	0.8 mL/min	0.9 mL/min	1.0 mL/min	
迷迭香酸	2.84	2.78	2.84	1.1
紫草酸	3.94	3.91	3.98	1.0
丹酚酸 B	53.13	54.05	53.35	0.9
丹酚酸 Y	3.19	3.07	2.85	5.8

表 4-128　不同柱温检测结果

成分	含量（mg/ 支）			RSD（%）
	26℃	28℃	30℃	
迷迭香酸	2.90	2.89	2.87	0.6
紫草酸	3.97	4.00	4.02	0.7
丹酚酸 B	50.36	50.47	49.66	0.9
丹酚酸 Y	3.21	3.21	3.18	0.5

表 4-129　不同流动相（水相）耐用性结果

成分	含量（mg/ 支）			RSD（%）
	0.3% 甲酸水	0.4% 甲酸水	0.5% 甲酸水	
迷迭香酸	2.91	2.89	2.92	0.4
紫草酸	4.04	4.00	4.02	0.4
丹酚酸 B	50.18	50.47	50.52	0.4
丹酚酸 Y	3.29	3.21	3.30	1.4

表 4-130　不同人员耐用性结果

成分	含量（mg/ 支）		RSD（%）
	人员 1	人员 2	
迷迭香酸	2.89	2.82	1.8
紫草酸	4.00	4.01	0.1
丹酚酸 B	50.47	49.59	1.2
丹酚酸 Y	3.21	3.22	0.1

结果表明，不同流速对丹酚酸 Y 含量结果影响较大，含量 RSD（％）超过 5.0%；其余条件耐用性测试结果含量 RSD 均小于 5.0%。

5. 相对校正因子及相对保留时间的确定

相对校正因子及相对保留时间的确定按照第四章第三节"丹参多酚酸多指标成分含量测定研究""方法与结果"项下的"相对校正因子的确定"与"相对保留时间的制定"项进行。

6. 样品测定

分别对 25 批制剂进行含量测定，根据外标法和相对校正因子法，分别计算迷迭香酸、紫草酸、丹酚酸 Y 含量，为制定相应限度提供依据。具体结果见表 4-131。

表 4-131　注射用丹参多酚酸含量测定结果

样品批号	迷迭香酸（mg/支）			紫草酸（mg/支）			丹酚酸 Y（mg/支）			丹酚酸 B（mg/支）
	外标法	QAMS	相对偏差（％）	外标法	QAMS	相对偏差（％）	外标法	QAMS	相对偏差（％）	外标法
S001	3.22	3.15	1.10	5.10	4.88	2.20	3.78	3.65	1.75	55.51
S002	3.28	3.21	1.08	4.60	4.40	2.22	3.65	3.53	1.67	54.08
S003	3.49	3.42	1.01	4.49	4.30	2.16	3.49	3.37	1.75	54.02
S004	3.28	3.21	1.08	4.70	4.50	2.17	3.53	3.41	1.73	53.87
S005	3.42	3.35	1.03	4.44	4.26	2.07	3.53	3.41	1.73	53.54
S006	3.25	3.18	1.09	4.43	4.24	2.19	3.31	3.19	1.85	54.00
S007	3.24	3.18	0.93	4.48	4.29	2.17	3.54	3.42	1.72	54.25
S008	2.96	2.90	1.02	4.30	4.12	2.14	3.42	3.30	1.79	57.85
S009	3.26	3.19	1.09	4.47	4.28	2.17	3.43	3.31	1.78	57.81
S010	3.23	3.16	1.10	4.44	4.25	2.19	3.40	3.28	1.80	57.11
S011	3.16	3.09	1.12	4.36	4.17	2.23	3.34	3.22	1.83	56.76
S012	3.06	2.99	1.16	4.33	4.14	2.24	3.58	3.46	1.70	58.93
S013	3.00	2.97	0.50	4.35	4.14	2.47	3.56	3.40	2.30	56.31
S014	2.94	2.91	0.51	4.35	4.14	2.47	3.20	3.05	2.40	52.66
S015	2.98	2.94	0.68	4.17	3.97	2.46	3.55	3.38	2.45	54.65
S016	3.16	3.12	0.64	4.36	4.15	2.47	3.32	3.17	2.31	51.95
S017	3.00	2.96	0.67	4.20	4.00	2.44	3.33	3.18	2.30	52.05
S018	3.04	3.00	0.66	4.44	4.23	2.42	3.11	2.97	2.30	49.74
S019	3.06	3.02	0.66	4.46	4.25	2.41	3.10	2.96	2.31	50.01
S020	3.03	2.98	0.83	4.39	4.21	2.09	3.02	2.91	1.85	49.67
S021	3.04	3.00	0.66	4.36	4.18	2.11	3.00	2.89	1.87	49.30
S022	3.04	3.00	0.66	4.38	4.19	2.22	3.02	2.90	2.03	49.40
S023	3.15	3.10	0.80	4.59	4.39	2.23	3.11	2.99	1.97	50.25
S024	3.21	3.16	0.78	4.59	4.39	2.23	3.21	3.09	1.90	50.69
S025	3.22	3.17	0.78	4.47	4.28	2.17	3.19	3.07	1.92	50.66

使用外标法、相对校正因子方法分别计算25批制剂中迷迭香酸、紫草酸、丹酚酸Y三种成分含量，相对偏差均在2%以内，说明两种方法无显著性差异，一测多评方法可以应用到丹参多酚酸提取物中迷迭香酸、紫草酸、丹酚酸Y含量测定。

三、糖苷类大分子物质研究

（一）实验材料

右旋糖酐不同分子量系列对照品（批号140637-646-201203、中国食品药品检定研究院）。

（二）方法与结果

1. 对照品溶液的制备

精密称取分子量分别为2700、5250、9750、13050、36800、64650、135350和300600的右旋糖酐对照品各约20 mg，精密称定，分别置10 mL量瓶中，加流动相溶解并稀释至刻度，混匀，即得。

2. 供试品溶液的制备

1）长期稳定性及加速稳定性供试品制备：取注射用丹参多酚酸（20130501、20140301）长期稳定性条件放置超过36个月样品及注射用丹参多酚酸（20160401、20160402、20160403）加速稳定性条件放置6个月样品约130 mg，精密称定，加水1 mL溶解，混匀，即得。

2）复溶注射用丹参多酚酸后调整pH：组一（调酸）：取注射用丹参多酚酸20140301 40支，用111.7 g水溶解，充分完全溶解后，放置250 mL烧杯中，加（9→100）盐酸试液约10 mL，调节pH为4.84，将样品放置冻干机中冻干，在第0 d、6 d、10 d分别取样品约130 mg，精密称定，加水1 mL溶解，混匀后，即得供试品溶液。

组二（调碱）：取注射用丹参多酚酸20140301 40支，用111.7 g水溶解，充分完全溶解后，放置250 mL烧杯中，加0.1 mol/L氢氧化钠溶液约10 mL，调节pH为6.57，将样品放置冻干机中冻干，在第0 d、6 d、10 d分别取样品约130 mg，精密称定，加水1 mL溶解，混匀后，即得供试品溶液。

影响因素条件：温度60℃，光照强度5015 lx，紫外线强度771 μW/cm²。

加速稳定性考察条件：温度（25±2）℃，湿度（60±10）%。

长期稳定性考察条件：温度（40±2）℃；湿度（75±5）%。

3. 色谱条件

色谱柱Waters Ultrahydrogel 250（7.8×300 mm）；流动相0.05%甲酸，流速0.5 mL/min，柱温30℃；进样量10 μL。蒸发光检测器参数：增益10，气体压力25 psi，漂移管温度−85℃，加热级别60%。

4. 方法学考察

（1）最低检出限

取以上配制好的对照品母液适量，加流动相配成0.05 mg/mL的溶液，摇匀，即得，进行分析，记录色谱图。以信噪比约为3：1时注入仪器的量确定为检测限，结果见表4-132，见图4-23。

表4-132　不同分子量右旋糖酐保留时间

分子量	保留时间（min）
2700	16.043
5250	14.951
9750	14.388
13050	13.985
36800	12.676
64650	11.579
135350	10.444
300600	10.358

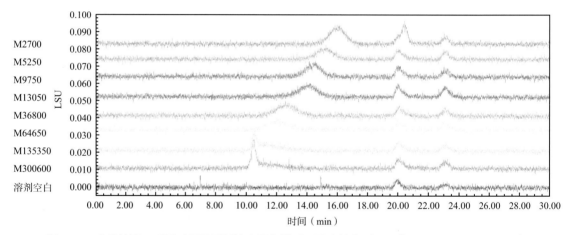

图4-23　右旋糖酐一系列对照品最低检出限色谱对照图（从上到下，分子量2700～300600）

结果表明，右旋糖酐对照品的检测限为0.05 mg/mL。

（2）线性关系考察

取以上配制好的对照品母液适量，加流动相配成0.5 mg/mL的溶液，摇匀，即得，进行分析，记录色谱图。以分子量对数与保留时间计算线性回归方程，结果见表4-133。回归方程为 $Y = -2.9225X + 25.929$，$R^2 = 0.9857$。

表4-133　不同分子量右旋糖酐保留时间

分子量	保留时间（min）
2700	15.842
5250	15.140

续表

分子量	保留时间（min）
9750	14.409
13050	13.978
36800	12.439
64650	11.792
135350	10.489
300600	10.345

结果表明，分子量与保留时间呈良好线性关系，能够通过此回归方程推测样品的分子量。

5. 样品测定

（1）调酸及调碱样品稳定性考察

注射用丹参多酚酸在极端pH（4.84、6.57）条件下样品（标准值为5.0～6.5），在较苛刻条件下（温度60℃，光照5015 lx；紫外线强度771 μW/cm²）放置10 d，精密吸取右旋糖酐一系列对照品溶液、供试品溶液，分别于0 d、6 d、10 d进样，注入高效液相色谱仪，记录色谱图，见图4-24～图4-26。

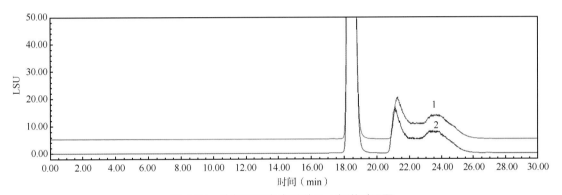

图 4-24　注射用丹参多酚酸 0 d 色谱对照图

注：1——调碱；2——调酸。

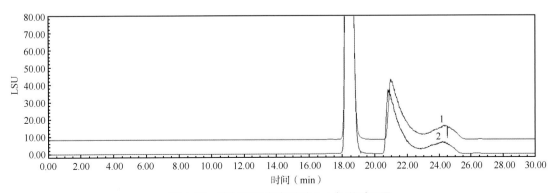

图 4-25　注射用丹参多酚酸 6 d 色谱对照图

注：1——调碱；2——调酸。

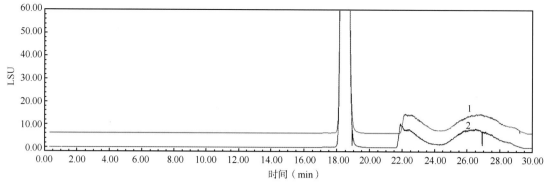

图 4-26　注射用丹参多酚酸 10 d 色谱图

注：1——调碱；2——调酸。

从色谱图中可以看出，注射丹参多酚酸调酸及调碱供试品，放置0 d、6 d及10 d后，样品图中均未发现超过2700分子量的物质。

（2）长期稳定性供试品考察

精密吸取右旋糖酐一系列对照品溶液、2批长期稳定性供试品溶液各10 μL，分别注入高效液相色谱仪，记录色谱图，结果见图4-27。

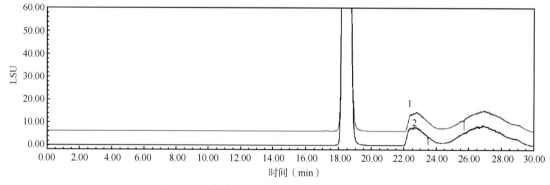

图 4-27　注射用丹参多酚酸长期稳定性色谱图

注：1——样品1；2——样品2。

从色谱图中可以看出，注射用丹参多酚酸分别放置38个月（样品1）和49个月（样品2）供试品色谱中未发现超过2700分子量的物质，证明注射用丹参多酚酸放置49个月仍稳定。

（3）加速稳定性供试品考察

精密吸取右旋糖酐一系列对照品溶液、长期稳定性供试品溶液各10 μL，分别注入高效液相色谱仪，记录色谱图，结果见图4-28。

从色谱图中可以看出，注射用丹参多酚酸（20160401、20160402、20160403）加速稳定性考察条件放置6个月后供试品色谱中未发现超过2700分子量的物质，证明注射用丹参多酚酸在加速稳定性考察条件放置6个月仍稳定。

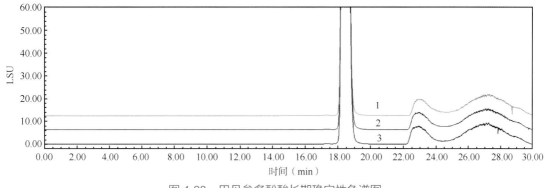

图 4-28 用丹参多酚酸长期稳定性色谱图

注：1——样品 3；2——样品 4；3——样品 5。

四、重金属与有害元素研究

（一）实验材料

安捷伦 7500CE 型 ICP-MS（美国 Agilent 公司）；微波消解仪（奥地利 Anton Paar 公司）；硝酸（Z0320241411、美国 Merck 公司）；注射用丹参多酚酸（天津天士力之骄药业有限公司）；As 对照品（浓度 1000 μg/mL，批号 213015087，美国 AccuStandard 公司）；Rh 对照品（浓度 1000 μg/mL，批号 41-525909，美国 Alfa Aesar 公司）；Ru 对照品（浓度 1000 μg/mL，批号 33-472476C，美国 Alfa Aesar 公司）；Pb 对照品（浓度 1000 μg/mL，批号 42-576147A，美国 Alfa Aesar 公司）；Cd 对照品（浓度 1000 μg/mL，批号 33-475139B，美国 Alfa Aesar 公司）；Os 对照品（浓度 1000 μg/mL，批号 41-529341A，美国 Alfa Aesar 公司）；Ir 对照品（浓度 1000 μg/mL，批号 13-16239A，美国 Alfa Aesar 公司）；Pt 对照品（浓度 1000 μg/mL，批号 24-18678P，美国 Alfa Aesar 公司）；Pt 对照品（浓度 1000 μg/mL，批号 24-18678P，美国 Alfa Aesar 公司）；Pd 对照品（浓度 1000 μg/mL，批号 11-10411G，美国 Alfa Aesar 公司）；Cu 对照品（浓度 1000 μg/mL，批号 13-14581J，美国 Alfa Aesar 公司）；V 对照品（浓度 1000 μg/mL，批号 03-1016535G，美国 Alfa Aesar 公司）；Mo 对照品（浓度 1000 μg/mL，批号 HC388949，德国 Merck 公司）；Ni 对照品（浓度 1000 μg/mL，批号 HC387419，德国 Merck 公司）；Cr 对照品（浓度 1000 μg/mL，批号 HC386521，德国 Merck 公司）；Hg 对照品（浓度 1000 μg/mL，批号 HC409181，德国 Merck 公司）；Au 对照品（浓度 100 μg/mL，批号 5-56Au，美国 Agilent 公司）；内标液（Bi、Ge、In、Li、Sc、Tb、Y，浓度 10 mg/L，批号 5183-4681，美国 Agilent 公司）；调谐液（Li、Mg、Y、Co、Ce、Tl，浓度 10 mg/L，批号 5185-5959，美国 Agilent 公司）。

（二）方法与结果

1. 对照品溶液制备

1）混合对照品溶液 I（除 Hg）：分别精密移取 Cd 对照品 50 μL，Pb 对照品 100 μL，As 对照品 30 μL，Ir、Os、Pd、Pt、Rh、Ru、Cr、Mo、V 对照品 200 μL，Ni 对照品 1 mL，Cu 对照品 2 mL，以 4% 硝酸溶液定容至 50 mL，即得。

2）Hg 对照品溶液 I：精密移取 Hg 对照品 30 μL，Au 对照品 3 mL，以 4% 硝酸溶液定容至

50 mL，即得。

3）混合对照品溶液Ⅱ（除Hg）：精密移取混合对照品溶液I（除Hg）5 mL，以4%硝酸溶液定容至50 mL，即得。

4）Hg对照品溶液Ⅱ：精密移取Hg对照品溶液I 5 mL，以4%硝酸溶液定容至50 mL，即得。

5）混合对照品溶液（除Hg，1 J浓度）：精密移取混合对照品溶液I（除Hg）100 μL，以4%硝酸溶液定容至40 mL，即得。

6）Hg对照品溶液（1 J浓度）：精密移取Hg对照品溶液I 100 μL，以4%硝酸溶液定容至40 mL，即得。

2. 供试品溶液的制备

准确称量注射用丹参多酚酸0.2 g，于酸泡洗净的聚四氟乙烯（PTFE）密闭消解罐中，加入5 mL硝酸，微波消解，参数见表4-134。消解结束后，待温度降至室温后取出消解罐，将样品转移至50 mL聚丙烯离心管中，稀释定容至20 mL，ICP-MS测定，仪器参数见表4-135。

表4-134　微波消解参数

功率（W）	升温时间（min）	持续时间（min）	排风量
800	5	10	1
1400	10	30	1
0	0	15	3

表4-135　仪器工作参数

ICP-MS 参数	值
RF power（射频功率）	1500 W
RF matching（射频电压）	1.70 V
S/C temperature（雾化室温度）	2℃
Carrier gas flow rate（载气流速）	0.90 L/min
Make up gas flow（补偿气流速）	0.25 L/min
Optional gas（%）（选择气）	0.0
Peristaltic pump flow rate（蠕动泵提升速率）	1.0 rps

3. 测定方法

于每天测定前配制系列标准溶液（分别为空白、0.2 J、0.5 J、1 J、2 J、5 J）进样测定，仪器自动生成标准曲线。按当日实验内容配制相应的对照品及供试品溶液，进样检测，仪器根据标准曲线自动计算各元素的含量，所得值乘以样品消解过程中的稀释因子（100倍），即得最终样品中各元素的含量值。

4. 方法学考察

（1）专属性测试

结果参考本章第三节"重金属与有害元素研究"项下"专属性试验"项。

（2）系统适用性确认

按要求配制标准溶液及样品溶液。①标准溶液：取混合对照品溶液Ⅰ与Hg对照品溶液Ⅰ，分别稀释为含有2 J目标化合物的对照品溶液；②样品溶液：称取同一批次注射用丹参多酚酸0.2 g，按"供试品溶液的制备"下供试品溶液配制方法进行配制。在样品批次前后测量2 J浓度的标准溶液。具体结果见表4-136。

表4-136 系统适用性结果

元素	1	2	3	均值	4	5	6	7	8	均值	漂移值（%）
V	19.47	19.60	19.40	19.49	2.632	2.652	20.53	20.06	20.68	20.42	4.79
Cr	19.94	20.05	19.88	19.96	18.61	18.84	20.73	20.24	20.95	20.64	3.42
Ni	101.0	101.2	100.8	101.0	8.69	8.78	108.4	105.5	107.9	107.3	6.20
Cu	201.0	203.0	202.5	202.2	6.34	6.53	213.9	208.4	213.4	211.9	4.81
As	2.99	2.99	2.95	2.98	1.39	1.44	3.24	3.17	3.20	3.20	7.56
Mo	19.66	19.93	19.82	19.80	1.17	1.13	20.75	20.45	20.98	20.73	4.66
Ru	19.77	19.87	19.72	19.79	0.17	0.24	20.78	20.49	20.97	20.75	4.85
Rh	19.40	19.56	19.46	19.47	0.21	0.25	20.54	20.13	20.64	20.44	4.95
Pd	20.01	20.06	20.01	20.03	0.26	0.33	21.20	20.69	21.33	21.07	5.23
Cd	4.92	4.97	4.95	4.95	0.07	0.07	4.94	4.89	5.05	4.96	0.23
Os	19.76	20.32	20.09	20.06	0.11	0.09	19.82	19.43	20.32	19.86	−1.00
Ir	19.24	19.40	19.42	19.35	0.27	0.27	19.48	19.22	19.84	19.51	0.83
Pt	19.63	19.83	19.84	19.27	0.05	0.05	20.78	20.36	21.03	20.72	4.84
Hg	2.87	2.84	2.81	2.84	0.06	0.06	2.88	2.88	2.88	2.88	1.40
Pb	9.77	9.86	9.89	9.84	2.08	2.09	9.94	9.80	10.15	9.96	1.30

结果表明，注射用丹参多酚酸样品批次前后标准溶液的漂移值均小于±20%，系统适用性良好。

（3）检测限和定量限测试

结果参考本章第三节"重金属与有害元素研究""方法与结果""方法学考察""检测限和定量限试验"项下相关内容。

（4）线性和范围测试

结果参考本章第三节"重金属与有害元素研究""方法与结果""方法学考察""线性关系考察"项下相关内容。

（5）精密度测试

采用样品加标溶液进样检测。取同一批注射用丹参多酚酸，分别精密称取6份，且分别加入1 J浓度的对照物质，进样检测，考察分析重复性；且分别于不同时间（3 d）配制供试品溶液进样检测，考察中间精密度。并取对照品溶液连续进样六针，计算进样重复性。分析重复性及中间精密度具体结果见表4-137、表4-138。

表 4-137　分析重复性

元素名称	RSD（%）
V	1.62
Cr	1.64
Ni	1.66
Cu	1.67
As	3.90
Mo	1.55
Ru	1.58
Rh	1.51
Pd	1.26
Cd	1.35
Os	2.19
Ir	1.81
Pt	2.02
Hg	1.90
Pb	1.94

表 4-138　中间精密度（元素单位 ppb）

元素名称	1 d	2 d	3 d	RSD（%）
V	10.06	10.37	10.22	1.51
Cr	14.37	14.88	14.79	1.87
Ni	46.94	48.91	48.14	2.06
Cu	90.02	95.71	94.06	3.14
As	4.48	4.97	5.05	6.32
Mo	11.63	11.89	11.73	1.14
Ru	9.80	9.94	9.82	0.74
Rh	9.34	9.46	9.33	0.79
Pd	9.84	9.90	9.63	1.49
Cd	2.43	2.49	2.49	1.31
Os	10.25	10.34	10.15	0.90
Ir	10.70	10.94	10.79	1.09
Pt	11.29	11.35	10.97	1.84
Hg	1.60	1.62	1.59	0.88
Pb	7.62	8.47	9.11	8.89

结果表明，分析重复性每种目标元素 RSD 均小于 20%，中间精密度每种目标元素 RSD 均小于 25%，方法精密度良好。

（6）加样回收率试验

分别精密称取同一批注射用丹参多酚酸样品 0.2 g，按"供试品溶液的制备"项下供试品溶液配制方法进行消解，消解完全后将剩余样品溶液以4%硝酸溶液转移至50 mL聚丙烯离心管中，分别精密加入混合对照品溶液Ⅱ与Hg对照品溶液Ⅱ 0.25 mL、0.5 mL、1 mL（向被测样品中分别加目标元素浓度为50% J、100% J、200% J的对照物质），定容至20 mL。每个浓度3份，共9份，作为低、中、高三个浓度的供试品溶液进样检测，计算回收率和RSD值。具体结果见表4-139。

表 4-139　回收率实验

元素名称	1	2	3	4	5	6	7	8	9
V	101.0	101.6	101.8	90.1	90.3	89.4	101.8	103.0	103.3
RSD（%）		0.86			0.12			1.13	
Cr	91.3	92.4	92.8	92.9	94.0	94.2	96.8	98.4	99.7
RSD（%）		2.47			0.43			1.76	
Ni	92.8	93.4	93.2	87.4	82.9	82.3	97.0	97.6	98.2
RSD（%）		0.73			0.31			0.89	
Cu	100.4	100.7	100.8	88.3	83.8	83.1	100.5	100.8	101.2
RSD（%）		0.58			0.23			0.79	
As	127.3	128.1	127.8	101.6	109.8	108.1	113.6	112.4	114.5
RSD（%）		0.50			0.88			1.58	
Mo	105.0	105.8	106.6	95.7	96.3	95.9	118.6	118.8	119.3
RSD（%）		0.79			0.70			0.99	
Ru	102.9	103.0	103.4	93.8	91.4	90.9	98.7	98.9	99.5
RSD（%）		0.41			0.87			1.13	
Rh	96.7	96.8	96.8	91.7	86.2	85.5	94.3	94.3	95.2
RSD（%）		0.52			0.63			1.06	
Pd	92.5	92.6	92.6	107.2	116.6	114.8	89.2	88.3	89.2
RSD（%）		0.27			0.86			0.99	
Cd	94.4	93.8	93.8	91.7	83.9	83.7	92.2	91.8	92.5
RSD（%）		0.95			0.45			0.67	
Os	102.1	101.9	102.3	95.8	91.3	89.9	93.4	92.8	94.2
RSD（%）		0.52			0.25			1.12	
Ir	103.3	103.5	103.5	97.2	93.2	92.2	97.2	96.4	98.2
RSD（%）		0.47			0.21			1.20	
Pt	109.7	109.7	109.8	100.6	99.4	98.8	107.1	106.8	108.1
RSD（%）		0.56			0.38			1.10	
Hg	104.0	105.5	105.7	104.6	105.9	104.8	96.2	91.6	93.9
RSD（%）		1.28			2.20			2.25	
Pb	126.7	126.5	127.7	103.0	102.6	101.5	104.1	104.0	105.2
RSD（%）		0.95			0.20			1.23	

结果表明，注射用丹参多酚酸低、中、高三个浓度的测定回收率均在70%～150%范围内，RSD≤20%，方法准确度良好。

参考《美国药典》＜232＞、＜233＞及＜1225＞标准，对注射用丹参多酚酸中15种重金属元素测定方法进行方法学考察，各项指标均符合标准规定，证明所建立的ICP-MS用于15种重金属元素测定方法适用于注射用丹参多酚酸质量控制的检测要求，其检测数据准确可靠。

五、甘露醇含量测定研究

（一）实验材料

Waters 2695型高效液相色谱单元，配Waters 2420型蒸发光散射检测器（美国Waters公司）；XS 105型十万分之一电子分析天平（瑞士Mettler Toledo公司）；乙腈（色谱纯）、四氢呋喃（色谱纯）、乙酸（分析纯）、甘露醇对照品均为购买品；超纯水（自制）；AB-8大孔吸附树脂（60～100目）；注射用丹参多酚酸（天津天士力之骄药业有限公司）。

（二）方法与结果

1. 对照品溶液制备

精密称取甘露醇对照品适量，加水溶解，得甘露醇质量浓度为598.40 μg/mL的对照品溶液。

2. 供试品溶液的制备

取干燥的注射用丹参多酚酸100 mg，精密称定，用5 mL水溶解，调整pH至酸性，过柱体积为20 mL的预先处理好的AB-8大孔吸附树脂（60～100目），收集直接流出液以及3倍柱体积水洗液，加水补至100 mL，混匀，即得。

3. 阴性对照样品溶液的制备

取丹参多酚酸77 mg，精密称定，用5 mL水溶解，调整pH至酸性，过柱体积为20 mL的预先处理好的AB-8大孔吸附树脂（60～100目），收集直接流出液以及3倍柱体积水洗液，加水补至100 mL，混匀，即得。

4. 色谱条件

色谱柱Prevail Carbohydrate ES柱（4.6 mm×250 mm，5 μm）；流动相以乙腈-四氢呋喃（100：2）为流动相A，0.1%乙酸水为流动相B，A：B＝83：17进行等度洗脱；流速0.8 mL/min；以ELSD检测器进行检测，参数设置为增益10，气压25 psi，漂移管65℃，Neb heater 60%；柱温30℃；进样量10 μL；色谱图见图4-29。

5. 方法学考察

（1）线性关系的考察

分别精密量取对照品溶液1 mL、2 mL、4 mL、6 mL、8 mL、10 mL置10 mL量瓶中，用水定容至刻度，摇匀，得到系列标准溶液。分别进样10 μL，记录峰面积A，以峰面积的自然对数值对质量浓度的自然对数值（μg/mL）进行线性回归，绘制标准曲线，得甘露醇线性回归方程为 $Y=1.3986X+2.3695$，$R^2=0.9991$，线性范围为 $59.84\sim598.40$ μg/mL。

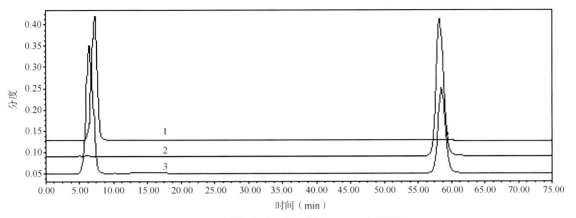

图 4-29　甘露醇对照品及样品 HPLC 色谱图

注：1——阴性对照样品；2——甘露醇标准品溶液；3——注射用丹参多酚酸样品。

（2）精密度实验

精密吸取供试品溶液按上述色谱条件连续进样6次，进样量10 μL，测定甘露醇的峰面积。结果见表4-140。测得甘露醇峰面积的RSD为1.77%，结果表明仪器的精密度良好。

表 4-140　精密度结果（$n=6$）

编号	1	2	3	4	5	6	RSD（%）
峰面积	32128	31875	31073	30620	31708	31358	1.77

（3）重复性实验

分别精密称取干燥的样品6份，分别按给定供试品制备方法和色谱条件进行测定，记录峰面积，计算甘露醇含量。结果见表4-141。测得甘露醇含量的RSD为2.28%，结果表明该实验重复性良好。

表 4-141　重复性结果（单位：g/g，$n=6$）

编号	1	2	3	4	5	6	RSD（%）
含量	0.2290	0.2204	0.2329	0.2319	0.2330	0.2242	2.28

（4）稳定性实验

取新配制的供试品溶液，分别在0 h，2 h，4 h，6 h，8 h，12 h，按上述色谱条件进行色谱分析。结果见表4-142。测得甘露醇峰面积的RSD为2.18%。结果表明样品在12 h内稳定性良好。

表 4-142　稳定性实验数据（$n=6$）

编号	1	2	3	4	5	6	RSD（%）
峰面积	32013	31176	31197	30875	30884	32568	2.18

（5）加样回收率实验

精密称取6份已知含量的干燥的注射用丹参多酚酸，每份50 mg，分别精密加入甘露醇对照品溶液适量，然后加水至5 mL，调整pH至酸性，过柱体积为20 mL的预先处理好的AB-8大孔吸附树脂（60～100目），收集直接流出液以及3倍柱体积水洗液，加水补至100 mL，混匀，在上述色谱条件下进行测定，计算回收率和RSD值。结果见表4-143。甘露醇的平均回收率为102.86%，RSD为2.48%。

表 4-143　甘露醇加样回收率实验结果（$n = 6$）

编号	样品含量（mg）	加入量（mg）	测得量（mg）	回收率（%）	平均回收率（%）	RSD（%）
1	11.5118	11.6980	23.9089	105.98		
2	11.5118	11.6980	23.2294	100.17		
3	11.5118	11.6980	23.4978	102.46	102.86	2.48
4	11.5118	11.6980	23.7171	104.34		
5	11.5118	11.6980	23.1693	99.65		
6	11.5118	11.6980	23.7460	104.58		

6. 样品测定

精密称取6批干燥的注射用丹参多酚酸各100 mg，按照上述供试品溶液制备方法制备，按照上述色谱条件进样测定，测定结果见表4-144。甘露醇含量范围在22.90%～23.13%之间，含量相对比较稳定。

表 4-144　6 批注射用丹参多酚酸中甘露醇含量（%）

样品编号	S001	S002	S003	S004	S005	S006	平均值
含量	22.90	23.11	23.05	23.01	22.97	23.13	23.03

（三）讨论

甘露醇无紫外吸收，不能采用紫外检测，现文献报道多采用碘量法或旋光法及高效液相色谱–示差折光检测（HPLC-RID），但示差折光检测器灵敏度低，易受外界环境影响，并且不普及，所以限制了该方法的使用。蒸发光散射检测器（evaporative light-scattering detector，ELSD）是一种通用型检测器，因此，本实验选择ELSD检测器对注射用丹参多酚酸中甘露醇的含量进行测定。制备供试品溶液时，制备供试品溶液时，注射用丹参多酚酸的用量、AB-8大孔吸附树脂的装填量、水洗体积、pH等相关参数均做过考察优化。

由以上的多批次含量测定结果可以看出，样品中甘露醇的含量都比较稳定，说明工艺稳定成熟。本文所采用的样品前处理方法及IIPLC-ELSD测定方法，简便易行，适用于控制和评价注射用丹参多酚酸的甘露醇含量。

第五节　注射用丹参多酚酸 PAT 的应用

过程分析技术（process analytical technology，PAT）提出于2001年，后由美国FDA率先

发表了关于PAT的工业指南——《PAT—创新药物的研发、生产和质量保证的框架》，明确了PAT在食品药品生产行业中的地位与作用，并对其进行定义：一个通过即时测量原料、过程中物料和过程本身的关键质量指标来实现设计、分析和生产控制的系统，目的是确保最终产品的质量。天津天士力之骄药业有限公司采用近红外光谱技术（NIR）作为主要技术手段实现注射用丹参多酚酸生产过程中一些关键质量指标的实时数据检测，从而实现了对关键药效物质的准确跟踪与监测，有助于生产中及时采取有效的质量控制措施，进一步保证产品的安全有效和质量稳定。

注射用丹参多酚酸是以中药丹参为原料制成的冻干粉针剂，主要活性成分为水溶性酚酸类化合物，生产过程包括酸沉、柱色谱、超滤等多道纯化工序。为了进一步提升该品种质量的稳定性及可控性，需要对其生产全过程实施质量检测，对关键工艺过程进行在线质量监测，对工艺中间体物料质量指标进行快速测定以实现工艺实时放行，通过构建过程分析技术应用及管理体系更严格地控制生产过程。注射用丹参多酚酸是典型的单方中药注射剂，丹参的药效物质基础及药理机制已经得到了广泛而深入的研究，质量控制目标相对明确。此外，该品种制造过程中的提取及纯化工艺在其他中成药品种生产中应用比较普遍。因此，在注射用丹参多酚酸生产中构建基于近红外光谱技术的过程分析系统并开发相应的分析方法具有重要的意义，不仅能提高产品本身生产过程的质量控制水平，也为其他中药注射剂品种的制造过程质量控制提供了参考。

注射用丹参多酚酸的生产过程主要分为提取和制剂两个环节，提取与制剂两个生产车间均建立了以近红外光谱技术为依托的PAT系统。其中提取车间分别在丹参多酚酸水提、聚酰胺洗脱、大孔树脂洗脱、浓缩四个工序处建立在线近红外光谱分析系统，分别对生产过程中丹酚酸B、迷迭香酸、紫草酸三种成分进行实时监测。制剂生产车间分别在超滤、除菌两个工序处建立了离线近红外光谱分析系统，实现了对丹酚酸B、迷迭香酸、紫草酸、固含量四个药液关键指标的快速检测。

一、注射用丹参多酚酸提取过程 PAT 应用

提取车间分别在丹参多酚酸水提、聚酰胺洗脱、大孔树脂洗脱、浓缩四个工序处建立在线近红外光谱分析系统，分别对生产过程中丹酚酸B、迷迭香酸、紫草酸三种成分进行实时监测。

（一）实验材料

Acquity UPLC（美国Waters公司）；MATRIX-F型近红外光谱仪（德国Bruker公司）；XS105DU型十万分之一电子天平、MS204S万分之一电子天平（瑞士Mettler Toledo公司）；甲醇、乙腈（色谱级，德国Merck公司）；磷酸、盐酸（分析纯，天津市化学试剂一厂）；注射用丹参多酚酸、丹参多酚酸水提过程药液、丹参多酚酸聚酰胺洗脱过程药液、丹参多酚酸大孔树脂洗脱过程药液、丹参多酚酸浓缩过程药液（天津天士力之骄药业有限公司）；迷迭香酸（美国Sigma公司）；紫草酸（天津马克生物技术有限公司）；丹酚酸B（中国食品药品检定研究院）。

（二）实验方法

1. 样品制备方法

本次实验用于模型建立的样品均为实际生产过程中采集到的样品。

1）迷迭香酸对照品溶液：称取迷迭香酸对照品7.5 mg，精密称定，置于25 mL棕色容量瓶中，用初始流动相定容，摇匀，作为迷迭香酸对照品储备液。

2）紫草酸对照品溶液：称取紫草酸对照品7.5 mg，精密称定，置于25 mL棕色容量瓶中，用初始流动相定容，摇匀，作为紫草酸对照品储备液。

3）丹酚酸B对照品溶液：称取丹酚酸B对照品7.5 mg，精密称定，置于25 mL棕色容量瓶中，用初始流动相定容，摇匀，即得对照品溶液。用于聚酰胺、大孔树脂工序药液测定使用。

4）混合对照品溶液：称取丹酚酸B对照品7.5 mg，精密称定，置于25 mL棕色容量瓶中，分别精密加入迷迭香酸、紫草酸对照品溶液2 mL，用初始流动相定容，摇匀，即得混合对照品溶液。用于水提及浓缩工序药液测定使用。

2. 供试品溶液的制备

1）精密量取丹参多酚酸水提药液2 mL，置于25 mL容量瓶中，用初始流动相稀释定容，摇匀，过0.45 μm微孔滤膜，即得。

2）精密量取丹参多酚酸聚酰胺药液2 mL，置于25 mL容量瓶中，用初始流动相稀释定容，摇匀，过0.45 μm微孔滤膜，即得。

3）精密量取丹参多酚酸大孔树脂药液1 mL，置于25 mL容量瓶中，用初始流动相稀释定容，摇匀，过0.45 μm微孔滤膜，即得。

4）精密量取丹参多酚酸浓缩药液1 mL，置于100 mL容量瓶中，用初始流动相稀释定容，摇匀，过0.45 μm微孔滤膜，即得。

3. 光谱采集参数

以内部空气作为参比，光谱采集模式为透射，采集方式为在线探头采集。NIR采集参数为：光程为2 mm，分辨率为2 cm^{-1}，光谱扫描范围4000～12000 cm^{-1}，每张光谱扫描32次。

4. 光谱数据处理方法

1）水提工序：丹酚酸B采用一阶导数和矢量归一化处理光谱；迷迭香酸使用一阶导数处理光谱；紫草酸使用一阶导数和多元散射校正处理光谱，波段选择均为6102～5446.3 cm^{-1}和9403.7～7498.3 cm^{-1}组合波段，运用偏最小二乘法建立光谱数据与迷迭香酸、紫草酸、丹酚酸B的校正模型。

2）聚酰胺洗脱工序：采用一阶导数和多元散射校正处理光谱，波段选择均为6102～5446.3 cm^{-1}和9403.7～7498.3 cm^{-1}组合波段，运用偏最小二乘法建立光谱数据丹酚酸B的校正模型。

3）大孔树脂洗脱工序：均采用一阶导数和多元散射校正处理光谱，波段选择均为7463～6024 cm^{-1}，运用偏最小二乘法建立光谱数据与丹酚酸B的校正模型。

4）浓缩工序：丹酚酸B与紫草酸均采用一阶导数和矢量归一化处理光谱，波段选择均为9403～6098.1 cm^{-1}，迷迭香酸采用矢量归一化处理光谱，波段选择为6102～5446.3 cm^{-1}和

$8451 \sim 7498.3 \ cm^{-1}$，运用偏最小二乘法建立光谱数据与丹酚酸B的校正模型。

5. 评价指标

采用模型拟合度（R^2）及外部检验集预测偏差作为预测模型评价指标。R^2应大于等于0.8，预测偏差应小于等于20%。

6. 色谱条件

色谱柱Waters ACQUITY BEH C18（2.1×100 mm，1.7 μm）；流动相：有机相为乙腈-2%甲醇；水相为水（磷酸调节pH 2.05），梯度洗脱条件见表4-145；柱温40℃；流速0.3 mL/min；检测波长288 nm；进样量2 μL。

表 4-145　梯度洗脱表

时间（min）	有机相（%）	水相（%）
0	18	82
11	18	82
12	22	78
14	22	78
15	80	20
16	18	82
17	18	82

（三）实验结果

1. 水提工序

丹参多酚酸水提过程共收集12批次（82组样品）过程药液建立丹酚酸B、迷迭香酸、紫草酸近红外模型，模型图见图4-30～图4-32。

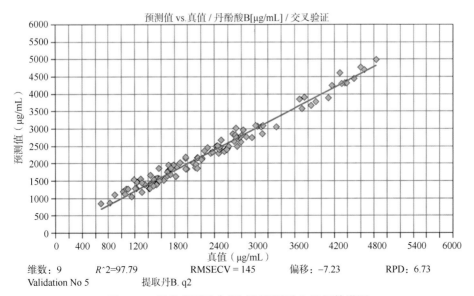

图 4-30　丹参多酚酸水提过程丹酚酸 B 近红外模型

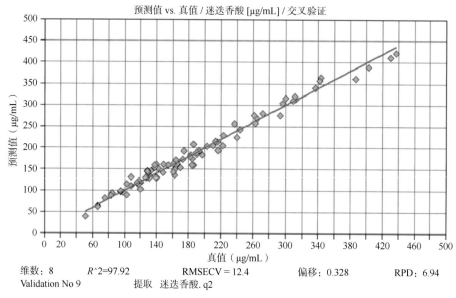

维数：8　　　　R^2=97.92　　　　RMSECV = 12.4　　　　偏移：0.328　　　　RPD：6.94
Validation No 9　　　　提取　迷迭香酸.q2

图 4-31　丹参多酚酸水提过程迷迭香酸近红外模型

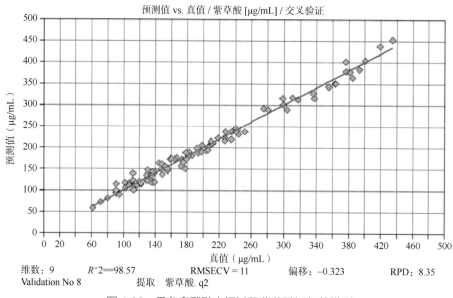

维数：9　　　　R^2=98.57　　　　RMSECV = 11　　　　偏移：−0.323　　　　RPD：8.35
Validation No 8　　　　提取　紫草酸.q2

图 4-32　丹参多酚酸水提过程紫草酸近红外模型

在大生产上采集丹参多酚酸水提过程药液使用三个近红外模型对药液进行含量预测，并采用超高液相法进行含量检测，对比预测值与检测值，考察模型实际预测效果，结果见表4-146～表4-148。

表4-146　丹参多酚酸水提过程丹酚酸 B 模型外部检验表（单位：μg/mL）

丹酚酸 B	UPLC	NIR	预测偏差	丹酚酸 B	UPLC	NIR	预测偏差
1	2832.8	2814.5	−0.6%	5	2121.3	2179.8	2.8%
2	3951.7	4145.6	4.9%	6	2471.8	2330.7	−5.7%
3	5053.7	4555.8	−9.9%	7	2710.3	2592.8	−4.3%
4	5490.4	5028.4	−8.4%				

表 4-147　丹参多酚酸水提过程迷迭香酸模型外部检验表（单位：μg/mL）

迷迭香酸	UPLC	NIR	预测偏差	迷迭香酸	UPLC	NIR	预测偏差
1	196.3	209.2	6.6%	5	185.9	162.1	−12.8%
2	296.1	318.7	7.6%	6	217.3	216.9	−0.2%
3	386.7	382.8	−1.0%	7	240.0	241.2	0.5%
4	437.0	445.6	2.0%				

表 4-148　丹参多酚酸水提过程紫草酸模型外部检验表（单位：μg/mL）

紫草酸	UPLC	NIR	预测偏差	紫草酸	UPLC	NIR	预测偏差
1	213.9	171.2	−20.0%	5	179.7	150.7	−16.1%
2	298.5	279.0	−6.5%	6	212.2	177.5	−16.4%
3	382.3	353.8	−7.6%	7	235.9	189.8	−19.5%
4	419.1	417.6	−0.3%				

注：预测偏差＝（NIR值−UPLC值）/UPLC值×100%。

由以上结果可以看出，各模型模型拟合度（R^2）均大于0.9，模型预测值与参考值线性关系良好。使用大生产丹参多酚酸水提药液对三个在线近红外模型进行外部检验，预测偏差均在20%以内，在可接受范围内。近红外预测含量与实际含量变化趋势一致，可以采用以上对丹参多酚酸水提过程进行实时监测。

2. 聚酰胺洗脱工序

丹参多酚酸聚酰胺洗脱过程共收集15批次（180组样品）过程药液建立丹酚酸B近红外模型，模型图见图4-33。

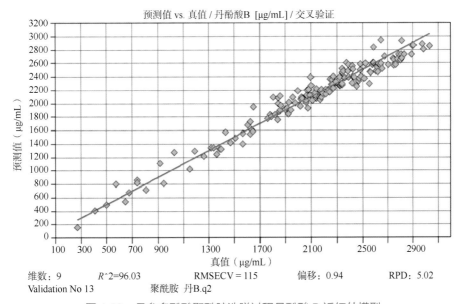

图 4-33　丹参多酚酸聚酰胺洗脱过程丹酚酸 B 近红外模型

在大生产上采集丹参多酚酸聚酰胺过程药液使用丹参多酚酸聚酰胺洗脱过程丹酚酸B近红外模型对药液进行含量预测，并采用超高液相法进行含量检测，对比预测值与检测值，考察模型实际预测效果，结果如表4-149。

表4-149 丹参多酚酸聚酰胺洗脱过程丹酚酸B模型外部检验表（单位：μg/mL）

丹酚酸B	UPLC	NIR	预测偏差	丹酚酸B	UPLC	NIR	预测偏差
1	2346.4	2437.3	3.9%	5	3052.9	2866.8	−6.1%
2	2891.8	2743.1	−5.1%	6	2985.4	2802.7	−6.1%
3	3033.9	2821.1	−7.0%	7	2975.5	2759.1	−7.3%
4	3134.8	2901.9	−7.4%	8	2906.9	2807.8	−3.4%

注：预测偏差＝（NIR值−UPLC值）/UPLC值×100%。

由以上结果可以看出，模型的模型拟合度（R^2）大于0.9，模型预测值与参考值线性关系良好。使用大生产丹参多酚酸聚酰胺洗脱过程药液对丹参多酚酸聚酰胺洗脱过程丹酚酸B近红外模型进行外部检验，预测偏差均在10%以内，在可接受范围内。近红外预测含量与实际含量变化趋势一致，可以采用以上模型对丹参多酚酸聚酰胺洗脱过程进行实时监测。

3. 大孔树脂洗脱工序

丹参多酚酸大孔树脂洗脱过程共收集17批次（137组样品）过程药液建立四根洗脱柱丹酚酸B近红外模型，模型图见图4-34～图4-37。

丹参多酚酸大孔树脂洗脱过程工艺特点为：在洗脱时间达到约1 h（洗脱速度为1 BV/h）之前，药液中酚酸类物质含量基本保持不变；在洗脱时间达到约1 h（洗脱速度为1 BV/h）时，药液中酚酸类物质含量出现突变。采集大孔树脂洗脱全过程光谱，以丹酚酸B为酚酸类物质标志物，使用以上模型进行丹酚酸B含量预测，本模型应能反映出洗脱过程丹酚酸B的突变点。预测效果见表4-150～表4-153（单位：洗脱时间min，丹酚酸B含量μg/mL）。

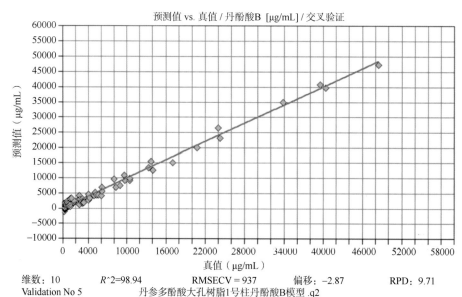

维数：10　　　R^2=98.94　　　RMSECV = 937　　　偏移：−2.87　　　RPD：9.71
Validation No 5
丹参多酚酸大孔树脂1号柱丹酚酸B模型 .q2

图4-34 丹参多酚酸大孔树脂洗脱过程1号柱丹酚酸B近红外模型

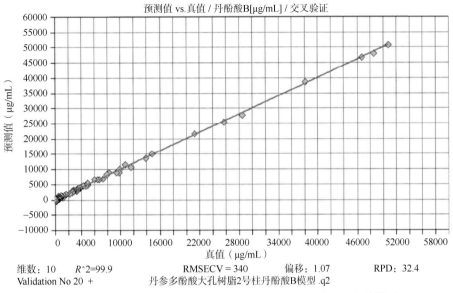

图 4-35　丹参多酚酸大孔树脂洗脱过程 2 号柱丹酚酸 B 近红外模型

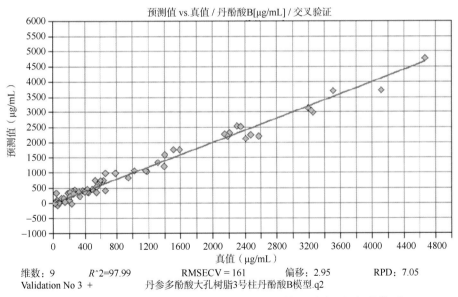

图 4-36　丹参多酚酸大孔树脂洗脱过程 3 号柱丹酚酸 B 近红外模型

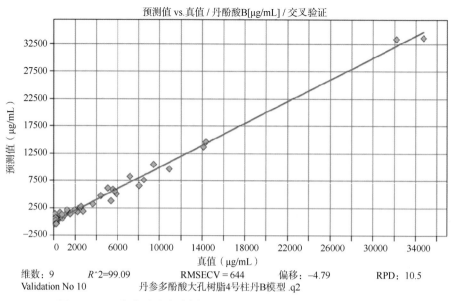

图 4-37　丹参多酚酸大孔树脂洗脱过程 4 号柱丹酚酸 B 近红外模型

表 4-150　丹参多酚酸大孔树脂洗脱过程 1 号柱丹酚酸 B 模型预测表

洗脱时间	丹酚酸 B 含量	洗脱时间	丹酚酸 B 含量	洗脱时间	丹酚酸 B 含量	洗脱时间	丹酚酸 B 含量
2	245.0	14	233.1	28	231.8	41	232.6
4	241.5	16	232.0	30	232.7	43	231.7
6	235.8	18	234.1	31	230.4	49	225.0
8	235.1	20	233.0	33	230.0	50	248.4
9	232.8	21	232.6	35	234.2	52	445.9
11	239.1	23	232.7	36	229.3	54	910.6
13	234.5	25	230.5	38	233.1	56	1146.6

表 4-151　丹参多酚酸大孔树脂洗脱过程 2 号柱丹酚酸 B 模型预测表

洗脱时间	丹酚酸 B 含量	洗脱时间	丹酚酸 B 含量	洗脱时间	丹酚酸 B 含量	洗脱时间	丹酚酸 B 含量
2	263.4	14	258.9	26	239.9	38	249.7
4	263.8	16	263.6	28	239.1	41	247.6
6	267.6	18	244.5	30	248.6	43	247.6
8	272.9	20	245.4	31	247.0	49	385.0
9	260.1	21	244.3	33	252.6	50	1105.2
11	242.6	23	232.7	35	247.3	52	1622.9
13	238.4	25	252.0	36	244.6	54	1523.0

表 4-152　丹参多酚酸大孔树脂洗脱过程 3 号柱丹酚酸 B 模型预测表

洗脱时间	丹酚酸 B 含量	洗脱时间	丹酚酸 B 含量	洗脱时间	丹酚酸 B 含量	洗脱时间	丹酚酸 B 含量
2	301.8	8	363.8	13	372.4	18	347.0
4	354.4	9	354.0	14	344.1	21	329.0
6	388.5	11	345.9	16	348.3	23	352.2

续表

洗脱时间	丹酚酸 B 含量	洗脱时间	丹酚酸 B 含量	洗脱时间	丹酚酸 B 含量	洗脱时间	丹酚酸 B 含量
25	337.4	31	312.3	41	306.1	52	317.3
26	332.3	33	316.3	43	308.8	54	781.7
28	316.0	35	319.1	49	305.0	56	1571.0
30	306.4	36	342.2	50	301.3	59	2906.7

表 4-153 丹参多酚酸大孔树脂洗脱过程 4 号柱丹酚酸 B 模型预测表

洗脱时间	丹酚酸 B 含量	洗脱时间	丹酚酸 B 含量	洗脱时间	丹酚酸 B 含量	洗脱时间	丹酚酸 B 含量
2	333.6	16	348.1	30	330.4	49	345.4
4	334.4	18	335.6	31	345.1	50	365.7
6	348.6	20	337.0	33	331.3	52	345.8
8	320.6	23	336.5	36	342.2	54	412.3
11	333.7	25	352.2	38	332.2	56	387.8
13	337.1	26	320.0	41	355.0	59	368.3
14	337.1	28	327.8	43	354.2	61	1397.0

结果表明，模型模型拟合度（R^2）大于0.9，模型预测值与参考值线性关系良好。使用以上模型对大孔树脂洗脱过程进行含量预测，四个模型均能反映出药液中丹酚酸B含量突变点，且突变点定位在洗脱时间50～60 min之间，符合实际生产中大孔树脂洗脱过程的工艺特点。故可以采用以上模型对丹参多酚酸大孔树脂洗脱过程进行实时监测。

4. 浓缩工序

丹参多酚酸浓缩过程共收集8批次（73组样品）过程药液建立丹酚酸B、迷迭香酸、紫草酸近红外模型，模型图见图4-38～图4-40。

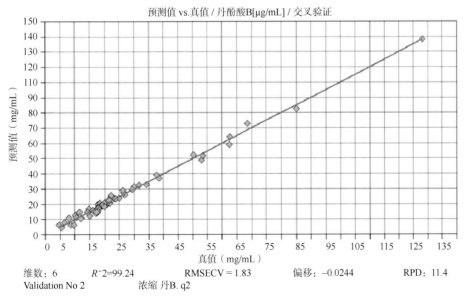

图 4-38 丹参多酚酸浓缩过程丹酚酸 B 近红外模型

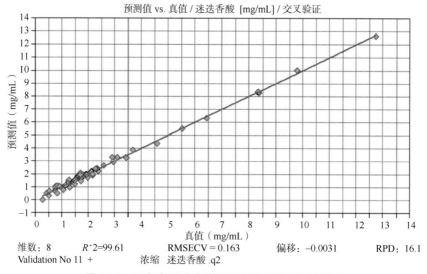

维数：8 $R^2=99.61$ RMSECV = 0.163   偏移：−0.0031   RPD：16.1

Validation No 11 +   浓缩 迷迭香酸 .q2

图 4-39   丹参多酚酸浓缩过程迷迭香酸近红外模型

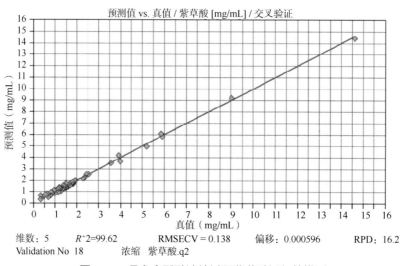

维数：5 $R^2=99.62$ RMSECV = 0.138   偏移：0.000596   RPD：16.2

Validation No 18   浓缩 紫草酸.q2

图 4-40   丹参多酚酸浓缩过程紫草酸近红外模型

在大生产上采集丹参多酚酸浓缩过程药液使用丹参多酚酸浓缩过程丹酚酸B近红外模型对药液进行含量预测，并采用超高液相法进行含量检测，对比预测值与检测值，考察模型实际预测效果，结果见表4-154～表4-156。

表 4-154   丹参多酚酸浓缩过程丹酚酸 B 模型外部检验表（单位：mg/mL）

丹酚酸 B	UPLC	NIR	预测偏差	丹酚酸 B	UPLC	NIR	预测偏差
1	15.41	15.49	0.5%	4	63.33	63.33	0.0%
2	19.23	15.62	−18.8%	5	81.95	81.95	0.0%
3	22.37	19.03	−14.9%	6	125.50	120.27	−4.2%

表 4-155　丹参多酚酸浓缩过程迷迭香酸模型外部检验表（单位：mg/mL）

迷迭香酸	UPLC	NIR	预测偏差	迷迭香酸	UPLC	NIR	预测偏差
1	1.51	1.65	9.3%	4	12.74	11.84	−7.1%
2	1.93	2.14	10.9%	5	6.44	5.66	−12.1%
3	2.28	2.03	−11.0%	6	8.33	7.50	−10.0%

表 4-156　丹参多酚酸浓缩过程紫草酸模型外部检验表（单位：mg/mL）

紫草酸	UPLC	NIR	预测偏差	紫草酸	UPLC	NIR	预测偏差
1	1.07	1.31	22.4%	4	9.01	9.32	3.4%
2	1.35	1.51	11.9%	5	4.53	4.88	7.7%
3	1.58	1.84	16.5%	6	5.87	6.35	8.2%

注：预测偏差＝（NIR值−UPLC值）/UPLC值×100%。

结果表明，模型拟合度（R^2）大于0.9，模型预测值与参考值线性关系良好。使用大生产丹参多酚酸浓缩过程药液对丹参多酚酸浓缩过程丹酚酸B近红外模型进行外部检验，预测偏差均在20%以内，在可接受范围内。近红外预测含量与实际含量变化趋势一致，可以采用以上模型对丹参多酚酸浓缩过程进行实时监测。

（四）讨论

本研究对采集到的近红外光谱经优选特征波段和预处理方法后，与参考方法测量值相关联建立PLS模型，各模型的模型拟合度（R^2）均大于0.9，模型预测值与参考值线性关系良好。在大生产采集各工序过程药液对各近红外模型进行外部检验，各模型预测偏差均在20%以内，在可接受范围内且预测值与实际值变化趋势一致；大孔树脂洗脱过程4个近红外模型均能反映出药液中丹酚酸B含量突变点，且突变点定位在洗脱时间50～60 min之间，符合实际生产中大孔树脂洗脱过程的工艺特点。最终判定可采用本次实验建立的近红外分析模型对各个工序进行在线实时监测。

最终，本次实验建立了注射用丹参多酚酸提取物生产过程中4个工序点共计11个在线监测模型，分别对迷迭香酸、紫草酸、丹酚酸B三个指标成分含量进行在线监测，可以实现实时监测提取工艺过程中药液指标成分的含量变化，为明确提取过程中成分变化规律，提高产品批次间一致性提供参考。

二、注射用丹参多酚酸制剂过程 PAT 的应用

制剂生产车间分别在超滤、除菌两个工序处建立了离线近红外光谱分析系统，实现了对丹酚酸B、迷迭香酸、紫草酸、固含量四个药液关键指标的快速检测。

（一）实验材料

Acquity UPLC（美国Waters公司）；MATRIX-F型近红外光谱仪（德国Bruker公司）；XS105DU型十万分之一电子天平、MS204S万分之一电子天平（瑞士Mettler Toledo公司）；

DHG-9245鼓风干燥箱（上海一恒科学仪器有限公司）；甲醇、乙腈（色谱级，德国Merck公司）；磷酸、盐酸（分析纯，天津市化学试剂一厂）；注射用丹参多酚酸、丹参多酚酸水提过程药液（天津天士力之骄药业有限公司）、迷迭香酸（美国Sigma公司）；紫草酸（天津马克生物技术有限公司）；丹酚酸B（中国食品药品检定研究院）。

（二）实验方法

1. 样品制备方法

超滤及除菌工序实验用于模型建立的样品均为实际生产过程中采集到的样品。

1）迷迭香酸对照品储备液：称取迷迭香酸对照品7.5 mg，精密称定，置于25 mL棕色容量瓶中，用初始流动相定容，摇匀，作为迷迭香酸对照品储备液。

2）紫草酸对照品储备液：称取紫草酸对照品7.5 mg，精密称定，置于25 mL棕色容量瓶中，用初始流动相定容，摇匀，作为紫草酸对照品储备液。

3）混合对照品溶液：称取丹酚酸B对照品7.5 mg，精密称定，置于25 mL棕色容量瓶中，分别精密加入迷迭香酸、紫草酸、丹酚酸Y对照品储备液2 mL，用初始流动相定容，摇匀，即得混合对照品溶液。用于超滤工序样品测定用。

4）供试品溶液：精密量取丹参多酚酸水提药液2 mL，置于25 mL容量瓶中，用初始流动相定容，摇匀，过0.45 μm微孔滤膜，即得，用于超滤工序样品测定。

2. 光谱采集参数

1）超滤工序：以内部空气作为参比，光谱采集模式为透射，采集部件为仪器自带手持扫描枪。NIR采集参数为光程为1 mm，分辨率为8 cm^{-1}，光谱扫描范围4000～10000 cm^{-1}，每张光谱扫描32次。

2）除菌工序：以内部空气作为参比，光谱采集模式为透射，采集方式为在线探头采集。NIR采集参数为光程为2 mm，分辨率为8 cm^{-1}，光谱扫描范围4000～12000 cm^{-1}，每张光谱扫描32次。

3. 光谱数据处理方法

1）超滤工序：丹酚酸B、迷迭香酸、紫草酸均采用Savitzky—Golay（S-G）平滑处理光谱，波段选择均为4500～5000 cm^{-1}和5100～9557.48 cm^{-1}组合波段，运用偏最小二乘法建立光谱数据与丹酚酸B、迷迭香酸、紫草酸、固含量的校正模型。

2）除菌工序：采用矢量归一化处理光谱，波段选择均为7502.1～6800.1 cm^{-1}和4424.1～4246.7 cm^{-1}，运用偏最小二乘法建立光谱数据与固含量的校正模型。

4. 评价指标

采用模型拟合度（R^2）及外部检验集预测偏差作为预测模型评价指标。R^2应大于等于0.8，预测偏差应小于等于20%。

5. 色谱条件

色谱柱Waters ACQUITY BEH C18（2.1×100 mm，1.7 μm）；流动相有机相为乙腈-2%甲

醇；水相为水（磷酸调节pH 2.05），梯度洗脱条件见表4-144；柱温40℃；流速0.3 mL/min；检测波长288 nm；进样量2 μL。

（三）实验结果

1.超滤工序

最终，我们共搜集58批次制剂生产车间丹参多酚酸制剂过程药液，完成超滤后药液、除菌后药液共计4个离线模型的建立，分别对丹参多酚酸配制过程药液丹酚酸B、迷迭香酸、紫草酸、固含量进行离线监测。模型效果图如下：

建立一个模型对超滤后药液进行含量检测。共收集15批次（共计90组样品）过程数据完成丹酚酸B、迷迭香酸、紫草酸近红外模型，模型图见图4-41～图4-43。

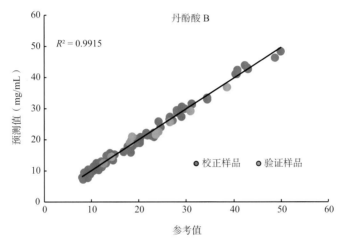

图 4-41　超滤后药液丹酚酸 B 近红外模型

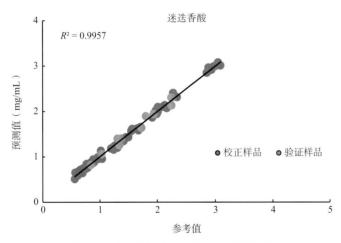

图 4-42　超滤后药液迷迭香酸近红外模型

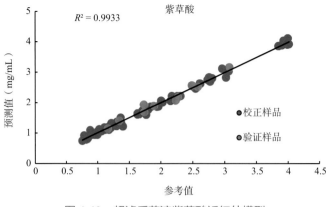

图 4-43　超滤后药液紫草酸近红外模型

在大生产上采集超滤后药液各 5 批次使用三个近红外模型对药液进行含量预测，并采用超高液相法进行含量检测，对比预测值与检测值，考察模型实际预测效果，结果见表 4-157～表 4-159。

表 4-157　超滤后药液丹酚酸 B 模型外部检验表（单位：mg/mL）

超滤后药液			
丹酚酸 B	UPLC	NIR	预测偏差
1	23.72	21.78	−8.21%
2	18.19	19.09	4.95%
3	14.31	14.60	1.98%
4	30.96	29.30	−5.35%
5	23.69	21.72	−8.30%

表 4-158　超滤后药液迷迭香酸模型外部检验表（单位：mg/mL）

超滤后药液			
迷迭香酸	UPLC	NIR	预测偏差
1	1.67	1.56	−6.65%
2	1.32	1.41	6.76%
3	1.03	1.07	3.39%
4	1.81	1.90	5.37%
5	1.37	1.41	2.48%

表 4-159　超滤后药液紫草酸模型外部检验表（单位：mg/mL）

超滤后药液			
紫草酸	UPLC	NIR	预测偏差
1	2.24	2.08	−7.16%
2	1.74	1.94	11.75%
3	1.34	1.41	5.39%
4	2.49	2.57	3.17%
5	1.89	1.90	0.26%

注：预测偏差＝（NIR 值−UPLC 值）/UPLC 值*100%。

结果表明，各模型的模型拟合度（R^2）均大于0.9，模型预测值与参考值线性关系良好。使用大生产超滤后药液对三个离线近红外模型进行外部检验，预测偏差均在20%以内，在可接受范围内。可以采用以上模型对丹参多酚酸除炭后及超滤后药液进行快速检测。

2. 除菌工序

最终，除菌后药液共收集40批次（共计76组）过程药液完成固含量近红外模型，模型效果图见图4-44。

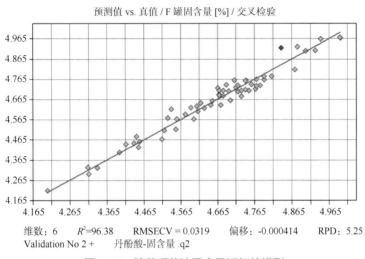

预测值 vs. 真值 / F 罐固含量 [%] / 交叉检验

维数：6　　R^2=96.38　　RMSECV = 0.0319　　偏移：-0.000414　　RPD：5.25

Validation No 2 +　　丹酚酸-固含量 .q2

图 4-44　除菌后药液固含量近红外模型

在大生产上采用除菌后药液固含量近红外模型对药液进行预测，并采用105℃烘箱法进行固含量检测，对比预测值与检测值，考察模型实际预测效果，结果见表4-160。

表 4-160　除菌后药液固含量模型外部检验表（单位：mg/mL）

固含量	烘箱法	NIR	预测偏差	固含量	烘箱法	NIR	预测偏差
1	4.68	4.71	0.62%	4	4.73	4.68	−1.04%
2	4.67	4.69	0.32%	5	4.74	4.71	−0.59%
3	4.68	4.68	0.06%	6	4.77	4.73	−0.84%

注：预测偏差＝（NIR值−UPLC值）/UPLC值*100%。

结果表明，模型拟合度（R^2）均大于0.9，模型预测值与参考值线性关系良好。使用大生产除菌后药液对离线固含量近红外模型进行外部检验，预测偏差均在2%以内，在可接受范围内。可以采用以上模型对丹参多酚酸除菌后药液进行快速检测。

（四）讨论

本研究对采集到的近红外光谱经优选特征波段和预处理方法后，与参考方法测量值相关联建立PLS模型，各模型交叉验证相关系数（R）均大于0.9，模型预测值与参考值线性关系良好。最终，建立了注射用丹参多酚酸制剂生产过程中2个工序点共计4个近线近红外模型，分别对迷迭香酸、紫草酸、丹酚酸B、固含量四个指标成分含量进行近线快速检测。对于中药注射剂的生产过程，较长的放行时间导致了物料在某一工序的停滞，增加了被污染的风险。近红外光谱系统可以采集生产过程物料质量的实时数据，这些数据能够为生产过程的稳定性评估、工艺终点判断以及异常识别提供客观信息。若能采用近红外光谱技术实施快速检测将有助于缩短生产周期，提高产品的安全性，同时，也节约了大量人力、物力及时间成本。

第六节　注射用丹参多酚酸生物学质控研究

氧化应激反应是体内高活性分子（如活性氧自由基和活性氮自由基）产生过多，超出机体对氧化物的清除能力，机体氧化系统和抗氧化系统失衡而导致组织损伤的过程[1]。氧化应激产生的活性氧和NO自由基在诱导细胞的凋亡和导致神经退行性疾病老年痴呆症、帕金森病和中风方面发挥了重要作用[2]。有效的抗氧化治疗对防治脑血管疾病具有广泛的应用前景。

本章通过对一定浓度的注射用丹参多酚酸溶液对DPPH自由基清除能力的测定，研究其体外抗氧化活性，以期为注射用丹参多酚酸在该类疾病的防治和研究提供科学依据，为多维度评价中药注射剂质量提出新思路。

（一）实验材料

Bio Tek Epoch全波长酶标仪（美国BioTek公司）；XS205电子分析天平（瑞士Mettler Toledo公司）；KQ3200E型超声波清洗器（昆山市超声仪器有限公司）；超纯水仪（美国Millipore公司）；Research plus手动移液器[艾本德（上海）国际贸易有限公司]；96孔板（美国Corning公司）；漩涡混合器（美国Scientific Industries公司）；Ascrobic Acid（抗坏血酸Vc，美国Sigma公司）；色谱乙醇（德国Merck公司）；2，2-Diphenyl-1-（2，4，6-trinitrophenyl）hydrazyl（2，2-二苯基-1-2，4，6-三硝基苯基）肼基（美国Sigma公司）；注射用丹参多酚酸、注射用丹参多酚酸随行对照（天津天士力之骄药业有限公司）。

（二）方法与结果

1. 溶剂的选择

一般选择甲醇或乙醇作为DPPH的溶剂，综合考虑注射用丹参多酚酸中主要组成（丹参多酚酸）的制备工艺、甲醇的毒性和设备检测原理，选择以色谱乙醇作为其稀释溶剂。

2. 不同空白吸收考察

分别精密吸取三种空白溶液[超纯水、色谱乙醇和色谱乙醇和超纯水（$V：V＝50：50$）混合溶液]各200 μL，加入96孔微孔板中，测定其517 nm处A值。超纯水、色谱乙醇和色谱乙醇和超纯水（50：50）在517 nm处的吸收值分别为0.088、0.082和0.085，三种溶剂的吸收值接近，且该值与96孔板不加入任何溶剂的吸收值接近。由此可知三种空白溶剂对517 nm处吸收干扰相对较小。

3. 专属性考察

（1）试验溶液的紫外可见光扫描

分别配制如下溶液：①精密称取DPPH标准物质适量，加色谱乙醇配制成浓度为

0.0605 mg/mL 的溶液；②精密称取维生素 C 标准物质适量，加超纯水配制成浓度为 0.206 mg/mL 的溶液；③精密称取注射用丹参多酚酸适量，加超纯水配制成浓度为 0.0522 mg/mL、0.1044 mg/mL、0.2088 mg/mL、0.522 mg/mL 的溶液；④精密吸取超纯水和色谱乙醇各 500 μL，混合均匀，作为空白溶液。

精密吸取上述溶液各 200 μL，加入 96 孔板中，在 200～900 nm 波长范围内对其进行扫描。由图 4-45 可知空白溶剂、注射用丹参多酚酸溶液和维生素 C 溶液在 517 nm 处附近均无较强吸收，DPPH 溶液在 517 nm 处附近有强吸收，4 个浓度的注射用丹参多酚酸溶液在 517 nm 处均无明显吸收。

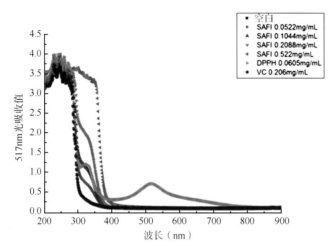

图 4-45　空白溶剂、不同浓度注射用丹参多酚酸溶液、维生素 C 和 DPPH 溶液扫描结果

（2）特定波长下溶液的吸收考察

分别测定这 7 种溶液在 517 nm 处的吸收，结果见表 4-161。结果表明，空白有吸收，该吸收源于 96 孔板。注射用丹参多酚酸溶液（0.0522～0.522 mg/mL）和维生素 C 溶液（0.206 mg/mL）在 517 nm 处的吸收与空白溶液接近且无明显吸收峰，在抗氧化性测定实验中选定的注射用丹参多酚酸的浓度范围在 8.0～32.02 μg/mL，维生素 C 的浓度范围为 5.07～17.75 μg/mL，因此注射用丹参多酚酸溶液和维生素 C 溶液对测定结果的干扰可以忽略。

表 4-161　专属性试验检测结果

编号	名称	浓度 /（mg/mL）	A
1	空白	—	0.087
2	注射用丹参多酚酸	0.0522	0.082
3	注射用丹参多酚酸	0.1044	0.081
4	注射用丹参多酚酸	0.2088l	0.085
5	注射用丹参多酚酸	0.522	0.094
6	DPPH 溶液	0.0605	0.707
7	维生素 C 溶液	0.206	0.084

4. 反应平衡时间的确定

不同抗氧化剂与DPPH自由基的反应动力学不同，反应达到平衡所需的时间也有所不同。因此有必要考察维生素C和注射用丹参多酚酸与其反应平衡时间，分别于0～35 min进行考察。

分别配制如下溶液：①精密吸取超纯水和色谱乙醇各500 μL，混合均匀，作为空白溶液；②精密称取DPPH标准物质适量，加色谱乙醇配制成浓度为0.1162 mg/mL的溶液，混合均匀；③精密称取注射用丹参多酚酸适量，加超纯水适量，分别配制成浓度为40.02 μg/mL、36.02 μg/mL、32.02 μg/mL、28.02 μg/mL、24.01 μg/mL、20.01 μg/mL、16.01 μg/mL、12.01 μg/mL和8.00 μg/mL的溶液，混合均匀；④精密称取维生素C标准物质适量，加超纯水适量，分别配制成浓度为25.35 μg/mL、22.82 μg/mL、20.28 μg/mL、17.75 μg/mL、15.21 μg/mL、12.68 μg/mL、10.14 μg/mL、7.61 μg/mL、5.07 μg/mL的溶液，混合均匀。

精密吸取上述注射用丹参多酚酸溶液和维生素C溶液各500 μL，分别加入DPPH溶液500 μL，混合均匀。以超纯水500 μL和500 μL的色谱乙醇混合溶液作为空白溶液，以DPPH溶液500 μL和500 μL的超纯水混合溶液作为控制溶液。精密吸取上述各反应溶液200 μL，加入至96孔板底部，分别于相应时间（0～35 min）测定其517 nm处的吸收值。

由图4-46A和图4-46B可知，维生素C溶液反应迅速达到平衡，且其在0～35 min的时间内稳定性良好；注射用丹参多酚酸溶液和DPPH溶液的反应与维生素C溶液和DPPH溶液反应不同，该反应过程较为缓慢，反应溶液的吸收随反应时间的延长而逐渐降低。根据注射用丹参多酚酸溶液和DPPH溶液在0～35 min内吸收值变化情况，综合考虑样品处理时间，确定后续试验反应时间控制在10～20 min的范围内（RSD范围0.3%～4.0%）。

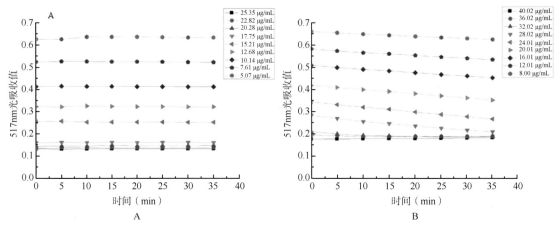

图4-46　维生素C溶液（A）与注射用丹参多酚酸（B）反应时间–吸收值变化图

5. DPPH溶液线性考察

精密称取DPPH标准物质适量，加色谱乙醇配制成浓度为69.72 μg/mL、61.97 μg/mL、54.23 μg/mL、46.48 μg/mL、38.73 μg/mL、30.99 μg/mL、23.24 μg/mL、15.49 μg/mL和7.75 μg/mL溶液，混合均匀。精密吸取上述溶液各200 μL，加入至96孔板中，以色谱乙醇作为空白溶液，测定其517 nm处的吸收值。通过将浓度–吸收值进行趋势拟合可知，DPPH溶液浓度在7.75～69.72 μg/mL范围内线性良好，以吸收值（Y）对溶液浓度（X）进行线性回归，绘制标准曲线，得到其线性方程为$Y = 0.0118X + 0.0023$，$R^2 = 0.9989$。

6. 注射用丹参多酚酸溶液清除 DPPH 自由基线性考察

精密称取注射用丹参多酚酸适量，加超纯水适量，分别配制成如下浓度为 32.02 μg/mL、28.02 μg/mL、24.01 μg/mL、20.01 μg/mL、16.01 μg/mL、12.01 μg/mL 和 8.00 μg/mL 的溶液，混合均匀。精密称取 DPPH 标准物质适量，加色谱乙醇配制成浓度为 0.1162 mg/mL 的溶液，混合均匀。

精密吸取上述浓度注射用丹参多酚酸溶液各 500 μL，分别加入 DPPH 溶液 500 μL，混合均匀。以超纯水 500 μL 和 500 μL 的色谱乙醇混合溶液作为空白溶液，以 DPPH 溶液 500 μL 和 500 μL 的超纯水混合溶液作为控制溶液。精密吸取上述各反应溶液 200 μL，加入至 96 孔板底部，分别测定其 517 nm 处的吸收值。以吸收值（Y）对溶液浓度（X）进行线性回归，绘制标准曲线，得到其线性方程为 $Y = 0.0189X - 0.045$，$R^2 = 0.9976$，注射用丹参多酚酸随行对照溶液浓度在 8.00～32.02 μg/mL 范围内线性良好。

7. 维生素 C 溶液清除 DPPH 自由基线性考察

精密称取维生素 C 标准物质适量，加超纯水适量，分别配制成浓度为 17.75 μg/mL、15.21 μg/mL、12.68 μg/mL、10.14 μg/mL、7.61 μg/mL、5.07 μg/mL 的溶液，混合均匀。精密称取 DPPH 标准物质适量，加色谱乙醇配制成浓度为 0.1162 mg/mL 的溶液，混合均匀。

精密吸取上述浓度注射用丹参多酚酸溶液各 500 μL，分别加入 DPPH 溶液 500 μL，混合均匀。以超纯水 500 μL 和 500 μL 的色谱乙醇混合溶液作为空白溶液，以 DPPH 溶液 500 μL 和 500 μL 的超纯水混合溶液作为控制溶液。精密吸取上述各反应溶液 200 μL，加入至 96 孔板底部，分别测定其 517 nm 处的吸收值。以吸收值（Y）对溶液浓度（X）进行线性回归，绘制标准曲线，得到其线性方程为 $Y = 0.0364X - 0.0351$，$R^2 = 0.9944$，Vc 溶液浓度在 5.07～17.75 μg/mL 范围内线性良好。

8. 精密度试验

精密称取 DPPH 适量，加色谱乙醇制成浓度为 0.1402 mg/mL 的溶液，混合均匀。精密称取注射用丹参多酚酸适量，加超纯水适量，分别配制成如下浓度为 26.05 μg/mL、20.84 μg/mL、15.63 μg/mL、10.42 μg/mL 和 5.21 μg/mL 的溶液，混合均匀。

精密吸取上述浓度注射用丹参多酚酸溶液各 500 μL，分别加入 DPPH 溶液 500 μL，混合均匀。以超纯水 500 μL 和 500 μL 的色谱乙醇混合溶液作为空白溶液，以 DPPH 溶液 500 μL 和 500 μL 的超纯水混合溶液作为控制溶液。精密吸取上述各反应溶液 200 μL，加入至 96 孔板底部，分别测定其 517 nm 处的吸收值（重复测定 6 次）。由表 4-162 可知，超纯水、水 - 乙醇、乙醇、DPPH 溶液和 5 个浓度的注射用丹参多酚酸溶液的精密度试验结果符合规定（RSD ≤ 2%）。

表 4-162　精密度试验结果

类别	水	水 - 乙醇	乙醇	控制液	注射用丹参多酚酸				
浓度（μg/mL）	—	—	—	70.1	26.05	20.84	15.63	10.42	5.21
1 次	0.078	0.08	0.082	1.025	0.538	0.632	0.733	0.836	0.927
2 次	0.078	0.08	0.081	1.025	0.532	0.628	0.732	0.834	0.927

类别	水	水－乙醇	乙醇	控制液	注射用丹参多酚酸			
3次	0.078	0.08	0.081	1.023	0.53	0.625	0.731	0.832	0.926
4次	0.078	0.08	0.081	1.023	0.527	0.622	0.73	0.831	0.926
5次	0.078	0.08	0.081	1.022	0.523	0.619	0.728	0.829	0.925
6次	0.078	0.08	0.081	1.022	0.519	0.617	0.726	0.828	0.924
$\bar{x}$	0.078	0.080	0.081	1.023	0.528	0.624	0.730	0.832	0.926
s	0.0000	0.0000	0.0004	0.0014	0.0067	0.0056	0.0026	0.0030	0.0012
RSD	0.0%	0.0%	0.5%	0.1%	1.3%	0.9%	0.4%	0.4%	0.1%

9. 重复性试验

精密称取DPPH适量，加色谱乙醇制成浓度为0.1402 mg/mL的溶液，混合均匀。精密称取注射用丹参多酚酸适量，加超纯水适量，分别配制成如下浓度为26.05 µg/mL、20.84 µg/mL、15.63 µg/mL、10.42 µg/mL和5.21 µg/mL的溶液，混合均匀。

精密吸取上述浓度注射用丹参多酚酸溶液各500 µL，分别加入浓度为0.1402 mg/mL的DPPH溶液500 µL，混合均匀。平行操作6组。以超纯水500 µL和500 µL的色谱乙醇混合溶液作为空白溶液，以DPPH溶液500 µL和500 µL的超纯水混合溶液作为控制溶液。精密吸取上述各反应溶液200 µL，加入至96孔板底部，分别测定其517 nm处的吸收值。以吸收值（Y）对溶液浓度（X）进行线性回归，绘制标准曲线，得到其线性方程。分别计算每组的IC_{50}，并对其进行对比分析。由表4-163可知，6组样品的IC_{50}为均值为7.83 mg/mL，其RSD为1%，重复性符合规定（RSD≤2.0%）。

表 4-163　重复性试验结果

组号	方程	IC_{50}（µg/mL）
1	$Y = 0.0199X+0.0584, R^2 = 0.9997$	22.19
2	$Y = 0.0204X+0.033, R^2 = 0.9966$	22.89
3	$Y = 0.02X+0.0527, R^2 = 0.9971$	22.37
4	$Y = 0.0208X+0.0265, R^2 = 0.995$	22.76
5	$Y = 0.0213X+0.0211, R^2 = 0.9996$	22.48
6	$Y = 0.0208X+0.0276, R^2 = 0.9977$	22.71
s	—	0.2664
$\bar{x}$	—	22.57
RSD	—	1.2%

10. 稳定性试验

精密称取DPPH适量，加色谱乙醇制成浓度为69.72 µg/mL、61.97 µg/mL、54.23 µg/mL、46.48 µg/mL、38.73 µg/mL、30.99 µg/mL、23.24 µg/mL、15.49 µg/mL和7.75 µg/mL的溶液，混合均匀。

精密吸取上述各反应溶液200 µL，加入至96孔板底部，分别于0～35 min测定其517 nm处的吸收值。由图4-47可知，浓度为7.75～69.72 µg/mL DPPH溶液在0～35 min的稳定性符合规定（RSD≤2.0%）。

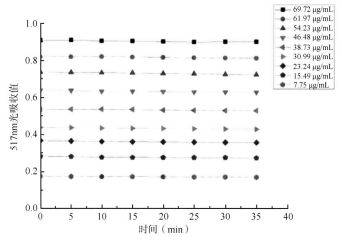

图 4-47　不同浓度 DPPH 溶液时间 – 吸收值图

11. 样品检测

按照上述确定的供试品制备及检测方法，对29批注射用丹参多酚酸进行测定，结果见表4-164。结果表明注射用丹参多酚酸IC$_{50}$均值为25.26 μg/mL（21.09～27.79 μg/mL），相对抗氧化活性均值为61.8%（45.7%～73.5%），29批注射用丹参多酚酸的IC$_{50}$波动趋势与其丹酚酸B的含量波动趋势趋于一致。

表 4-164　样品检测结果

批号	IC$_{50}$（μg/mL）	相对抗氧化活性（%）	丹酚酸 B 含量（mg/ 支）	丹参多酚酸含量（%）
S001	24.53	73.5	54	78
S002	25.57	70.5	53	79
S003	27.20	66.3	54	80
S004	26.27	68.7	54	78
S005	25.91	69.6	57	80
S006	25.66	70.3	55	79
S007	24.24	72.7	57	80
S008	26.58	67.9	60	82
S009	27.79	64.9	58	82
S010	26.52	68.0	62	83
S011	26.61	53.4	60	81
S012	27.37	45.7	61	82
S013	26.53	53.6	60	80
S014	26.68	53.3	60	81
S015	27.31	52.1	59	80
S016	27.01	52.7	58	79
S017	26.74	53.2	60	80

续表

批号	IC$_{50}$（µg/mL）	相对抗氧化活性（%）	丹酚酸 B 含量（mg/ 支）	丹参多酚酸含量（%）
S018	26.32	47.5	60	80
S019	27.39	51.9	60	80
S020	27.74	51.3	60	80
S021	21.16	69.0	57	80
S022	21.09	69.2	59	81
S023	22.00	66.4	58	81
S024	22.15	65.9	59	80
S025	22.77	64.1	57	79
S026	22.09	66.1	59	81
S027	26.15	55.8	59	78
S028	22.24	65.7	58	78
S029	22.91	63.7	58	79
均值	25.26	61.8	58	80.0
最大值	27.79	73.5	62	83.0
最小值	21.09	45.7	53	78.0

（三）讨论

DPPH 是一种稳定的、以氮为中心的质子自由基，空间位阻可能会决定反应的倾向，小分子化合物更易接近自由基而拥有相对较高的抗氧化活性，而大分子化合物由于受空间位阻的影响不易接近自由基而影响测定结果[3-4]。注射用丹参多酚酸中主要成分为丹酚酸 B、丹酚酸 D、紫草酸、迷迭香酸等[5]，这些成分分子量相对较小，满足该方法对待测物空间构型的要求。

当药物在体内的某些部位达到最小有效浓度，才能发挥其治疗作用。注射用丹参多酚酸完全吸收入血浓度最大值约为27～31 µg/mL（按照体重60 kg，血液含量4200～4800 mL计算），该浓度恰好在体外抗氧化试验研究所确定的浓度线性范围内（8.00～32.02 µg/mL），从而减小了被测物体内浓度较体外抗氧化浓度过低从而导致体外抗氧化活性测定无实际意义的风险。

本研究采用快速、经济、高效、操作简单、适合大样本量检测的DPPH自由基清除法对注射用丹参多酚酸以及阳性对照的抗氧化活性进行测定。通过对注射用丹参多酚酸溶液浓度和吸收值变化量的趋势拟合可知，在一定的浓度范围内二者线性相关。鉴于DPPH自由基清除率随自由基清除剂溶液浓度的增加而增加（DPPH自由基量过量条件下），为适应大样本量的自由基清除能力（抗氧化活性）的评价，引入半抑制浓度（IC$_{50}$）值和相对抗氧化活性作为评价指标。结果表明，29批注射用丹参多酚酸半抑制率均值为25.26 µg/mL，相对Vc的抗氧化强度为均值61.8%，注射用丹参多酚酸能够清除DDPH自由基，其体外抗氧化活性较强。

研究报道中风急性期中经络、中脏腑发病过程都与氧自由基增高、抗氧化酶含量减少和NO自由基增高有关[6-8]，中风恢复期与氧自由基脂质过氧化有关[9]，氧化应激损伤是缺血性脑卒中的核心机制之一，脑缺血再灌注时，内源性抗氧化剂减少，而活性氧和自由基（包括羟基自由基、超氧自由基和过氧亚硝基）大量产生，自由基的产生和清除之间的平衡破坏，进一步导致炎性反应、细胞凋亡和组织损伤[10-11]，脑梗死患者体内存在明显的氧化损伤并且抗氧化活性水平显著下降，氧化损伤参与了脑梗死的病理生理过程[12-19]。注射用丹参多酚酸中主要成分如丹酚酸B、丹酚酸D、丹参素、紫草酸、迷迭香酸、原儿茶醛等，均有较好的抗氧化活性[20-34]，这与本研究所示结果相一致。

　　本研究所采用方法有效地将注射用丹参多酚酸含量与抗氧化活性相关联，从生物化学维度对中药注射剂的质量进行评价，为中药注射剂质量评价提供新方法。通过对多批次检测结果和文献分析，从分析化学和分子生物学维度对药物作用机理加以说明。通过多批次含量–相对抗氧化活性趋势可知，该方法或可从整体上反映注射用丹参多酚酸的量–效关系，为多维度评价中药质量提供新思路。

参 考 文 献

[1] 陆瑶，刘国华，袁洪. 抗氧化剂治疗心血管疾病的临床研究进展[J]. 中国药房，2013，24（20）：1910-1912.

[2] 赵保路. 自由基、天然抗氧化剂与神经退行性疾病[J]. 生物物理学报，2010，26（4）：263-274.

[3] 韩飞，周孟良，钱健亚，等. 抗氧化剂抗氧化活性测定方法及其评价[J]. 粮油食品科技，2009，17（6）：54-57.

[4] 张雪，苗婷婷，陆炯，等. 天然产物抗氧化活性评价方法研究进展[J]. 广州化工，2017，45（19）：7-10.

[5] 徐静瑶，刘小琳，佟玲，等. 高效液相色谱法测定注射用丹参多酚酸中6种水溶性成分的含量[J]. 中国新药杂志，2015，24（14）：1599-1603.

[6] 马卫琴，陈皆乐，李晓春，等. 中风病中医辨证分型与抗氧化酶关系探讨[J]. 中国中医基础医学杂志，1999（10）：41-43.

[7] 刘华，周君富. 不同证型中风患者尿过氧化脂质研究[J]. 现代中西医结合杂志，1999（6）：869-870.

[8] 马卫琴，李晓春，王佩珍，等. 中风病中医辨证分型与一氧化氮关系探讨[J]. 浙江中西医结合杂志，1999（3）：145-146.

[9] 林松波，陈健，梁晖，等. 中风恢复期中医辨证分型与氧自由基脂质过氧化代谢及微量元素的关系[J]. 中医药学报，2000（2）：53-55.

[10] 詹佳虹，简文轩，万江帆，等. 天然化合物治疗缺血性脑卒中抗氧化作用机制的研究进展[J]. 神经药理学报，2017（6）：60-64.

[11] 戴玥，郑佳，郑黎强. 抗氧化物质和自由基产物与脑卒中关系的研究进展[J]. 实用医学杂志，2019，35（3）：489-491.

[12] 莫颖敏，韩敏. 急性脑梗死患者氧化损伤及抗氧化活性水平的研究[J]. 北京医学，2003（3）：182-184.

[13] 单侗，周君富，王佩珍. 老年脑梗死患者部分氧化和抗氧化指标检测及其临床意义[J]. 浙江医学，2002（8）：10-12.

[14] 姜晓峰，王雅杰，温洁. 脑梗死患者的血脂与抗氧化活性的变化[J]. 中华检验医学杂志，2001（1）：44-45.

[15] 陈泽峰，王洪新，董银华. 抗氧化治疗对急性期脑梗死血清炎性因子的影响[J]. 临床荟萃，2010，25（4）：320-322.

[16] 范勤毅，干静，王晓蓉，等. 抗氧化药物添加治疗急性脑梗死合并2型糖尿病的疗效观察[J]. 中风与神经疾病杂志，2018，35（2）：131-135.

[17] 李绍发，梁柯. 抗氧化、抗血小板和降脂三联疗法治疗脑梗死患者颈动脉粥样硬化斑块的疗效观察[J]. 临床神经病学杂志，2011，24（2）：134-136.

[18] 胡昔奇，夏鹰. 活性氧与缺血性脑卒中[J]. 中国临床神经外科杂志，2014，19（5）：316-318.

[19] 王志成，吕晓红. 缺血性脑卒中的氧化应激相关因子研究进展[J]. 中风与神经疾病杂志，2013，30（1）：87-89.

[20] 杜冠华，张均田. 丹参水溶性有效成分——丹酚酸研究进展[J]. 基础医学与临床，2000，（5）：10-14.

[21] 杜冠华. 丹酚酸药理作用及作用机制[D]. 中国协和医科大学，1995.

[22] 李定友，徐理纳，刘小光. 丹参水溶性成分抗氧自由基和脂质过氧化作用[J]. J Chin Pharm Sci，1995（2）：112，107-112.

[23] 刘耕陶，张铁梅，王保恩，等. 丹参的7种酚类成分对生物膜过氧化损伤的保护作用[J]. 中国药理学与毒理学杂志，1992（1）：77.

[24] 黄诒森，张均田. 丹参中三种水溶性成分的体外抗氧化作用[J]. 药学学报，1992（2）：96-100.

[25] 马兰英，陈伟. 中药抗氧化剂丹参的研究和应用前景[J]. 中草药，1999（5）：391-393.

[26] 黄双盛，吴勇杰. 丹参的抗氧化与抗炎作用研究进展[J]. 中国中医药信息杂志，2002（1）：86-87.

[27] 田影. 丹参酚酸类化合物的分离及其抗氧化活性研究[D]. 大连工业大学，2008.

[28] 刘梅，夏鑫华，张志敏，等. 丹参素、原儿茶醛、咖啡酸和丹酚酸B体外抗氧化活性比较研究[J]. 中药材，2009，32（2）：265-267.

[29] 徐元超，杨屹，杜立波，等. 丹参素自氧化与促氧化机理[J]. 物理化学学报，2010，26（7）：1737-1741.

[30] 柳艳. 丹酚酸抗氧化活性标识及对组织损伤保护作用[D]. 南京医科大学，2007.

[31] 张翠英，郭丽丽，王阶. 原儿茶醛的药理研究进展[J]. 中国实验方剂学杂志，2013，19（23）：338-342.

[32] 张晓晓，张硕，黄晓燕，等. 几种天然有机多酚酸体外抗脂质过氧化研究[J]. 天然产物研究与开发，2014，26（3）：398-402.

[33] 安丽平，于琨，耿海波，等. 丹酚酸B抗氧化应激损伤机制的研究进展[J/OL]. 中国实验方剂学杂志：1-8[2019-08-08]. https://doi.org/10.13422/j.cnki.syfjx.20192005.

[34] 赵莼. 丹参多酚酸对脑缺血的药理研究进展[J]. 天津药学，2018，30（6）：53-57.

第五章

注射用丹参多酚酸临床应用研究

　　脑卒中是临床的常见病，目前是我国城乡居民死亡的第二大原因。引发脑血管病的因素主要有血管、血流动力学及血液成分三个方面，而由血管因素引起的脑梗死占脑血管病的大部分，其中又以动脉硬化缺血性脑卒中居多（70%～80%）。因此，对缺血性脑卒中的预防与有效治疗，以降低病死率，减少致残率或提高患者生存质量，是当前我国卫生事业面临的巨大挑战。目前国际上推荐治疗缺血性脑卒中的最有效方法是早期的溶栓治疗，时间窗3～4.5 h，但是实际上超过90%的患者从症状发作至入院的时间长于4.5 h，或部分存在溶栓禁忌症等，很难从中受益。

　　缺血性脑卒中属于传统医学的"中风"范畴，为本虚标实之证，风、火、痰、瘀、虚为其五端，以肝肾阴虚为本，痰瘀阻络为标，致使气血逆乱中脑及其脉络。丹参为活血化瘀中药，性味苦，微寒，归心、肝经。具有祛瘀止痛，活血通经，清心除烦的作用。临床用于治疗因血瘀引起的各种病证。注射用丹参多酚酸是应用串联柱层析技术分离提纯的丹参水溶性有效成分丹参多酚酸冻干而成的无菌粉针剂，其为组成比例、含量固定可控的多种酚酸类化合物。注射用丹参多酚酸属于国家"十二五"科技重大新药创制项目，是治疗脑血管病的5类中药新药，国家二级中药保护品种。

　　缺血性脑卒中的发病机制为脑组织供血障碍引起缺血、缺氧导致局灶性组织缺血性坏死，以动脉粥样硬化（artherosclerosis，AS）为主要病理基础，是临床常见病，尤其老年缺血性脑卒中发病率更高。临床上注射用丹参多酚酸广泛用于缺血性脑卒中的治疗。中医辨证和诊断依据分别是瘀血阻络证和缺血性中风，而西医诊断标准为动脉粥样硬化性血栓性脑梗死。疗效评判标准依据国际或国内通用准则等进行比对，现临床常用的疗效标准有脑卒中患者临床神经功能缺损评分、中医证候、神经系统体征、运动功能恢复及日常生活活动能力等。临床研究报道[1]显示注射用丹参多酚酸能有效改善缺血性脑卒中和急性脑梗死患者神经功能缺损情况，提高患者日常生活能力，减轻患者残疾，显著改善脑卒中后认知功能等，使患者生活质量得到了很大程度提高，具体起效机理与影响炎症反应、氧化应激、动脉粥样硬化斑块程度、凝血系统等有关。

第一节　脑卒中、脑梗死临床研究

韩景献、王志涛等[2, 3]对缺血性脑卒中患者给予注射用丹参多酚酸的有效性及安全性进行了评价。给予注射用丹参多酚酸治疗后，中风患者中风总积分值、中医证候评分值、神经功能缺血评分（美国国立卫生研究院卒中量表，National Institute of Health stroke scale，NIHSS）值、残障指数（改良 Rankin 量表）、日常生活能力评分（Barthel 指数，Barthel index，BI）[4-8] 等均有明显改善，且疗效优于对照药注射用血塞通，神经功能缺损评分降低更明显，并显示出一定的量效关系[2, 9]。由于血液、氧气等供应不足，缺血性脑卒中患者脑组织往往会出现充血、肿胀或坏死，并对其所具备的生理功能、生化代谢以及病理形态等产生很大程度的损害，致使患者的神经功能和日常生活都出现不同程度的障碍。注射用丹参多酚酸能够有效保护由脂质过氧化物引发的细胞膜损伤，改善患者的血液流变学，并降低血液黏稠度从而有效改善患者脑缺血症状，加快其神经功能的恢复。安全性考察结果显示，与用药前比较，患者给药后的肝功能[谷草转氨酶（AST）、谷丙转氨酶（ALT）]、肾功能[肌酐（Cr）、尿素氮（BUN）]及心肌酶[肌酸激酶（CK）]差异无统计学意义，说明注射用丹参多酚酸在临床使用中的安全性较好[6]。

同型半胱氨酸（Hcy）、D-二聚体、超敏 C 反应蛋白（hs-CRP）等血液生化因子是反映机体炎症、动脉粥样硬化斑块程度、凝血酶系统相关的指标，与脑卒中病情的严重程度具有正相关性。有研究者对 76 例缺血性脑卒中恢复期病人予以 100 mg/d 的注射用丹参多酚酸治疗 15 d，结果与常规对照组相比，注射用丹参多酚酸治疗组患者血浆 Hcy、D-二聚体和 hs-CRP 水平均显著降低，全血低切黏度、全血高切黏度、血浆黏度也明显降低，这表明其对血液流变学和动脉粥样硬化炎症反应有很好的改善作用[10-12]。注射用丹参多酚酸能够使血小板聚集率由治疗前的 64.96% 降至 49.12%，活化部分凝血活酶时间（APTT）显著延长。同时在整个治疗过程中，患者血尿常规、肝肾功能、心率和血压等不良事件与对照组比较差异无统计学意义。综上所述，注射用丹参多酚酸有效抑制血小板聚集，改善血液流变参数，降低血液黏稠度，减少动脉粥样硬化炎症反应，有效阻止血栓和动脉粥样硬化的形成，从而有效促进患者脑缺血症状和神经功能的改善。

血液中 Hcy 增高可引起动脉血管损伤，是脑梗死的独立危险因素，同时与脑梗死的复发密切相关。Hcy 过度升高是由于其代谢反应中缺乏必需的代谢辅助因子叶酸、B 族维生素而导致的，临床上口服叶酸、甲钴胺虽然能降低血浆同型半胱氨酸的水平，但是长期服用可造成体内微量元素紊乱，且能否降低心脑血管疾病的风险，还未得到证实。而注射用丹参多酚酸可针对高同型半胱氨酸造成动脉硬化的各个环节发挥作用。许伟等[13-14]的研究结果表明，注射用丹参多酚酸静脉滴注 2 周后，脑梗死患者的同型半胱氨酸水平明显下降，与服用叶酸、甲钴胺治疗者疗效相当，但 NIHSS 值的降低幅度更大。对比来说，较 B 族维生素和叶酸的单纯降低高同型半胱氨酸血症有明显的优势，同时患者有较高的依从性。不过注射用丹参多酚酸降低血浆高 Hcy 血症的机制仍需作进一步深入研究。

临床脑梗死治疗联合用药也是很常见的，针对不同药理治疗靶点作用的药物合用往往会有协同起效的优点。为降低脑卒中患者的神经功能缺损程度，临床医师在调血脂药物辛伐他汀以及阿司匹林的基础上，联合使用注射用丹参多酚酸起到了很好的治疗恢复效果。神经功能缺损评分明显降低，总有效率能够达到 92.8%，对凝血 4 项指标无任何影响，临床观察也未见皮肤黏膜、颅内出血等血倾向[15]。与高压氧的联合使用治疗脑卒中后患者的认知功能障碍同样效果显著[16]，能够使患者的简易智力状态检查量表（mini-mental state examination，MMSE）评分、蒙特利尔认知评价量表（Montreal cognitive assessment，MoCA）评分以及日常生活活动（ADL）评分大幅升高，改善脑卒中后患者的认知功能，利于康复和生活质量的提高。

第二节　急性脑梗死临床研究

一、文献综述

临床上，注射用丹参多酚酸广泛用于急性脑梗死恢复期的治疗，急性脑梗死（acute cerebral infarct，ACI）中，目前推荐治疗急性缺血性脑卒中的最有效方法是，超早期溶栓治疗，时间窗3～4.5 h，但由于时间要求高患者很难从中受益，因此延迟干预是目前的主要治疗方式。一般来说，常规治疗包括吸氧、控制血压、脱水降颅内压、抗血小板聚集、改善微循环和脑供血、其他并发症、对症治疗等措施。有研究显示，对大面积急性脑梗死患者治疗后，与对照组比较，患者神经功能缺损评分有显著性差异，收到较好的效果[17]。单春美[18]探讨高压氧联合注射用丹参多酚酸对脑卒中后认知功能障碍患者认知功能改善的疗效。将97例脑卒中后认知功能障碍患者随机分观察组和对照组，对照组给高压氧治疗，观察组在对照组基础上增加注射用丹参多酚酸治疗连续14 d，采用ADL评分、MoCA评分、MMSE评分比较患者治疗前后认知功能、日常活动能力及程度的改善情况。结果显示治疗后，观察组患者MMSE、ADL及MoCA评分均高于同组治疗前（$P < 0.05$），且治疗后观察组上述评分均高于对照组（$P < 0.05$）。因此认为高压氧联合注射用丹参多酚酸治疗效果优于单纯高压氧治疗，更有利于改善脑卒中后患者的认知功能。江滢等[19]对发病3～6 h入院ACI病人在抗凝药物低分子肝素钠的基础上，应用注射用丹参多酚酸取得了显著疗效，治疗15 d后纤维蛋白原、血浆黏度和临床神经功能缺损评分均发生明显变化（$P < 0.05$），得到了改善。

急性脑梗死起病急且病情进展快，发病后体内诸多因子会发生明显改变，包括神经营养因子、炎性因子、氧化应激分子等，其变化程度与病损或转归程度密切相关。董晓柳等[20]、卢军栋等[21]和安文峰[22]对发病均在72 h内的ACI患者给予注射用丹参多酚酸治疗14 d后，血清脑源性神经营养因子和具有抗氧化作用的胆红素水平均显著增加（$P < 0.05$），而炎症因子IL-6、TNF-α、CPR（hs-CRP）和S100β均呈下降趋势（$P < 0.01$）。其中S100B是一种钙结合蛋白，主要分布于星形胶质细胞，脑损伤后可释放入血。提示注射用丹参多酚酸起效机制可能与减少炎症反应、抗氧化和神经营养作用有关。刘媛等[23]选择发病在72 h的急性脑卒中患者88例，对以颈内动脉为责任血管或低灌注的脑卒中患者，注射用丹参多酚酸能够增加缺血脑组织核心区域以及缺血半暗带的血流灌注，进而明显改善神经功能缺损状况，促进神经功能恢复，3个月后患者的临床结局良好率明显高于对照组（$P = 0.003$），预后较好，同时开通缺血半暗带周围微循环或侧支循环可能是其增加血流灌注的机制。

对发病48 h的病情相对稳定的血栓性以及动脉粥样硬化性脑梗死患者，注射用丹参多酚酸可以改善其NIHSS、BI等量表评分和认知功能指标MMSE、MOCA评分等，有效改善运动功能和认知功能[24-25]。综上所述，注射用丹参多酚酸能够有效促进神经功能恢复，降低残疾程度，提高日常生活行为能力，并显著改善脑卒中后认知功能，总的来说使患者生活质量得到了很大程度提高，值得临床推广。在机制方面，常慧敏等[26]从基因的表达、酶的调控、信号通路的介导等方面详细报道其多靶点的治疗机制。

二、疗效观察与临床药理学

（一）实验材料

1. 试药及试剂

注射用丹参多酚酸（天津天士力之骄药业有限公司）；CD133-APC，Mouse IgG1-APC、FcR封闭液（德国Miltenyi公司）；CD45-PerCP、CD34-FITC、KD-PE、CD146-PE-Cy7、CD31-V450、Mouse IgG1，k-FITC、Mouse IgG1，k-PE、Mouse IgG1-PerCP、Mouse IgG1，κ-PE-Cy7、Mouse IgG1，κ-V450、补偿微球（美国BD公司）；红细胞裂解液、D-Hanks溶液（北京索来宝科技有限公司）；FBS（美国 Hyclone 公司）。

2. 仪器

超净工作台（德国AirTech公司）；台式高速离心机（美国Beckman公司）；流式细胞仪（中国林琪贝尔公司）。

（二）实验方法

本研究通过随机、双盲、安慰剂对照临床研究探讨注射用丹参多酚酸治疗急性脑梗死的临床药理学特点，以期可以阐释注射用丹参多酚酸的作用特点。

1. 病例选择

（1）病例来源

选择脑梗死急性期患者，全部来自天津中医药大学第一附属医院针灸部的住院病人。

（2）西医疾病诊断标准

根据2010年版《中国急性缺血性脑卒中诊治指南》脑梗死诊断标准。

1）一般性诊断

临床特点：多数在静态下急性起病，动态起病者以心源性脑梗死多见，部分病例在发病前可有短暂性脑缺血发作（transient ischemic attacks，TIA）发作；病情多在几小时或几天内达到高峰，部分患者症状可进行性加重或波动；临床表现决定于脑梗死灶的大小和部位，主要为局灶性神经功能缺损的症状和体征，如偏瘫、偏身感觉障碍、失语、共济失调等，部分可有头痛、呕吐、昏迷等全脑症状。

辅助检查：①血液检查，血小板、凝血功能、血糖等。②影像学检查，脑的影像学检查可以直观地显示脑梗死的范围、部位、血管分布、有无出血、陈旧和新鲜脑梗死灶等，帮助临床判断组织缺血后是否可逆、血管状况，以及血流动力学改变。帮助选择溶栓患者、评估继发出血的危险程度。头颅CT平扫是最常用的检查。但是对超早期缺血性病变和皮质或皮质下小的脑梗死灶不敏感，特别是后颅窝的脑干和小脑梗死更难检出。在超早期阶段（发病6 h内），CT可以发现一些轻微的改变：大脑中动脉高密度征、皮质边缘（尤其是岛叶）以及豆状核区灰白质分界不清楚、脑沟消失等。通常平扫在临床上已经足够使用。若进行CT

血管成像，灌注成像，或要排除肿瘤、炎症等则需注射造影剂增强显像。标准的 MRI 序列（T1、T2 和质子相）对发病几个小时内的脑梗死不敏感。弥散加权成像（DWI）可以早期显示缺血组织的大小、部位，甚至可显示皮质下、脑干和小脑的小梗死灶。早期脑梗死的诊断敏感性达到 88%～100%，特异性达到 95%～100%。灌注加权成像（perfusion weighted imaging，PWI）是静脉注射顺磁性造影剂后显示脑组织相对血流动力学改变的成像。灌注加权改变的区域较弥散加权改变范围大，目前认为弥散-灌注不匹配区域为半暗带。经颅多普勒超声（TCD）对判断颅内外血管狭窄或闭塞、血管痉挛、侧支循环建立程度有帮助。最近，应用于溶栓治疗的监测，对预后判断有参考意义。虽然现代的血管造影已经达到了微创、低风险水平，但是对于脑梗死的诊断没有必要常规进行数字减影血管造影（DSA）检查。在开展血管内介入治疗、动脉内溶栓、判断治疗效果等方面 DSA 很有帮助，但仍有一定的风险。磁共振血管成像（MRA）、CT 血管成像（CTA）等是无创的检查，对判断受累血管、治疗效果有一定的帮助。正电子发射断层扫描（PET）、氙加强 CT、单光子发射计算机断层扫描（SPECT）等，多在有条件的单位用于研究。

2）分型诊断：根据临床特点及影像学、实验室检查，急性卒中治疗 Org10172 试验（TOAST）分型将缺血性脑卒中分为 5 个类型，各类型的病因不同，具体分类标准如下。

3）大动脉粥样硬化性脑卒中（LAA）：约占 17.3%，这一类型患者通过颈动脉超声波检查发现颈动脉闭塞或狭窄（狭窄≥动脉横断面的 50%）。血管造影或 MRA 显示颈动脉、大脑前动脉、大脑中动脉、大脑后动脉、椎基底动脉狭窄程度≥50%。其发生是由于动脉粥样硬化所致。患者如出现以下表现，对诊断 LAA 有重要价值：①病史中曾出现多次短暂性脑缺血发作（TIA），多为同一动脉供血区内的多次发作；②出现失语、忽视、运动功能受损症状或有小脑、脑干受损症状；③颈动脉听诊有杂音、脉搏减弱、两侧血压不对称等；④颅脑 CT 或 MRI 检查可发现有大脑皮质或小脑损害，或皮质下、脑干病灶直径＞1.5 cm，可能为潜在的大动脉粥样硬化所致的缺血性脑卒中；⑤彩色超声波、经颅多普勒超声、MRA 或数字减影血管造影（DSA）检查可发现相关的颅内或颅外动脉及其分支狭窄程度＞50%，或有闭塞；⑥应排除心源性脑栓塞所致的脑卒中。

心源性脑栓塞（CE）：约占 9.3%，这一类型是指包括多种可以产生心源性栓子的心脏疾病所引起的脑栓塞。临床表现及影像学表现与 LAA 相似；病史中有多次及多个脑血管供应区的 TIA 或脑卒中以及其他部位栓塞；有引起心源性栓子的原因，至少存在一种心源性疾病。

小动脉闭塞性卒中或腔隙性脑梗死（LI）：约占 30.9%，患者临床及影像学表现具有以下 3 项标准之一即可确诊。有典型的腔隙性脑梗死的临床表现，影像学检查有与临床症状相对应的脑卒中病灶的最大直径＜1.5 cm；临床上有非典型的腔隙性脑梗死的症状，但影像学上未发现有相对应的病灶；临床上具有非典型的腔隙性脑梗死的表现，而影像学检查后发现与临床症状相符的＜1.5 cm 的病灶。

其他原因所致的缺血性脑卒中（SOE）：SOE 临床上较为少见，约占 0.2%，如感染性、免疫性、非免疫血管病、高凝状态、血液病、遗传性血管病以及吸毒等所致急性脑梗死。这类患者应具备临床、CT 或 MRI 检查显示急性缺血性脑卒中病灶以及病灶的大小及位置。血液病所致者可进行血液学检查，并应排除大、小动脉病变以及心源性所致的脑卒中。

不明原因的缺血性脑卒中：约占 42.3%，这一类型患者经多方检查未能发现其病因。

（3）中医诊断标准

参照1996年国家中医药管理局脑病急症协作组《中风病诊断与疗效评定标准》（试行）及2008年国家科技部973计划"缺血性中风病证结合的诊断标准与疗效评价体系研究"课题组研制出的《缺血性中风证候要素诊断量表》制定。

1）中风诊断：主症：半身不遂，神识昏蒙，言语謇涩或不语，偏身感觉异常，口舌歪斜。次症：头痛，眩晕，瞳神变化，饮水发呛，目偏不瞬，共济失调。起病方式：急性起病，发病前多有诱因，常有先兆症状。发病年龄：多在40岁以上。具备2个主症以上，或1个主症2个次症，结合起病、诱因、先兆症状、年龄即可确诊为中风。

2）证型诊断：中风血瘀证。根据《缺血性中风证候诊断量表》得分≥10分认为血瘀证诊断成立。缺血性中风证候诊断量表见表5-1。

表 5-1 缺血性中风证候诊断量表（血瘀证）

症状	评分
面色晦暗或黧黑	9分
口唇紫暗或暗红	8分
皮肤粗糙	4分
痛有定处	5分
紫舌或暗舌	10分
舌有瘀斑瘀点	10分
舌下络脉发绀	10分
舌下络脉曲张	8分
涩脉	8分
结脉或代脉	1分

注：每个症状回答"有或没有"，有就记为相应得分，没有记为"0分"。

（4）纳入标准

①符合2010年版《中国急性缺血性脑卒中诊治指南》脑梗死诊断标准，病情分期为急性期；②发病>6 h，且<3 d，病情稳定；③年龄30～70岁，性别不限；④具有中医血瘀证（血瘀证积分≥20）；⑤临床神经功能缺损程度NIHSS评分>4，且<20；⑥NIHSS评分中上肢运动、下肢运动两项中必须有一项分值≥2分；⑦首次发病者，或曾有发病史，未留有肢体瘫痪等后遗症，且不影响本次NIHSS评分；⑧前循环脑梗死患者；⑨签署知情同意书。

（5）排除标准

①根据基线头CT或MRI诊断为出血或其他病理性脑疾患，例如血管畸形、肿瘤、脓肿或其他常见的非缺血性脑疾病（例如多发性硬化）；②年龄在30岁以下或70岁以上；③发病时间<6 h，或>3 d；④神经功能缺损程度NIHSS评分在≤4分或≥20分；⑤进行过溶栓或血管内治疗的患者；⑥对试验药物或其中相关药味或成分过敏者；⑦合并糖尿病患者且使用降糖药后血糖<2.8 mmol/L或>16.8 mmol/L者，或合并的糖尿病引发神经功能缺损、周围神经病变、糖尿病坏疽者；⑧合并严重肝功能损害，其ALT或AST水平高于正常值1.5倍以上的患者；⑨合并严重肾功能损害，血清肌酐水平高于正常值1.5倍以上的患者；⑩合并重度心功能不全，超声心动图显示心功能不全或心功能评级为Ⅲ级以上的患者；⑪合并急性冠

状动脉综合征的患者；⑫由脑肿瘤、脑外伤、脑寄生虫病、风湿性心脏病、冠心病及其他心脏病合并房颤而引起的脑栓塞者；⑬占位效应明显，有中线结构移位的CT或MRI征象，CT示大面积脑梗死（涉及多于1个脑叶或超过大脑中动脉1/3供血区）者；⑭法律规定的残疾患者（盲，聋，哑，智力障碍，精神障碍及由其他原因引起的肢体残疾影响到神经功能缺损评价者）；⑮有出血倾向者或3个月内发生过严重出血者；⑯怀疑或确有乙醇、药物滥用史，或者根据研究者的判断、具有降低入组可能性或使入组复杂化的其他情况；⑰孕妇及哺乳妇女、妊娠试验阳性或者近期有生育计划者；⑱月经期妇女；⑲正在参加其他临床试验或参加过其他药物临床试验结束未超过3个月者。

（6）剔除病例标准

不符合纳入标准而被误纳入者或符合排除标准中任一项者。虽符合纳入标准而纳入后未曾用药者，或无任何复诊记录者。自行中途换药或加用非规定范围内联合用药，特别是合用对研究药物影响较大的药物，影响有效性和安全性判断者。

（7）中止研究标准

研究中止是指临床研究尚未按方案结束，中途停止全部研究。研究中止的目的主要是为了保护受试者权益，保证研究质量，避免不必要的经济损失。中止研究的标准：研究中发生严重安全性问题，应及时中止研究。研究中发现药物不具有临床价值，应中止研究，一方面避免延误受试者的有效治疗，同时避免不必要的经济损失。研究中发现临床研究方案有重大失误，难以评价药物效应；或者一项设计较好的方案，在实施中发生了重要偏差，再继续下去，难以评价药物效应。申办者要求中止（如经费原因、管理原因等）。国家药品监督管理局因某种原因勒令中止研究。

（8）伦理学要求和知情同意

本临床研究必须遵循《赫尔辛基宣言》和中国有关临床研究法规，在研究开始前由研究负责单位医院伦理委员会（天津中医药大学第一附属医院伦理委员会）审议研究方案，并签发批准文件（伦理批件号TYLL2013 [K] 字013）后，方可实施该研究方案。伦理委员会的意见可以是如下两种：同意，作必要的修正后同意；不同意，终止或暂停已批准的研究。

每一位受试者入选本研究前，研究医师有责任以书面文字形式，向其或其指定代表完整、全面地介绍本研究的目的、性质、程序和可能的受益及风险。应让受试者知道他们有权随时退出本项研究。入选前必须给每位受试者一份书面的知情同意书（以附录形式包括于方案之中）使受试者了解后表示同意。并自愿签署知情同意书后，方可入选进行临床研究。知情同意书应作为临床研究的原始资料之一，保存备查。

2. 研究分组

所有纳入研究的受试者随机分为治疗组和对照组，分别接受基础治疗+注射用丹参多酚酸与基础治疗+安慰剂。

3. 基础治疗

参照《中国急性缺血性脑卒中诊治指南2010》推荐的基础治疗方案执行，但实验期间禁止使用会影响药理学指标的其他有活血化瘀作用的中药注射液、中成药及依达拉奉注射液。

4. 给药方案

（1）试验组

基础治疗+注射用丹参多酚酸。内科基础支持治疗+注射用丹参多酚酸1支（含丹参多酚酸100 mg）加入0.9%氯化钠注射液250 mL中，静脉滴注，1次/d。注射用丹参多酚酸使用方法：静脉滴注注射用丹参多酚酸1支+0.9%氯化钠溶液250 mL，滴速为20～40滴/min，1次/d，2 h内滴完，给药时温度接近室温（25℃），不与其他药液混合配伍。存放药液的输液袋需要用严格密封的外罩袋包装好，输液时使用棕色输液管输入患者体内。滴注注射用丹参多酚酸过程中，应密切注意患者有无不良反应出现，如有不良反应发生，应立即停止静脉滴注，并积极处理不良反应。

（2）对照组

基础治疗+安慰剂。内科基础支持治疗+0.9%氯化钠注射液250 mL，静脉滴注，1次/d。静脉滴注0.9%氯化钠溶液250 mL，滴速为20～40滴/min，1次/d，2 h内滴完，给药时温度接近室温（25℃），存放药液的输液瓶需要用严格密封的外罩袋包装好，输液时使用棕色输液管输入患者体内。由专职护士配制，对研究者、患者、统计学家均设盲。疗程为14 d。

（3）研究药物的管理

1）研究用药：注射用丹参多酚酸（天津天士力之骄药业有限公司，批号20130101），每支装0.13 g，含丹参多酚酸100 mg；0.9%氯化钠溶液（中国大冢制药有限公司，批号5A99FS），规格250 mL，内含氯化钠2.25 g。

2）合并用药：临床研究期间除基础治疗和研究药物外，禁止使用会影响药理学指标的其他有活血化瘀作用的中药注射液、中成药及依达拉奉注射液。若受试者符合入选标准，而合并其他疾病需在临床研究中继续服药者，或因病情治疗的需要加用其他对症药物或治疗手段，且不影响本研究疗效判断者，应在病例报告表中详细记录使用药物的名称（或治疗手段）、用药量、用药次数、用药时间等。

（4）治疗过程的质量控制

1）安慰剂的制备：安慰剂组中0.9%氯化钠溶液250 mL输液袋由严格密封的遮光袋包好，最后使用棕色输液器滴入患者体内。

2）盲法操作：双盲的实施拟聘请参与科室的两位专职护士进行专项操作，两名护士不发生接触，均在试验前签署保密协议。一位专职护士在专门的输液室进行药品配制，药品配制好并用遮光袋遮盖好输液瓶后，由另一位专职护士将配制好的输液药品从输液室中拿出交给专职输液护士，并监督管床护士给病人输液（输液期间不能解开遮光袋，输液完后检查是否完好，以保证盲法的实施）。试验组将注射用丹参酚酸1支加入0.9%氯化钠溶液250 mL，也采取同样的操作方式。同时对研究者、病人均设盲。

5. 观察指标及疗效判断

（1）一般项目

1）人口学资料：包括年龄、性别、身高、体重、民族、工作性质等。

2）影响疗效因素：过敏史、用药史、患病史，合并用药情况。

3）体格检查：常规体格检查等。

4）详细记录患者发病时间与发病后入组时间。

5）CT或MRI检查：用药前记录既往CT或MRI检查结果。

（2）安全性观察项目

1）一般检测项目：血常规、尿常规、大便常规、心电图、肝功能（ALT、AST）、肾功能（BUN、Cr）、凝血功能[凝血酶原时间（PT）、APTT、凝血酶时间（TT）]。

2）过敏反应和局部刺激现象。

（3）治疗机制观察项目

1）脑组织损伤：S100钙结合蛋白B（S100B）；神经胶质纤维酸性蛋白（GFAP）；神经元特异性烯醇化酶（NSE）；髓磷脂碱性蛋白（MBP）。

2）炎症反应：抵抗素（resistin）；脂联素（adiponectin）；C反应蛋白（CRP）；白介素-6（IL-6）；肿瘤坏死因子-α（TNF-α）；血管细胞黏附分子-1（VCAM1）；细胞间黏附分子-1（ICAM1）；基质金属蛋白酶（MMP2，MMP9）；载脂蛋白C-I、C-Ⅲ（ApoC-I，ApoC-Ⅲ）。

3）凝血/血栓形成：血管性假血友病因子（vWF）。

4）血管再生：外周血内皮祖细胞。

5）特异性生物标志物：代谢组学。

6）临床疗效：神经功能缺损改善（NIHSS）；日常生活活动能力水平（参照Barthel指数进行评分）；中医症状疗效积分（根据《缺血性中风证候诊断量表》）。

6. 观察方法及观察时点

（1）一般体检

测量患者的体温、心率、呼吸、血压及身体各项常规体格检查等，在第0天、第（7±2）天、第（14±2）天进行诊察，并在治疗过程中根据医疗需要随时诊察。CT或MRI作为诊断性指标仅在入组时检查。

（2）疗效观察项目

NIHSS、Barthel指数、中医症状疗效积分观察时点为第0、14天。

（3）药理学实验室观察项目

观察时点为第0、3、7、14天，采集两组患者的空腹肘静脉血；并于第0、3、7、14天分别采集治疗组患者的空腹肘静脉血和晨尿样，进一步检测其代谢组学指标。

1）外周血生物学标志物指标：S100钙结合蛋白B（S100B），神经胶质纤维酸性蛋白

（GFAP），神经元特异性烯醇化酶（NSE），髓磷脂碱性蛋白（MBP），抵抗素（resistin），脂联素（adiponectin），C反应蛋白（CRP），白介素-6（IL-6），肿瘤坏死因子-α（TNF-α），血管细胞黏附分子-1（VCAM1），细胞间黏附分子-1（ICAM1），基质金属蛋白酶（MMP2，MMP9），载脂蛋白C-I、C-Ⅲ（ApoC-I，ApoC-Ⅲ），血管性假血友病因子（vWF）。

①实验材料。ELLSA试剂盒（上海宝曼生物技术公司）；Flexstation 3多功能酶标仪工作站（Molecular Devices）；ALLEGRA-64R高速离心机（Beckman）；TH2-82水浴恒温振荡器（常州金城教学仪器厂）；–80℃低温冰箱（美国Thermo公司）。②检测原理：采用酶联免疫吸附试验（ELISA）试剂盒。按照试剂盒说明进行操作，往预先包被抗体的微孔板中依次加入标本、标准品、HRP标记的检测抗体，经过温育并彻底洗涤。用底物3, 3′, 5, 5′-四甲基联苯胺（TMB）显色，TMB在过氧化物酶的作用下转化成蓝色，并在酸的作用下转换成最终的黄色。颜色的深浅和样品中的相关指标呈正相关。利用多功能酶标仪在450 nm波长下测定光密度，并计算样品浓度。③操作步骤：A.将包被有抗体的微孔板在室温平衡20 min。B.设置标准品孔和样本孔，标准品孔各加入不同浓度的标准品50 μL。C.样本孔先加待测样本10 μL，再加样本稀释液40 μL，空白孔不加。D.除空白孔外，标准品孔和样本孔中每孔中加入辣根过氧化物酶（HRP）标记的检测抗体100 μL，用封板膜封住反应孔，37℃水浴锅或恒温箱温育60 min。E.弃去液体，吸水纸上拍干，每孔加满洗涤液，静置1 min，甩去洗涤液，吸水纸上拍干，如此重复洗板5次。F.每孔加入底物A、B各50 μL，37℃避光孵育15 min。G.每孔加入终止液50 μL，15 min内在450 nm波长处测定各孔的OD值。H.绘制标准曲线：以标准品浓度做横坐标，对应的OD值做纵坐标，绘制出标准品线性回归曲线，按曲线方程计算各样本浓度值。

2）外周血内皮祖细胞指标。实验步骤：A.采集外周血注入已加低分子肝素钠的抗凝管中，上下颠倒混匀，并于24 h内处理样本。内皮祖细胞（EPCs）计数分析在全血条件下操作，不进行任何富集步骤，以避免富集伪迹。B.取200 μL抗凝血加入到15 mL离心管中，轻轻地混匀。C.封闭非特异性抗体结合：在进行荧光标记抗体孵育前，将10 μL FcR封闭液加入到流式管中，冰上避光孵育20 min。D.加入D-Hanks溶液3 mL，混匀，4℃离心1400 r/min，5 min。E.荧光标记抗体孵育，吸弃上清，加入荧光标记的单克隆抗体（CD34 FITC, KDR-PE, CD45 PerCP, CD133 APC, CD31-V450, CD146-PE-Cy7；各1个样本）或同型对照抗体（PE-, FITC-, Per-CP, APC-, PE-Cy7, V450；各1个样本）加入到流式管中，涡旋混匀，冰上避光孵育30 min。F.加入D-Hanks溶液3 mL，混匀；4℃离心1400 r/min，5 min。G.裂解红细胞：吸弃上清，加入2 mL红细胞裂解液，涡旋混匀，室温避光孵育10~15 min。待细胞悬液由混浊变透亮时，加入8 mL D-Hanks溶液，混匀，4℃离心1400 r/min，5 min。H.固定细胞：吸弃上清，加入600 μL 1%多聚甲醛重悬样本。在24 h内对固定好的样本进行流式细胞分析。I.流式细胞仪进行分析——设门策略：在侧向散射（SSC）vs.前向散射（FSC）设门P1找到目标细胞群，即单个核细胞群，去除血小板、细胞碎片和死细胞；对单个核细胞进行PerCP-CD45 vs. SSC设门P2，筛选CD45dim和CD45⁻细胞；对P2内的CD45dim细胞进行FITC-CD34 vs. PE-CD133设门P4，筛选CD45dimCD133⁺CD34⁺细胞；对P2内的CD45dim细胞进行FITC-CD34 vs. KDR设门P5，筛选CD45dimCD34⁺KDR⁺细胞；CD45dimCD133⁺CD34⁺或CD45dimCD34⁺KDR⁺即认为是EPCs。

3）代谢组学指标：色谱条件为色谱柱Acquity BEH C18分析柱，柱温30℃，流速0.3 mL/min。自动进样器温度设定20℃，进样3.0 µL。流动相A相为水，B相为纯乙腈，采用梯度方法洗脱样品，梯度设置见表5-2。质谱条件为质谱测定采用正、负两种模式测定。其中，正离子模式采用电喷雾离子源、V模式，毛细管电压3.0kV，锥孔电压30V，离子源温度110℃，脱溶剂气温度350℃，脱溶剂氮气流量600 L/h，锥孔气流量50 L/h，检测器电压1800 V，采样频率0.1 s，间隔0.02 s，记录范围100～3000 Da，Lockmass采用LEA（[M+H]$^+$ = 555.2931）。负离子模式采用电喷雾离子源、V模式，毛细管电压2.5kV，锥孔电压45V，离子源温度110℃，脱溶剂气温度350℃，脱溶剂氮气流量600 L/h，锥孔气流量50 L/h，检测器电压1900V，采样频率0.1 s，间隔0.02 s，记录范围100～3000 Da，锁空质量模式（Lockmass）采用LEA（[M−H]$^+$ = 553.2775）。本研究主要采用了偏最小二乘投影判别法对所获得的代谢组学数据进行分析。质谱数据处理采用美国Waters公司Masslynx软件进行色谱峰自动识别和峰匹配，数据导入后采用偏最小二乘投影判别法（PLSDA）对不同组间的数据进行模式识别。

表 5-2　UPLC 梯度洗脱条件

编号	时间	流速（mL/min）	流动相 A（%）	流动相 B（%）	曲线值
1	0	0.300	98.0	2.0	0
2	10.00	0.300	2.0	98.0	6
3	11.00	0.300	98.0	2.0	6
4	13.00	0.300	98.0	2.0	6

4）实验室检查安全性指标：血常规、尿常规、便常规、肝功能（ALT、AST）、肾功能（BUN、Cr）、凝血功能[PT、APTT、TT、纤维蛋白原（FIB）]、心电图第0天、第（14±2）天疗程结束后或退出研究时各诊察一次，发生不良反应时随时进行诊察，当因果关系判定为"可能"及因果关系更加肯定时检查。

7.疗效判定标准及治疗机制疗效判定

（1）中医证候疗效判定标准

1）临床痊愈：疗效指数（积分值降低）≥90%。

2）显效：70%≤疗效指数（积分值降低）<90%。

3）有效：30%≤疗效指数（积分值降低）<70%。

4）无效：疗效指数（积分值降低）<30%。

（2）神经功能及日常生活能力疗效判定标准

1）疗效指数=（治疗后得分－治疗前得分）/治疗前得分×100%（适用于得分增加为有效的指标——Barthel指数）。显效：≥20%；有效：≥12%；无效：<12%；恶化：<−12%。

2）疗效指数=（治疗前得分－治疗后得分）/治疗前得分×100%（适用于得分减少为有效的指标——NIHSS）。显效：≥20%；有效：≥12%；无效：<12%；恶化：<−12%。

8. 不良事件观察与分析

（1）不良事件的定义

药品不良事件是指药物治疗过程中出现的不良临床事件，它不一定与该药有因果关系。严重不良事件是指在临床研究过程中发生需住院治疗、延长住院时间、伤残、影响工作能力、危及生命或死亡、导致先天畸形等事件。

（2）不良反应程度分级

根据病人的主观感受、是否影响治疗进程及对病人健康所造成的客观后果，药物不良反应可分为3级。①轻度：病人可忍受，不会使原有疾病复杂化，不影响治疗进程，不需特别处理，对病人康复无影响。②中度：症状明显，病人难以忍受，需要撤药或做特殊处理，对病人康复有直接影响。③重度：危及病人生命，致死或致残，需立即撤药或做紧急处理

9. 统计学方法

所有数据用SPSS19.0统计学软件进行统计分析，正态分布的计量资料以均数±标准差（$\bar{x}\pm s$）表示，偏态分布的计量资料表示为中位数，计数资料以例（%）表示。计量资料经正态性、方差齐性检验（以0.05作为检验水准）后，方差齐时两组间样本比较采用t检验，治疗前后比较采用配对t检验；方差不齐时两样本比较采用秩和检验；计数资料采用卡方检验，非正态分布时，采用秩和检验。以$P<0.05$为差异有统计学意义。

（三）实验结果

1. 一般资料分析

本研究共入组36例，全部病例来自天津中医药大学第一附属医院针灸科住院部。其中注射用丹参多酚酸治疗组19例，安慰剂对照组17例，脱落0例（表5-3）。治疗前两组病例在年龄、性别、民族年龄、病程、身高、体重、民族、工作性质、过敏史、用药史、患病史、合并用药情况等方面差异均无统计学意义，说明两组具有可比性（表5-4）。两组患者入组时神经功能积分（NIHSS）、BI积分、中医症状疗效积分（血瘀证）比较差异无统计学意义，具有可比性（表5-5）。

表5-3　病例分布

	注射用丹参多酚酸治疗组	安慰剂对照组	合计
随机入组	19	17	36
完成试验	19	17	36
试验期间脱落	0	0	0
不良事件	0	0	0
缺乏疗效	0	0	0
违背研究方案	0	0	0
失访	0	0	0
受试者撤回知情同意书	0	0	0
其他	0	0	0

表 5-4　两组患者治疗前人口学情况

不同因素	分类（级）	治疗组（n=19）	对照组（n=17）
性别	男：女	12：7	11：6
年龄（岁）		51.20±8.53	54.50±8.40
病程（h）		31.2±15.5	34.5±16.4
BMI（kg/m²）		23.62±3.15	24.29±4.17
合并病情（例）	糖尿病	11	9
	冠心病	12	13
	高血压	15	14
	高脂血症	11	12
合并用药（例）	胰岛素/二甲双胍类	2/9	2/7
	硝酸酯类/β-R 阻滞剂	10/2	11/2
	钙离子拮抗剂/利尿剂	10/5	10/4
	阿托伐他汀钙	11	12

表 5-5　两组患者入组前神经功能、生活能力、中医证候评分（$\bar{x}±s$）

	治疗组（n=19）	对照组（n=17）
NIHSS 积分和	9.42±2.35	9.23±2.24
BI 积分和	47.20±25.04	48.27±26.06
血瘀证积分和	57.70±13.80	55.30±13.85

2. 临床疗效分析

（1）中医证候

由表5-6可以看出，治疗组中医症候改善的有效率为84.2%，对照组的有效率为58.8%，两组比较有显著性差异（$P<0.05$），说明注射用丹参多酚酸对患者血瘀证的改善优于对照组，疗效有显著性差异。

表 5-6　两组患者缺血性中风证候（血瘀证）改善比较

组别	例数	显效	有效	无效	总有效率（%）
治疗组	19	6	10	3	84.2
对照组	17	4	6	7	58.8

（2）两组患者治疗前后NIHSS、BI评分比较

由表5-7可以看出，治疗组NIHSS、BI评分治疗后均优于治疗前，$P<0.05$；对照组BI评分治疗后均优于治疗前，$P<0.05$；NIHSS评分，两组组间比较有显著性差异（$P<0.05$），说明注射用丹参多酚酸对患者神经功能评分的改善优于对照组。

表 5-7　两组患者治疗前后 NIHSS、BI 评分比较

项目	治疗组（19 例）		对照组（17 例）	
	治疗前	治疗后	治疗前	治疗后
NIHSS 积分和	9.42±2.35	6.81±3.16*	9.23±2.24	8.37±3.91#
BI 积分和	47.20±25.04	65.10±25.25*	48.27±26.06	60.31±21.42*

注：组内治疗后与治疗前比较，*$P < 0.05$；治疗后组间比较，#$P < 0.05$。

（3）神经功能改善（NIHSS）

由表5-8可以看出，治疗组神经功能缺损改善的有效率为78.9%，对照组的有效率为64.7%，两组比较有显著性差异（$P < 0.05$），说明注射用丹参多酚酸对患者的神经功能缺损改善与对照组比较，疗效有显著性差异。

表 5-8　两组患者神经功能缺损改善比较

组别	例数	显效	有效	无效	总有效率（%）
治疗组	19	5	10	4	78.9
对照组	17	4	7	6	64.7

（4）日常生活能力（BI）

由表5-9可以看出，治疗后治疗组行为能力改善的有效率为73.7%，对照组的有效率为70.6%，两者比较无显著性差异，说明注射用丹参多酚酸对患者的生活能力改善与对照组比较，疗效无显著性差异。

表 5-9　两组患者日常生活能力评定比较

组别	例数	显效	有效	无效	总有效率（%）
治疗组	19	5	9	5	73.7
对照组	17	4	8	5	70.6

3. 安全性评价

注射用丹参多酚酸治疗组、安慰剂对照组两组血常规、尿常规、便常规、ALT、Scr、心电图等安全性指标治疗前后无统计学差别。见表5-10、表5-11。

表 5-10　两组患者安全性检查理化定量指标变化

指标项	治疗前					治疗后				
	例数	均值	中位数	最小值	最大值	例数	均值	中位数	最小值	最大值
白细胞（$\times10^9$/L）										
治疗组	19	7.23	6.8	2.6	17.6	19	7.34	7	3.8	17.2
对照组	17	7.17	6.9	3.5	19.03	17	6.76	6.6	4	11.1
中心粒细胞（%）										
治疗组	19	67.27	68.2	3.07	91.4	19	63.73	66	3.7	89.8
对照组	17	66.67	67.4	4.8	92.2	17	63.54	67.5	6.2	83

续表

指标项	治疗前					治疗后			
	例数	均值	中位数	最小值	最大值	例数	均值	中位数	最小值	最大值
					血红蛋白（g/L）					
治疗组	19	134.98	135	106	179	19	130.61	132	12.8	161
对照组	17	132.38	134	74	161	17	132.62	133	74	167
					红细胞（×10¹²/L）					
治疗组	19	4.53	4.58	3.51	5.72	19	4.40	4.41	2.8	5.84
对照组	17	4.42	4.46	2.85	5.81	17	4.50	4.45	2.85	6.9
					谷丙转氨酶（U/L）					
治疗组	19	24.65	21.15	8.1	61	19	27.53	23.55	3	80.8
对照组	17	23.65	20.95	6	60	17	25.96	22.75	8	60
					血肌酐（μmol/L）					
治疗组	19	77.36	76	24	169	19	78.07	75.25	43	155
对照组	17	76.70	78	35	126.2	17	79.89	72.9	37	142.6

表 5-11　两组患者安全性评价报告

指标项	治疗组	对照组
例数（缺失）	19（0）	17（0）
1 级（例，%）	19（100.00）	17（100.00）
2 级（例，%）	0（0.00）	0（0.00）

4. 两组患者外周血生物学标志物指标比较

（1）两组患者外周血 C 反应蛋白（CRP，mg/L）的测定

由表 5-12 可以看出，组内比较，治疗 14 d 后两组患者的血清 CRP 均较治疗前下降明显，有显著性差异（$P < 0.05$）；组间比较，治疗 14 d 后治疗组患者的血清 CRP 下降明显优于对照组，有显著性差异（$P < 0.05$）。

表 5-12　两组患者血清 CRP（mg/L）比较

组别	0 d	3 d	7 d	14 d
治疗组（19 例）	6.51±1.57	5.24±2.39	4.03±1.90	3.68±2.02*
对照组（17 例）	6.66±1.96	5.58±1.67	5.30±1.85	4.81±1.36*▲

注：两组与治疗前比较，*$P < 0.05$；治疗组与对照组比较，▲$P < 0.05$。

（2）两组患者外周血肿瘤坏死因子-α（TNF-α，pg/mL）的测定

由表 5-13 可以看出，组内比较，治疗 14 d 后两组患者的血清 TNF-α 均较治疗前下降明显，有显著性差异（$P < 0.05$）；组间比较，治疗 14 d 后治疗组患者的血清 TNF-α 下降明显优于对照组，有显著性差异（$P < 0.05$）。

表 5-13　两组患者血清 TNF-α（pg/mL）比较

组别	0 d	3 d	7 d	14 d
治疗组（19 例）	37.85±11.44	36.98±15.05	34.76±13.16	26.12±12.62*
对照组（17 例）	38.74±13.16	37.71±10.28	33.72±11.63	33.19±9.95*▲

注：两组与治疗前比较，*P＜0.05；治疗组与对照组比较，▲P＜0.05。

（3）两组患者外周血白介素 -6（IL-6，pg/mL）的测定

由表 5-14 可以看出，组内比较，治疗 14 d 后两组患者的血清 IL-6 均较治疗前下降明显，有显著性差异（$P<0.05$）；组间比较，治疗 14 d 后治疗组患者的血清 IL-6 下降明显优于对照组，有显著性差异（$P<0.05$）。

表 5-14　两组患者血清 IL-6（pg/mL）比较

组别	0 d	3 d	7 d	14 d
治疗组（19 例）	31.72±14.31	31.62±14.67	24.93±13.78	15.59±6.91*
对照组（17 例）	32.18±17.37	33.03±13.53	27.26±15.16	23.67±7.62*▲

注：两组与治疗前比较，*P＜0.05；治疗组与对照组比较，▲P＜0.05。

（4）两组患者外周血载脂蛋白 C-I（ApoC-I，mg/dL）的测定

由表 5-15 可以看出，组内比较，治疗 14 d 后两组患者的血清 ApoC-I 均较治疗前下降明显，有显著性差异（$P<0.05$）。组间比较，治疗组与对照组无显著性差异。

表 5-15　两组患者血清 ApoC-I（mg/dL）比较

组别	0 d	3 d	7 d	14 d
治疗组（19 例）	4.76±0.73	4.86±1.87	4.18±1.25	3.85±1.26*
对照组（17 例）	4.75±1.46	5.02±0.95	4.65±0.77	4.03±0.99*

注：与治疗前比较，*P＜0.05。

（5）两组患者外周血载脂蛋白 C-Ⅲ（ApoC-Ⅲ，mg/dL）的测定

由表 5-16 可以看出，组内比较，治疗 14 d 后两组患者的血清 ApoC-Ⅲ 均较治疗前下降明显，有显著性差异（$P<0.05$）。组间比较，治疗组与对照组无显著性差异。

表 5-16　两组患者血清 ApoC-Ⅲ（mg/dL）比较

组别	0 d	3 d	7 d	14 d
治疗组（19 例）	7.50±1.53	7.70±1.85	6.42±1.76	5.53±1.78*
对照组（17 例）	7.52±2.07	7.61±2.08	6.32±2.71	5.17±1.57*

注：与治疗前比较，*P＜0.05。

（6）两组患者外周血细胞间黏附分子 -1（ICAM-1，ng/mL）的测定

由表 5-17 可以看出，组内比较，治疗 14 d 后两组患者的血清 ICAM-1 均较治疗前下降明显，有显著性差异（$P<0.05$）。组间比较，治疗组与对照组无显著性差异。

表 5-17　两组患者血清 ICAM-1（ng/mL）比较

组别	0 d	3 d	7 d	14 d
治疗组（19 例）	167.74±51.45	157.52±59.84	154.46±64.28	137.56±44.42*
对照组（17 例）	171.58±56.70	150.23±30.47	153.91±50.87	136.04±28.35*

注：与治疗前比较，*$P<0.05$

（7）两组患者外周血血管细胞黏附蛋白 -1（VCAM-1，ng/mL）的测定

由表 5-18 可以看出，组内比较，治疗 14 d 后两组患者的血清 VCAM-1 均较治疗前下降明显，有显著性差异（$P<0.05$）。组间比较，治疗组与对照组无显著性差异。

表 5-18　两组患者血清 VCAM-1（ng/mL）比较

组别	0 d	3 d	7 d	14 d
治疗组（19 例）	106.88±33.10	104.89±33.18	104.03±36.55	90.48±28.34*
对照组（17 例）	102.43±38.10	85.88±26.40	94.49±29.11	81.49±17.82*

注：与治疗前比较，*$P<0.05$。

（8）两组患者外周血脂联素（APN，ng/mL）的测定

由表 5-19 可以看出，组内比较，治疗 14 d 后两组患者的血清 APN 均较治疗前升高明显，有显著性差异（$P<0.05$）；组间比较，治疗 14 d 后治疗组患者的血清 APN 明显高于对照组，有显著性差异（$P<0.05$）。

表 5-19　两组患者血清 APN（ng/mL）比较

组别	0 d	3 d	7 d	14 d
治疗组（19 例）	4.24±0.81	4.43±1.32	6.33±1.25	9.20±0.87*
对照组（17 例）	4.56±0.92	4.20±0.66	5.57±0.95	6.29±0.47*▲

注：两组与治疗前比较，*$P<0.05$；治疗组与对照组比较，▲$P<0.05$。

（9）两组患者外周血髓磷脂碱性蛋白（MBP，ng/mL）的测定

由表 5-20 可以看出，组内比较，治疗 14 d 后两组患者的血清 MBP 均较治疗前下降明显，有显著性差异（$P<0.05$）。组间比较，治疗组与对照组无显著性差异。

表 5-20　两组患者血清 MBP（ng/mL）比较

组别	0 d	3 d	7 d	14 d
治疗组（19 例）	3.51±1.00	3.13±1.13	2.93±1.00	2.78±0.75*
对照组（17 例）	3.23±1.36	3.31±1.10	2.76±0.67	2.57±0.48*

注：与治疗前比较，*$P<0.05$。

（10）两组患者外周血基质金属蛋白酶 -2（MMP-2，ng/mL）的测定

由表 5-21 可以看出，组内比较，治疗 14 d 后两组患者的血清 MMP-2 较治疗前下降无显著性差异；组间比较，治疗组与对照组无显著性差异。

表 5-21 两组患者血清 MMP-2 （ng/mL）比较

组别	0 d	3 d	7 d	14 d
治疗组（19 例）	125.15±78.28	118.36±72.76	111.74±61.14	101.13±54.24
对照组（17 例）	124.29±76.80	126.65±54.78	120.65±53.18	118.97±55.20

（11）两组患者外周血基质金属蛋白酶-9（MMP-9，ng/mL）的测定

由表5-22可以看出，组内比较，治疗14 d后两组患者的血清MMP-9均较治疗前下降明显，有显著性差异（$P<0.05$）。组间比较，治疗组与对照组无显著性差异。

表 5-22 两组患者血清 MMP-9 （ng/mL）比较

组别	0 d	3 d	7 d	14 d
治疗组（19 例）	146.99±85.34	144.10±83.92	133.28±72.35	113.08±70.02[*]
对照组（17 例）	159.67±82.85	151.80±59.97	141.58±52.42	116.78±63.39[*]

注：与治疗前比较，*$P<0.05$。

（12）两组患者外周血抵抗素（Resistin，ng/mL）的测定

由表5-23可以看出，组内比较，治疗14 d后两组患者的血清Resistin均较治疗前下降明显，有显著性差异（$P<0.05$）；组间比较，治疗14 d后治疗组患者的血清Resistin明显低于对照组，有显著性差异（$P<0.05$）。

表 5-23 两组患者血清 Resistin （ng/mL）比较

组别	0 d	3 d	7 d	14 d
治疗组（19 例）	27.86±4.43	25.38±4.78	18.35±4.26	15.41±3.69[*]
对照组（17 例）	28.17±3.69	26.28±2.45	21.03±3.99	20.14±1.81[*▲]

注：两组与治疗前比较，*$P<0.05$；治疗组与对照组比较，▲$P<0.05$。

（13）两组患者外周血血管性假血友病因子（vWF，U/L）的测定

由表5-24可以看出，组内比较，治疗14 d后两组患者的血清vWF均较治疗前下降明显，有显著性差异（$P<0.05$）；组间比较，治疗组与对照组无显著性差异。

表 5-24 两组患者血清 vWF （U/L）比较

组别	0 d	3 d	7 d	14 d
治疗组（19 例）	226.05±88.01	238.51±119.28	225.96±126.09	173.09±103.31[*]
对照组（17 例）	218.10±138.77	226.33±99.89	205.37±184.04	165.99±70.19[*]

注：与治疗前比较，*$P<0.05$。

（14）两组患者外周血神经胶质纤维酸性蛋白（GFAP，pg/mL）的测定

由表5-25可以看出，组内比较，治疗14 d后两组患者的血清GFAP与治疗前比较无显著性差异；组间比较，治疗组与对照组无显著性差异。

表 5-25 两组患者血清 GFAP（pg/mL）比较

组别	0 d	3 d	7 d	14 d
治疗组（19 例）	3.60±0.85	3.50±1.16	3.25±1.14	3.07±0.86
对照组（17 例）	3.52±1.12	3.32±0.77	3.24±0.87	3.02±0.42

（15）两组患者外周血神经元特异性烯醇化酶（NSE，ng/mL）的测定

由表5-26可以看出，组内比较，治疗14 d后两组患者的血清NSE与治疗前比较无显著性差异；组间比较，治疗组与对照组无显著性差异。

表 5-26 两组患者血清 NSE（pg/mL）比较

组别	0 d	3 d	7 d	14 d
治疗组（19 例）	10.91±4.18	10.29±4.22	9.99±4.14	9.69±3.40
对照组（17 例）	11.01±4.46	11.37±3.28	10.32±3.94	9.36±2.42

（16）两组患者外周血S100钙结合蛋白B（S100B，pg/mL）的测定

由表5-27可以看出，组内比较，治疗14 d后两组患者的血清S100B均较治疗前下降明显，有显著性差异（$P < 0.05$）；组间比较，治疗14 d后治疗组患者的血清S100B明显低于对照组，有显著性差异（$P < 0.05$）。

表 5-27 两组患者血清 S100B（pg/mL）比较

组别	0 d	3 d	7 d	14 d
治疗组（19 例）	158.29±35.26	145.96±29.56	140.81±37.8	113.70±26.99[*]
对照组（17 例）	153.14±42.39	151.56±41.02	142.72±31.20	138.23±46.80[*▲]

注：两组与治疗前比较，[*]$P < 0.05$；治疗组与对照组比较，[▲]$P < 0.05$。

5. 外周血内皮祖细胞指标比较

所有实验数据以FlowJo流式细胞分析软件设门进行分析，并将淋巴细胞与单核细胞群设门后进行荧光分析。将CD45[low]CD34[+]细胞群设门，并进一步分析CD133与KDR表达，因此CD45[dim]CD34[+]CD133[+]KDR[+]占PBMCs的比值为CD45[dim]CD34[+]细胞群比值与CD133[+]KDR[+]细胞群（Q2）比值的乘积，结果以万分比显示（图5-1）。

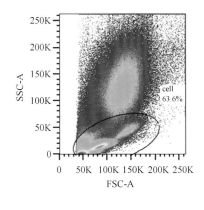
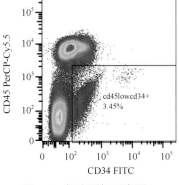
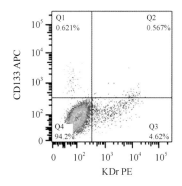

图 5-1 细胞裂解示意图

图5-1显示细胞在FF-SS散点图分布显示红细胞裂解干净，结果可靠。图5-2结果显示：急性脑梗死病人血管内皮祖细胞在发病后随时间推移在外周血中的比值逐渐升高，无论是对照组还是注射用丹参多酚酸治疗组均在0 d、3 d、7 d内不断升高，第7天达高峰，显示血管内皮祖细胞不断分化迁移进入外周血。治疗14天外周血血管内皮祖细胞较7天减少，对照组减少明显，但两组仍较0 d、3 d增高。7 d及14 d，治疗组外周血中EPCs含量均较对照组显著升高，有显著性差异（$P < 0.05$）。

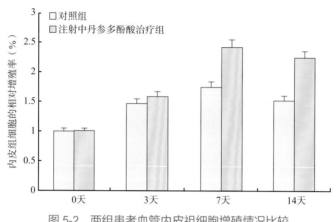

图 5-2 两组患者血管内皮祖细胞增殖情况比较

6. 代谢组学指标评测

实验结果显示，丹参多酚酸给药前后能够实现较好地分离，且随着治疗周期延长，治疗后组远离治疗前组趋势越为显著，提示治疗后丹参多酚酸能够激发患者内源性代谢发生较大变化，见图5-3～图5-6。

根据分类贡献大小进行分析，结果见图（图5-3～图5-6），根据精确分子量，得到误差范围内的相应化合物的元素组成，通过相关数据库检索，得到可能的化合物结构，再结合文献报道确定治疗前后潜在生物标志物，结果见表5-28。

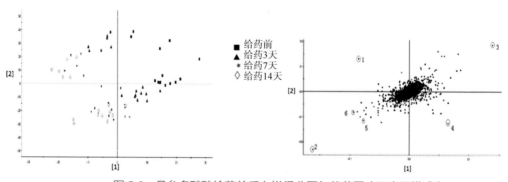

图 5-3 丹参多酚酸给药前后血样得分图与载荷图（正离子模式）

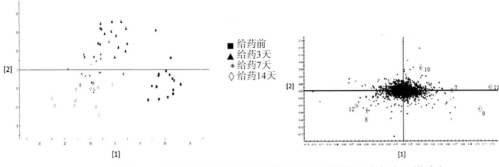

图 5-4　丹参多酚酸给药前后血样得分图与载荷图（负离子模式）

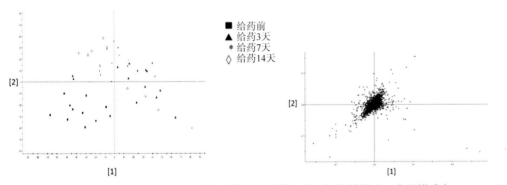

图 5-5　丹参多酚酸给药前后尿样得分图与载荷图（正离子模式）

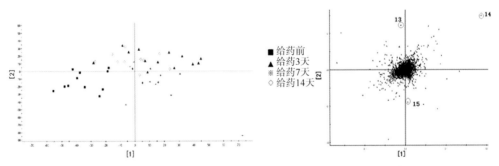

图 5-6　丹参多酚酸给药前后尿样得分图与载荷图（负离子模式）

表 5-28　潜在生物标志物鉴定结果

序号	来源	选择离子	精确质量（Da）	元素组成	鉴定	相关通路
1	血样	$[M+H]^+$	204.0974	$C_{11}H_{12}N_2O_2$	色氨酸	色氨酸代谢
2	血样	$[M+H]^+$	482.3604	$C_{23}H_{49}NO_7P$	磷脂酰乙醇胺	花生四烯酸代谢
3	血样	$[M+H]^+$	274.2747	$C_{16}H_{36}NO_2$	C_{16}-神经鞘氨醇	鞘糖脂代谢
4	血样	$[M+H]^+$	282.2791	$C_{18}H_{36}NO$	油酸酰胺	内源生理促眠物质参与磷脂酶代谢
5	血样	$[M+H]^+$	362.3264	$C_{23}H_{40}NO_2$	N-（2-甲氧基－乙烷基）－花生四烯酰胺	前列腺素 COX-2 氧化代谢物

序号	来源	选择离子	精确质量（Da）	元素组成		鉴定	相关通路
6	血样	[M+H]⁺	168.0499	$C_5H_4N_4O_3$		尿酸	嘌呤代谢
7	血样	[M-H]⁻	327.2326	$C_{22}H_{31}O_2$		二十二碳六烯酸	花生四烯酸代谢
8	血样	[M-H]⁻	320.2272	$C_{20}H_{32}O_3$		12S-羟基廿碳四烯酸	花生四烯酸代谢
9	血样	[M-H]⁻	344.2271	$C_{21}H_{28}O_4$		11-去氢皮质酮	类固醇荷尔蒙合成
10	血样	[M+HCOOH]⁻	407.2792	$C_{21}H_{30}O_5$		氢化可的松	影响细胞色素酶
11	血样	[M-H]⁻	136.0236	$C_5H_4N_4O$		次黄嘌呤	嘌呤代谢
12	血样	[M-H]⁻	295.2271	$C_{18}H_{31}O_3$		FA C18：2-OH	亚油酸代谢
13	尿样	[M-H]⁻	173.9909	$C_6H_{14}N_4O_2$		精氨酸	鸟氨酸代谢
14	尿样	[M-H]⁻	179.0504	$C_9H_9NO_3$		马尿酸	苯丙氨酸代谢
15	尿样	[M-H]⁻	316.1912	$C_{18}H_{39}NO_3$		4-羟双氢鞘氨醇	鞘糖脂代谢

第三节　其他疾病及不良反应研究

慢性盆腔炎是妇科常见病，周良斌等[27]采用腹腔注射注射用丹参多酚酸的方法治疗慢性盆腔炎收到了较好的疗效，腹腔给药的方式能够大大增加药物吸收程度，直接作用于炎症部位，起到很好的抗炎症作用。急性呼吸窘迫综合征（ARDS）是一种急性进行性呼吸衰竭综合征，临床表现主要是顽固性低氧血症与非心源性肺水肿。乔永莉[28]发现注射用丹参多酚酸联合乌司他丁对ARDS疗效显著，给药后两组呼吸频率（RR）、心率（HR）、血氧分压（PaO_2）、IL-6、TNF-α、CRP明显降低，动脉血二氧化碳分压（$PaCO_2$）、血氧饱和度（SaO_2）则升高，且联用药物组优于对照组（$P<0.05$）。表明注射用丹参多酚酸联合乌司他丁治疗可明显改善ARDS患者心率、呼吸频率、血气分析值和炎症状态等。

按照国家"重大新药创制"科技重大专项（2012ZX09101202）、《药品注册管理办法》和《药物临床试验质量管理规范》等的相关规定，开展上市后注射用丹参多酚酸对缺血性脑卒中临床安全性评价的研究工作，结果显示其临床应用不良反应发生率较低，安全性高。这在其他众多的临床研究报道中也得到了证实。不过在临床规范化用药监督、培训、指导方面仍有待加强，以确保将用药安全风险降至最低。

采用观察性研究的方法，对2012～2013年全国63家医疗机构的近3430例脑卒中患者使用注射用丹参多酚酸的用药情况及发生的不良反应进行集中评价研究[29]。整体情况如下：共观察记录到不良反应为16例29例次，发生率为0.466%。其中重度不良反应为0例，中度不良反应为10例次，占全部药物不良反应（ADR）的34.48%，轻度不良反应为19例次，占全部ADR的65.52%。依据《国际医学用语词典》（MedDRA）标准分类法进行分类后，发现不良反应主要集中在神经系统、血管与淋巴系统、免疫系统、皮肤及皮下组织、胃肠系统等，主要表现为头痛、血压不稳定、腹胀、呕吐等。本研究在全国大部分地区众多临床中心展开，分布具有典型的区域代表性，但是不良反应发生率较低，且均为轻度或偶见级别，表明注射用丹参多酚酸的临床应用具有良好的安全性。因原患疾病的联合用药可能会引起舒张压、谷丙转氨酶（ALT）的异常[30]。周凤等[7]报道对72例脑梗死患者治疗14 d后出现6例不良事件，实验室检查不良事件2例，为CK值和ALT、AST、谷氨酰转移酶（GGT）升高，认为与患者的基础疾病冠心病可能有关，1周后复查即恢复到了正常范围。另有症状性不良事件4例，其中体温升高2例（升高不超过37.3℃），血压升高2例，均为轻度反应，持续2～3 d后自行消退或停药后随即消失[25]。此外，其他研究者认为注射用丹参多酚酸的使用不会加重肝、肾脏负担或影响到心肌酶水平，是相对安全可靠的[10,31]。

　　实验研究[32]表明，注射用丹参多酚酸对人体外细胞色素P450酶（CYP1A2、CYP2C9、CYP2C19、CYP2D6、CYP3A4）和P-GP无诱导作用，这与大鼠体内P450酶的研究结果相一致。ADR文献报道情况见表5-29。

表5-29　注射用丹参多酚酸ADR发生情况[7, 26, 30]

涉及系统器官	具体表现	例次	构成比（%）
胃肠系统	腹胀、呕吐	2	5.4
耳及迷路类	耳鸣	1	2.7
各类神经系统	困倦、头痛	5	13.5
血管与淋巴管类	升压	11	29.7
免疫系统	输液反应、荨麻疹	4	10.8
皮肤及皮下组织类	面部水肿、皮疹、瘙痒	4	10.8
全身性疾病及给药部位各种反应	外用部位出汗、升温	4	10.8
心脏器官	心悸、心肌酶升高	3	8.1
肝脏器官	肝功能异常	1	2.7
不详	不详（轻微）	2	5.4
合计	—	37	100

　　以上临床疗效观察表明，注射用丹参多酚酸治疗缺血性脑梗死（中医辨证属瘀血阻络证）疗效肯定，中医症候评分、神经功能缺损评分、残障指数、日常生活活动能力以及认知功能等均有明显改善，充分说明注射用丹参多酚酸可全面保护脑神经，明显提升脑梗死患者的生命质量，能够广泛用于治疗缺血性脑血管疾病。全国大样本、多中心、有区域代表性的安全性集中评价研究结果显示，注射用丹参多酚酸不良反应发生率低，且均为轻度或偶见不良反应，表明注射用丹参多酚酸的临床应用具有良好的安全性。随着注射用丹参多酚酸的应用范围越来越广，同时也应遵循循证医学模式，进行更规范的设计和临床试验，为其有效性积累更多可参考的研究资料。

参 考 文 献

[1] 冯治国，吕振国，侯玉立. 丹参多酚酸治疗缺血性脑卒中的系统评价[J]. 世界最新医学信息文摘，2017，17（104）：1-3.

[2] 韩景献，韩力. 注射用丹参总酚酸治疗缺血性中风瘀血阻络证临床研究[J]. 天津中医药，2005，22（4）：287-289.

[3] 王志涛. 注射用丹参多酚酸联合吡拉西坦治疗缺血性脑病的临床观察[J]. 齐齐哈尔医学院学报，2015（4）：533-534.

[4] 张萌，吴丽娥. 注射用丹参多酚酸治疗轻中度缺血性脑卒中的有效性及安全性[J]. 包头医学院学报，2016，32（9）：49-50.

[5] 乔静，卢泽民. 注射用丹参多酚酸钠治疗缺血性脑卒中的临床分析[J]. 海峡药学，2016，28（10）：

151-152.

[6] 吕建军，郭素贞，赵伟娥，等.注射用丹参多酚酸治疗动脉硬化性脑梗死20例[J].中国中医药现代远程教育，2015，13（9）：53-55.

[7] 周凤，邓幼清，陈小红，等.注射用丹参多酚酸治疗脑梗死恢复期（瘀血阻络型）临床研究[J].实用中西医结合临床，2013，13（8）：8-13.

[8] 许伟，王春霞，韩辉，等.丹参多酚酸治疗轻中度脑梗死的临床疗效观察[J].临床合理用药，2015，8（8）：14-15.

[9] 张玉霞.注射用丹参多酚酸辅治台脑梗死疗效观察[J].中医临床研究，2014，6（4）：91-92.

[10] 房阁.注射用丹参多酚酸治疗缺血性脑卒中的临床效果分析[J].中西医结合心脑血管病杂志，2017，15（6）：725-727.

[11] 陈红东，吴学永，李春梅.注射用丹参多酚酸钠治疗脑梗死的临床观察[J].中医临床研究，2016，8（5）：8-9.

[12] 李波，谢倩.注射用丹参多酚酸钠治疗缺血性脑卒中31例[J].中国中医药现代远程教育，2014，（17）：46-47.

[13] 许伟，宋新军，赵林，等.丹参多酚酸对脑梗死患者的疗效及对同型半胱氨酸的影响[J].河北医科大学学报，2015，36（9）：1053-1055.

[14] 许伟，王春霞，宋新军.丹参多酚酸辅治伴高同型半胱氨酸血症脑梗死的疗效观察[J].临床合理用药杂志，2015，（29）：42-43.

[15] 宋新军，许伟，赵林.丹参多酚酸联合辛伐他汀、阿司匹林治疗脑梗死84例疗效观察[J].河北医科大学学报，2014，35（8）：917-919.

[16] 常文广，高绚照，马莲萍.注射用丹参多酚酸治疗大面积脑梗死的疗效观察[J].中国医药指南，2017，15（12）：208-209.

[17] 沈玉梅.注射用丹参多酚酸对急性脑梗死神经功能影响的临床观察[J].中国医药指南，2017，15（14）：188.

[18] 单春美.丹参多酚酸与高压氧联合治疗脑卒中后认知功能障碍的疗效[J].包头医学院学报，2017，33（8）：43-45.

[19] 江滢，林川.丹参多酚酸联合低分子肝素治疗急性脑梗死的临床疗效分析[J].中国医药指南，2017，15（5）：190-191.

[20] 董晓柳，朱丽霞，徐士军，等.丹参多酚酸对急性脑梗死患者脑源性神经营养因子S100β炎性因子认知功能的影响[J].山西医药杂志，2015，（23）：2816-2818.

[21] 卢军栋，苏鹏，王铮，等.丹参多酚酸对急性脑梗死患者血清胆红素、hs-CRP水平的影响及临床疗效观察[J].脑与神经疾病杂志，2018，（1）：35-39.

[22] 安文峰.注射用丹参多酚酸治疗急性脑梗死疗效分析[J].河南医学研究，2016，25（7）：1312-1313.

[23] 刘媛，彭建伟，孟改，等.丹参多酚酸对急性缺血性脑卒中患者脑灌注影响的临床观察[J].老年心脑血管病杂志，2017，19（7）：738-744.

[24] 张凤，邱菊，张黎明，等.丹参多酚酸对急性脑梗死患者运动和认知功能影响的临床研究[J].中国临床保健杂志，2015，（3）：232-234.

[25] 闫丙川.丹参多酚酸对急性脑梗死患者运动和认知功能的影响分析[J].北方药学，2017，14（8）：113-114.

[26] 常慧敏，李常新.注射用丹参多酚酸治疗急性脑梗死的研究进展[J].中西医结合心脑血管病杂志，2018，（2）：183-185.

[27] 周良斌，胡昌盛.腹腔内注射丹参多酚酸治疗慢性盆腔炎44例临床疗效观察[J].内蒙古中医药，2014，33（13）：13-14.

[28] 乔永莉.丹参多酚酸联合乌司他丁治疗急性呼吸窘迫综合征的疗效及对患者生化指标的影响[J].中国药

师，2016，19（9）：1713-1715.

[29] 高颖，周莉，尹平，等 . 3430 例观察注射用丹参多酚酸冻干粉上市后临床应用安全性 [J]. 中风与神经疾病杂志，2015，32（5）：427-429.

[30] 孙莉，雷德宝 . 注射用丹参多酚酸对缺血性脑卒中患者的安全性评价 [J]. 襄阳职业技术学院学报，2013，12（6）：18-20.

[31] 裴媛，周贺伟 . 丹参多酚酸治疗脑梗死的疗效与安全性 [J]. 中国医院用药评价与分析，2017，17（2）：202-203.

[32] Hu B，Duan C H，Yue JH，et al. Inhibitory effect of total salvianolate lyophilized injection，a herbal preparation，on human cytochrome P450 and P-glycoprotein in vitro and inductive effect on rat CYP1A2 and CYP3A in vivo [J]. Chinese Journal of Pharmacology &Toxicology，2013，27（1）：6-12.